TDAH

Transtorno de Déficit de Atenção/Hiperatividade

Desafios, possibilidades e perspectivas interdisciplinares

TDAH

Transtorno de Déficit de Atenção/Hiperatividade

Desafios, possibilidades e perspectivas interdisciplinares

Edyleine Bellini Peroni Benczik
e colaboradores

Artesã

TDAH. Transtorno de Déficit de Atenção/Hiperatividade.
Desafios, possibilidades e perspectivas interdisciplinares

COORDENAÇÃO EDITORIAL
Karol Oliveira

DIREÇÃO DE ARTE
Tiago Rabello

ASSISTENTE EDITORIAL
Mariana Almeida

REVISÃO
Natália Castro

CAPA
Karol Oliveira

INFOGRÁFICO DE CAPA
Ana Barbara Stancioli

PROJETO GRÁFICO E DIAGRAMAÇÃO
Conrado Esteves

T772

TDAH (Transtorno de Déficit de Atenção/ Hiperatividade) : desafios, possibilidades e perspectivas interdisciplinares / Organizadora: Edyleine Bellini Peroni Benczik. – Belo Horizonte : Artesã, 2020.

512 p. ; 24 cm.

ISBN: 978-65-86140-20-0

1. Neuropsicologia pediátrica. 2. Psicologia. 3. Educação. 4. Distúrbio do déficit de atenção com hiperatividade. I. Benczik, Edyleine B. P. (Edyleine Bellini Peroni).

CDU 616.8

Catalogação: Aline M. Sima CRB-6/2645

IMPRESSO NO BRASIL
Printed in Brazil

(31)2511-2040 (31)99403-2227
www.artesaeditora.com.br
Rua Rio Pomba 455, Carlos Prates – Cep: 30720-290 | Belo Horizonte – MG
/artesaeditora

Agradecimentos

Primeiro, quero agradecer a DEUS, fonte de tudo. À minha família pelo apoio, paciência e suporte no momento da elaboração deste livro.

Um agradecimento especial ao Prof. Dr. Luis Augusto Rohde pela sua participação nesta obra; seu prefácio veio coroar nosso trabalho. Sua trajetória na área do TDAH é marcada por dedicação, desenvolvimento e atualização constantes, não somente no Brasil, mas em vários países do mundo.

Aos autores colaboradores, foi uma honra tê-los neste projeto, são profissionais brilhantes; cada qual com vasta experiência em suas especialidades, não mediram esforços para que este sonho se tornasse realidade. Deixo aqui a minha eterna gratidão.

Alessandra Bernardes Caturani Wajnsztejn, Ana Flávia Lima Teles da Hora, Ana Luiza Navas, Ana Paula Oliveira da Silva Diatchuk, Angelo Rezende, Caio Borba Casella, Cristiana Bolfer, Clay Brites, Daniel Segenreich, Ênio Roberto Andrade, Erasmo Barbante Casella, Francimar Mangabeira Maciel de Britto, Graziella Ceregatti Leal, Iane Kestelman, Isabela Pires Metzner, Juliana Barbosa Goulardins, Juliana Bilhar Marques, Lilian de Fátima Zanoni Nogueira, Lisiane Seguti Ferreira, Marcia Gabriel da Silva Rego, Maria Cristina Barrionuevo Bromberg, Maria Isabel Vicari, Mariana Abuhamad, Miguel Angelo Boarati, Nielky Kalliellanya Bezerra da Nóbrega, Paula Maria Preto Mimura, Renata Cristina Franzon Bonatti, Rita Márcia Pacheco Lins, Rita Thompson, Rosangela Ascenção Dias de Souza Fígaro, Rosmeiri Magário, Rubens Wajnsztejn, Saulo Batinga Cardoso, Sylvio David Araújo Giffoni, Simone Alarcon Oncalla, Simone Aparecida Capellini.

Um agradecimento especial à Associação Brasileira do Déficit de Atenção (ABDA), na pessoa da presidente Iane Kestelman, do vice-presidente Daniel Segenreich e da Coordenadora do Conselho Científico, Ana Luiza Navas, que, muito tem contribuído com os pacientes, suas famílias e especialistas sendo um ponto de apoio importante, oferecendo, além de suporte científico, o suporte humano.

Agradeço à Editora Artesã pela receptividade e parceria e por ter acreditado, prontamente, neste projeto, compreendendo sua importância e tornando possível a realização e a publicação deste livro.

Aos pacientes e suas famílias, por confiarem no meu trabalho e me permitirem mergulhar no mais íntimo, secreto e valoroso do ser humano: suas vidas. O meu muito obrigada!

Edyleine Bellini Peroni Benczik
2020

SUMÁRIO

Módulo III

INFÂNCIA E ADOLESCÊNCIA

Módulo IV

VIDA ADULTA

Módulo V

ABORDAGENS TERAPÊUTICAS E PSICOSSOCIAIS

Prefácio

Embora internacionalmente existam inúmeros livros que revisam de forma abrangente os diversos tópicos clinicamente relevantes para os profissionais de saúde mental e de educação que cuidam ou acompanham indivíduos com Transtorno de Déficit de Atenção/Hiperatividade (TDAH), o mesmo não pode ser dito da literatura brasileira sobre o assunto. As diversas contribuições tendem a ter uma visão mais fragmentada e ancorada em um único referencial teórico.

Esse livro organizado e "capitaneado" por Edyleine Bellini Peroni Benczik já apresenta de início o mérito de propiciar para o leitor uma visão abrangente dos principais desafios clínicos relacionados ao TDAH. Os capítulos fluem harmoniosamente respeitando tanto aspectos desenvolvimentais, como divisões clínicas e terapêuticas.

Ancorada na realidade clínica que nos demonstra de forma inequívoca que o TDAH é um transtorno que cursa com inúmeras comorbidades, vários capítulos nos propiciam uma revisão aprofundada sobre as mais importantes condições que cursam conjuntamente com o TDAH, assim como dados para um efetivo diagnóstico diferencial.

Outro aspecto que merece destaque é a cobertura dos direitos legais dos indivíduos com TDAH, bem como dos aspectos fundamentais para inclusão de adolescentes e adultos jovens com TDAH no ensino superior. Esses são temas que afligem as famílias e são muito pouco abordados na literatura nacional. Os profissionais de saúde e educação precisam estar mais instrumentalizados no sentido de melhor informarem seus pacientes.

Mas um livro é feito, entre muitas outras coisas, a partir da experiência clínica de quem o escreve. Nesse quesito, reside outro grande mérito da obra. Ela reúne um grupo ímpar de profissionais com larga experiência na clínica do TDAH. Na verdade, não poderia se esperar nada diferente, na medida em que a organizadora do livro tem mais de duas décadas de trabalho clínico e de pesquisa com crianças, adolescentes e adultos com o transtorno.

Por fim, é importante ressaltar que a leitura é agradável e fluida. Não há dúvida que essa obra preenche uma lacuna existente na literatura de psicologia, educação e médica sobre transtornos mentais e, pelas suas qualidades, torna-se indispensável para profissionais da área de saúde e educação que atendem e acompanham crianças, adolescentes e adultos com TDAH.

Porto Alegre, 02 de agosto de 2020

Luis Augusto Rohde
Professor Titular de Psiquiatria da UFRGS
Professor da Pós-Graduação em Psiquiatria da USP
Coordenador Geral do Programa de TDAH do Hospital
de Clínicas de Porto Alegre

Apresentação

É com muita honra e satisfação que apresento a presente obra, revisada e ampliada. A primeira edição do livro Transtorno de Déficit de Atenção/Hiperatividade foi publicada em 2000, pela Ed. Casapsi Liv. e Editora, a segunda edição em 2002, seguida pela terceira em 2006 e quarta edição em 2008. Também em 2008, houve a primeira reimpressão da 4ª. Ed, como nova reimpressão em 2010, que foi comercializada até 2017 pela Ed. Pearson e, por fim, esgotada.

Com o avanço das pesquisas e descobertas sobre o fenômeno TDAH, fez-se necessária uma nova edição, revisada e ampliada, contendo novos achados e conteúdos atualizados sobre o transtorno.

Dentro de uma perspectiva histórica, não poderia imaginar, há vinte anos, quanto as pesquisas sobre o TDAH avançariam no nosso país. Lembro-me de, no mestrado e doutorado, percorrer uma trajetória longa e praticamente solitária. Havia pouca literatura na época e poucos pesquisadores no Brasil dedicavam-se ao estudo deste transtorno, principalmente na área da Psicologia. Passados esses vinte anos, pude acompanhar uma explosão exponencial sobre o conhecimento do quadro clínico, evidenciada no aumento do número de pesquisas, especialistas, grupos de apoio, divulgações e informações sobre o TDAH nos meios de comunicação, mídias e redes sociais. No entanto, embora o transtorno tenha se popularizado, não foi suficiente, para eliminar mitos, conceitos errôneos, atitudes discriminatórias e postura punitiva por parte de toda a sociedade em torno do TDAH. Muitos pacientes ainda não têm seu sofrimento validado e reconhecido, pelo contrário, são tratados como preguiçosos, malucos ou deficientes.

Os prejuízos provocados pelo transtorno podem ser de tamanha magnitude que jamais poderão ser dimensionados pelas pessoas que se baseiam no conhecimento do senso comum para julgá-lo.

O TDAH é um distúrbio do neurodesenvolvimento associado a sintomas de desatenção, impulsividade e hiperatividade (American Psychiatric Association (APA), 2013), em nível excessivo para a faixa etária e para o nível de desenvolvimento do indivíduo, causando prejuízos importantes em várias áreas da vida. Embora seja tipicamente diagnosticado na infância, o TDAH também é identificado na vida adulta, podendo permanecer ao longo de toda a vida.

Torna-se necessário e urgente, aos especialistas da Saúde e da Educação, pais, pacientes e parceiros, uma tomada de consciência mais ampla sobre o poderoso impacto que o TDAH pode exercer no funcionamento diário da pessoa, caso ele não seja reconhecido e devidamente tratado.

Para escrever esta nova edição ampliada, convidei autores, de várias regiões do Brasil, com forte atuação na clínica e em pesquisas sobre o TDAH. Por meio das suas experiências como psiquiatras, neurologistas, fonoaudiólogos, psicólogos, neuropsicólogos, pedagogos e terapeutas ocupacionais, procuraram relacionar fundamentação teórica, estudos científicos e possibilidades de intervenções práticas, tendo sempre em mente o desenvolvimento das habilidades das pessoas com TDAH. O objetivo é viabilizar melhor funcionamento, integração, redução do impacto do transtorno e, por fim, melhor qualidade de vida.

Este livro pretende auxiliar profissionais, crianças, adolescentes, famílias e adultos, promovendo informações e conhecimento, à luz de dados científicos, sobre vários aspectos que permeiam o TDAH. Desde sua nomenclatura e identificação até as possiblidades de tratamento, são consideradas tanto a infância quanto a idade adulta, dentro de uma perspectiva desenvolvimental, onde são abordadas questões pertinentes a cada fase do desenvolvimento humano.

Assim, o Módulo I aborda os aspectos relacionados com perspectiva histórica, prevalência, etiologia e critérios diagnósticos, aspectos neurobiológicos, neuroanatômicos e neurofisiológicos, comportamento motor, qualidade de vida, alterações do sono e as implicações diagnósticas, terapêuticas e de vida, onde constam depoimentos marcantes e reais de pais, professores e pacientes com TDAH.

No Módulo II, são abordados aspectos psicológicos e neuropsicológicos envolvidos no transtorno, por meio de achados científicos e implicações clínicas.

As principais comorbidades na infância, o diagnóstico diferencial, Transtorno do Espectro Autista (TEA), Transtorno de Aprendizagem Não Verbal, Sluggish (Tempo Cognitivo Lento), questões da aprendizagem de leitura, escrita e habilidades matemáticas, e a contribuição da terapia fonoaudiológica para os casos do TDAH são tratadas no Módulo III.

Não poderíamos deixar de abordar aqui o TDAH na vida adulta, suas principais comorbidades e as relações conjugais, que serão tratadas no Módulo IV.

No Módulo V, constam as abordagens terapêuticas e psicossociais, envolvendo o tratamento medicamentoso, a Terapia Cognitiva Comportamental, as possibilidades e intervenções no contexto familiar, as implicações educacionais, as intervenções na escola e as pesquisas sobre Neurofeedback.

As possibilidades e direitos legais de alunos com TDAH e o relato da experiência sobre a inclusão desses alunos realizada em uma universidade constam no último módulo.

Desejo que este livro possa auxiliar profissionais da Saúde e da Educação, familiares e pacientes. Pretende-se contribuir para que as pessoas com TDAH tenham maior e melhor inserção nos contextos da vida, oportunidades igualitárias de desenvolvimento de suas potencialidades, sendo respeitadas, enquanto indivíduos, independentemente de suas dificuldades.

Edyleine Bellini Peroni Benczik
Doutora em Psicologia do Escolar e do Desenvolvimento
Humano pelo Instituto de Psicologia da USP.
Mestre em Psicologia Escolar PUCCAMP.

Módulo I

INTRODUÇÃO TDAH

Capítulo 1

PERSPECTIVA HISTÓRICA, PREVALÊNCIA, ETIOLOGIA E CRITÉRIOS DIAGNÓSTICOS DO TDAH

Rita Márcia Pacheco Lins
Saulo Batinga Cardoso

O Transtorno de Déficit de Atenção e Hiperatividade (TDAH) é um trastorno do neurodesenvolvimento com alta prevalência em crianças e adultos, caracterizado por sintomas de desatenção, hiperatividade e impulsividade. Embora a conceituação e o diagnóstico desse transtorno sejam frequentemente controversos, os relatos médicos históricos e os avanços das neurociências nos permitem um entendimento cada vez melhor do TDAH. O presente capítulo explora a história inicial do TDAH na literatura médica, a prevalência do quadro na população infantil e adulta, as possíveis origens etiológicas e o sistema diagnóstico vigente.

PERSPECTIVA HISTÓRICA

Literatura médica

Embora existam relatos históricos diversos de crianças hiperativas e indisciplinadas, os primeiros relatórios médicos de indivíduos, crianças e adultos, com níveis anormais de atenção, distração e hiperatividade, datam do final do século XVIII, quando o alemão Melchior Adam Weikard e o escocês Sir Alexander Crichton publicaram dois dos primeiros livros didáticos especificamente sobre o assunto de doenças mentais. Ambos os tratados incluíram uma conceitualização da Atenção e descrições de indivíduos com graus anormais de atenção, distração e hiperatividade (Barkley; Peters, 2012; Efron, 2015; Martinez-Badia; Martinez-Raga, 2015).

É comum atribuir uma das primeiras descrições médicas de uma criança hiperativa ao livro de histórias de Heinrich Hoffmann "*Struwwelpeter*", o qual foi publicado em 1846. Hoffmann nasceu na Alemanha, foi poeta, autor de livros infantis e psiquiatra. No livro infantil "*Struwwelpeter*" (figura 1), o autor inclui a história de "*Zappel-Philipp*" (figura 2), a qual retrata o caso de uma criança com problemas comportamentais que atualmente poderiam ser facilmente diagnosticados como tendo TDAH – apresentação predominantemente hiperativa/impulsiva e a história de "*Hans Guck-in-die-Luft*", onde fornece a descrição de outro garoto com o que hoje em dia poderia ser diagnosticado como TDAH – apresentação predominantemente desatenta (Bader; Tannock; Hadjikhani, 2018; Martinez-Badia; Martinez-Raga, 2015; Thome; Jacobs, 2004). No entanto, as descrições de Hoffman de crianças com alteração de comportamento não podem ser reconhecidas como uma descrição médica da doença, nem seu livro como um texto psiquiátrico.

Figura 1 – Ilustração do livro "*Struwwelpeter*".

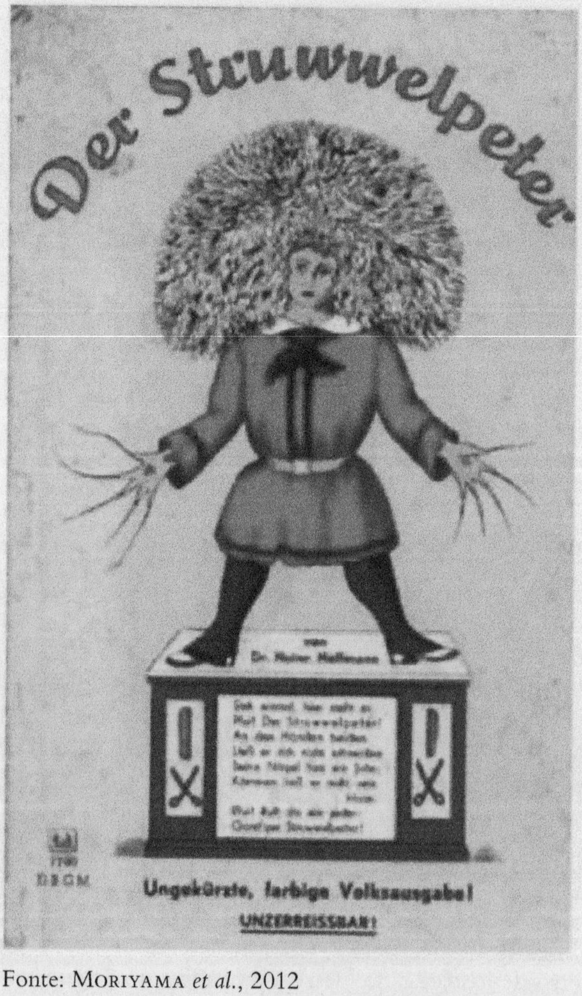

Fonte: Moriyama *et al.*, 2012

Figura 2 – Ilustração do Livro "*Struwwelpeter*".
A figura representa o personagem com quadro
de hiperatividade-"*Zappel-Philipp*".

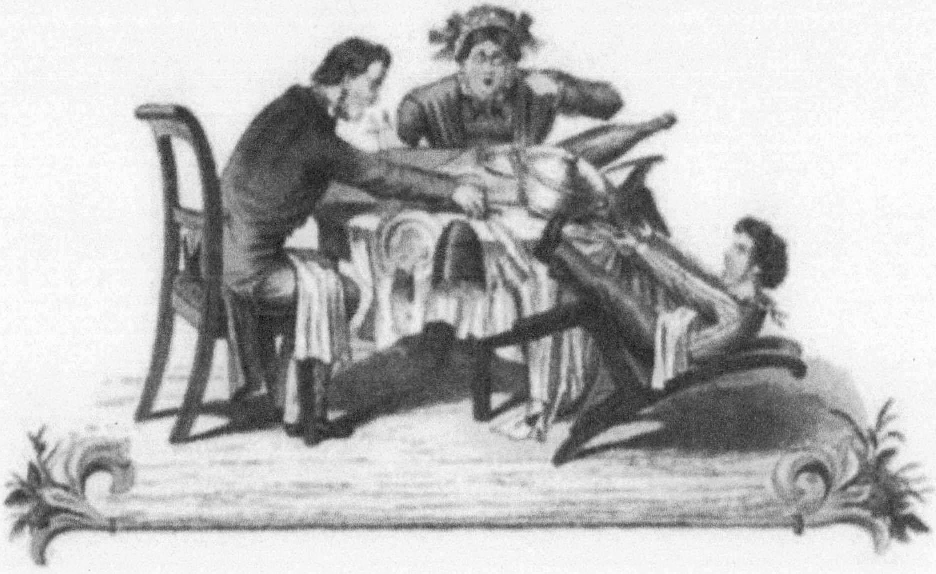

Fonte: Taylor, 2011

A primeira descrição clínica de sintomas que se assemelha ao que atualmente pode ser diagnosticado como TDAH é geralmente atribuída ao inglês George Frederic Still. Em 1902, Still ministrou três palestras no "*Royal College of Physicians*" sobre "algumas condições psíquicas anormais em crianças", ele descreveu um grupo de 43 crianças, que relatou ter o que chamava de um "defeito anormal do controle moral". As crianças são relatadas como frequentemente agressivas, desafiadoras, resistentes à disciplina, além de excessivamente emocionais ou apaixonadas. Essas crianças também tiveram problemas com concentração e atenção e não puderam aprender com as consequências de suas ações. As Palestras de Still são consideradas como o ponto de partida científico da história do TDAH e foram publicadas na revista *The Lancet* em 1902 (figura 3). O trabalho de Still contribuiu para uma nova trilha do discurso médico, pois argumentava que a falta de moralidade não era necessariamente uma falha individual, mas uma questão biológica. Still considerava que essas crianças apresentavam um "defeito de controle moral" que substituía a vontade individual. Portanto, essas crianças sofriam de imoralidade. Ele defendia que essas crianças eram uma nova descoberta médica, pois eram inteligentes demais para serem consideradas "idiotas" e jovens demais para serem vistas como "mentes criminosas" (Martinez-Badia; Martinez-Raga, 2015; Sanghera, 2016).

Figura 3 – Artigo de George Frederic Still publicado na revista *The Lancet* em 1902.

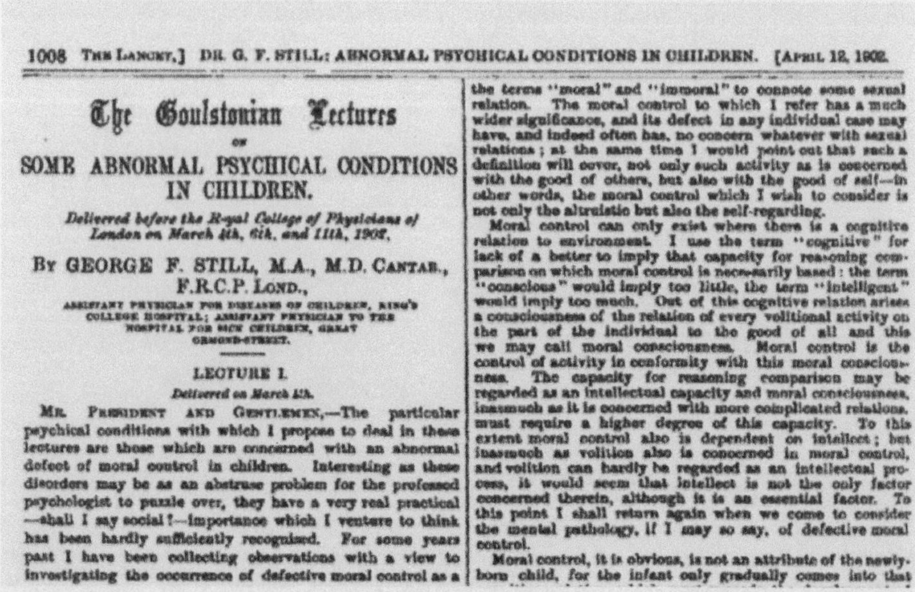

1008 THE LANCET,] DR. G. F. STILL: ABNORMAL PSYCHICAL CONDITIONS IN CHILDREN. [APRIL 12, 1902.

The Goulstonian Lectures

ON

SOME ABNORMAL PSYCHICAL CONDITIONS IN CHILDREN.

Delivered before the Royal College of Physicians of London on March 4th, 6th, and 11th, 1902,

BY GEORGE F. STILL, M.A., M.D. CANTAB., F.R.C.P. LOND.,

ASSISTANT PHYSICIAN FOR DISEASES OF CHILDREN, KING'S COLLEGE HOSPITAL; ASSISTANT PHYSICIAN TO THE HOSPITAL FOR SICK CHILDREN, GREAT ORMOND-STREET.

LECTURE I.

Delivered on March 4th.

MR. PRESIDENT AND GENTLEMEN,—The particular psychical conditions with which I propose to deal in these lectures are those which are concerned with an abnormal defect of moral control in children. Interesting as these disorders may be as an abstruse problem for the professed psychologist to puzzle over, they have a very real practical —shall I say social?—importance which I venture to think has been hardly sufficiently recognised. For some years past I have been collecting observations with a view to investigating the occurrence of defective moral control as a

the terms "moral" and "immoral" to connote some sexual relation. The moral control to which I refer has a much wider significance, and its defect in any individual case may have, and indeed often has, no concern whatever with sexual relations; at the same time I would point out that such a definition will cover, not only such activity as is concerned with the good of others, but also with the good of self—in other words, the moral control which I wish to consider is not only the altruistic but also the self-regarding.

Moral control can only exist where there is a cognitive relation to environment. I use the term "cognitive" for lack of a better to imply that capacity for reasoning comparison on which moral control is necessarily based: the term "conscious" would imply too little, the term "intelligent" would imply too much. Out of this cognitive relation arises a consciousness of the relation of every volitional activity on the part of the individual to the good of all and this we may call moral consciousness. Moral control is the control of activity in conformity with this moral consciousness. The capacity for reasoning comparison may be regarded as an intellectual capacity and moral consciousness, inasmuch as it is concerned with more complicated relations, must require a higher degree of this capacity. To this extent moral control also is dependent on intellect; but inasmuch as volition also is concerned in moral control, and volition can hardly be regarded as an intellectual process, it would seem that intellect is not the only factor concerned therein, although it is an essential factor. To this point I shall return again when we come to consider the mental pathology, if I may so say, of defective moral control.

Moral control, it is obvious, is not an attribute of the newly-born child, for the infant only gradually comes into that

Fonte: MORIYAMA *et al.*, 2012

Entre 1917 e 1928 ocorreu uma epidemia, provavelmente viral, que se espalhou pelo mundo atingindo mais de 20 milhões de pessoas e provocando um quadro conhecido na época como Encefalite Letárgica. Muitas das crianças afetadas que sobreviveram à encefalite mostraram posteriormente um comportamento notavelmente anormal. Os efeitos residuais foram descritos como "Transtorno do Comportamento Pós-encefalítico". Muitas descrições de crianças com esse distúrbio incluem alguns sintomas característicos do TDAH, no entanto, a maioria das crianças atingidas não teria cumprido os critérios atuais de TDAH. O distúrbio do comportamento pós-encefalítico despertou um amplo interesse pela hiperatividade em crianças (LANGE; REICHL; LANGE; TUCHA *et al.*, 2010).

Em 1932, os médicos alemães Franz Kramer e Hans Pollnow relataram sobre uma "Doença Hipercinética da Infância". O sintoma mais característico das crianças afetadas era uma acentuada inquietação motora. Os autores apontavam que os sintomas dessa "Doença Hipercinética" já haviam sido observados e descritos por vários autores, mas o distúrbio não havia sido diferenciado de outras doenças com sintomas semelhantes, como os efeitos residuais da epidemia de Encefalite Letárgica (LANGE; REICHL; LANGE; TUCHA *et al.*, 2010).

Nas décadas de 1930 e 1940, as pesquisas apoiaram a ideia de uma conexão causal entre dano cerebral e comportamento desviante. Descobriu-se que crianças com histórico de lesão na cabeça desenvolviam distúrbios de comportamento semelhantes ao "Transtorno de comportamento pós-encefalítico", enquanto estudos de trauma de nascimento descobriram uma ligação causal entre lesão de nascimento e retardo mental em crianças. A noção de uma explicação fisiológica dos distúrbios de comportamento foi notável e isso levou ao conceito de "Dano Cerebral Mínimo". Esse novo conceito foi caracterizado pela suposição de que dano mínimo ao cérebro, mesmo quando não poderia ser demonstrado objetivamente, causaria comportamento hiperativo. Sob a influência do trabalho de Strauss e Lehtinen em 1947, tornou-se prática geral inferir danos cerebrais apenas a partir de sinais comportamentais sem qualquer evidência neurológica de dano (Lange; Reichl; Lange; Tucha *et al.*, 2010).

A hipótese de que um "Dano Cerebral Mínimo" poderia levar a distúrbios de comportamento ficou bem estabelecida. Na década de 1960, no entanto, surgiram muitos críticos que questionavam os testes comumente usados na avaliação de danos cerebrais e desafiaram o argumento de que toda criança que apresentasse comportamento anormal teria um "Dano Cerebral Mínimo". Laufer, em 1957, considerava um problema o fato de haver crianças que apresentavam um quadro hipercinético sem apresentar nenhum dos fatores traumáticos ou infecciosos etiológicos clássicos em seus antecedentes históricos. Então conduziu um estudo que demonstrou que crianças com síndrome hipercinética apresentavam um limiar mais baixo para respostas clínicas no eletroencefalograma (EEG) à administração de metrazol do que crianças sem a síndrome hipercinética e, após a administração de anfetaminas, no entanto, o limiar foi semelhante ao de crianças sem evidência da síndrome. Os resultados de Laufer sugeriram um distúrbio funcional ao invés de danos ao cérebro como causa da síndrome característica. O Grupo de Estudos Internacionais de Oxford de Neurologia Infantil defendeu uma mudança na terminologia, substituindo o termo "Dano Cerebral Mínimo" por "Disfunção Cerebral Mínima" (Lange; Reichl; Lange; Tucha *et al.*, 2010).

Classificação diagnóstica

A primeira aparição do TDAH no Manual Diagnóstico e Estatístico de Transtornos Mentais (DSM) da Associação Americana de Psiquiatria ocorreu na segunda edição, DSM II (1968), no qual foi chamado de Reação Hipercinética da Infância, neste havia referência a diminuição dos sintomas na adolescência (American Psychiatric Association, 1968). No DSM III (1980), o comprometimento primário passou de hiperatividade para desatenção, tendo o nome mudado para Transtorno de Déficit de Atenção. Esta edição apresentava dois subtipos: com hiperatividade e sem hiperatividade, nesta classificação o início dos sintomas aparecia antes dos 07 anos e a duração deveria ser maior que 06 meses (American Psychiatric Association, 1980). No DSM III-R (1987), o nome muda para Transtorno de Déficit de Atenção/Hiperatividade e passa a não existir subtipos, entretanto surgem os especificadores de gravidade: leve, moderado e grave (American Psychiatric Association, 1987). Também foi descrito que o transtorno frequentemente não é reconhecido até que a criança entre na escola e sobre a possibilidade de o transtorno permanecer na vida adulta.

No DSM IV (1994) e DSM-IV-TR (2000), a nomenclatura utilizada permanece, Transtorno de Déficit de Atenção/Hiperatividade, e passa a existir três subtipos: predominantemente desatento, predominantemente hiperativo/impulsivo e combinado; no DSM-IV, observou-se que a maioria dos indivíduos apresentava sintomas no final da adolescência e na vida adulta, e ainda que o transtorno era comum em parentes de primeiro grau (American Psychiatric Association, 1994, 2000). No DSM-5 (2013) os subtipos passam a ser referidos com "apresentações" para indicar que a subcategorização de um indivíduo não é necessariamente fixa ao longo da vida, mas pode mudar com a idade e o desenvolvimento; nesta última e vigente edição, o TDAH muda de "Transtornos geralmente diagnosticados pela primeira vez na infância ou adolescência" para "Transtornos do neurodesenvolvimento", com início dos sintomas antes dos 12 anos e com menos sintomas para diagnosticar adultos; e ainda permite que o TDAH possa ser diagnosticado como uma condição co-mórbida com Transtorno do Espectro Autista (American Psychiatric Association, 2013).

A Classificação Internacional das Doenças (CID) da Organização Mundial de Saúde (OMS) foi influenciada pelo meio científico europeu, no qual termo Hipercinético predominava, diferente dos Estados Unidos onde predominava a nomenclatura de Disfunção Cerebral Mínima. A CID-8 em 1965 incluiu o diagnóstico "Transtorno Hipercinético" e revisões sucessivas, CID-9 em 1975 e CID-10 em 1992, mantiveram a nomenclatura (Taylor, 2011). A CID-11 foi publicada em 2018 e entrará em vigor em 2022, na qual a nomenclatura mudou para Transtorno de Déficit de Atenção/Hiperatividade e passou a fazer parte dos transtornos do neurodesenvolvimento (Reed *et al.*, 2019; World Health Organization, 2018).

Tratamento farmacológico

No ano de 1937, foi descoberto por Bradley que a Benzedrina, uma anfetamina, melhorava comportamentos disfuncionais em crianças. Bradley era psiquiatra e atendia crianças, ele descobriu por acaso que a administração de Benzedrina para aliviar dores de cabeça resultantes de testes envolvendo o pneumoencefalograma, resultava na melhora do comportamento, do desempenho escolar e de reações sociais e emocionais (Strohl, 2011).

Em 1944, o Metilfenidato foi sintetizado por Leandro Panizzo e batizado pela empresa farmacêutica suiça, J. R. Geigy, como Ritalina. Mas só em 1955 foi liberado para uso com indicação no tratamento para fadiga crônica, narcolepsia e depressão em adultos e pacientes geriátricos. E, apenas em 1961, foi aprovada pelo *Food and Drug Administration* (FDA) para uso em crianças com distúrbios de comportamento. Em 1963, a eficácia do metilfenidato para o tratamento de crianças com problemas emocionais foi amplamente investigada e publicada por Eisenberg e Keith Conners. Embora as anfetaminas tenham sido descobertas e sintetizadas desde o final do século 19, o metilfenidato permaneceu de forma incontestada no mercado farmacêutico até meados da década de 1970. Muitos críticos sugerem que o TDAH é uma invenção de empresas farmacêuticas, entretanto o efeito terapêutico das anfetaminas só foi descoberto em 1937, séculos após as primeiras descrições médicas sobre TDAH (Leahy, 2017; Mayes; Rafalovich, 2007).

Quadro 1 – Evolução da nomeclatura da Classificação do TDAH

Ano	**Autor**	**Denominação**
1775	Melchior Adan Weikard	Déficit de Atenção
1798	Alexander Chrichton	Doença da Atenção
1902	George F Still	Defeito Anormal do Controle Moral
1920s		Transtorno do Comportamento Pós-encefalítico
1932	Franz Kramer e Hans Pollnow	Doença Hipercinética da Infância
1947	Strauss e Lehtinen	Dano Cerebral Mínimo
1957	Lauffer	Disfunção Cerebral Mínima
1965	CID-8	Transtorno Hipercinético
1968	DSM II	Reação Hipercinética da Infância
1975	CID-9	Transtorno Hipercinético
1980	DSM III	Transtorno de Déficit de Atenção
1987	DSM III-R	Transtorno de Déficit de Atenção/Hiperatividade
1992	CID-10	Transtorno Hipercinético
1994	DSM IV	Transtorno de Déficit de Atenção/Hiperatividade
2000	DSM IV-TR	Transtorno de Déficit de Atenção/Hiperatividade
2013	DSM 5	Transtorno de Déficit de Atenção/Hiperatividade
2018	CID-11	Transtorno de Déficit de Atenção/Hiperatividade

EPIDEMIOLOGIA

O TDAH é um transtorno do neurodesenvolvimento com prevalência global entre crianças e adolescentes que varia de 2 a 18% (American Psychiatric Association, 2013; Tharpar; Cooper, 2016; Worlaich et al., 2019) e média em torno de 5% entre indivíduos abaixo de 18 anos (Sayal et al., 2018). Uma metanálise de 2015 sobre a prevalência mundial de transtornos mentais entre crianças e adolescentes que incluiu 41 estudos entre 27 países concluiu que o TDAH tem prevalência de 3,4% (Polanczyk et al., 2015). Há estudos que sugerem um aumento de cerca de 4% na prevalência do TDAH nas últimas duas décadas (XU et al., 2018). Outros estudos sugerem que a variação de prevalência decorre das características metodológicas dos estudos, e afirma que nas últimas três décadas não há evidências de aumento no número de crianças com critérios diagnósticos para TDAH se procedimentos diagnósticos padronizados forem utilizados (Polanczyk *et al.*, 2014).

Esse transtorno é mais prevalente em meninos do que em meninas, com uma taxa que varia de 3-4:1 a 7-8:1 entre os estudos de prevalência (Tharpar; COOPER, 2016). Alguns estudos sugerem que isso se deve ao fato desse transtorno ser menos reconhecido em meninas (Sayal et al., 2018). Entre 2015 e 2016, a prevalência de TDAH entre meninos foi de 14% e entre meninas 6,3% (XU *et al.*, 2018).

Entre a população adulta, a prevalência de TDAH varia de 2,5 a 5,2% (Fayyad et al., 2007; Simon *et al.*, 2009). Apesar de alguns estudos mostrarem que cerca de 2/3 dos que foram diagnosticados com TDAH na infância apresentam sintomas na vida adulta (Faraone *et al.*, 2006), alguns estudos recentes concluíram que uma proporção substancial daqueles que tem TDAH na vida adulta não apresentavam essa condição durante a infância (Moffittt *et al.*, 2015).

ETIOLOGIA DO TDAH

TDAH é considerado uma patologia com etiologia multifatorial, ou seja, múltiplos fatores ambientais, genéticos e biológicos desempenham um papel no aumento do risco para o transtorno (Faraone; Asherson; Banaschewski; Biederman *et al.*, 2015).

O TDAH se apresenta com mais frequência entre pessoas da mesma família, sendo considerado um transtorno familial. A herdabilidade do TDAH é estimada em torno de 76%, sendo uma das mais altas entre os transtornos mentais (Faraone; Perlis; Doyle; Smoler *et al.*, 2005). Pais de criança com TDAH apresenta risco de 02 a 08 vezes maior de ter TDAH comparados com a população geral (Faraone; Asherson; Banaschewski; Biederman *et al.*, 2015).

Com os avanços tecnológicos, as reduções de custo e as colaborações em larga escala, para que amostras de tamanhos muito grandes estejam disponíveis, os pesquisadores foram capazes de investigar diferentes classes de variação genética em todo o genoma. Estudos genéticos moleculares recentes do TDAH mostraram que ele é altamente poligênico, sua arquitetura genética é explicada por milhares de variantes genéticas comuns, cada uma com tamanho de efeito pequeno (THAPAR, 2018). Também são identificadas mutações cromossômicas sutis (como deleções raras) e duplicações chamadas variantes de número de cópias (CNVs), sendo essas mais incomuns, entretanto com um poder de efeito maior (WILLIAMS; ZAHARIEVA; MARTIN; LANGLEY *et al.*, 2010). Antes das investigações em todo o genoma, genes candidatos específicos dopaminérgicos, serotoninérgicos e noradrenérgicos eram significativamente associados ao status de TDAH (GIZER; FICKS; WALDMAN, 2009). Entretanto, na era atual de investigação de todo o genoma, estudos de genes candidatos são vistos com cautela por causa do potencial de falsos positivos (THAPAR; COOPER, 2016).

Os fatores ambientais também são importantes no TDAH, são considerados causas modificáveis e podem afetar a tomada de decisão na clínica e na saúde pública. Os fatores de risco associados ao TDAH são: baixo peso ao nascer; prematuridade; exposição intra-uterina ao estresse materno, tabagismo, álcool e substâncias ilícitas (BHUTTA; CLEVES; CASEY; CRADOCK *et al.*, 2002; THAPAR; COOPER; EYRE; THAPAR; COOPER, 2013). As toxinas ambientais, especificamente a exposição intra-uterina ou na infância ao chumbo, pesticidas organofosforados e bifenilos policlorados, também são fatores de risco para o TDAH (THAPAR; COOPER; EYRE; LANGLEY, 2013). Estudos futuros através de um conjunto de fatores de risco genéticos e ambientais, assim com possíveis interações entre eles são necessários para compreensão da etiologia do TDAH (THAPAR; COOPER, 2016).

CRITÉRIOS DIAGNÓSTICOS

O TDAH é caracterizado pela manifestação de sintomas de desatenção, hiperatividade e/ou impulsividade. Esse sintomas afetam o funcionamento social, emocional, comportamental, acadêmico e cognitivo do indivíduo (AMERICAN PSYCHIATRIC ASSOCIATION, 2013). Porém, o diagnóstico desse transtorno na sociedade permanece controverso entre profissionais que trabalham com crianças e adolescentes, como médicos, professores e pedagogos. Essas preocupações envolvem distintos problemas como: a falta de testes objetivos e específicos para TDAH, a percepção da existência de um limite arbitrário para sintomas e prejuízos que requerem um grau de julgamento e avaliação individual, a ampliação dos critérios diagnósticos ao longo do tempo e a variação das taxas diagnósticas e do uso de medicação entre clínicos e serviços (SAYAL *et al.*, 2018).

Os critérios diagnósticos utilizados atualmente se baseiam na Classificação Estatística Internacional de Doenças e Problemas Relacionados à Saúde – 10ª edição (CID-10) e no Manual Diagnóstico e Estatístico de Transtornos Mentais – 5ª edição (DSM-5) (Quadro 2) (American Psychiatric Association, 2013; World Health Organization,1992). Há algumas distinções entre as classificações da CID-10 e do DSM-5 (Tabela 1) e as manifestações clínicas costumam variar conforme a faixa etária (Tabela 2).

Os sintomas de hiperatividade e impulsividade podem incluir: inquietação excessiva, dificuldade em permanecer sentado quando requisitado ou de se envolver em atividades e brincadeiras de forma calma, sensação de inquietação, dificuldade de parar, agindo como se estivesse sempre com "o motor ligado", fala excessiva e interrupções ou intrusões (em conversas ou brincadeiras alheias, por exemplo) (American Psychiatric Association, 2013).

Já os sintomas de desatenção abrangem: falha em prestar atenção a detalhes, erros frequentes por descuido, dificuldade em manter a atenção em atividades ou tarefas, parecer não escutar quando alguém lhe dirige a palavra diretamente, dificuldade em seguir instruções até o fim e de terminar tarefas solicitadas, evitar tarefas que exigem esforço mental, dificuldade em organizar tarefas e atividades, distrair-se facilmente por estímulos irrelevantes, perder objetos necessários para tarefas ou atividades e esquecer-se frequentemente de atividades cotidianas (American Psychiatric Association, 2013).

Para que seja feito o diagnóstico, segundo o DSM-5, são necessários quatro critérios:

- Critério A: a presença de 6 sintomas ou mais de desatenção, ou 6 sintomas ou mais de hiperatividade/impulsividade;
- Critério B: a presença dos sintomas deve se fazer presente antes dos 12 anos de idade;
- Critério C: deve ocorrer em dois ou mais ambientes;
- Critério D: além dos sintomas interferirem no funcionamento social, acadêmico ou profissional; e os sintomas não devem ocorrer exclusivamente no curso de esquizofrenia ou outro transtorno psicótico e não serem mais bem explicados por outro transtorno mental.

A avaliação médica do TDAH consiste em anamnese, exame físico e avaliação do comportamento e desenvolvimento do paciente. Na histórica clínica, é importante questionar sobre exposições pré-natais (tabaco, drogas, álcool), complicações perinatais, trauma cranioencefálico, otite média recorrente e uso de medicações. Também se deve indagar sobre informações específicas de idade de início, curso e prejuízos dos sintomas, sobre a presença de estressores psicossocias, marcos do desenvolvimento, faltas escolares e observar a interação entre os pais e o paciente durante a entrevista (Taylor *et al.*, 2004). Além disso, deve-se perguntar sobre a presença de comportamentos similares na família, se há distúrbios do sono, padrão dietético, se há problemas cardíacos pessoais ou familiares e se há conflitos familiares no ambiente que o paciente está exposto (Wolraich *et al.*, 2019).

No exame físico, é importante mensurar altura, peso, perímetro cefálico e sinais vitais; avaliar se há presença de dismorfias e anormalidades neurocutâneas (para excluir possibilidades sindrômicas como a Síndrome do X Frágil), e realizar exame neurológico completo incluindo avaliação de visão, audição, coordenação e presença de tiques verbais ou motores (Taylor *et al.*, 2004; Wolraich *et al.*, 2019).

Durante a entrevista, é importante perceber o comportamento do paciente e as suas habilidades de comunicação (considerar diagnóstico diferencial com Transtorno do Espectro Autista). Deve-se lembrar que durante um primeiro momento, o paciente pode ou não aparentar sintomas de TDAH durante a entrevista, e que esses devem ser distinguidos de nervosismo e apreensão, que podem estar presentes e serem confundidos com sintomas (Taylor *et al.*, 2004; Wolraich *et al.*, 2019).

Existem alguns instrumentos que podem auxiliar no diagnóstico desse transtorno. Um dos mais utilizados é o SNAP-IV, versão validada para o Brasil, construído a partir dos critérios do DSM-IV, que pode ser preenchido por pais e professores (Mattos *et al.*, 2006). Ele é composto de 18 questões divididas em duas partes relacionadas ao critério A do DSM-IV: as 9 primeiras estão relacionadas a sintomas de desatenção, enquanto as outras relacionam-se a sintomas de hiperatividade e impulsividade. A avaliação do resultado consiste na presença de 6 ou mais itens marcados como bastante ou demais em cada uma das partes, o que é sugestivo da existência do transtorno. Outros instrumentos que podem auxiliar no diagnóstico são: *Child Behavior Checklist* (CBCL), a Escala Conners (Barbosa; Dias; Gaião, 1997) (Barbosa; Dias; Gaião, 1997), Escala de TDAH – Versão para Professores (Benczik, no prelo), Escala de TDAH-AD – Versão Adolescentes e Adultos (Benczik, 2013); Escala de Autoavaliação TDAH – Versão para crianças e adolescentes (Benczik, 2018) e Escala de TDAH – Versão para Pais (Benczik, 2018).

Em junho de 2018, foi lançada a nova Classificação Internacional das Doenças (CID-11) que entrará em vigor provavelmente em janeiro de 2022. Na CID-11, o TDAH foi incluído entre os transtornos do neurodesenvolvimento e substituiu os Transtornos Hipercinéticos da CID-10. Além disso, o transtorno poderá mudar o curso e ser classificado conforme as suas manifestações específicas durante o desenvolvimento ao longo da vida e será possível caracterizá-lo com os seguintes especificadores: predominantemente desatenção, predominantemente hiperatividade/impulsividade ou combinado (Reed *et al.*, 2019; World Health Organization, 2018).

Quadro 2 – Critérios Diagnósticos do TDAH, segundo o DSM 5.

CRITÉRIOS DIAGNÓSTICOS SEGUNDO DSM-5
A. Um padrão persistente de desatenção e/ou hiperatividade-impulsividade que interfere no funcionamento e no desenvolvimento, conforme caracterizado por (1) e/ou (2): 1. **Desatenção:** Seis (ou mais) dos seguintes sintomas persistem por pelo menos seis meses em um grau que é inconsistente com o nível do desenvolvimento e têm impacto negativo diretamente nas atividades sociais e acadêmicas/profissionais: **Nota:** Os sintomas não são apenas uma manifestação de comportamento opositor, desafio, hostilidade ou dificuldade para compreender tarefas ou instruções. Para adolescentes mais velhos e adultos (17 anos ou mais), pelo menos cinco sintomas são necessários. a. Frequentemente não presta atenção em detalhes ou comete erros por descuido em tarefas escolares, no trabalho ou durante outras atividades (p. ex., negligência ou deixa passar detalhes, o trabalho é impreciso). b. Frequentemente tem dificuldade de manter a atenção em tarefas ou atividades lúdicas (p. ex., dificuldade de manter o foco durante aulas, conversas ou leituras prolongadas). c. Frequentemente parece não escutar quando alguém lhe dirige a palavra diretamente (p. ex., parece estar com a cabeça longe, mesmo na ausência de qualquer distração óbvia). d. Frequentemente não segue instruções até o fim e não consegue terminar trabalhos escolares, tarefas ou deveres no local de trabalho (p. ex., começa as tarefas, mas rapidamente perde o foco e facilmente perde o rumo). e. Frequentemente tem dificuldade para organizar tarefas e atividades (p. ex., dificuldade em gerenciar tarefas sequenciais; dificuldade em manter materiais e objetos pessoais em ordem; trabalho desorganizado e desleixado; mau gerenciamento do tempo; dificuldade em cumprir prazos). f. Frequentemente evita, não gosta ou reluta em se envolver em tarefas que exijam esforço mental prolongado (p. ex., trabalhos escolares ou lições de casa; para adolescentes mais velhos e adultos, preparo de relatórios, preenchimento de formulários, revisão de trabalhos longos). g. Frequentemente perde coisas necessárias para tarefas ou atividades (p. ex., materiais escolares, lápis, livros, instrumentos, carteiras, chaves, documentos, óculos, celular). h. Com frequência é facilmente distraído por estímulos externos (para adolescentes mais velhos e adultos, pode incluir pensamentos não relacionados). i. Com frequência é esquecido em relação a atividades cotidianas (p. ex., realizar tarefas, obrigações; para adolescentes mais velhos e adultos, retornar ligações, pagar contas, manter horários agendados).

CRITÉRIOS DIAGNÓSTICOS SEGUNDO DSM-5

2. **Hiperatividade e impulsividade:** Seis (ou mais) dos seguintes sintomas persistem por pelo menos seis meses em um grau que é inconsistente com o nível do desenvolvimento e têm impacto negativo diretamente nas atividades sociais e acadêmicas/profissionais:

Nota: Os sintomas não são apenas uma manifestação de comportamento opositor, desafio, hostilidade ou dificuldade para compreender tarefas ou instruções. Para adolescentes mais velhos e adultos (17 anos ou mais), pelo menos cinco sintomas são necessários.

a. Frequentemente remexe ou batuca as mãos ou os pés ou se contorce na cadeira.

b. Frequentemente levanta da cadeira em situações em que se espera que permaneça sentado (p. ex., sai do seu lugar em sala de aula, no escritório ou em outro local de trabalho ou em outras situações que exijam que se permaneça em um mesmo lugar).

c. Frequentemente corre ou sobe nas coisas em situações em que isso é inapropriado. (**Nota:** Em adolescentes ou adultos, pode se limitar a sensações de inquietude.)

d. Com frequência é incapaz de brincar ou se envolver em atividades de lazer calmamente.

e. Com frequência "não para", agindo como se estivesse "com o motor ligado" (p. ex., não consegue ou se sente desconfortável em ficar parado por muito tempo, como em restaurantes, reuniões; outros podem ver o indivíduo como inquieto ou difícil de acompanhar).

f. Frequentemente fala demais.

g. Frequentemente deixa escapar uma resposta antes que a pergunta tenha sido concluída (p. ex., termina frases dos outros, não consegue aguardar a vez de falar).

h. Frequentemente tem dificuldade para esperar a sua vez (p. ex., aguardar em uma fila).

i. Frequentemente interrompe ou se intromete (p. ex., mete-se nas conversas, jogos ou atividades; pode começar a usar as coisas de outras pessoas sem pedir ou receber permissão; para adolescentes e adultos, pode intrometer-se em ou assumir o controle sobre o que outros estão fazendo).

B. Vários sintomas de desatenção ou hiperatividade-impulsividade estavam presentes antes dos 12 anos de idade.

C. Vários sintomas de desatenção ou hiperatividade-impulsividade estão presentes em dois ou mais ambientes (p. ex., em casa, na escola, no trabalho; com amigos ou parentes; em outras atividades).

D. Há evidências claras de que os sintomas interferem no funcionamento social, acadêmico ou profissional ou de que reduzem sua qualidade.

E. Os sintomas não ocorrem exclusivamente durante o curso de esquizofrenia ou outro transtorno psicótico e não são mais bem explicados por outro transtorno mental (p. ex., transtorno do humor, transtorno de ansiedade, transtorno dissociativo, transtorno da personalidade, intoxicação ou abstinência de substância).

Fonte: American Psychiatric Association, 2013

Tabela 1 – Diferenças Diagnósticas entre CID-10 e DSM-5.

	CID-10	DSM-5
Número necessário de sintomas para o diagnóstico	6 ou mais de 9 sintomas de desatenção E 3 ou mais de 5 sintomas de hiperatividade E pelo menos 1 de 4 sintomas de impulsividade	6 ou mais de 9 sintomas de desatenção OU 6 ou mais de 9 sintomas de hiperatividade/impulsividade.
Idade de início dos sintomas	Antes dos 7 anos	Antes dos 12 anos
Exclusão do diagnóstico se	Houver critérios para transtornos invasivos do desenvolvimento, transtornos do humor (afetivos), transtornos de ansiedade, esquizofrenia, QI<50.	Sintomas ocorrerem exclusivamente durante o curso de esquizofrenia ou outro transtorno psicótico ou sintomas são mais bem explicados por outro transtorno mental (p. ex., transtorno do humor, transtorno de ansiedade, transtorno dissociativo, transtorno da personalidade, intoxicação ou abstinência de substância).
Diagnósticos possíveis	Distúrbio de atividade e atenção; Transtorno hipercinético de conduta; Outros transtornos hipercinéticos; Transtorno hipercinético, não especificado.	Apresentação combinada: desatenção e hiperatividade; Apresentação predominantemente desatenta; Apresentação predominantemente hiperativa/impulsiva.
Fontes de informação requeridas	Relatos de pais ou professores E observação direta dos sintomas OU prejuízo significante em testes psicométricos de atenção.	Não especifica – considera relatos de informantes que tenham visto manifestações de sintomas do indivíduo em pelo menos 2 ambientes diferentes.

Fonte: American Psychiatric Association, 2013; World Health Organization, 1992.

Tabela 2 – Manifestação clínica do TDAH conforme faixa etária.

	Idade pré-escolar	Idade escolar primária	Adolescente	Adulto
Desatenção	• Mantém-se em período de atividades por muito curto intervalo de tempo (<3min) • Não completa atividades • Pouco atento ao chamado	• Mantém-se em período de atividades por curto intervalo de tempo (<10min) • Mudança precoce em atividades • Esquecido, desorganizado, distraído no ambiente	• Menos persistente em atividades que os pares (<30min) • Ausência de foco em detalhes nas tarefas • Pobre planejamento futuro	• Detalhes incompletos • Esquece compromissos • Dificuldade em prospectar
Hiperatividade	"Turbilhão"	Inquietação quando se espera calmaria	Inquietação	Sensação subjetiva de inquietação
Impulsividade	• Não dá ouvidos • Sem noção de perigo (deve-se distinguir de comportamento opositor)	• Não espera a vez • Interrompe e invade as atividades dos outros • Responde antecipadamente • Quebra as regras sem pensar	• Pouco autocontrole • Exposição a situação de risco	• Acidentes automotores • Tomada de decisões prematuras e impensadas • Impaciência

Fonte: adaptado de MORIYAMA *et al.*, 2012.

REFERÊNCIAS

AMERICAN PSYCHIATRIC ASSOCIATION. **Diagnostic and statistical manual of mental disorders.** 2rd ed. Arlington: 1968.

AMERICAN PSYCHIATRIC ASSOCIATION. **Diagnostic and statistical manual of mental disorders.** 3rd ed. Washington DC: 1980.

AMERICAN PSYCHIATRIC ASSOCIATION. **Diagnostic and statistical manual of mental disorders.** 3rd ed. rev. Washington DC: 1987.

AMERICAN PSYCHIATRIC ASSOCIATION. **Diagnostic and statistical manual of mental disorders. 4th ed.** Washington DC:1994.

AMERICAN PSYCHIATRIC ASSOCIATION. **Diagnostic and statistical manual of mental disorders.** 4th ed-TR. Washington DC: 2000.

AMERICAN PSYCHIATRIC ASSOCIATION. **Diagnostic and statistical manual of mental disorders.** 5th ed. Washington DC: 2013.

BADER, M.; TANNOCK, R.; HADJIKHANI, N. The Zappel-Philipp a historical example of ADHD Clinics. **Atten Defic Hyperact Disord**, 10, n. 2, p. 119-127, Jun 2018.

BARBOSA, G. A.; DIAS, M. R.; GAIÄO, A. de A. **Validación factorial de los indices de hiperactividad del cuestionário de Conners en escolares de João Pessoa – Brasil**, 1997.

BARKLEY, R. A.; PETERS, H. The earliest reference to ADHD in the medical literature? Melchior Adam Weikard's description in 1775 of "attention deficit" (Mangel der Aufmerksamkeit, Attentio Volubilis). **J Atten Disord**, 16, n. 8, p. 623-630, Nov 2012.

BENCZIK, EBP. Escala de **Transtorno do Déficit de Atenção/Hiperatividade** – Versão para Professores. Ed Pearson. São Paulo. (no prelo).

BENCZIK, E. B. P. *Escala de autoavaliação do TDAH*- **Versão Para Crianças e Adolescentes** (ETDAH-Criad). São Paulo: Memnon, 2018.

BENCZIK, E. B. P.**Escala de Avaliação de Comportamentos Infantojuvenis no Transtorno do Déficit de Atenção/Hiperatividade no ambiente Familiar TDAH**- Versão Para Pais (ETDAH-Pais). São Paulo: Memnon, 2018.

BENCZIK, EBP. **Escala de Transtorno do Déficit de Atenção/Hiperatividade – Versão Adolescentes e Adultos.** Ed Vetor. SP, 2013.

BHUTTA, A. T.; CLEVES, M. A.; CASEY, P. H.; CRADOCK, M. M. *et al.* Cognitive and behavioral outcomes of school-aged children who were born preterm: a meta-analysis. **JAMA**, 288, n. 6, p. 728-737, Aug 14 2002.

EFRON, D. Attention-deficit/hyperactivity disorder: the past 50 years. **J Paediatr Child Health**, 51, n. 1, p. 69-73, Jan 2015.

FARAONE, S. V.; ASHERSON, P.; BANASCHEWSKI, T.; BIEDERMAN, J. *et al.* Attention-deficit/hyperactivity disorder. **Nat Rev Dis Primers**, 1, p. 15020, Aug 6 2015.

FARAONE, S. V. et al. Diagnosing adult attention deficit hyperactivity disorder: Are late onset and subthreshold diagnoses valid? **American Journal of Psychiatry**, [s. l.], v. 163, n. 10, p. 1720–1729, 2006.

FARAONE, S. V.; PERLIS, R. H.; DOYLE, A. E.; SMOLLER, J. W. *et al.* Molecular genetics of attention-deficit/hyperactivity disorder. **Biol Psychiatry**, 57, n. 11, p. 1313-1323, Jun 1 2005.

FAYYAD, J. et al. Cross-national prevalence and correlates of adult attention--deficit hyperactivity disorder. **British Journal of Psychiatry**, [s. l.], v. 190, n. 5, p. 402–409, 2007.

GIZER, I. R.; FICKS, C.; WALDMAN, I. D. Candidate gene studies of ADHD: a meta-analytic review. **Hum Genet**, 126, n. 1, p. 51-90, Jul 2009.

LANGE, K. W.; REICHL, S.; LANGE, K. M.; TUCHA, L. *et al.* The history of attention deficit hyperactivity disorder. **Atten Defic Hyperact Disord**, 2, n. 4, p. 241-255, Dec 2010.

LEAHY, L. G. Attention-Deficit/Hyperactivity Disorder: A Historical Review (1775 to Present). **J Psychosoc Nurs Ment Health Serv**, 55, n. 9, p. 10-16, Sep 1 2017.

MARTINEZ-BADIA, J.; MARTINEZ-RAGA, J. Who says this is a modern disorder? The early history of attention deficit hyperactivity disorder. **World J Psychiatry**, 5, n. 4, p. 379-386, Dec 22 2015.

MATTOS, P.; SERRA-PINHEIRO, M.A.; ROHDE, L.A.; PINTO, D. Apresentação de uma versão em português para uso no Brasil do instrumento MTA--SNAP-IV de avaliação de sintomas de transtorno do déficit de atenção/hiperatividade e sintomas de transtorno desafiador e de oposição. **Rev Psiquiatr RS**. 2006;28:290-7.

MAYES, R.; RAFALOVICH, A. Suffer the restless children: the evolution of ADHD and paediatric stimulant use, 1900-80. **Hist Psychiatry**, 18, n. 72 Pt 4, p. 435-457, Dec 2007.

MOFFITT, T. E. *et al.* Is adult ADHD a childhood-onset neurodevelopmental disorder? Evidence from a four-decade longitudinal cohort study. **American Journal of Psychiatry**, [s. l.], v. 172, n. 10, p. 967–977, 2015.

MORIYAMA, T.S.; CHO, A.J.M.; VERIN, R.E.; FUENTES, J.; POLANCZYK, G.W. **Attention deficit hyperactivity disorder In Rey JM (ed), IACAPAP e-Textbook of Child and Adolescent Mental Health**. Geneva: International Association for Child and Adolescent Psychiatry and Allied Professions 2012.

POLANCZYK, G. V. *et al.* ADHD prevalence estimates across three decades: An updated systematic review and meta-regression analysis. **International Journal of Epidemiology**, [s. l.], v. 43, n. 2, p. 434–442, 2014.

POLANCZYK, G. V. *et al.* Annual research review: A meta-analysis of the worldwide prevalence of mental disorders in children and adolescents. **Journal of Child Psychology and Psychiatry and Allied Disciplines**, [s. l.], v. 56, n. 3, p. 345–365, 2015.

POLANCZYK, G. et al. The Worldwide Prevalence of ADHD: A Systematic Review and Metaregression Analysis. **American Journal of Psychiatry**, [s. l.], v. 164, n. 6, p. 942–948, 2007.

REED, G. M. *et al.* Innovations and changes in the ICD-11 classification of mental, behavioural and neurodevelopmental disorders. **World Psychiatry**, [s. l.], v. 18, n. 1, p. 3–19, 2019.

SANGHERA, R. S. Sir George Frederic Still (1868-1941): A 'father' to many children. **J Med Biogr**, 24, n. 4, p. 474-477, Nov 2016.

SAYAL, K. *et al.* ADHD in children and young people: prevalence, care pathways, and service provision. **The Lancet Psychiatry**, [s. l.], v. 5, n. 2, p. 175–186, 2018.

SIMON, V. *et al.* Prevalence and correlates of adult attention-deficit hyperactivity disorder: Meta-analysis. **British Journal of Psychiatry**, [s. l.], v. 194, n. 3, p. 204–211, 2009.

STROHL, M. P. Bradley's Benzedrine studies on children with behavioral disorders. **Yale J Biol Med**, 84, n. 1, p. 27-33, Mar 2011.

TAYLOR, E. Antecedents of ADHD: a historical account of diagnostic concepts. **Atten Defic Hyperact Disord**, 3, n. 2, p. 69-75, Jun 2011.

TAYLOR, E. *et al.* European clinical guidelines for hyperkinetic disorder – First upgrade. **European Child and Adolescent Psychiatry, Supplement**, [s. l.], v. 13, n. 1, 2004.

THAPAR, A. Discoveries on the Genetics of ADHD in the 21st Century: New Findings and Their Implications. **Am J Psychiatry**, 175, n. 10, p. 943-950, Oct 1 2018.

THAPAR, A.; COOPER, M. Attention deficit hyperactivity disorder. **Lancet**, 387, n. 10024, p. 1240-1250, Mar 19 2016.

THAPAR, A.; COOPER, M.; EYRE, O.; LANGLEY, K. What have we learnt about the causes of ADHD? **J Child Psychol Psychiatry**, 54, n. 1, p. 3-16, Jan 2013.

THOME, J.; JACOBS, K. A. Attention deficit hyperactivity disorder (ADHD) in a 19th century children's book. **Eur Psychiatry**, 19, n. 5, p. 303-306, Aug 2004.

WORLD HEALTH ORGANIZATION. **The ICD-10 Classification of Mental and Behavioural Disorders: Clinical Descriptions and Diagnostic Guidelines.** Geneva: 1992.

WORLD HEALTH ORGANIZATION. **International classification of diseases for mortality and morbidity statistics (ICD-11).** 11th Revision. Geneva: 2018.

WILLIAMS, N. M.; ZAHARIEVA, I.; MARTIN, A.; LANGLEY, K. *et al.* Rare chromosomal deletions and duplications in attention-deficit hyperactivity disorder: a genome-wide analysis. **Lancet**, 376, n. 9750, p. 1401-1408, Oct 23 2010.

WOLRAICH, M. L.; CHAN, E.; FROEHLICH, T.; LYNCH, R. L. *et al.* ADHD Diagnosis and Treatment Guidelines: A Historical Perspective. **Pediatrics**, 144, n. 4, Oct 2019.

XU, G. et al. Twenty-Year Trends in Diagnosed Attention-Deficit/Hyperactivity Disorder Among US Children and Adolescents, 1997-2016. **JAMA network open**, [s. l.], v. 1, n. 4, p. e181471, 2018.

Capítulo 2

ASPECTOS NEUROBIOLÓGICOS, NEUROANATÔMICOS E NEUROFISIOLÓGICOS DO TDAH

Silvyo David Araújo Giffoni
Renata Cristina Franzon Bonatti
Paula Maria Preto Mimura

O Transtorno do Déficit de Atenção e Hiperatividade (TDAH) é uma condição crônica e persistente o qual resulta de uma tríade caracterizada por desatenção, hiperatividade e impulsividade, que pode se manifestar em várias fases da vida e causando prejuízos familiais, acadêmicos, afetivos, problemas de ajustamento psicossocial e problemas profissionais (APA, 2002; Rohde, Buitelaar et al., 2019). Um quadro orgânico que não é exclusivo de seres humanos, sendo observado em animais superiores do reino animal, como cães, gatos, cavalos e macacos. Os dados sobre o substrato neurobiológico do TDAH são derivados dos estudos neurogenéticos, neuropsicológicos, de neuroimagem e de neurotransmissores. Embora pareça consenso que nenhuma alteração em um único sistema possa ser responsável por uma síndrome tão heterogênea (Rohde, Buitelaar et al., 2019).

O TDAH é um quadro epigenético, ou seja, resulta da interação de vários fatores ambientais e genéticos que atuam na manifestação de seus diversos quadros clínicos e comorbidades (Walton et al., 2017). Segundo Riesgo e Rohde (2004), alguns eventos pré ou perinatais como o baixo peso ao nascer, a exposição ao álcool e o tabagismo durante a gestação, por exemplo, aumentam o risco para o desenvolvimento do TDAH, apesar de alguns autores deixarem claro que esses problemas isoladamente não são suficientes para explicar a futura existência de um TDAH (Mill, 2008). Uma observação a longo prazo de crianças prematuras, principalmente de baixo peso, mostrou um aumento considerável de problemas comportamentais e emocionais, tendo o TDAH um impacto significativo de 11,5% em relação aos controles (2,9%) (Hernandez, 2018). Vários fatores pré e perinatais e morbidades do prematuro (enterocolite necrotizante, hemorragia periventricular, leucomalácea, displasia broncopulmonar, lesões de substância branca, retardo do crescimento cefálico, dentre outros) têm papel na etiologia do TDAH no prematuro. Causas do aumento da incidência do TDAH e outras patologias psiquiátricas como autismo em prematuros não estão totalmente elucidadas, mas há algumas hipóteses como problemas ambientais, fatores relacionados aos pais, alterações biológicas do eixo hipotámo-hipófise-adrenal, processos inflamatórios que poderiam causar distúrbios cerebrais funcionais e estruturais (Franz et al. 2018).

Estudos epidemiológicos mostram a recorrência familiar e, conforme Todd (2000), o risco da recorrência do TDAH entre pais e irmãos é cerca de cinco vezes maior que a prevalência na população. Estes dados foram obtidos a partir de estudos com famílias com gêmeos e filhos adotivos. Embora estes trabalhos demonstrem a existência de uma contribuição genética substancial para a ocorrência do TDAH, não evidenciaram nenhum gene como necessário ou suficiente para o desenvolvimento do transtorno, fato que segundo o autor pode ser explicado pela complexidade clínica do quadro.

Há dois modelos mais utilizados no entendimento dos déficits associados ao TDAH (Rohde, Buitelaar et al., 2019). O primeiro deles enfatiza o papel da disfunção executiva secundariamente a um controle inibitório deficiente, resultante de alterações no circuito frontal dorsal estriado e as ramificações mesocorticais e ao déficit funcional de certos neurotransmissores. Pesquisadores como Barkley (2008) acreditam ainda que o TDAH se evidencia por um déficit básico no comportamento inibitório, uma deficiência em determinadas áreas nas quais o cérebro deveria comandar. O segundo modelo concebe o TDAH como o resultado de sinalização deficitária de recompensas tardias, secundariamente à alterações nos processos motivacionais que envolvem o circuito frontal ventral estriado e ramificações mesolímbicas, em especial aquelas que terminam no núcleo accumbens. A adoção de um único modelo etiológico neurobiológico parece ser insuficiente, até o momento, para explicar a grande heterogeneidade observada nesses quadros.

Segundo Barkley (2008), o TDAH compromete áreas cerebrais, como córtex pré-frontal (CPF), responsáveis pelas funções executivas (FE). Tais funções permitem que o indivíduo se empenhe, de maneira autônoma, em comportamentos orientados a objetivos e envolvem, operacionalmente, processos cognitivos e metacognitivos, como: planejamento diário, priorização, iniciativa, tomada de decisão, uso de estratégias, resolução de problemas, monitoramento do próprio desempenho, controle inibitório de pensamentos, emoções e impulsos. Desta forma, as FE são fundamentais quando o indivíduo precisa adaptar ou flexibilizar seu comportamento diante de uma demanda do ambiente ou lidar com situação nova.

As funçãos executivas (FE), geralmente comprometidas nos portadores de TDAH e em outros transtornos psiquiátricos, estão ligadas a disfunções do circuito fronto-estriatal, incluindo áreas como córtex pré-frontal dorso lateral (CPFDL), córtex pré-frontal ventrolateral (CPFVL), córtex frontal inferior (CFI), núcleos da base e tálamo. A interação emoção-cognição mediada pelas redes neurais fronto-límbicas, incluindo a circuitaria tálamo estriatal, é causa da disfunção executiva, da impulsividade, da labilidade emocional e da associação com desordens psiquiátricas. Algoritmos básicos de diagnóstico das FE nas disfunções pré-frontais de crianças com TDAH caracterizam três síndromes envolvendo sub-regiões do lobo frontal: síndrome pré-frontal medial ou do cíngulo anterior (regulação da atenção), síndrome dorsolateral (flexibilidade cognitiva) e síndrome órbitofrontal (controle inibitório). Os principais neurotransmissores envolvidos são dopamina (DA) e noradrenalina (NA). O TDAH com predomínio desatento implicaria numa disfunção anterior, alterando o estado de alerta, a atenção sustentada e os mecanismos de controle inibitório corticais do lobo frontal. O neurotransmissor mais envolvido é a DA comprometendo também as conexões subcorticais, o controle inibitório sobre o sistema límbico e a FE.

A apresentação de predomínio hiperatividade/impulvidade corresponderia a uma disfunção neurológica posterior (hemisfério cerebral posterior direito), afetando o controle dos impulsos e de interferências, a atenção seletiva, a psicomotricidade, a antecipação e a tendência a precipitação, com alteração predominantemente de NA, receptores alfa 2A (ADRA2A) e alfa 2C (ADRA2C) e do sistema serotoninérgico (Mulas et al. 2012). Estudo de neuroimagem funcional realizando "*Stroop Test*", teste de atenção cor-palavra que envolve uma resposta inibitória, em 12 crianças com TDAH e controles, mostrou ativação do CPFDL. Em crianças com TDAH a resposta foi atrasada, particularmente durante o modelo incongruente, interferência do CPFDL esquerdo e ativação compensatória elevada do CPFDL direito (Moser, Weber, 2009).

Estudos em pacientes com TDAH evidenciam uma disfunção da neurotransmissão dopaminérgica na área frontal (pré-frontal, frontal motora, giro do cíngulo), nas regiões subcorticais (estriado, tálamo médio dorsal) e na região límbica cerebral (núcleo accumbens, amígdala e hipocampo). Alguns trabalhos indicam uma evidente alteração destas regiões cerebrais resultando na impulsividade do paciente (RUBIA, 2018). Outras pesquisas apontam, ainda, a participação de sistemas noradrenérgicos nos indivíduos com TDAH (Han, Gu, 2006). As insuficiências nos circuitos do CPF e amígdala, a partir da neurotransmissão das catecolaminas, resultam nos sintomas de esquecimento, distratibilidade, impulsividade e desorganização (Bădescu et al., 2016; Tripp, 2009).

Evidências apontam para uma complexa base neurobiológica do TDAH, com variações estruturais e funcionais em múltiplos sistemas de neurotransmissores envolvidos na gênese do transtorno (Tripp, 2009; Puper-Ouakil, 2011). Dentre estes, estudos psicofarmacológicos e modelos animais sugerem o envolvimento dos sistemas dopaminérgico, adrenérgico, serotoninérgico e colinérgico (Van Der Kooij, Glennon, 2007). Ainda, suportando o atual conjunto de achados sobre a neurobiologia do TDAH está também o mecanismo de ação da principal terapia farmacológica empregada, o uso de fármacos da classe dos estimulantes do sistema nervoso central. O medicamento de primeira escolha no tratamento do

TDAH é o metilfenidato, que atua bloqueando os transportadores de DA e NA e, consequentemente, aumentando a concentração extracelular dessas catecolaminas em áreas do CPF e do estriado (Sulzer et al., 2005).

Nos estudos utilizando imagens de ressonância magnética (RM), constatou-se diminuição de atividade neuronal na região frontal, no córtex do cíngulo anterior (CCA) e nos gânglios da base de pacientes com TDAH (Bush et al., 1999). Os achados demonstraram redução do volume cerebral total com predomínio no lobo frontal direito, no núcleo caudado, no cerebelo e no lobo posterior-inferior do vermis cerebelar. Essas anomalias foram estudadas ao longo do desenvolvimento e mostraram que essas alterações volumétricas no cérebro e cerebelo persistiam ao longo dos anos. Entretanto, as diferenças no núcleo caudado diminuíram até o término na adolescência.

O lobo frontal é importante no TDAH por várias razões como a presença de disfunção do circuito fronto-estriatal e exames de RM funcional demonstram diferenças nas respostas de testes atencionais e de resposta inibitória nas regiões frontais de crianças e adultos com TDAH e as alterações anatômicas de volume cortical de substância cinzenta frontal e estriado que compõem o circuito da atenção (Aron et al., 2003).

Várias regiões do córtex frontal são importantes na atenção, como CPFVL, CPFDL, córtex do cíngulo anterior (CCA), giro frontal inferior (GFI) direito. O GFI é composto por três partes: parte opercular, triangular e orbitária. A parte opercular, região ventrolateral está envolvida na resposta inibitória. Aron (2003) e colaboradores investigaram o pressuposto papel do GFI no controle inibitório com testes específicos e comprovou essa função e também o envolvimento conjunto de outras áreas cerebrais, área motora suplementar, CPFDL e córtex parietal inferior. Crianças com TDAH têm menor volume de substância cinzenta (córtex cerebral) difusamente em todos lobos e particularmente no lobo frontal e, afilamento da espessura do córtex bilateral na parte opercular. Presumido papel na resposta inibitória do córtex parte opercular foi significativamente pobre no desempenho inibitório sobre tarefa "Go/No Go".

Anomalias no GFI podem levar ao desenvolvimento de dificuldades no controle inibitório. Outras áreas como CCA, estriado e lobo temporal medial tem sido correlacionados em crianças com TDAH. A heterogeneidade dos achados no TDAH sugere que é caracterizada por mudanças difusas na substância cinzenta cortical. O sistema atencional cerebral humano envolve várias regiões cerebrais interconectadas e isto leva a ocorrência de comorbidades nas quais as bases neurais ainda estão sendo descritas (Batty et al., 2010). Vários estudos de neuroimagem com avaliações anatômicas quantitativas (volumetrias, medidas de espessura cortical, espectroscopia, RM funcional com testes específicos de atenção e de controle inibitório) têm revelado anormalidades em regiões cerebrais importantes para atenção e controle dos impulsos, incluindo córtex do lobo frontal e conexões com estruturas subcorticais dos núcleos da base, putâmen, estriado ventral, globo pálido e cerebelo.

Achados de diminuição de 3% a 8% do volume cerebral têm sido descritos em crianças com TDAH, envolvendo lobos frontais bilaterais, CPFDL, CPF, córtex pré-motor e substância branca anterior. As falhas de alguns desses estudos são por usarem crianças do sexo masculino, envolverem predominantemente os lobos frontais e não considerarem o neurodesenvolvimento do córtex frontal que atinge o pico aos 10,5 anos em meninos e 9,5 anos em meninas e continua a maturação mesmo após a adolescência até os 25 ou 27 anos (Mahone, et al., 2011; Shaw et al. 2007).

Achados neuroanatômicos sugerem que as alterações de ordem no planejamento e a grande propensão para internalização em meninas com TDAH podem estar associadas a redução no CPF motor e CPFDL. Dirlikov e colaboradores (2015) encontraram diferenças morfológicas em áreas de superfície e espessura corticais em subdivisões funcionais do córtex do lobo frontal de crianças do sexo masculino e feminino com TDAH de 8 a 12 anos. Em meninas, houve diminuição difusa do CPF e em meninos, no CPFDM esquerdo e CCA direito, córtex motor primário e suplementar bilaterais. A diminuição das áreas de superfície foi inversamente associadas com a gravidade dos sintomas em ambos os sexos. Algumas regiões estavam alteradas em ambos os sexos, como córtex orbito frontal (COF), CPF motor e CCA. O CCA também está atribuído a interface entre cognição e motivação e está envolvido na recompensa (processamento atrasado e consciência de erros ou conflitos). CPF motor está associado com atraso do processamento, controle executivo, detecção de erros, monitorização de conflitos. A redução da área de superfície no CPF motor sugere ser a base anatômica para "*defaut mode network*" (DMN) imaturo e atraso maturacional da criança com TDAH.

O importante nestes estudos é serem delineados em crianças sem comorbidades significativas e sem efeitos dos psicoestimulantes (Dirlikov et al., (2015). Um estudo envolvendo meninos pré-escolares, de 4 a 5 anos, com TDAH e grupo controle com imagens de alta resolução e testes de medidas cognitivas e comportamentais mostraram haver redução do volume cerebral em sub-regiões específicas cerebrais como córtex motor e CPF esquerdo. Os achados foram proporcionais a severidade dos sintomas do TDAH, com relação diretamente proporcional entre a diminuição do volume cortical e os graus de hiperatividade/impulsividade. Conclui-se que as alterações do volume cortical, em portadores de TDAH, são encontradas precocemente no neurodesenvolvimento e alguns biomarcadores podem ser idade-dependentes e constituir um estágio para desenvolvimento comportamental atípico através do período da infância até adolescência (Jacobson et al., 2018).

Os núcleos da base têm papel importante nas doenças psiquiátricas e anormalidades estruturais (volumétricas) e funcionais destes têm sido associada com TDAH, principalmente em meninos. Os primeiros estudos mostraram assimetria e diminuição do volume do núcleo caudado direito. Posteriormente, diminuição do volume do putâmen e globo pálido esquerdo e direito foram relatados. Estas discrepâncias refletem a heterogeneidade biológica do TDAH, incluindo efeitos específicos sobre o sexo, masculino ou feminino.

LDDMM (mapeamento métrico difeomórfico de grande deformação), técnica de RM aplicada para análise morfológica detalhada das regiões corticais e subcorticais usadas em doenças neurodegenerativas e psiquiátricas como Alzheimer e esquizofrenia foi usada neste estudo em que avaliaram o volume dos núcleos da base de pacientes com TDAH e controles e encontraram diferença no formato dos núcleos da base, compressão de volume na cabeça e corpo do núcleo caudado e também no putâmen direito e globo pálido anterior. Nenhuma diferença de volume ou forma foram reveladas nas meninas com TDAH. Concluindo, os padrões de compressão de forma nos núcleos da base em meninos sugeriram que os desvios do neurodesenvolvimento associado ao TDAH envolvem múltiplas alças de controle córtico-subcorticais, incluindo circuitos com córtex pré-motor, óculomotor e CPF (Qiu et al., 2009).

O desenvolvimento cortical em crianças com TDAH revela um evidente atraso na maturação do cérebro, os picos de substância cinzenta ficaram cerca de três anos atrás dos controles saudáveis, e esse atraso é mais proeminente nas regiões pré-frontais, essenciais para o controle de processos cognitivos, como atenção, inibição e planejamento motor. Segundo Riesgo e Rohde (2004), o TDAH está associado a um amadurecimento cortical mais lento e a permanência de imaturidade, ou melhor, de ilhas de imaturidade, em um curso maturacional normal e progressivo.

A idade para atingir o pico da espessura cortical foi usada como índice de maturação cortical. A trajetória do desenvolvimento cortical usando medidas da espessura cortical que fornece resolução espacial numa amostra de 223 crianças com TDAH e 223 controles, com RM sequenciais detectou padrão de desenvolvimento semelhante, mas considerável atraso no tempo (idade) para atingir os marcos do desenvolvimento no TDAH. Não foi evidenciado desvios dos eixos das curvas de crescimento cerebral para a direita como em outros distúrbios psiquiátricos, como o autismo. Achados de hipofunção na região pré-frontal na ação desses pacientes com maior atraso no córtex pré-frontal influenciando nas funções cognitivas: capacidade de suprimir respostas e pensamentos inapropriados, controle inibitório, controle executivo da atenção, avaliação de situações de recompensa, controle motor de ordem superior, memória de trabalho. A conclusão foi que a maturação cortical ocorre levemente mais precoce no córtex motor primário de crianças jovens com TDAH, mas juntamente com atraso na maturação no córtex motor de ordem superior, ou seja, esta associação pode levar a movimentação excessiva e pobremente controlada. Isto explica porque as crianças com TDAH adquirem a marcha mais precocemente, mas com quedas e apresentam uma imaturidade comportamental (Shaw et al., 2007).

O atraso maturacional não se limita ao córtex pré-frontal, mas há uma disfunção parietal, pela qual, Curatolo e colegas (2009), propuseram a existência de um déficit maturacional generalizado, independente do estágio de desenvolvimento. Em outro estudo, utilizando neuroimagem, foram comparados os cérebros de crianças com TDAH e controles mostrando que o primeiro apresentava uma anormalidade no processamento da DA em suas regiões mesencefálicas. Na mesma linha de pesquisa, crianças com TDAH apresentaram um padrão mais imaturo de ativação cerebral.

Vários estudos de neuroimagem confirmaram que, quando atingem a idade adulta, as pessoas diagnosticadas com TDAH continuam a usar circuitos cerebrais diferentes e menos eficientes para realizar tarefas cognitivas específicas. Além disso, eles têm menor ativação cerebral na região cingulada anterior em comparação com adultos sem TDAH quando se trata de uma tarefa de resolução de conflitos. Portanto, eles concluem que os adultos com TDAH usam caminhos completamente independentes, produzindo uma resposta significativamente mais baixa para executar uma tarefa diante dos distratores (Hoogman et al., 2017).

Em relação a hipótese do modelo de TDAH de sinalização deficitária de recompensas tardias, Furukawa et al. (2014) buscaram responder até que ponto indivíduos com o quadro ativavam o sistema de recompensas (região ventral do estriado e do núcleo accumbens). O paradigma usado pelos autores foi instruir as crianças que elas receberiam dois tipos de dicas, em uma apareceria um losango e na outra um quadrado. Quando aparecia o quadrado, após seis minutos ele recebia uma recompensa e quando aparecia o losango ele poderia ou não receber a recompensa. As crianças sem TDAH antecipavam a possibilidade de receber a recompensa e ativavam a região, mas as com o quadro ativavam o sistema só após o recebimento da recompensa. Adultos com TDAH usaram regiões semelhantes às do grupo controle, embora com menos ativação. Possivelmente, a capacidade de avaliar a importância de um objeto ou situação em relação a outro poderia ser afetada por essas alterações. A comparação dos dados obtidos entre os dois grupos sugere que pessoas sem TDAH conseguem isolar áreas do hipocampo, de modo a "filtrar" estímulos (Weyandt et al., 2013).

Outras linhas de pesquisa têm como objetivo saber quais genes estão associados ao TDAH. O quadro tem etiologia multifatorial, sendo causado pela confluência de fatores genéticos e ambientais, bem como de suas interações (Klein et al., 2017; Stergiakouli, Thapar, 2010). Dentre os transtornos psiquiátricos, o TDAH desponta como um dos que apresenta maior componente genético, com herdabilidade estimada, tanto em crianças como em adultos, em aproximadamente 80% (Faraone et al., 2005; Chang et al., 2013).

Devido ao grande componente genético implicado na etiologia do TDAH, muitos estudos têm tentado identificar genes associados. A maioria dos estudos, inicialmente utilizaram a abordagem clássica de estudar genes candidatos, definidos a priori por hipóteses neurobiológicas. Nesse contexto, os genes codificadores dos componentes dos sistemas de neurotransmissão têm sido o foco principal, destacando-se os sistemas dopaminérgico e serotonérgico (Franke et al., 2012). Entre os principais genes candidatos amplamente investigados estão os genes codificadores dos receptores de dopamina D2, D4 e D5 (DRD2, DRD4 e DRD5, respectivamente), do transportador de dopamina (SLC6A3, também conhecido como DAT1) e de serotonina (SLC6A4, também conhecido como 5- HTT), do receptor 1B de serotonina (HTR1B), da proteína associada ao sinaptossoma de 25 kDa (SNAP25) e das enzimas dopamina-beta-hidroxilase (DBH), monoamino oxidase (MAOA) e catecol-O-metiltransferase (COMT) (Gizer et al., 2009).

Metanálises têm sustentado associações individuais em amostras de crianças, entretanto há significativa heterogeneidade entre os resultados obtidos. Até o momento, os estudos de associação por varredura genômica (GWAS, do inglês Genome-Wide Association Studies) realizados em amostras de TDAH não foram capazes de apontar associações significativas a nível genômico (Zayats et al., 2015; Lasky-Su et al., 2008; Neale et al., 2008). Assim, mesmo em era genômica, a identificação de fatores genéticos específicos relacionados ao desenvolvimento do transtorno permanece uma questão em aberto, motivando os estudos com genes--candidatos com hipóteses baseadas em mecanismos fisiopatológicos envolvidos no transtorno e estudos com modelos animais. Além disso, a maioria dos estudos desenvolvidos até o momento tem focado na influência de efeitos genéticos aditivos, negligenciando um possível papel de efeitos não-aditivos, como, por exemplo, os resultantes de interações gene-gene.

Perspectivas mais recentes têm valorizado o potencial desta abordagem na elucidação de fenômenos biológicos importantes, e aliado a isso, uma importante meta-análise avaliou as estimativas de herdabilidade do TDAH encontrada entre os estudos com gêmeos. Os resultados indicaram que o transtorno possui um excesso de similaridade entre gêmeos monozigóticos (rMZ) do que seria esperado quando comparado com gêmeos dizigóticos (rDZ), ou seja, rMZ > 2rD (Polderman et al., 2015). Esse achado sugere que o componente genético do TDAH não poderia ser explicado apenas por variação genética aditiva, corroborando a hipótese de que fatores genéticos não-aditivos também desempenham um papel na susceptibilidade ao transtorno. Desta forma, faz-se necessário buscar abordagens alternativas para a identificação de fatores genéticos que contribuam para a alta herdabilidade do TDAH.

De fato, apesar de escassos, estudos que avaliaram interações gene-gene já identificaram efeitos epistáticos específicos influenciando na etiologia do TDAH. Dentre estes, o estudo com o tamanho de efeito mais robusto, e com papel apoiado por meta-análise, envolve a interação entre o gene LPHN3 (ADGRL3) e o agrupamento gênico NTAD (NCAM1-TTC12-ANKK1-DRD2) (Bruxel et al., 2015). O gene LPHN3 (do inglês, Latrophilin 3), sendo também conhecido como

ADGRL3 (do inglês, Adhesion G protein-coupled receptor L3) está localizado em Chr: 4q13. Esse gene codifica um receptor de adesão transmembrana acoplado a proteína G, o qual é expresso predominantemente no cérebro e presente, principalmente, em neurônios glutamatérgicos (Arcos-Burgos et al., 2010). Nas áreas cerebrais onde é expresso, o receptor desempenha um papel na regulação da liberação de neurotransmissores e desenvolvimento de sinapses, afetando o metabolismo de circuitos neurais potencialmente envolvidos no TDAH, especialmente na via mesocortical. Combinado com os resultados da meta-análise, e estudos posteriores em outras populações que avaliaram a influência do LPHN3 no TDAH, alguns SNPs (polimorfismo de nucletídeo único, do inglês Single Nucleotide Polimorphism) despontam como de especial interesse para a etiologia do transtorno (O'Sullivan et al., 2010).

O principal gene associado é o DRD4 * 7 (localizado no cromossomo 11), um polimorfismo caracterizado pela repetição em tandem (sete vezes) da sequência de 48 pares de bases correspondentes ao receptor D4 do sistema neurotransmissor dopaminérgico, cuja ativação também é induzida por adrenalina e noradrenalina e encontrada em 30% da população em geral e em 50-60% dos pacientes com TDAH. Esse fato implica que diante de uma situação não patológica do neurônio, seja promovida a síntese de um número maior de receptores do que em pessoas que não possuem essa variante. Por outro lado, medicamentos que aumentam os níveis de DA (metilfenidato e dextroanfetamina) e NA (atomoxetina e antidepressivos tricíclicos) são eficazes no tratamento do TDAH. Estudos pré-clínicos indicam que isso ocorre porque os estimulantes bloqueiam o transportador de dopamina (DA) e noradrenalina (NA), que por sua vez influencia a recaptação de neurotransmissores, aumentando assim sua concentração no espaço intersináptico.

O uso desses estimulantes e o consequente aumento da DA no espaço intersináptico tem sido objeto de várias investigações em diferentes regiões do cérebro. Parece que a elevação da DA no estriado produz um efeito análogo aos efeitos motores mediados pela anfetamina. A elevação da DA nos núcleos accumbens, responsável por "gerenciar" os efeitos das recompensas, pode causar uma alteração que desencadeia um aumento no risco de abuso de anfetaminas. Quanto ao córtex pré-frontal, esse aumento da DA está envolvido nos efeitos terapêuticos que beneficiam a atenção e a memória no TDAH. A atomoxetina é outro medicamento que inibe seletivamente o transportador pré-sináptico de noradrenalina e é uma alternativa para pacientes que não toleram, não têm uma resposta adequada ou não querem tomar estimulantes.

Estudos a esse respeito mostram que a atomoxetina produz um aumento de NA e DA no córtex pré-frontal, o que é benéfico para o TDAH. Porém, diferentemente do metilfenidato, este medicamento não afeta os níveis de NA e DA dos núcleos accumbens e do estriado, portanto, não favorece o controle dos movimentos, mas, ao contrário, reduziria o risco de abuso de substâncias.

Finalmente, devemos levar em consideração os antidepressivos tricíclicos, que são medicamentos não estimulantes, usados apenas quando os discutidos acima não são eficazes, uma vez que o risco de arritmias aumenta. Os antidepressivos tricíclicos atuam nos sistemas noradrenérgicos e serotoninérgicos. No nível pré-sináptico, inibem os sistemas de recaptação de ambos os neurotransmissores, produzindo, na fase pós-sináptica, o consequente aumento da atividade dos receptores.

Os achados de estudos de neuroimagem em criança e adolescentes com TDAH são muitas vezes divergentes, inconsistentes e conflitantes, pela heterogeneidade clínica, experimental e flexibilidade analítica e viés de publicações. Tais resultados sugerem que a fisiopatologia do TDAH está nas interações de redes neurais mais do que somente anormalidades regionais. Metanálises comparando 96 estudos com 1914 participantes com TDAH e grupo controle demonstram diminuição do volume de substância cinzenta, núcleos da base, tálamo, cerebelo, mostrando alterações em diferentes lobos e sistemas. Além das alterações estruturais, a disfunção das vias fronto-estriatais (GFI, globo pálido, putâmen) foram detectadas em meninos com TDAH (Samea et al., 2019).

Apesar de cerca de 70% dos trabalhos com RM funcional baseada em tarefas atencionais e cognitivas possam apresentar resultados inconsistentes, há um número crescente destes nos últimos anos e muito tem colaborado para elucidar a fisiopatologia do TDAH. Avaliação de conexões cerebrais em análise de modelo teórico gráfico tem sido descritos na literatura. RM funcional de 19 crianças com TDAH e 20 controles com gráficos com conexões densamente locais e poucas conexões longas, chamadas de "*small-world*" foram descritas por medidas das conexões funcionais de 90 regiões corticais e subcorticais durante repouso, avaliando as propriedades topográficas das redes neurais em métodos teóricos gráficos. Foram detectadas alterações em vários lobos, frontal (CPF, órbitofrontal, GFI), temporal, occipital e áreas subcorticais (globo pálido). A alteração funcional no córtex órbitofrontal está associada a outros achados de atrofia e redução da atividade, justificando a disfunção executiva. A eficiência nodal das redes neuronais funcionais cerebrais está profundamente afetada no TDAH (Wanga et al., 2020).

A neurobiologia dos transtornos do neurodesenvolvimento (TND) e transtornos comportamentais (TC) se concentra no processamento de punições, processamento de recompensas e controle cognitivo. Crianças e adolescentes com TND e TC parecem estar imunes à punição, isso pode ser devido à deterioração do condicionamento do medo, reatividade reduzida ao cortisol ao estresse, hiporreatividade da amígdala a estímulos negativos e alteração na neurotransmissão de serotonina e noradrenalina que sugerem uma sensibilidade à baixa punição. Tudo isso torna mais difícil associar adequadamente o comportamento inadequado a punições.

Níveis excessivamente baixos de cortisol durante a pré-adolescência têm sido associados a mais agressividade e menos autocontrole durante a adolescência. Essas alterações nos níveis de cortisol foram consistentemente observadas em crianças e adolescentes com distúrbios comportamentais. O sistema límbico, especialmente a amígdala e o córtex anterior do cíngulo, é outra das estruturas envolvidas na TC. A amígdala é necessária para perceber e interpretar os estímulos do ambiente e associá-lo às respostas emocionais. Em um estudo desenvolvido pela equipe de Sterzer, em 2005, usando RM funcional, eles compararam pré-adolescentes e adolescentes com TC grave, com controles pareados por idade. Eles foram convidados a ver imagens neutras e negativas. Os pesquisadores descobriram que o grupo com TC mostrou menos ativação na amígdala esquerda durante a visualização de imagens negativas em comparação com seus pares sem TC, o que indicaria uma dificuldade no processamento emocional das chaves circundantes. Esses achados sugerem que essa hipoativação pode levar crianças com TC a responderem com comportamentos mais agressivos do que seus pares sem TC. Por outro lado, a baixa frequência cardíaca basal associada à busca de sensações, a hipoatividade do córtex orbitofrontal antes das recompensas e as alterações do funcionamento dopaminérgico sugerem uma hipossensibilidade à recompensa. Por fim, alterações nas funções executivas, principalmente quando fatores motivacionais estão em jogo, sugerem que há uma deterioração do controle cognitivo sobre o comportamento emocional.

REFERÊNCIAS

AMERICAN PSYCHIATRIC ASSOCIATION, **Diagnostical and statistical manual of mental disorders – DSM-5.** 5rd ed. 2002.

ARCOS-BURGOS, M, JAIN, M, ACOSTA, MT, SHIVELY, S, STANESCU, H, WALLIS, D, et al. 2010. A common variant of the latrophilin 3 gene, LPHN3, confers susceptibility to ADHD and predicts effectiveness of stimulant medication. **Mol. Psychiatry** 15: 1053–1066.

ARON A.R., FLETCHER P.C., BULLMORE E.T., SAHAKIAN B.J., ROBBINS T.W. Stop-signal inhibition disrupted by damage to right inferior frontal gyrus in humans. **Nature Neuroscience.** 2003; 6:115–116.

BĂDESCU GM, FÎLFAN M, SANDU RE, SURUGIU R, CIOBANU O, POPA-WAGNER A. Molecular mechanisms underlying neurodevelopmental disorders, ADHD and autism. **Rom J Morphol Embryol.** 2016;57(2):361-6

BARKLEY, R.A. International consensus statement on ADHD. **Clin Child Fam Psychol Rev.** Jun;5(2):89-111.

BARKLEY, R.A. **Transtorno de déficit de atenção/hiperatividade TDAH guia completo para pais, professores e profissionais de saúde.** São Paulo: Artmed. 2008.

BATTY M.J., LIDDLE E.B., [...], HOLLIS C. Cortical Gray Matter in Attention-Deficit/Hyperactivity Disorder: A Structural Magnetic Resonance Imaging Study. **J Am Acad Child Adolesc Psychiatry.** 2010 Mar;49(3):229-38.

BRUXEL, E.M., SALATINO-OLIVEIRA, A., AKUTAGAVA-MARTINS, G.C., TOVO-RODRIGUES, L., GENRO, J.P., ZENI, C.P., POLANCZYK, G.V., CHAZAN, R., SCHMITZ, M., ARCOS-BURGOS, M., ROHDE, L.A., HUTZ, M.H. 2015. LPHN3 and attention-deficit/hyperactivity disorder: A susceptibility and pharmacogenetic study. Genes, **Brain Behav.** 14: 419–427.

BUSH, G.; FRAZIER, J.A.; RAUCH, S.L.; SEIDMAN, L.J. E JANIKE, M.A. Anterior cingulated cortex dysfunction in attetion déficit/hyperactivity disorder revealed by MRI and counting stroop. **Biol. Psychiatry.**, 45, 1542-1552. 1999.

CHANG, Z., LICHTENSTEIN, P., ASHERSON, P.J., LARSSON, H. Developmental twin study of attention problems: high heritabilities throughout development. **JAMA Psychiatry** 70: 311. 2013.

CURATOLO P, PALOSCIA C, D'AGATI E, MOAVERO R, PASINI A. The neurobiology of attention deficit/hyperactivity disorder. **Eur J Paediatr Neurol.** 2009. Jul;13(4):299-304.

DIRLIKOV B., ROSCH K.S., CROCETTI D., DENCKLA M. B., MAHONE E. M., MOSTOFSKY S.H. Distinct frontal lobe morphology in girls and boys with ADHD. **NeuroImage: Clinical** 7 (2015) 222–229.

FARAONE, S.V.; PERLIS, R.H.; DOYLE, A.E.; SMOLLER, J.W.; GORALNICK, J.J. E SKLAR, P. Molecular genetics of attention- Deficit/Hyperactivity disorder. **Biol. Psychiatry.**, 25, 1313- 1323. 2005.

FRANKE, B, FARAONE, S V, ASHERSON, P, BUITELAAR, J, BAU, CHD, RAMOS-QUIROGA, JA, et al. The genetics of attention deficit/hyperactivity disorder in adults, a review. **Mol. Psychiatry** 17: 960–987. 2011.

FRANKE, B, FARAONE, S V, ASHERSON, P, BUITELAAR, J, BAU, CHD, RAMOS-QUIROGA,et al. International Multicentre persistent ADHD CollaboraTion. The genetics of attention deficit/hyperactivity disorder in adults, a review. **Mol. Psychiatry** 17: 960–87. 2012.

FRANZ AP, BOLAT GU, BOLAT H, MATIJASEVICH A, SANTOS IS, SILVEIRA RC, PROCIANOY RS, ROHDE LA, MOREIRA-MAIA CR. Attention-Deficit/Hyperactivity Disorder and Very Preterm/Very Low Birth Weight: A Meta-analysis. **Pediatrics.** 2018 Volume 141, number 1, January.

FURUKAWA, E., BADO, P., TRIPP, G., MATTOS, P., WICKENS, J.R., BRAMATI, I.E., et al. Abnormal striatal BOLD responses to reward anticipation and reward delivery in ADHD. **PLoS One.** 2014 Feb 26;9(2):e89129.

GIZER, I.R., FICKS, C., WALDMAN, I.D. Candidate gene studies of ADHD: A meta-analytic review. **Hum. Genet.** 126: 51–90. 2009.

HAN, D. D., & GU, H. H. Comparison of the monoamine transporters from human and mouse in their sensitivities to psychostimulant drugs. *BMC pharmacology, 6*, 6. doi:10.1186/1471-2210-6-6. 2006.

HERNANDEZ, A.L. **The Impact of Prematurity on Social and Emotional Development.** Clin Perinatol 45 (2018) 547–555.

HOOGMAN, M., BRALTEN, J., HIBAR, D.P., MENNES, M., ZWIERS, M.P., SCHWEREN, L.S.J., VAN HULZEN, K.J.E., MEDLAND, S.E., SHUMSKAYA, E., JAHANSHAD, N., ZEEUW, P., SZEKELY, E., SUDRE, G., WOLFERS, T, et. al. Subcortical brain volume differences in participants with attention deficit hyperactivity disorder in children and adults: a cross-sectional mega-analysis. **Lancet Psychiatry.** Apr;4(4):310-319. 2017.

JACOBSON L.A., CROCETTI D., DIRLIKOV B., SLIFERK., DENCKLA M. B., MOSTOFSKY S.H., MAHONE E.M. Anomalous Brain Development Is Evident in Preschoolers With Attention-Deficit/Hyperactivity Disorder. **J Int Neuropsychol Soc.** 2018 July; 24(6): 531–539. doi:10.1017/S1355617718000103.

KLEIN, M., ONNINK, M., VAN DONKELAAR, M., WOLFERS, T., HARICH, B., SHI, Y.,et al. Brain imaging genetics in ADHD and beyond Mapping pathways from gene to disorder at different levels of complexity. **Neurosci Biobehav Rev.** 2017 Sep;80:115-155.

LASKY-SU, J., NEALE, B.M., FRANKE, B., ANNEY, R.J.L., ZHOU, K., MALLER, J.B., et al. 2008. Genome-wide association scan of quantitative traits for attention deficit hyperactivity disorder identifies novel associations and confirms candidate gene associations. **Am. J. Med. Genet. Part B Neuropsychiatr. Genet.** 147: 1345–1354.

MAHONE E.M., RANTA M.E., CROCETTI D., O'BRIEN J., KAUFMANN W.E., DENCKLA M.B., MOSTOFSKY S.H. Comprehensive Examination of Frontal Regions in Boys and Girls with Attention-Deficit/Hyperactivity Disorder. **J Int Neuropsychol Soc.** 2011 November; 17(6): 1047–1057.

MILL, J., Petronis A. Pre- and peri-natal environmental risks for attention-deficit hyperactivity disorder (ADHD): the potential role of epigenetic processes in mediating susceptibility. **J Child Psychol Psychiatry. 2008.** Oct;49(10):1020-30.

MOSER S.J., CUTINI S., WEBER P., SCHROETER M.L. Right prefrontal brain activation due to Stroop interference is altered inattention-deficit hyperactivitydisorder—A functional near-infrared spectroscopy study. **Psychiatry Research: Neuroimaging** 173 (2009) 190–195.

MULAS, F., GANDÍA, R., ROCA, P., ETCHEPAREBORDA, M.C., ABAD, L. Actualización farmacológica en el trastorno por déficit de atención/hiperactividad: modelos de intervención y nuevos fármacos. **Rev Neurol** 2012; 54 (Supl 3): S41-S53.

NEALE, B.M., LASKY-SU, J., ANNEY, R., FRANKE, B., ZHOU, K., MALLER, J.B., et al. 2008. Genome-wide association scan of attention deficit hyperactivity disorder. **Am. J. Med. Genet. Part B Neuropsychiatr. Genet.** 147B: 1337–1344.

O'SULLIVAN, M.L., MARTINI, F., VON DAAKE, S., COMOLETTI, D., GHOSH, A. LPHN3, a presynaptic adhesion-GPCR implicated in ADHD, regulates the strength of neocortical layer 2/3 synaptic input to layer 5. **Neural Dev.** 2014 Apr 17;9:7.

POLDERMAN, T.J.C., BENYAMIN, B., DE LEEUW, C.A., SULLIVAN, P.F., VAN BOCHOVEN, A., VISSCHER, P.M., POSTHUMA, D. 2015. Meta-analysis of the heritability of human traits based on fifty years of twin studies. **Nat. Genet.** 47: 702–9.

PURPER-OUAKIL, D., RAMOZ, N., LEPAGNOL-BESTEL, A.M., GORWOOD, P., SIMONNEAU, M. Neurobiology of attention deficit/hyperactivity disorder. **Pediatr Res.** 2011.May;69(5 Pt 2):69R-76R

QIU, A., CROCETTI, D., ADLER, M., MAHONE, E. M., DENCKLA, M. B., MILLER, M. I., & MOSTOFSKY, S. H. Basal ganglia volume and shape in children with attention deficit hyperactivity disorder. **The American journal of psychiatry**, 166(1), 74–82. doi:10.1176/appi.ajp.2008.08030426. 2009.

RIESGO, R., ROHDE, L.A. Transtorno de déficit de atenção/hiperatividade. Em: Kapczinski, F.; Quevedo, J. e Izquierdo, I (Ed.). **Bases biológicas dos transtornos psiquiátricos.** Porto Alegre: Artmed. 2004.

ROHDE, L.A., BUITELAAR, JK et al. **Guia para Compreensão e Manejo do TDAH da World Federation of ADHD.** São Paulo. Artmed: 2019.

RUBIA, K. Cognitive Neuroscience of Attention Deficit Hyperactivity Disorder (ADHD) and Its Clinical Translation. **Frontiers in human neuroscience**, *12*, 100. doi:10.3389/fnhum.2018.00100. 2018.

SAMEA, F., SOLUKI, S., NEJATI, V., ZAREI, M., CORTESE, S., EICKHOFF, S.B., TAHMASIAN, M., EICKHOFF C.R. Brain alterations in children/adolescents with ADHD revisited: A neuroimaging meta-analysis of 96 structural and functional studies. **Neuroscience and Biobehavioral Reviews** 100 (2019) 1–8.

SHAW, P., ECKSTRAND, K., SHARP, W., BLUMENTHAL, J., LERCH, J.P., GREENSTEIN, D., CLASEN L., EVANS, A., GIEDD, J., RAPOPORT, J.L. Attention-deficit/hyperactivity disorder is characterized by a delay in cortical maturation. 2007 by **The National Academy of Sciences of the USA.**

STERGIAKOULI, E., THAPAR, A. Fitting the pieces together: current research on the genetic basis of attention-deficit/hyperactivity disorder (ADHD). **Neuropsychiatr Dis Treat.** Sep 7;6:551-60. 2010.

STERZER, P., et al., Abnormal neural responses to emotional visual stimuli in adolescents with conduct disorder. **Biological Psychiatry,** 57(1): p. 7-15. 2005.

SULZER, D., SONDERS, M.S., POULSEN, N.W., GALLI, A. Mechanisms of neurotransmitter release by amphetamines: A review. **Prog. Neurobiol.** 75: 406–433. 2005.

TODD, R.D. **Genetics of attention déficit/hyperactivity disorder: are we ready for molecular genetic studies?** Am. J. Med. Gen., 96 (3), 241-243. 2000.

TRIPP, G., WICKENS, J.R. Neurobiology of ADHD. **Neuropharmacology.** 2009. Dec;57(7-8):579-89.

VAN DER KOOIJ, M.A., GLENNON, J.C. Animal models concerning the role of dopamine in attention-deficit hyperactivity disorder. **Neurosci Biobehav Rev.** 2007;31(4):597-618.

WALTON, E., PINGAULT, J.B., CECIL, C.A., GAUNT, T.R., RELTON, C.L., MILL, J., BARKER, E.D. Epigenetic profiling of ADHD symptoms trajectories: a prospective, methylome-widestudy. **Mol Psychiatry.** 2017 Feb;22(2):250-256.

WANGA, Y., ZUOB, C., XUA, Q., LIAOD, S., KANJIE, M., WANG, D. Altered resting functional network topology assessed using graph theory in youth with attention-deficit/hyperactivity disorder. **Progress in Neuropsychopharmacology & Biological Psychiatry** 98 (2020) 109796 October 2019.

WEYANDT, L., SWENTOSKY, A., GUDMUNDSDOTTIR, B.G. Neuroimaging and ADHD: fMRI, PET, DTI findings, and methodological limitations. **Dev Neuropsychol.** 2013;38(4):211-25.

ZAYATS, T., ATHANASIU, L., SONDERBY, I., DJUROVIC, S., WESTLYE, L.T., TAMNES, C.K., et al. 2015. Genome-Wide Analysis of Attention Deficit Hyperactivity Disorder in Norway. **PLoS One** 10: e0122501.

Capítulo 3

TRANSTORNO DE DÉFICIT DE ATENÇÃO/ HIPERATIVIDADE: IMPLICAÇÕES DIAGNÓSTICAS, TERAPÊUTICAS E DE VIDA

Edyleine Bellini Peroni Benczik

Este capítulo pretende tecer discussões acerca da importância e dos cuidados com o diagnóstico do TDAH tanto para o paciente quanto para sua família, apresentar a dinâmica comportamental a partir dos sintomas de desatenção, hiperatividade e impulsividade observados no dia a dia, no ambiente familiar e escolar, bem como discutir suas implicações e a importância da implementação de estratégias escolares que viabilizem o processo educacional dos estudantes com o transtorno. No final do capítulo, constam alguns depoimentos de pacientes, pais e professores sobre o TDAH, trazendo uma perspectiva real de sua influência na vida dessas pessoas.

As diretrizes do *National Institute for Healthy and Care Excellence* – NICE (2018), no sentido de orientar pacientes e suas famílias sobre o TDAH e os cuidados com o diagnóstico, esclarecem que ele é considerado um transtorno do neurodesenvolvimento, heterogêneo, com um padrão de sintomas de desatenção, hiperatividade e/ou impulsividade excessivos para a idade ou o nível de desenvolvimento geral da pessoa. Quanto ao diagnóstico, deve-se considerar a presença dos sintomas em diversos contextos, como escola/trabalho, vida doméstica e atividades de lazer. Deve haver, também, prejuízo funcional, ou seja, deve afetar negativamente o funcionamento psicológico, social, educacional e/ou ocupacional da pessoa. O impacto do TDAH pode variar, de acordo com a gravidade e o nível de prejuízo. Em algumas pessoas, os sintomas acarretam comprometimento mínimo, em alguns poucos ambientes. Outras pessoas, no entanto, exibem os sintomas de hiperatividade, desatenção e impulsividade em vários contextos, o que pode ocasionar comprometimento em várias áreas. O impacto dos sintomas do TDAH pode mudar com o tempo, dependendo da faixa etária.

Por se tratar de uma condição invisível, sem indicação física aparente, é fácil esquecer que existe realmente alguma deficiência. Pais, professores e todas as pessoas envolvidas com alguém com TDAH precisam saber reconhecer os sintomas da condição para poder distingui-la de outros comportamentos e, dessa maneira, prestar a ajuda que se faz necessária (Bromberg, 2002).

De acordo com o sistema classificatório utilizado, as taxas de prevalência na infância variam de 3% a 9% em todo o mundo. Os sintomas se iniciam na infância – para a CID-10, aos 7 anos de idade, para o DSM-5, aos 12 anos –, podendo persistir por toda a vida. As causas do TDAH ainda não são totalmente compreendidas, mas vários fatores de risco estão associados à condição, entre os quais fatores genéticos, verificando-se uma frequência acentuada do transtorno entre membros de uma família. O TDAH pode ocorrer simultaneamente com outros distúrbios (comorbidades) comuns em crianças: distúrbios de humor, conduta, aprendizado, controle motor, linguagem e comunicação e transtornos de ansiedade. Em adultos, está também associado a transtornos de personalidade, transtorno bipolar, transtorno obsessivo-compulsivo e uso indevido de substâncias, sendo importante considerar o comprometimento decorrente do transtorno para a elaboração do plano de tratamento. Além disso, por ser pouco reconhecido, implica em falta de diagnóstico e tratamentos inadequados, podendo afetar negativamente a qualidade de vida das pessoas e de suas famílias.

As diretrizes do NICE (2018) enfatizam também que o diagnóstico do TDAH só deve ser realizado por profissional de saúde, adequadamente qualificado, com treinamento e experiência no diagnóstico do transtorno. No protocolo de avaliação diagnóstica para TDAH, no caso de crianças e jovens, o profissional deverá incluir uma avaliação da saúde mental de seus pais e/ou responsáveis. Em todas as faixas etárias, devem ser considerados para diagnóstico os critérios dos sintomas ajustados à fase de desenvolvimento e, sempre que possível, os pontos de vista das crianças e dos jovens com portadores.

Após a realização do diagnóstico, o profissional deve estabelecer, com a pessoa e sua família, uma discussão estruturada, explicitando como o TDAH afeta a vida do paciente e considerando os impactos positivos de receber um diagnóstico. Dentre eles, estão: melhorar a compreensão dos sintomas, identificação e construção das forças individuais, melhorar o acesso aos serviços de tratamento. Também devem ser discutidos os impactos negativos, que envolvem: estigma e rotulação, maior tendência para comportamento impulsivo, orientação sobre a importância de efetuar modificações ambientais de modo a reduzir o impacto dos sintomas, realizar ajustes educacionais (na escola e na faculdade); questões de emprego (impacto nas escolhas de carreira, direitos a ajustes razoáveis no local de trabalho); questões de relacionamento social; os desafios de gerenciar o transtorno na presença de comorbidades; o aumento do risco de uso indevido de drogas, álcool e automedicação e o possível efeito na direção de meios de transporte (os sintomas do TDAH podem prejudicar a habilidade de dirigir, sendo que a medicação pode resolver o problema; as pessoas com TDAH podem apresentar o diagnóstico ao órgão competente se os sintomas ou a medicação afetarem sua capacidade de dirigir com segurança, conforme legislação vigente estabelecida por cada país).

A primeira etapa a ser vencida pelos pais é a do luto pelo filho idealizado. Considerar-se vítima pode significar estagnação (Reis; Bromberg, 2001). Assim, a discussão estruturada visa determinar um plano de tratamento adequado, incluindo apoio às famílias e aos cuidadores, salientando os efeitos do TDAH sobre o portador e os outros membros da família, ventilando as preocupações e incentivando os familiares a buscarem uma avaliação de suas necessidades pessoais, sociais e de saúde mental, bem como a participarem de grupos de autoajuda e apoio, apropriando-se de estratégias organizacionais (adesão ao tratamento, rotinas diárias da escola, entre outros).

Faz-se importante, também, elucidar que as recomendações para os treinamentos de pais não supõem que estes tenham uma prática parental inadequada, mas que o objetivo dos treinamentos é otimizar suas habilidades para poderem atender, da melhor maneira possível, as necessidades dos filhos com TDAH. A família precisa saber como o TDAH pode afetar os relacionamentos, o funcionamento da pessoa em várias áreas e a importância de se ter uma estrutura e organização em suas atividades diárias.

As diretrizes da Liga Canadense para Pesquisa do TDAH (CADDRA, 2018) norteiam, ainda, a necessidade de se trabalhar, com a pessoa e suas famílias, os mitos a respeito do TDAH. Deve-se fazer uma tentativa de dissipá-los, pois podem prejudicar o entendimento do quadro, bem como negligenciar o tratamento correto. Uma avaliação equivocada do TDAH é resultado de informações ou crenças falsas, entre as quais, citam-se:

- "Eles são apenas preguiçosos e procuram uma desculpa."
- "Não quero que meu filho tome medicamentos que possam mudar sua personalidade."
- "Não sou eu quem está com o problema; meu cônjuge/ empregador/ pais/ professor/o sistema escolar é o problema."
- "Tive isso quando criança, mas foi embora."
- "Não tenho todos os sintomas clínicos, por isso não tenho TDAH."
- "O TDAH é apenas uma moda passageira."

O planejamento terapêutico, segundo as diretrizes do NICE (2018), deve garantir que as pessoas com o TDAH tenham um plano abrangente e holístico de tratamento, que vise atender suas necessidades psicológicas, comportamentais, educacionais e ocupacionais, considerando a gravidade dos sintomas e como estes afetam ou podem afetar a vida cotidiana, incluindo o sono. Nesse plano de tratamento, os profissionais devem enfatizar o valor de uma dieta equilibrada, boa nutrição e exercício físico regular para crianças, jovens e adultos com o transtorno.

A CADDRA (2018) destaca o tratamento psicossocial para o transtorno, além da abordagem farmacológica. Geralmente considerado de curso crônico, o TDAH requer uma abordagem abrangente, colaborativa e de tratamento multimodal, adaptada para atender às necessidades do paciente. As diretrizes justificam que a abordagem multimodal (incorporando intervenções psicossociais à medicação) melhora não apenas os principais sintomas do transtorno, mas, também, a qualidade de vida geral e os déficits de funcionamento do paciente. Essas são as principais prioridades na avaliação e tratamento do TDAH, mais do que objetivar a eliminação dos sintomas do transtorno.

Os tratamentos psicossociais para tratamento do TDAH envolvem:

a) **Psicoeducação:** é o elemento fundamental, fornece informações e capacita pacientes e suas famílias sobre o transtorno e seu impacto no funcionamento do dia a dia. Além das orientações aos pais, são propostas modificações ambientais (ex.: local silencioso para estudar) e uso de dispositivos (ex.: agenda eletrônica, calendário).

b) **Treinamento de pais:** visa oferecer estratégias para reforçar comportamentos positivos, ignorar comportamentos provocativos e fornecer informações claras, consistentes e respostas seguras a comportamentos inaceitáveis.

c) **Treinamento de habilidades sociais:** útil para as crianças com TDAH e dificuldades sociais que, em função de sua impulsividade, perdem pistas sociais ou entendem mal as convenções sociais. Alguns comprometimentos podem ser decorrentes não apenas do TDAH, mas em função das comorbidades, como o Transtorno do Espectro do Autismo (TEA).

d) **Intervenções propostas para a escola:** visam a utilização de estratégias instrucionais, comportamentais, ambientais, acadêmicas, de funções executivas, incluindo para jovens universitários.

e) **Terapia cognitivo-comportamental (TCC):** envolve a interação entre cognição, emoção e comportamento. São trabalhados os pensamentos automáticos e as crenças irracionais sobre as capacidades da pessoa, possibilitando desenvolver estratégias para gerenciamento de tempo e habilidades organizacionais. *Mindfulness* (treinamento da atenção plena) é uma terapia cognitiva derivada da TCC, e inclui meditação consciente, projetada para aumentar atenção aos próprios pensamentos e ações, ou seja, é um treinamento para as pessoas aprenderem a se concentrar no presente e inibir distrações, pensamentos e estímulos).

As diretrizes propostas pela CADDRA (2018) relacionam, ainda, tratamentos que demandam mais pesquisas para serem recomendados como alternativas para tratamentos padrão. Entre eles, estão o *neurofeedback*, o treinamento cognitivo assistido por computador (Cogmed) e restrição alimentar ou suplementação dietética.

COMO O TDAH SE EXPRESSA NO DIA A DIA

Crianças e adolescentes com TDAH demonstram níveis de atenção inapropriados para a idade, são impulsivas, apresentam dificuldades para seguir regras e normas. Podem apresentar problemas de conduta, agressividade, pobre rendimento escolar, problemas de aprendizagem e dificuldades sociais, especialmente relacionados com os amigos, e maiores conflitos na família. Apresentam, também, baixa tolerância à frustração, dificilmente aceitam um "não" e não conseguem fazer uma adequada autorregulação emocional. Em geral, têm uma percepção negativa de si mesmas e baixa autoestima, em razão de repetidas frustrações e experiências de fracassos. Muitas vezes, são identificados como desobedientes, preguiçosos, mal-educados e inconvenientes. Não conseguem se adaptar adequadamente ao meio em que vivem e nem corresponder às expectativas dos adultos; por isso, o nível de estresse das pessoas com quem convivem é sempre alto. Pais e professores se sentem perdidos em como devem agir com eles (Benczik e Casella, 2015).

Frequentemente, os sintomas do TDAH aparecem cedo na vida da criança, mas tornam-se mais graves a partir do ingresso desta na escola, onde há necessidade de focar a atenção e permanecer sentada durante as aulas, o que pode impactar o processo de aprendizagem e as relações interpessoais. Entretanto, nem todas as crianças apresentam problemas em todas essas áreas. O TDAH pode variar amplamente na diversidade de sua manifestação e sintomas.

Um estudo para a caracterização de amostra de 20 meninos com o diagnóstico de TDAH de perfil combinado, segundo os critérios estabelecidos pelo DSM-IV-TR (2003), com idades entre seis e onze anos, escolaridade do 1º. ao 5º. ano, provenientes de escolas privadas e particulares de três cidades do interior de São Paulo foi realizado por Benczik, em 2006. Foram avaliadas as categorias constituição familiar, número de irmãos, ordem de nascimento, natureza da afiliação, fonte de encaminhamento, envolvimento dos pais no processo de avaliação, principais queixas dos pais e das áreas prejudicadas, dificuldades emocionais e avaliação dos sintomas do TDAH, segundo a percepção de seus professores. As respostas foram computadas por frequência e porcentagem.

A constituição familiar do grupo de meninos com TDAH mostrou que, 75% deles tinham o pai e a mãe na sua composição, 15% apenas a mãe, 5% mãe e padrasto e 5% mãe e a tia-avó. Em relação ao número de irmãos, 75% deles possuíam um irmão, 10% dois irmãos e 15% eram filhos únicos. A ordem de nascimento dos meninos com TDAH revelou que 50% eram primeiros filhos, 35%

segundos filhos e 15% terceiros filhos. Quanto à natureza da filiação, observou-se que 100% dos meninos eram filhos biológicos, não havendo caso de adoção (0%).

As fontes de encaminhamento para avaliação psicológica foram provenientes de escola (45%), os próprios pais e/ou responsáveis requisitaram avaliação por iniciativa própria (40%), médico (10%) e fonoaudióloga em 5% dos casos. Constatou-se que as mães se mostraram mais envolvidas e comprometidas com o processo de avaliação psicológica. Em 50% dos casos, houve a participação do pai, 25% dos pais não participaram do processo, não indo aos encontros quando solicitado, nem acompanhando os filhos à clínica. Esses pais não participaram da avaliação, em função dos seguintes motivos: 5% morto, 5% morando em outro país e 15% dos pais estavam separados de suas mães.

As queixas trazidas pelos pais e/ou responsáveis do grupo de meninos com TDAH se referiram ao excesso de inquietação e agitação (100%); distração e/ou desatenção (100%); inadaptação escolar (15%); baixo rendimento escolar (80%); alto nível de estresse da professora, que não sabe mais como lidar com ele (15%); alto nível de estresse e/ou ansiedade dos pais, em função de não saberem como lidar com a criança e o temor pelo seu futuro (45%); inadaptação social (40%); dificuldades de relacionamentos interpessoais (65%); considerado briguento (30%); dificuldade no cumprimento de regras e normas, prazos e ordens (25%); coloca-se em risco físico constantemente (15%).

As queixas referentes às dificuldades emocionais, relatadas pelos pais, foram nervosismo, perda fácil do controle (40%); baixa tolerância à frustração, teimosia e persistência em relação a algo do seu interesse (50%); ciúme excessivo dos irmãos (15%), imaturidade emocional (15%), tendências homossexuais (5%) e ansiedade de separação (5%).

Segundo os pais, as áreas mais prejudicadas na vida dos filhos com TDAH são: área escolar em 100% dos casos; área familiar (100%); área emocional (100%); área social (95%) Quanto às dificuldades familiares, 40% dos pais relataram falta de harmonia no lar, discussão com os pais e falta de noção de hierarquia familiar.

Os fatores avaliados na escola por meio da Escala TDAH – Versão para Professores (Benczik, 2000) forneceram uma impressão quantitativa sobre a criança, de acordo com a percepção de seus respectivos(as) professores(as). Os resultados apontaram que, no fator Desatenção, 80% dos meninos com TDAH obtiveram Percentil = ou > que 90 (nível intenso de desatenção) e 20% (nível moderado de desatenção Percentil = ou > que 80). O fator Hiperatividade/Impulsividade foi apresentado por 80% dos meninos em nível intenso e 20% com nível moderado. O fator Problemas de Aprendizagem foi verificado de forma intensa (Percentil = ou > que 90) em 35%, de forma moderada (Percentil = ou > que 80) em 50%, e 15% deles não apresentavam problemas de aprendizagem (Percentil = ou < que 70). Quanto ao fator Comportamento Antissocial, 60% das crianças com TDAH apresentaram nível intenso de problemas comportamentais e sociais no ambiente escolar (Percentil = ou > que 90), 35% apresentaram nível moderado (Percentil = ou > que 80) e apenas 5% não apresentaram problemas de ordem social.

Esse grupo amostral foi comparado ao grupo controle com 20 meninos (sem TDAH) com idades e escolaridades pareadas para dar uniformidade ao grupo. Os resultados obtidos mostraram que os meninos com TDAH apresentaram prejuízos nas mais diversas esferas da vida, dificuldades emocionais, prejuízo na autorregulação emocional, baixa tolerância à frustração e dificuldades no contexto familiar e escolar. Esses achados são consistentes com os dados da literatura na área. Sabe-se, portanto, que o TDAH compromete de modo marcante a vida da criança/adolescente e dos adultos que a cercam, visto ser uma condição que promove dificuldades, como controle de impulsos, concentração, memória, organização, planejamento e autonomia (Barkley, 2002). Envolve uma grande pluralidade de dimensões: comportamentais, intelectuais, sociais e emocionais (Benczik, 2000-2010) e se configura em grande desafio para pais, professores e especialistas (Benczik e Casella, 2015).

As diferentes apresentações do TDAH podem promover prejuízos diferentes, Furman, Goodyear e Hynd (1992) apontaram que as crianças com TDAH sem hiperatividade apresentavam tempo cognitivo mais lento, eram mais autoconscientes, com maior retraimento social e maior incidência de Transtorno de Aprendizagem. Em contrapartida, as crianças com TDAH com hiperatividade demonstraram ter mais problemas de conduta, eram menos populares socialmente, mais autodestrutivas e mais propensas a terem um diagnóstico de Transtorno de Conduta associado ao TDAH (comorbidade).

Benczik (2000-2010) descreveu a manifestação comportamental de crianças e jovens no dia a dia, considerando os sintomas de desatenção, hiperatividade e impulsividade.

RECONHECENDO OS SINTOMAS DE DESATENÇÃO NO DIA A DIA

Crianças e adolescentes com dificuldades atencionais tendem a evitar atividades que envolvam a atenção, como leituras, jogos de tabuleiro (dama, xadrez), sendo difícil persistirem em uma tarefa até o término. Dão a impressão de estarem com a mente em outro local, ou de não escutarem o que acabou de ser dito; perguntam: "O quê? O que você falou, mesmo?" Fazem frequentes mudanças de uma tarefa inacabada para outra; começam animadas na aula de ginástica e param; iniciam o curso de teclado e, rapidamente, desistem; não persistem por muito tempo e logo declinam de seus interesses, são consideradas pelos pais como o famoso "fogo de palha". Não atendem às solicitações ou instruções dos pais e professores, por mais simples que sejam, dificilmente conseguem terminar o trabalho escolar, alegam que não houve tempo suficiente para terminar a cópia da lousa porque a professora a apagou rapidamente, ou o colega da frente conversou e os atrapalhou.

Evitam atividades que exigem esforço mental constante, encarando-as como desagradáveis e acentuadamente aversivas. Por essa razão, crianças e adolescentes evitam, ao máximo, deterem-se em atividades que exijam dedicação, organização e concentração. Evitam atividades que tenham que "perder" tempo para "pensar" e parecem ter "preguiça mental". Distraem-se facilmente com estímulos sem importância e interrompem as tarefas que estão realizando para dar atenção aos barulhos e ruídos alheios, facilmente ignorados por outras crianças/adolescentes, como a buzina de um carro, uma conversa, barulho no fundo da sala, da TV ou do latido do cachorro. Tendem a esquecer das coisas nas atividades diárias, esquecem-se de levar o lanche, do material necessário para a escola, da entrega dos trabalhos, do dia de provas e de recados importantes. Parecem estar sempre no "mundo da lua".

Nas situações sociais, a desatenção é marcada por frequentes mudanças de assunto, falta de atenção para com o que os outros dizem, distração durante as conversas e em relação a detalhes ou regras em jogos e atividades.

RECONHECENDO OS SINTOMAS DE HIPERATIVIDADE (ATIVIDADE MOTORA EXCESSIVA) NO DIA A DIA

A atividade motora que caracteriza as pessoas hiperativas, manifesta-se por meio de atividade corporal excessiva e desorganizada, geralmente sem ter um objetivo concreto. É exatamente essa ausência de finalidade que permite diferenciá-las da superatividade observada no desenvolvimento normal de crianças. A atividade motora desmensurada da criança com TDAH é comparada à "uma zona móvel de desastre" (Marcelli, 1998), onde, a qualquer momento, pode ocorrer um acidente, uma trombada nos móveis, colisão com pessoas, ou ainda, derrubar ou quebrar objetos.

A hiperatividade pode manifestar-se por meio de inquietação, por remexer-se na cadeira, não permanecer sentado quando deveria, correr ou subir excessivamente em objetos (quando isto é inapropriado), dificuldade em brincar ou ficar em silêncio durante as atividades de lazer, parecer estar a "todo vapor" ou "cheio de gás" ou, ainda, falar em excesso. Note-se que as crianças em idade escolar apresentam comportamentos similares, mas, em geral, com menor frequência, intensidade e prejuízo daquelas acometidas pelo transtorno.

Na adolescência e na fase adulta, os sintomas de hiperatividade podem assumir a forma de sensações internas de inquietação e dificuldade para envolver-se em atividades tranquilas, sedentárias e rotineiras; buscam por esportes, incluindo os radicais, estão sempre fazendo alguma coisa, envolvidos em projetos, e se mostram incapazes de relaxar, mesmo quando poderiam fazê-lo.

RECONHECENDO OS SINTOMAS DE IMPULSIVIDADE (FALTA DE AUTOCONTROLE) NO DIA A DIA

O comportamento de toda criança é inicialmente controlado pelos adultos, segundo normas que, com frequência, vão contra seus desejos. Entretanto, tais normas externas ou impostas acabam sendo internalizadas pela criança no decorrer de seu desenvolvimento, de forma que o controle externo dá lugar ao autocontrole. Esse processo se encontra, muitas vezes, alterado nas crianças com TDAH, sendo a conduta impulsiva um dos aspectos relevantes do transtorno, observando-se uma tendência à satisfação imediata de seus desejos e pouca tolerância à frustração.

A impulsividade pode se manifestar como impaciência, dificuldade para protelar respostas, responder precipitadamente antes que as perguntas tenham sido completadas, dificuldade para aguardar sua vez em uma fila, interrupção frequente ou intrusão nos assuntos dos outros, fazer "palhaçadas", a ponto de causar dificuldades nos contextos sociais, escolares ou profissionais. A pessoa se mostra inconveniente e inadequada, fazendo comentários inoportunos, pegando objetos dos outros sem consentimento, mexendo em coisas que não deveria. A impulsividade promove o envolvimento em atividades perigosas, sem considerar as possíveis consequências, a não ter medo do perigo; geralmente, não pensam antes de agir. Uma criança, aos 10 anos de idade, com inteligência classificada na Média Superior colocou o dedo no liquidificador para ver o que acontecia. Uma outra, com 11 anos e com inteligência equivalente à primeira, acidentou-se de bicicleta pegando carona na traseira de um caminhão (Benczik, 2000-2010).

O prejuízo na autorregulação emocional também pode ser observado, com a tendência a reagir emocionalmente de forma desproporcional ao fato, com choro, birra ou explosão de raiva, sob a forma de agressão direta ou ataques verbais.

Os pais observam que o filho se mostra inconsistente em suas respostas e oscila em suas atitudes: um dia parece estar bem e, no outro pode ter dificuldades consideráveis com a mesma tarefa. As oscilações emocionais e comportamentais do TDAH podem ser comparadas, metaforicamente, ao funcionamento e à velocidade de uma montanha russa. Em outras palavras, nunca sabemos o que esperar. Em termos de estabilidade, é imprevisível, tudo pode mudar e nada fica no lugar por muito tempo (Benczik, 2019).

Os sintomas, tipicamente, pioram em situações que exigem atenção ou esforço mental constantes ou que não possuem um apelo ou novidade intrínsecos (escutar professores, fazer lições na escola e deveres em casa, ler materiais extensos ou trabalhar em tarefas monótonas e repetitivas).

Estudantes que geralmente sofrem para manter a atenção na escola podem apresentar pouca ou nenhuma dificuldade em manter o foco quando praticam esportes ou quando se dedicam à arte, à música, a um projeto com *Legos*, jogam videogames ou realizam tarefas mecânicas. Tal atitude faz com que pais e professores acreditem que o TDAH é um problema relacionado à falta de vontade quando, na verdade, é o resultado de problemas herdados na dinâmica química do cérebro, não implicando em falta de vontade (Brown e Kennedy, 2019).

Os sinais do transtorno também podem minimizar quando o indivíduo se encontra sob controle rígido, em um novo contexto, envolvido em atividades muito interessantes ou ainda, em situação a dois (no consultório ou com a professora particular, por exemplo). Os sintomas parecem se intensificarem mais nitidamente em situações de grupo, sendo raro a pessoa apresentar o mesmo nível de disfunção em todos os lugares ou dentro do mesmo ambiente, em todos os momentos.

EVOLUÇÃO DO TRANSTORNO DE *DÉFICIT* DE ATENÇÃO/HIPERATIVIDADE

Os aspectos externos da impulsividade motora, da hiperatividade e da incapacidade para ficar quieto e sentado, quando necessário, aparecem frequentemente durante os primeiros quatro anos de vida e são um aspecto proeminente do comportamento da criança antes da adolescência. A maioria dos pais observa pela primeira vez o excesso de atividade motora quando as crianças ainda estão engatinhando, coincidindo com o momento em que a criança começa a andar sozinha. No caso do neném, esse pode se mostrar inquieto, chorar excessivamente e ter dificuldades para dormir.

Na idade pré-escolar, costumam aparecer os sintomas característicos do transtorno: déficit de atenção, atividade motora excessiva e déficit no autocontrole. Em alguns casos, podem ocorrer, em idades anteriores, numerosas e sérias alterações comportamentais (CADDRA, 2018), problemas com a alimentação, inquietação excessiva e episódios de negativismo e birra (Barkley, 2002).

Na idade escolar, persiste a sintomatologia primária e começa a se manifestar uma série de perturbações secundárias, afetando sobretudo as relações interpessoais e a aprendizagem escolar. O surgimento do TDAH pressupõe, desde o início, interações problemáticas no ambiente familiar. Os pais se sentem impotentes diante da atividade exagerada da criança e de suas condutas opositoras. As interações com crianças da mesma idade podem causar problemas em virtude das características da criança hiperativa (impulsividade e/ou agressividade), que tendem a provocar a rejeição dos outros, podendo levar ao isolamento social. O isolamento e a rejeição social têm, além do mais, consequências negativas sobre a autoestima e a valorização de si mesma (Benczik, 2000-2010).

A adolescência é marcada por problemas contínuos na escola, nas interações interpessoais e autoestima baixa. Os problemas de conduta podem aparecer no final do período da pré-adolescência. O menino hiperativo com um "padrão versátil" de Transtorno de Conduta, incluindo agressividade, corre o risco de se envolver com problemas com a lei, abusar de drogas e comportamento sexual arriscado (CADDRA, 2018).

Os universitários podem continuar apresentando dificuldades na aprendizagem, dificuldades nas interações sociais, baixa autoestima, abuso de substâncias e do álcool, risco maior para comportamento sexual impulsivo, acidentes e dificuldades ocupacionais (nos estágios ou em trabalhos formais).

O prognóstico para a vida adulta, como em muitos transtornos da infância, esteve aberto a controvérsias. Entretanto, alguns dos primeiros estudos de acompanhamentos retrospectivos sugeriram que o TDAH era fator de risco genuíno para o desajuste na idade adulta, incluindo dificuldades no emprego, nas relações interpessoais, prejuízo na autoestima, comportamento sexual arriscado e tendência para se acidentar (CADDRA, 2018).

O TDAH em adultos faz com que não participem de atividades sedentárias e rotineiras, evitem assumir trabalhos ou funções que não permitam movimentos espontâneos e livres, mudem frequentemente de empregos e tenham uma coleção de ex-parceiros. Podem demonstrar prejuízos funcionais no dia a dia, estilo de vida caótico e desorganizado, problemas com o sono, abuso de drogas e do álcool, envolvimento em acidentes de carro e multas por excesso de velocidade, dificuldades de relacionamentos interpessoais, como também no casamento e no trabalho (Barkley, 1990; Koiij, 2015).

Há escassez de dados disponíveis sobre a população em adultos com TDAH, acima dos 50 anos, em comparação aos grupos etários mais jovens. No entanto, estudos clínicos observam que o TDAH pode levar a prejuízos funcionais e psicossociais ao longo de toda a vida.

Atualmente, acredita-se ser mais importante fortalecer as habilidades que crianças, adolescentes e adultos com TDAH apresentam, com o objetivo de minimizar as deficiências, do que ficar empreendendo esforços para tentar eliminar totalmente essas últimas (Bromberg, 2010).

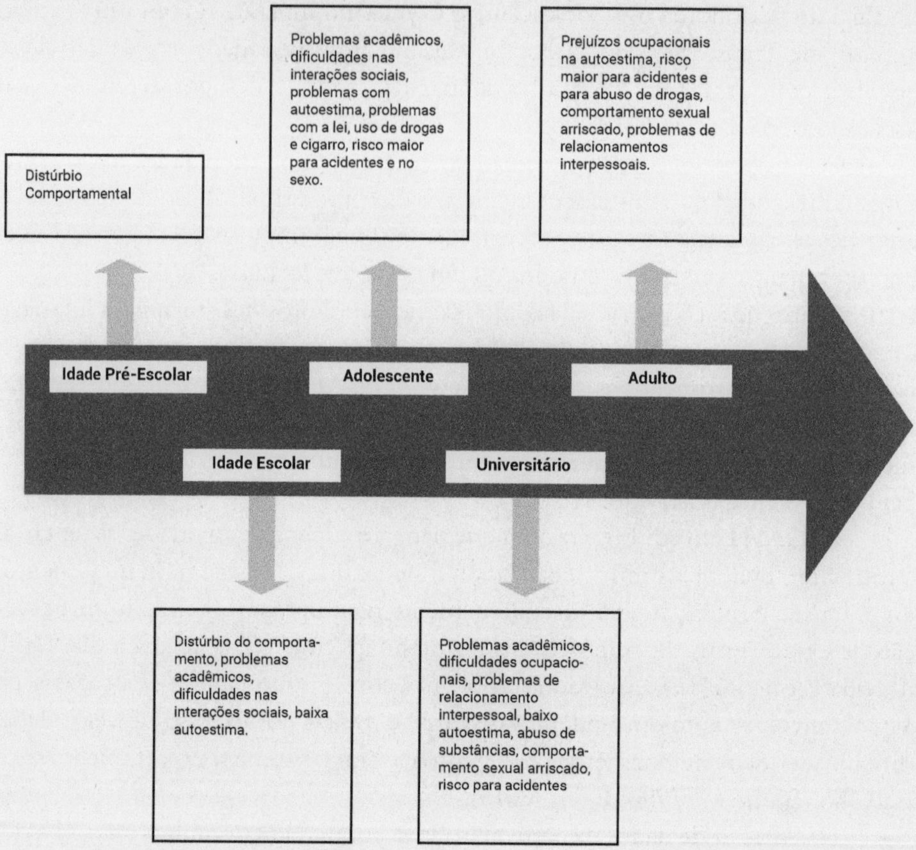

Fonte: Diretrizes CADDRA, 2018

MANIFESTAÇÕES COMPORTAMENTAIS DO TDAH EM SALA DE AULA (BENCZIK, 2000-2010)

O pré-escolar jovem se move rapidamente pela sala, colocando-se em tudo de uma maneira casual, caótica. Escala, salta e corre como que "impulsionado por um motor". Em idade escolar, a criança mostra uma ampla variedade de comportamentos impulsivos e hiperativos. Na classe, a desatenção predomina; a criança, com frequência, parece não escutar, estar devaneando, enquanto se contorce ou se move inquietamente em sua cadeira, que parece ter formigas, pregos ou parafusos. A desatenção pode degradar seriamente o desempenho acadêmico do aluno, evidenciado por caligrafia desleixada, erros por desatenção e papéis enxovalhados.

Na aula de ginástica, os níveis de estresse podem ser mais baixos, uma vez que crianças com TDAH têm problemas em modular seus comportamentos para baixo (sala de aula) ou para cima (durante um jogo de futebol). Durante o recreio no pátio, em função da impulsividade e da desatenção, o aluno se torna um companheiro inadequado.

Os alunos com problemas de atenção/hiperatividade, muitas vezes, são imaturos e incompetentes quando se trata de aptidões sociais, mesmo quando se esforçam e tentam fazer o melhor de si.

Em situações de grupo, como na sala de aula, a dificuldade para realizar atividades independentes podem exercer o maior estresse. O comportamento inadequado não apenas interfere em sua própria atividade, mas, também, interfere seriamente na das outras pessoas, impactando fortemente o comportamento do professor em relação à classe como um todo. Suas reações são desiguais, imprevisíveis e não reativas às intervenções normais do professor, levando-o a interpretar o comportamento do aluno como desobediência. Assim, o professor pressiona ainda mais, tendo como resultado a crescente frustração para ele próprio e para o aluno.

O adolescente é visto em sala de aula, pelo professor, como alguém desinteressado e/ou apático. Nas atividades escolares, é desatento durante as aulas e, muitas vezes, não cumpre os prazos para a entrega dos trabalhos, esquecendo-se dos dias de provas, dando a impressão de que está "nem aí".

Devido à grande variabilidade da manifestação dos sintomas, a maioria dos alunos em idade escolar, não demonstra os sinais cardinais do Transtorno de Déficit de Atenção/Hiperatividade em todas as áreas. Muitas vezes, os problemas de atenção sem hiperatividade são menos visíveis do que os problemas de impulsividade e a hiperatividade. As meninas podem se apresentar com mais rendimento na escola, enquanto os meninos são encaminhados por problemas comportamentais. Tarefas sedentárias, repetitivas e que requerem autoinstrução (trabalhos de aula ou deveres de casa) podem produzir os sinais mais intensos do transtorno (Barkley, 1990).

QUANTO AO DEVER DE CASA

Em casa, os pais acusam o filho de "não escutar", não conseguir completar as solicitações mais simples e de ser incapaz de terminar o dever de casa (Benczik e Casella, 2015).

Em particular, o comportamento no momento do dever de casa pode ser a mais estressante das "incapacidades invisíveis" do filho com TDAH. Mesmo filhos brilhantes, com TDAH, relatam rápido aparecimento de tédio durante as tarefas escolares ou deveres de casa. Infelizmente, os professores podem insistir que o trabalho de aula não completado seja terminado em casa, sobrecarregando ainda mais o aluno e seus pais. Não supervisionado, ele iniciará três outras atividades e acabará não terminando nem os deveres nem outros projetos.

Padrões de comportamentos secundários, normalmente, desenvolvem-se em torno da luta do dever de casa, particularmente rotinas de evitação e esquecimentos.

Durante a sessão de estudos, querem ir ao banheiro, tomar água várias vezes, deixam o lápis cair das mãos, desconversam e procrastinam, não anotam o que deveria ser feito de tarefa, esquecem os materiais na escola ou, então, fazem rapidamente e de qualquer jeito os deveres, sem se preocupar com os erros. Em casa, os pais ficam desencorajados, ocupando grande parte do seu tempo de lazer com o filho, estudando juntos, revisando a lição e, ocasionalmente, fazendo eles próprios o trabalho escolar de seus filhos.

Os problemas atencionais promovem pouca ou nenhuma produção de trabalho escolar. Estudantes se mostram pouco produtivos e incapazes de terminar os deveres, podendo, inclusive, prejudicar a aquisição de conteúdo teórico.

Esses problemas, entretanto, poderiam ser causados por fatores emocionais, pedagógicos, falta de interesse, reforçamentos inapropriados, prejuízos de aprendizagem, ou ainda, por prejuízos cognitivos, sendo necessário uma avalição pormenorizada para se determinar a origem das dificuldades em cada caso em particular.

IMPLICAÇÕES ESCOLARES DO TDAH

Os prejuízos decorrentes do TDAH com relação às funções executivas promovem dificuldades para os estudantes corresponderem às demandas escolares, fazendo-se necessária a implementação de estratégias e acomodações específicas, a fim de minimizar o impacto prejudicial do TDAH na aprendizagem. Mesmo se os alunos forem muito inteligentes ou se estiverem medicados para o controle dos sintomas do transtorno, podem ter dificuldade em demonstrar seu aprendizado, em função da baixa velocidade de processamento (lentidão), falta de atenção a detalhes, impulsividade para responder e alteração na memória de trabalho.

Cada país apresenta sua legislação educacional para fazerem os ajustes específicos na escola, a fim de que os alunos com TDAH possam realizar seus trabalhos, tarefas e provas. Caso, não haja previsão legal, os pais e clínicos podem negociar as estratégias escolares que serão utilizadas junto à equipe (professores, coordenação e direção) da escola ou da universidade para os alunos que delas necessitem (Brown; Kennedy, 2019).

Em função das dificuldades que apresentam, estudantes com TDAH trabalham de forma mais lenta e precisam repassar o texto repetidas vezes para compreendê-lo corretamente e responderem de maneira adequada à questão. Muitos deles precisam de tempo extra para realizar trabalhos de expressão escrita e, mesmo se tiverem boas ideias a respeito do que escrever, podem ter dificuldade em organizar essas informações para converter seus pensamentos em sentenças e parágrafos. Em matemática, também precisam revisar os cálculos, corrigir possíveis erros de distração ou de incompreensão dos enunciados por não prestarem atenção aos detalhes.

Brown (2017) relacionou algumas das intervenções escolares que podem auxiliar os alunos com TDAH: tempo estendido para provas e tarefas (cerca de uma hora e meia a mais do tempo dos outros alunos); ambiente livre de distrações, uso de calculadora para as aulas de matemática e do computador para os trabalhos escritos; boletins de notas frequentes ou diariamente; intervenções comportamentais, como o sistema de pontos, para reforçar o bom comportamento. Para os universitários com TDAH, além das intervenções escolares descritas, se inclui, também, o acesso antecipado das apresentações (*slides*) e anotações usadas pelos professores nas aulas, permissão para gravar as aulas, auxílio de um colega que possa emprestar as suas anotações e os cadernos, para complementar as próprias anotações.

Para maiores detalhes sobre as possibilidades de intervenções escolares, consultar o capítulo deste livro referente ao tema.

IMPLICAÇÕES DO TDAH NA VIDA REAL

O TDAH não tem relação com falta de inteligência. Muitas pessoas que têm o transtorno são brilhantes, mas, ainda assim, apresentam muitas dificuldades com as funções executivas, essenciais para o sucesso acadêmico, profissional e em muitas atividades de vida diária (Brown; Kennedy, 2019).

A seguir, alguns depoimentos marcantes de pacientes com TDAH, pais e professores. Todos os depoimentos são reais e nenhuma das pessoas apresenta nível intelectual inferior à média esperada nos testes de inteligência com normas padronizadas, pelo contrário, a maioria dos pacientes apresenta inteligência geral acima da média esperada para a idade. No entanto, todos, em algum nível, relatam prejuízos funcionais importantes que impactam em suas vidas, na área emocional, acadêmica, social e/ou familiar. Para garantia do sigilo, foram mantidos apenas o gênero, a idade e a escolaridade das pessoas que se predispuseram a relatar suas experiências de vida e as próprias percepções sobre o TDAH.

Minha vida Hype

> "Hoje, com 45 anos, consigo entender melhor o que acontece comigo, como comportamentos, atitudes e formas de agir e de pensar. Tento melhorar a cada dia. Aprendi que viver remoendo o passado por pensamentos, atitudes e frases, não me fazem bem. Portanto, é 'melhor prevenir do que remediar'. Nunca me achei 'normal', sempre me considerei diferente e fora do prumo. Tentava me enquadrar no perfil esperado por todos, mas sempre falhava. Aceito, hoje em dia, quem sou. Sei que nada justifica atitudes anteriores e palavras já ditas. No entanto, para mim, para minha psicóloga e para a minha namorada, pelo menos, isso

tem explicação. Todos sabem do meu caráter e índole. Minha namorada lê e tenta se informar sobre TDAH. Um dos seus sobrinhos também é portador, foi diagnosticado muito mais cedo do que eu, aos 9 anos de idade. Mas eu nasci nos anos 70, em outra década, outra cultura e uma forma diferente de encarar a vida. Minha mãe sempre foi muito dominadora e rígida comigo, eu precisava de 'freios'. Não posso julgá-la, mas o fato de pertencer a si mesmo não tem preço, posso dizer que estou conseguindo me libertar agora. Ela sabe sobre o meu transtorno e finge não saber e que nada acontece. Perdi 'amigos', me divorciei (sic), tenho inúmeros parafusos, placas e lesões pelo corpo e, também, na mente. Apesar dos pesares, só tenho a agradecer. Sei que estou me tornando um ser humano melhor. Sinto arrependimentos, claro, mas a cada dia que passa não fico mais remoendo meus problemas. Tento entender as situações que não saem como o esperado como um aprendizado. A ansiedade, a impulsividade, a dificuldade para manter o sono, as mudanças repentinas de humor e a agitação são meus maiores problemas. Optei por parar de beber por um tempo e já se vão quatro anos. O esporte sempre foi importante na minha vida e se tornou, além de uma válvula de escape, um hobby diário, é minha terapia diária, melhorou e muito minha autoestima, algo com que sempre tive problemas. O nascimento de minha filha (agora com 8 anos) mudou completamente minha forma de encarar a vida, sou um pai cuidadoso e responsável, me tornei (sic) adulto, situação normal para alguém que saiu da adolescência aos 30 anos (rsrs). Está sendo algo gradual... tão difícil o 'gradual' para um Hiperativo! Apesar de todas as dificuldades, me tornei (sic) médico, em uma ótima faculdade, fiz especialização e outras subespecializações. Me considero (sic) um profissional bem-sucedido. Voltei a estudar, mudei o foco, mudei a direção de minha vida, hoje acumulo cargos e responsabilidades com prazer e comprometimento. Apesar da idade, as ideias ainda são de jovens, difícil me ver como um jovem senhor. Sou 'moço', um moço responsável que tenta ver todos os lados da história e tenta encarar tudo da melhor forma, um dia de cada vez.".

Inquietação mental. Meu lema é não perder tempo!

"Desde a infância, sempre fiz mais do que me pediam. Trabalho desde os 12 anos, fui ajudante de escritório: lembro-me de que corria de um lado para o outro, entregando envelopes, materiais, limpando o escritório e o corredor e, nos intervalos, lia jornais. Aos 17 anos, fui balconista, atendia dois clientes de uma só vez. Aos 20 anos, já trabalhava também nas horas vagas e nos finais de semana para custear a faculdade de medicina. Engravidei a minha namorada na época. Durmo cerca de 4 horas/noite, uso os shakes que substituem as refeições para 'não perder tempo' diante do prato. Pratico atividade física, desde jovem, para gastar energia, pois sinto que sobra muito! Terminei o curso de Medicina e fiz outra faculdade enquanto cursava a residência. Fui aprovado em vários concursos públicos. Tenho 47 anos e muitos empregos, trabalho durante o dia e em algumas noites e, ainda sobra tempo, para conviver em família com a esposa e os filhos, para preparar aulas, palestras e para responder e-mails."

Um espinho chamado TDAH

"Sinto como se o TDAH fosse meu espinho na carne. Nunca será tirado de mim, terei que aprender a conviver com ele e a me defender de julgamentos pejorativos também. Quando explico com clareza que o que tenho justifica meu comportamento, sinto que a chance de ser respeitada é maior. Tenho 46 anos e, como professora, sou bem criativa, dinâmica e comunicativa. Porém, preciso de alguém ao meu lado para não me deixar dispersar. Quando tenho que prestar contas a alguém, funciono melhor, acho que trabalho melhor sob pressão. Gasto tempo muito maior do que os outros para realizar uma tarefa, me vejo (sic) perdida e faço da forma mais difícil. Arrumar as malas para viajar, organizar o meu espaço de trabalho em casa, por exemplo, é o tormento mais assustador do mundo pra mim! Sofri por muitos anos, indo de médico em médico, de psicólogo em psicólogo, fiz cura interior, entre outros 'tratamentos'. Quando veio o diagnóstico, a minha suspeita de que algo errado acontecia comigo se confirmou. Mas, muito estrago já tinha sido feito, principalmente no que diz respeito aos relacionamentos. Essa é a área mais atingida, devido à impulsividade. Com o tratamento, hoje a minha tolerância melhorou muito, mas tenho muita dificuldade em seguir regras se não concordo com elas. Fico muito impaciente quando tenho que esperar, por exemplo, começo a batucar uma melodia no volante enquanto aguardo no semáforo ou enquanto o Windows não entra. Pra mim, é difícil esperar nessas situações. Tenho hiperfoco quando coloco uma coisa na cabeça, e sinto uma exaustão cerebral após as crises de impulsividade, que são mais intensas no período que antecedem a menstruação; chega a ser muito, muito sério, crio problemas, muitas vezes, sem solução. Perdi amigos, parceiros e funcionários por isso. Como uma boa TDAH, procrastino sempre, entrego o meu trabalho e responsabilidades aos 45 minutos do segundo tempo, o que me causa ansiedade durante semanas, por coisas tão simples de serem feitas."

Um TDAH e muitos prejuízos

"Quando eu era criança, minha mãe me levou ao médico e me lembro até hoje da pergunta: 'Minha filha é retardada doutor?'. No 1° ano, fiquei na lição da lua durante o semestre inteiro; enquanto todos os meus amigos já estavam terminando a cartilha, eu estava na lição da lua: lala, lelé, lili, lolo, lulu. Eu conversava tanto, vivia fora da sala de aula. Nunca consegui ler um livro na vida. Minha mãe lia, fazia resumo, eu decorava e fazia a prova, isso ocorreu até eu entrar na faculdade de medicina. No 1° ano da faculdade fui muito mal, mas, no segundo ano, logo no 1° bimestre pedi a ajuda para a melhor aluna da turma. Ela estudava, lendo em voz alta, eu ficava deitada no sofá e aprendia tudo! Incrível! Eu xerocava os cadernos dela, porque não conseguia escrever o que os professores ensinavam, até tentava, mas faltava um monte de coisa... eu 'viajava' muito. Tive multas de trânsito, aliás várias, por correr de carro e por desatenção também. Adoro correr de carro, é uma sensação muito boa, uma sensação única, eu aposto corrida com os outros carros, sem eles saberem que estão apostando comigo, e eu adoro fazer isso. Não penso em risco, não, adoro fazer esportes assim, pular de *paraglider* e fazer mergulho. Após o tratamento com a medicação, parecia que já enxergava o mundo diferente, como olhar para a minha própria casa e falar: 'nossa, que legal isso aqui!'. Antes, não via as coisas direito. As viagens que fiz antes do tratamento, esqueci todas, era como se fosse a primeira vez que estivesse naquele lugar. Tão sofrível! Todas as vezes que eu ia para algum lugar, me sentia (sic) num lugar novo. Enjoava rápido dos namorados e das casas onde morava, trocava-os anualmente. Me achava (sic) tão burra com alguns comentários que fazia, autoestima péssima, só fui me olhar no espelho por volta dos 28-30 anos de idade. Ainda tenho muitas lacunas de aprendizagem, principalmente de português. Em comorbidade ao TDAH, sofro de ansiedade. Mas nunca repeti de ano, sempre estudar (do meu jeito) foi prazer para mim. Eu passei no vestibular por ter, praticamente, gabaritado em exatas. O meu TDAH é grave. Sou estabanada, rasgava as roupas porque elas enroscavam nas fechaduras da minha casa (agora, troquei pelas redondas), às vezes, estou andando e trombo na parede na minha frente, estou sempre roxa de não prestar atenção. Tenho hematomas novos e antigos, porque me bato todos os dias, no mesmo lugar e na mesma mesa. Já bati o carro porque me distraí por ter prestado atenção, enquanto dirigia, ao cenário de paisagens e de casas lindas; já fiquei parada no semáforo sem perceber que ele já estava aberto e a fila de carros atrás de mim ficando enorme. Já perdi meus óculos caríssimos. Fui expulsa do balé, minha mãe brigou com a professora, todo mundo foi para a sapatilha de ponta, e, além de eu não ir, ela mandou minha mãe me tirar das aulas só porque eu ia para um lado e todo mundo para o outro. Jogo de bola, nem pensar, quebrei o dedo três vezes. Eu vivia sendo queimada no jogo, sempre fui péssima em jogos de bola e na corrida, era sempre a última a ser escolhida pela turma. Por isso, odeio jogos, mas sou boa no jazz e na zumba; às vezes, as pessoas vão para um lado, eu vou para o outro, todas dão risadas porque já conhecem o meu jeito desajeitado de ser. Essa semana eu fui alongar, estava dançando e cai no chão, ninguém cai e eu sempre estou caindo, sozinha. Não penso antes de fazer as coisas, faço coisas bem burras, mesmo! Quebrei meu dedo porque não prestei atenção onde a garrafa estava dentro da geladeira, assim que a puxei, veio a outra garrafa pra cima do meu dedo. Outra vez, fui puxar a gaveta de talher com tudo e caiu em cima do meu pé e, outra vez, quebrei o dedo. Já comprei coisas por impulsividade, inclusive carro, já fiz muita burrice por impulsividade, eu não pondero muito os riscos, até hoje. Quando estou medicada, eu pondero mais e fico mais tolerante. Não tenho paciência para conversar com as pessoas, minha paciência é zero, se o assunto está chato, com a medicação, consigo ficar sentada ouvindo, mas, sem a medicação, me levanto (sic), viro as costas para a pessoa e vou para outro lugar e a deixo falando sozinha, sem perceber.

Com o remédio, fico mais ponderada, consigo pensar, consigo melhorar meus horários, mas uma coisa que não muda, com ou sem remédio, é o meu planejamento, deixo tudo para última hora e procrastino. Sou muito desorganizada, um dia meu marido colocou todos os meus sapatos organizados de um ladinho do outro no quarto, porque ele tem que ficar guardando os meus sapatos, enche o saco, né? Mas, eu não consigo guardar sapato, não consigo guardar roupas, não consigo pegar uma blusinha sem desarrumar a gaveta. Eu bagunço tudo, quando procuro as minhas roupas e, minha assistente, diferente de mim, é organizada e arruma as gavetas. Também não gosto de lavar a louça e meu marido lava. E eu? Acho que sou folgada."

Distraído e agitado

"Nosso filho de 8 anos é uma criança alegre e saudável, mas também muito difícil. Ele faz das atividades diárias (escovar os dentes, trocar de roupa e comer) uma guerra constante. Para escovar os dentes, é preciso chamá-lo várias vezes e, ainda assim, no meio do caminho ele se distrai com qualquer coisa e é preciso lembrá-lo do que ia fazer. Para comer, chega a demorar cerca de uma hora, fica conversando, levanta toda hora, se distrai (sic) com qualquer objeto à mesa. Aos quatro anos, essas dificuldades começaram a surgir e, aos poucos, outras dificuldades na escola também foram aparecendo. Aos sete anos, ele recebeu o diagnóstico de TDAH, o que possibilitou entendermos melhor o seu comportamento, antes disso, achávamos que ele fazia de propósito para chamar a nossa atenção, por birra ou para nos provocar. Com a ajuda dos profissionais, estamos trabalhando para que ele vá vencendo suas dificuldades. Ficou claro para nós que receber a ajuda das pessoas certas, e na hora certa, fez toda a diferença nas nossas vidas. Fez com que o problema se transformasse em dificuldades que, com paciência e carinho, estão sendo trabalhadas."

Não sei, não vi, esqueci!

"Nosso filho de 10 anos é uma criança amável, carinhosa, mas ciumenta; tem ciúmes exagerado do irmão de 4 anos. Ele só sabe pedir as coisas, quer tudo a toda hora. É uma criança extremamente desorganizada, tudo dele é fora do lugar, começa dez coisas e não termina nenhuma. Quando questionado sobre algo, só sabe responder: não lembro, não sei, esqueci, não vi! Isso nos incomoda. Confesso que, às vezes, não sei como lidar com ele, fico sem paciência. Ele está viciado em cartas de *Pokemon,* fica o tempo todo com elas na mão, quer participar de todos os campeonatos e insiste para ir a todos. Nós achamos que o mais importante é o estudo, mas eu não o vejo tão interessado nos estudos como no jogo. Me sinto (sic) perdida, é só falarmos um 'não' que ele emburra e chora, e fica de cara feia, não sabe ouvir um 'não' como resposta. Acho preocupante pois ele tem que ter limites, vai ter uma hora em que ele vai pedir algo que não poderemos dar, e daí? O que fazer? O que mais me preocupa, neste momento, é o comportamento dele quando quer algo, a insistência, a inflexibilidade e a desorganização excessiva em casa e na escola. Quando chamamos a sua atenção, diz que vai contar para a psicóloga, confia nela e se sente compreendido."

Desorganizado

"Encaminho a criança L.B.T, 9 anos, regularmente matriculada no 4° ano neste estabelecimento de ensino, em função de apresentar dificuldades em seu processo de aprendizagem. O aluno não consegue se organizar, não encontra as páginas solicitadas, não se organiza para copiar os enunciados e não atende as solicitações das atividades. Seu tempo de concentração é curto, demora para concluir as tarefas e atividades. Estamos à disposição para esclarecimentos que se façam necessários."

Distraído, esquecido e agitado

"Encaminho P. A. M, 10 anos, aluno matriculado no 5° ano neste estabelecimento de ensino. É aluno vivo, esperto, mas irrequieto. Não se concentra em suas tarefas, deixando-as rapidamente de lado, sem terminá-las. Pede para sair da classe, constantemente, inventando motivos para isso, como beber água, ir ao banheiro e passar remédios em ferimentos. Não fica sentado por muito tempo, nem mesmo quando assiste a algum filme na escola. Está sempre se movimentando, mexendo com seus objetos ou mesmo com seus colegas. Qualquer barulho tira a pouca concentração que demonstra. Vive perdendo ou esquecendo seus materiais. Dificilmente realiza alguma atividade até o fim. Traz seus materiais em grande desorganização. Mostra-se, às vezes, muito agressivo. Bate, mas 'leva' também. É um pouco esquivo a manifestação de carinho."

Agitada e intransigente, 7 anos (pelos pais)

"Nossa filha é inteligente, tem boa memória, vai bem na escola e se alfabetizou (sic) rápido. Lê e escreve bem, só quer tirar nota dez. Mas, é muito agitada, não consegue ficar parada, nem para comer, chega a cair da cadeira enquanto faz a lição. Não aceita frustração, não sabe lidar com o 'não' e, desde pequena era assim, quando ouvia um 'não', chutava e batia, ninguém conseguia segurá-la. Temos que dar muitos limites, mas ela não escuta, não obedece, e depois, se arrepende (sic) e pede desculpas. Mas, logo faz tudo de novo. É autoritária, quer ser a primeira em tudo e tudo tem que ser do seu jeito. Não sabe esperar, é inquieta e fica mal-humorada, quando algo não sai do seu jeito. É briguenta. Resiste para tomar banho, para comer e para fazer a lição. A mãe acha que ela é preguiçosa, não tem iniciativa para executar as tarefas do dia a dia, demora para acordar. Reclama de tudo e parece que nada a agrada. É curiosa, pergunta sobre tudo, mas nenhuma resposta a satisfaz. Fala que as outras meninas não querem brincar com ela."

Agitada e intransigente, 7 anos (pela professora)

"Na escola, ela tem dificuldade de manter-se calma, se mostrando (sic) muito agitada. É interessada nas aulas, apresentou avanço na compreensão dos conteúdos, tem boa leitura e escrita, e, se tem alguma dúvida, após retornarmos à explicação, consegue realizar a tarefa. Nas atividades de comando, como 'pinte' ou 'circule', a aluna ouve as explicações, no entanto, distrai-se e perde as informações, não sabendo o que foi pedido. É responsável com suas lições, faz tudo com capricho, sem pressa, mostra preocupação em fazer a lição corretamente, sem erros. Quando orientada a corrigir as atividades, a aluna prontamente as corrige. Na roda de conversa, se coloca (sic) de forma impulsiva e impaciente e, nas atividades em grupo, quer liderar, não deixando os colegas fazerem e falarem o que querem, sendo necessária a intervenção da professora."

Super tartaruga lerdinha

"Tenho 9 anos e estou no 4º ano, meus amigos não querem brincar comigo, me xingam (sic) o tempo todo, não querem nem que eu tome lanche com eles. Um deles me disse que eu deveria comprar uma passagem para algum lugar, mas só de ida para eu não voltar para a escola nunca mais. Disse que sou muito chato e que ninguém me aguenta. Devo ter alguma coisa diferente mesmo, às vezes, acho que falta um parafuso na minha cabeça, não sei se sou burro ou maluco, não consigo me controlar, não consigo esperar e na escola, sou o último a terminar as lições, todos tiram sarro de mim, me chamam (sic) de super tartaruga lerdinha. Fico bravo, com raiva e quero bater em todo mundo. A professora chama a minha atenção na frente de todos, me sinto (sic) humilhado demais."

CONSIDERAÇÕES FINAIS

O paciente com TDAH carrega um enorme sofrimento de inadequação e rejeição, baixa autoestima e uma série de dificuldades que, ao longo do tempo, podem somar prejuízos em várias arenas de suas vidas. A falta de diagnóstico e de tratamento correto podem levá-lo a maiores riscos para o desenvolvimento de outros quadros clínicos, como a Depressão, Ansiedade, Transtorno de Conduta, entre outros.

O TDAH deveria ser motivo de grande preocupação e, também, uma questão de saúde pública, em função da ampla repercussão em todos os aspectos de vida da pessoa. Como o curso do TDAH é crônico, políticas públicas de saúde e escolares deveriam ser implementadas, de modo que, garantisse ao paciente o desenvolvimento pleno de suas capacidades e melhor qualidade de vida.

REFERÊNCIAS

AMERICAM PSYCHIATRIC ASSOCIATION. **Diagnostic and statiscal manual of mental disorders** (5th. Ed. Revised.) Washington, D.C.: Author, 2013

AMERICAM PSYCHIATRIC ASSOCIATION. **Diagnostic and statiscal manual of mental disorders** (4th. Ed. Revised.) Washington, D.C.: Author, 2003

BARKLEY, R.A. **Attention Deficit Hiperactivity Disorder. A handbook for diagsnotic and treatment.** New York: Guilford Press, 1990.

BARKLEY, R. A. Major life activity and health outcomes associated with Attention-Deficit/Hyperactivity Disorder. **Journal of Clinical Psychiatry,** 63, 10-15.

BARKLEY, R. A. (2006). **Driving risks in adults with,** 2002

BENCZIK, E. B. P. Avaliação neuropsicológica e comportamental no Transtorno do Déficit de Atenção e Hiperatividade, Transtorno Opositor Desafiador e de Ansiedade. Curso de Especialização em Neuropsicologia do Departamento de Neurologia do Hospital das Clínicas da Faculdade de Medicina da Universidade de São Paulo (HCFMUSP), 25 de maio 2019.

BENCZIK E. B. P. **Escala de– Versão para Professores**. Editora Pearson. SP. (2000, no prelo)

BENCZIK, E.B.P **Transtorno de Déficit de Atenção/Hiperatividade:** Atualização Diagnóstica e Terapêutica. Ed. Casa do Psicólogo. SP, 110 P, 2000-2010.

BENCZIK, E. B. P. Trastorno por déficit de atención e hiperactividad (TDAH): as quejas de los padres. In: XIII Congreso Latinoamericano de Rorschach y Metodos Proyectivos. Pontificia Universidad Católica del Perú. Lima, 2006.

BENCZIK, B. P. B; CASELLA, E. B. Compreendendo o impacto do TDAH na dinâmica familiar e as possibilidades de intervenção. Rev. psicopedag., São Paulo, v. 32, n. 97, p. 93-103, 2015. Disponível em: <http://pepsicbvsalud.org/scielo.php?script=sci_arttext&pid=S0103-84862015000100010&lng=pt&nrm=iso>. acessos em 11 jan. 2020.

BROMBERG, M. C. Aspectos relevantes do transtorno de déficit de atenção/hiperatividade (TDAH). **Jornal Paranaense de Pediatria.** Ano 3, n. 1, 2002.

BROMBERG, M.C.B. Implicações do transtorno de déficit de atenção/hiperatividade no desempenho acadêmico de seus portadores. In: Wajnsztejn, A. C. et al. **Desenvolvimento cognitivo e a aprendizagem escolar:** o que o professor deve dominar para ensinar bem? Curitiba: Melo, 2010.

BROWN, T. E. Outside the box: rethinking ADD/ADHD in children and adults: a practical guide. Arlington: **American Psychiatric Publications**, 2017.

BROWN, T. E; KENNEDY, R. J. Estabelecendo um plano psicossocial para o controle do TDAH. IN: ROHDE, L.A; BUITELAAR, J.K; GERLACH, M, FARAONE, S.V. **Guia para compreensão e manejo do TDAH da Word Federation of ADHD**, cap. 4, p. 67-87. Artmed. Porto Alegre, RS, 2019.

CANADIAN ADHD RESOURCE ALLIANCE (Internet). Canadian ADHD practice guidelines. 4th ed. Toronto: **CADDRA**, 2018. (capturado em 11 jan.2020). Disponível em: https://www.caddra.ca/wp-content/uploads/CADDRA-Guidelines-4th-Edition_-Feb2018.pdf

FURMAN, V.; GOODYEAR, I.; HYND, G. M. Attention Deficits Disorders with and without Hiperacctivity: Behavior and neuropsychological differentiation. **Journal of clinical Child Psycology**.v. 21, n. 3, p. 273-305. 1992.

KOIJ, S. Curso Transtorno de Déficit der Atenção/Hiperatividade no adulto. Instituto de Psiquiatria da Faculdade de Medicina do Hospital das Clínicas de São Paulo, 2 de outubro, 2015. SP.

MARCELLI, D. **Manual de psicopatologia da infância de Ajuriaguerra.** Porto Alegre: Artmed. 5ª, Ed. 410. 1998.

National Institute for Healthy and Care Excellence (Internet). **Attenttion deficit hyperactivity disorder: diagnosis and management.** London: NICE, 2018. Disponível em www.nice.org.uk/guidance/ng87.

REIS, M. M. F.; BROMBERG, M. C. Meu filho é hiperativo. E agora? **Viver Psicologia**, São Paulo, v. 10, n. 107, p. 33-35, dez. 2001.

Capítulo 4

COMPORTAMENTO MOTOR E QUALIDADE DE VIDA NO TRANSTORNO DE DÉFICIT DE ATENÇÃO/HIPERATIVIDADE (TDAH)

Juliana Barbosa Goulardins
Juliana Bilhar Marques

COMPORTAMENTO MOTOR: CONCEITOS FUNDAMENTAIS

Definir o comportamento motor é uma tarefa complexa, pois varia de acordo com o referencial teórico adotado e com os aspectos que se quer abordar. O próprio termo comportamento tem recebido diferentes conceituações ao longo da história, que incluem considerá-lo como evento, processo, relação, interação e como possuidor de atributos, condições e características, que consideram, de uma forma ou outra, o indivíduo e o ambiente (CARRARA; ZILIO, 2015). O comportamento também pode ser expresso como ação ou resposta a determinado estímulo (HENKLAIN; DOS SANTOS CARMO, 2013). Assim podemos fazer uma ligação com os movimentos, que são componentes fundamentais na interação entre o ser humano e o ambiente, ferramentas que servem à vontade, emoção ou cognição e subordinam outros processos psicológicos fundamentais ao comportamento (WOLFF, 1981).

Movimentos podem ser definidos como a variação da posição espacial de um ou mais segmentos corporais, produzida por forças musculares, que de formas específicas ou combinadas constituem as habilidades motoras, isto é, atividades ou tarefas que tem uma finalidade específica ou um objetivo específico. O desempenho de qualquer habilidade motora é influenciado pelas características da própria habilidade, pelo ambiente em que é desempenhada e pelas características físicas e cognitivas do indivíduo que a desempenha (MAGILL, 2011). Se algum desses aspectos mudar, o movimento final também muda; assim, fatores da tarefa, ambientais e individuais não apenas interagem entre si como podem transformar um ao outro (GALLAHUE; OZMUN; GOODWAY, 2013; HAYWOOD; GETCHELL, 2004).

Nesse contexto, o comportamento motor envolve todos os aspectos do desempenho motor ao longo da vida (ULRICH; GILMOUR REEVE, 2005), seja do ponto de vista de sua produção e controle (controle motor), como ele é aprendido (aprendizagem motora), e as alterações pelas quais passam ao longo da vida devido a aspectos intrínsecos e extrínsecos (desenvolvimento motor) (Tani et al., 2010).

Tudo o que somos e fazemos também depende de como funciona nosso sistema nervoso, desde as mais simples às mais complexas e variadas funções resultam das interações neuronais, tais como a execução de movimentos, a percepção, a análise, a coordenação, o planejamento e a memória. Assim, grande parte das funções de controle do corpo é desempenhada por este sistema, que recebe informações dos diferentes órgãos sensoriais e integra-os para determinar a resposta a ser dada pelo organismo.

Para ocorrer a maturação do sistema nervoso, influências genéticas e ambientais estimulam o crescimento, a migração e a diferenciação das células durante todo o processo de desenvolvimento, alguns durante a vida intra-uterina, outros durante os primeiros anos após o nascimento. O padrão de organização neurológica muda com o tempo e com a experiência, o que faz da maturação cerebral um sistema dinâmico que se forma a partir da influência decisiva do meio envolvente. Assim, a maturidade depende tanto do que foi herdado quanto do que foi adquirido pelas experiências vividas (Kandel et al., 2014; Lent, 2001). Contudo, uma criança não aprenderá conhecimentos para os quais não tenha atingido maturidade suficiente.

O desenvolvimento das habilidades motoras é fundamental para a adaptação física, mental e emocional, especialmente na infância e adolescência (Skinner; Piek, 2001). Nesse sentido, é importante destacar a relação entre o desenvolvimento motor e a aprendizagem motora, que apresenta uma dependência recíproca, complexa e dinâmica, ligada ao desenvolvimento do sistema nervoso. A aprendizagem pode ser definida como o processo através do qual o indivíduo se apropria do conteúdo da experiência humana de forma ativa, e para que isto ocorra, a interação com os outros é necessária. Tal conceito também se aplica no contexto da aprendizagem motora, que se refere aos mecanismos e processos subjacentes às mudanças ocorridas em função da prática (Schmidt; Lee, 2005).

Não são recentes os estudos que demonstraram relações entre aspectos do comportamento motor, comportamento social, cognição e linguagem, em diferentes faixas etárias (Cummins; Piek; Dyck, 2005; Dyck et al., 2004; Murray et al., 2006; Piek et al., 2008). Os déficits motores que persistem durante a infância estão associados ao aumento da disfunção executiva e cognitiva (Sweeney et al., 2018). Nesse sentido, a desatenção, a hiperatividade e a impulsividade também têm sido associadas a dificuldades motoras (Goulardins et al., 2018; Kaiser et al., 2015; Piek et al., 2007; Pitcher; Pier; Hay, 2003).

No caso do transtorno de déficit de atenção e hiperatividade (TDAH), os sintomas cardinais podem influenciar o desempenho de habilidades motoras, tais como o comprometimento da escrita (disgrafia) que possui relação com a memória operacional (Kaiser et al, 2015). Particularmente, estudos em crianças referem que escolares com TDAH podem ser desajeitados ao executar habilidades motoras e que as dificuldades de movimento podem ocorrer em 30 a 50% dos casos (Fliers et al., 2009; Goulardins; Marques; De Oliveira, 2017). Já em adultos, aqueles com TDAH, quando comparados a indivíduos sem o transtorno, apresentam problemas de inibição motora e aumento do tônus muscular, que parecem estar associados a níveis de dor significativamente mais altos, com característica mais disseminada (Stray et al., 2013).

Dessa forma, há muito o que se aprender a partir da compreensão de como se desenvolvem as funções motoras ao longo do ciclo de vida, sendo que um bom entendimento sobre o comportamento motor típico é essencial para que se consiga realizar uma boa avaliação e tratamento de indivíduos com dificuldades motoras decorrentes dos transtornos do neurodesenvolvimento. O objetivo deste capítulo é explorar as relações entre os principais sintomas apresentados pelos indivíduos com o TDAH, as suas dificuldades motoras e os aspectos comportamentais ao longo da vida, além de aprofundar a relação entre estas características e seu impacto na qualidade de vida e bem-estar destes indivíduos.

O COMPORTAMENTO MOTOR COMO DETECÇÃO PRECOCE DO TDAH

Nos dias de hoje temos urgência. Buscamos antecipar os eventos, encontrar os marcadores de condições de saúde o mais rapidamente possível para, desta forma, minimizar o efeito da doença ao longo da vida de uma pessoa. Com os transtornos do neurodesenvolvimento, especificamente no TDAH, esta busca não tem sido diferente. Pesquisadores ao redor do mundo buscam identificar os sinais iniciais deste transtorno, para que a partir deste diagnóstico, os cuidados possam ser realizados precocemente.

O primeiro ano de vida é considerado um período de grandes mudanças no desenvolvimento motor, o comportamento global do bebê muitas vezes é verificado pela forma como o movimento é realizado. Nesta fase o bebê inicia o processo de aquisição de controle da musculatura por meio da inibição dos reflexos. De modo gradual, evolui para um estágio de movimento rudimentar, em que há aquisição de controle por maior integração entre os sistemas sensorial e motor (Gallahue; Ozmun; Goodway, 2013).

Particularmente em relação ao período neonatal, estudos sugerem que a prematuridade está associada a um risco maior da presença do TDAH e a um índice aumentado de tratamento farmacológico do transtorno do que na população em geral (Chu et al., 2012; Perapoch et al., 2019). A prematuridade também está frequentemente associada a dificuldades motoras (Lenke, 2003). Muitas crianças nascidas prematuras demonstram leve atraso em coordenação motora fina ou grossa, anormalidades neuromotoras leves mas persistentes (assimetrias, marcha em ponta dos pés), problemas de planejamento motor e/ou integração sensório-motora, que levam a deficiências funcionais (ex. amarrar cadarços), dificuldades acadêmicas (ex. escrita) e problemas socioemocionais (ex. baixa autoestima e relacionamentos com colegas) (Allen, 2008; Fawke, 2007). Estima-se que 20,6% dos bebês prematuros extremos desenvolvem um certo grau de atraso motor ou cognitivo, com base em escalas de desenvolvimento com aproximadamente 2 anos de idade corrigida. Atrasos motores ou cognitivos leves são, inclusive, mais frequentes que atrasos moderados a graves (18,0% vs 8,6% respectivamente) (Pascal et al., 2018).

Dentro desta perspectiva de grande desenvolvimento neural e variabilidade de movimentos e conquistas funcionais, alguns estudos, ainda esparsos dentro do universo de pesquisas em transtornos do neurodesenvolvimento, buscam construir as relações entre o TDAH e as dificuldades apresentadas por estas crianças ao repertório comportamental característico do desenvolvimento no primeiro ano de vida. De acordo com alguns achados, estas crianças podem ser mais chorosas, mais facilmente irritáveis e com dificuldade de permanecerem quietas, quadros relacionados aos aspectos emocionais (Auerbach et al., 2004).

Mas há mudança na qualidade ou quantidade dos movimentos? De acordo com Hadders-Algra et al. (2009) sim, este grupo de pesquisadores verificou por meio de uma avaliação observacional dos movimentos generalizados, alterações na qualidade dos movimentos de bebês com faixa etária entre dois e quatro meses e relacionaram com a presença do TDAH, quando estas crianças apresentavam entre nove e 12 anos. Os resultados indicaram relação de movimentos considerados "anormais" no bebê com a presença do TDAH na idade escolar e adolescência, porém esta associação somente ocorre quando também há a presença de outros transtornos mentais. No entanto, quando não há comorbidades, esta relação não foi significante (Hadders-Algra; Bouwstra; Groen, 2009). Partindo deste pressuposto, para os primeiros meses de vida, a predição do TDAH por meio da avaliação motora ainda permanece inconclusiva e necessita de maior investigação.

Ao considerar uma faixa etária mais ampliada, ainda no primeiro ano de vida, Gurevitz et al. (2014) realizaram um estudo retrospectivo também com o objetivo de identificação dos marcadores precoces no TDAH. Neste estudo, diferentes domínios foram avaliados, mas neste capítulo nos atentaremos às avaliações motoras. Os pesquisadores verificaram que aos três meses de vida já havia atraso na coordenação motora global dos bebês que posteriormente foram diagnosticados com TDAH e, este atraso motor permanece nos demais meses avaliados, 9 e 18, respectivamente. A presença de hipotonia também foi mais frequente nos bebês com TDAH e, esta alteração de tônus pode influenciar a aquisição de habilidades motoras (Gurevitz et al., 2014). Johnson et al. (2014) também se dedicaram a investigação do movimento como preditor do TDAH, para isto, avaliaram 16 crianças com o diagnóstico de TDAH aos sete anos de idade. Os movimentos corporais foram medidos por meio de filmagem, com o rastreio em diferentes estruturas do corpo humano, quando estes indivíduos tinham somente um ano de vida e realizaram uma associação com a presença do transtorno posteriormente. Os resultados indicam que não é possível, com um ano de idade predizer o TDAH por meio de padrões motores iniciais. Porém, houve associação entre alguns dos aspectos de movimento avaliados e a apresentação predominantemente desatenta, mas esse resultado não pode ser interpretado como conclusivo, já que foi possível esta análise somente em pequena parcela da amostra. No entanto, deve ser considerado como hipóteses para futuros estudos (Johnson et al., 2015).

A atenção dada aos primeiros meses de vida é essencial para o decorrer da vida do indivíduo, este período é considerado crítico para o neurodesenvolvimento e, a interação entre diferentes áreas é de extrema importância para detecção precoce de alterações no desenvolvimento. No entanto, como o bebê adquire as suas habilidades motoras não é, pelo menos com as medidas atualmente utilizadas, sensível para predizer a presença do TDAH.

O MOVIMENTO NOS PRIMEIROS ANOS DE VIDA

A partir do primeiro ano de vida, a criança adquire maior controle dos movimentos, com rápido desenvolvimento cognitivo e motor, levando significado ao ato motor. Agora a criança consegue explorar e experimentar o potencial do seu corpo, porém ainda não há proficiência, esta será conquistada ao longo dos anos, desde que haja prática motora (Gallahue; Ozmun; Goodway, 2013).

Nestes anos iniciais, é esperado que haja descoberta e maior agitação motora, há experimentação e a criança utiliza-se do seu corpo para fazer o que mais gosta, o brincar. A criança que possui o TDAH também possui os mesmos desejos e anseios, no entanto, a qualidade e a quantidade de movimentos não possuem o mesmo desempenho e este fator influencia na sua participação e percepção de competência.

Os pais começam a se preocupar com o déficit de atenção, hiperatividade/impulsividade entre os três e quatro anos de idade (Campbell; Ewing, 1990; Grillo; Da Silva, 2004), porém é difícil estabelecer o diagnóstico em crianças pequenas, pois fronteiras entre os padrões normais e anormais de comportamento nessa faixa etária são muito próximas e podem ser influenciadas por fatores ambientais (Grillo; Da Silva, 2004). Partindo destas constatações, seria possível a dificuldade motora não estar presente desde os primeiros anos de vida? Talvez o olhar para a dificuldade motora ainda se dê em situações mais graves, em condições claras da alteração do movimento ou a incapacidade do se mover. Em relação a associação do movimento e do TDAH alguns autores sugeriram que esta dificuldade motora poderia se relacionar aos aspectos cognitivos, possivelmente a desatenção sendo o fator chave para este resultado (Piek; Pitcher; Hay, 1999), porém outros estudos verificaram que alterações cerebelares podem estar presentes na fisiopatologia do TDAH e influenciar a performance motora (Mackie et al., 2007). Na literatura ainda existem poucos estudos que buscam identificar as características motoras das crianças com TDAH antes dos sete anos de idade, o que possivelmente se deve a realização do diagnóstico a partir dessa idade até o ano de 2013, no qual houve a atualização do Manual Diagnóstico e Estatístico dos Transtornos Mentais, com a possibilidade de diagnóstico mais precoce (American Psychiatric Association, 2013).

Porém, algumas pesquisas já identificaram alguns prejuízos motores e a possibilidade de implementação precoce de um programa de intervenção que inclua atividades motoras com respostas positivas (Halperin; Bédard; Curchack-Lichtin, 2012; Yochman; Ornoy; Parush, 2006). Por meio de uma avaliação ampla, foi observado que crianças de idade média de quatro anos e diagnóstico de TDAH já possuíam pior coordenação olho-mão e pior equilíbrio, do que seus pares sem o transtorno (Yochman; Ornoy; Parush, 2006). Como a avaliação foi ampla, os aspectos sensoriais também se diferenciaram entre os grupos com o TDAH e típicos, demonstrando que há alteração de modulação sensorial nas crianças com o transtorno. Uma intervenção que englobou estímulos motores e cognitivos foi proposta para crianças com diagnóstico de TDAH e idade entre quatro e seis anos, diferenciando-se da maior parte dos estudos com esta população. Os resultados indicaram que a utilização destes recursos de estimulação pode levar a minimização dos sintomas do transtorno (Halperin; Bédard; Curchack-Lichtin, 2012). Resultados semelhantes também foram encontrados por Marques (2019) que realizou um estudo com crianças brasileiras e idades entre quatro e seis anos, com indicadores do TDAH. Neste estudo foi proposta uma intervenção cognitivo motora e os achados sugerem que os sintomas de desatenção e hiperatividade podem sofrer influência destas atividades, com diminuição de intensidade (Marques, 2019).

A presença de diferentes pesquisas que ampliam o olhar e o momento da avaliação, indicam que o TDAH é uma condição que envolve múltiplos domínios e os prejuízos não permanecem somente nas questões cognitivas e/ou comportamentais, mas em todo o funcionamento biopsicossocial da criança e a participação de diferentes profissionais é essencial para minimização dos impactos que este transtorno traz ao paciente.

DIFICULDADES MOTORAS NA FASE ESCOLAR

Entre todas as publicações científicas que abordam as dificuldades motoras no TDAH, a faixa etária mais investigada é a escolar e a literatura disponível sobre esse assunto tem se voltado a analisar tarefas ou habilidades motoras específicas.

Crianças com TDAH sem comorbidades, foram mais lentas, imprecisas e aplicaram maior força na caneta em tarefas gráficas do que as crianças do grupo de desenvolvimento típico (Schoemaker et al., 2005). Correlações negativas foram encontradas entre o desempenho motor em tarefas de escrita com o tempo e a distância em que a caneta era mantida no ar e com o tempo total da escrita em uma amostra de crianças com TDAH (Tseng et al., 2004). A caligrafia é fundamental nas situações da escola e da vida cotidiana. A legibilidade garante que as produções escritas comuniquem informações, e a velocidade é frequentemente crucial. Crianças com TDAH demonstraram alterações na velocidade e legibilidade da escrita, influenciadas afetadas particularmente por demandas aumentadas de memória operacional verbal (Capodieci; Lachina; Cesare, 2018).

Sobre o controle postural, crianças com TDAH apresentaram desempenho significativamente menor do que crianças de desenvolvimento típico, nas tarefas de equilíbrio da escala Bruininks-Oseretsky Test of Motor Proficiency (Tseng et al., 2004), em avaliações da distribuição da pressão plantar (Kim et al., 2017; Sarafpour et al., 2018), posturografia, caminhada na esteira e em tarefa de passo ritmado (Buderath et al., 2009). A diminuição da conectividade cerebral do cerebelo ao córtex pré-motor e cingulado anterior foi associada a distúrbios da postura e do equilíbrio em crianças com TDAH (Kim et al., 2017).

Estudos nacionais analisaram o desempenho motor geral, avaliado em seis domínios (motricidade global e fina, equilíbrio, esquema corporal, organização espacial e temporal), de crianças com TDAH, comparando-as a controles de desenvolvimento típico, mostrando resultados significativamente inferiores para as idades motoras gerais e os quocientes motores gerais nos grupos TDAH (Goulardins et al., 2013; Rosa Neto et al., 2015). Quando comparados com a amostra normativa da escala utilizada, os resultados revelaram uma idade negativa (diferença entre a idade cronológica e a idade motora) de 23,4 meses para o grupo TDAH e 7,8 meses para o grupo controle (Rosa Neto et al., 2015).

Fatores relacionados à própria tríade sintomatológica do TDAH, como a desatenção e a falta de inibição do comportamento, e a comorbidade com o transtorno do desenvolvimento da coordenação (TDC) são apontados como as principais hipóteses para explicar as dificuldades motoras encontradas em parte das crianças com TDAH (Kaiser et al., 2015).

Os níveis de atenção podem influenciar as habilidades motoras. Estudos com crianças com TDAH demonstraram relações entre piores desempenhos (mais erros) em tarefas de coordenação motora e a desatenção, e não à hiperatividade e impulsividade, tanto na execução propriamente dita (Fenollar-Cortés; Gallego-Martínez; Fuentes, 2017), quanto no relato dos pais e professores (Ghanizadeh, 2010). Outro argumento sobre a relação do déficit de atenção e os problemas motores é a melhora do desempenho motor com a medicação, que aumenta a capacidade atencional para manter o foco durante a tarefa motora (Kaiser et al.,

2015). O uso de metilfenidato, que é o medicamento de primeira escolha para o tratamento do TDAH no Brasil, levou a melhora de desempenhos em habilidades de controle postural (Bucci et al., 2016; Stray et al., 2009) e motricidade fina (destreza manual, escrita e desenho) (Flapper; Schoemaker, 2008).

A hiperatividade e a impulsividade também podem interferir sobre o desempenho motor. A agitação motora, inquietação e movimentos corporais desnecessários demarcam a hiperatividade nessa faixa etária. A falta de inibição, decorrente da impulsividade, envolve as capacidades de inibir a preparação de uma resposta, de parar uma resposta em curso e de controlar a interferência. Essas capacidades influenciam funções executivas, tais como memória operacional, autorregulação das emoções, motivação, excitação, internalização da fala e reconstituição. A perturbação destas funções executivas, em seguida, pode interferir com o controle motor (Goulardins; Marques; De Oliveira, 2017; Kaiser et al., 2015).

As alterações encontradas em regiões encefálicas ligadas à função motora, verificadas por estudos de morfométricos e de neuroimagem em indivíduos com TDAH podem explicar a associação das dificuldades motoras com os sintomas centrais do transtorno, particularmente as anormalidades no cerebelo, estrutura que tem um papel fundamental no controle motor, coordenação e equilíbrio, além de outras funções cognitivas (Berquin et al., 1998; Castellanos et al., 2002; Valera et al., 2007).

Como as dificuldades motoras não são verificadas em todas as crianças com TDAH, a hipótese de que elas sejam decorrentes dos sintomas básicos do transtorno é questionada. Então, outro argumento levantado para explicá-las é a comorbidade com o TDC, cuja sobreposição com o TDAH é estimada em 50% dos casos (Fliers et al., 2008; Kadesjö; Gillberg, 2001). O TDC é definido como um comprometimento acentuado no aprendizado e execução das habilidades motoras, considerando a idade cronológica e a oportunidade de aquisição e uso das habilidades, que interfere significativa e persistentemente nas atividades de vida diária, com impactos sobre a produtividade acadêmica/escolar, atividades pré-vocacionais, vocacionais, de lazer e diversão. Os sintomas surgem na fase inicial do desenvolvimento e as dificuldades motoras não são decorrentes de problemas neurológicos, sensoriais ou intelectuais (American Psychiatric Association, 2013).

Estudos recentes tiveram como alvo alterações em regiões do cérebro em grupos distintos de crianças com apenas TDAH, apenas TDC e TDAH/TDC (Langevin et al., 2014; Langevin; MacMaster; Dewey, 2015). Alterações no corpo caloso foram encontradas, uma área que também tem sido implicada nas dificuldades motoras e no funcionamento da atenção. No entanto, elas foram regionalmente e funcionalmente distintas em cada transtorno. Anormalidades nas regiões frontais foram encontradas em crianças com TDAH e anormalidades nas conexões da substância branca subjacentes aos córtices motor primário e somatossensorial foram exclusivas do TDC, enquanto que as crianças com

TDAH e TDC demonstraram alterações em ambas as regiões calosas (Langevin et al., 2014). Além disso, as crianças com TDAH e comorbidade com TDC demonstraram reduções mais generalizadas na espessura cortical do que os participantes com diagnóstico único de TDC ou TDAH, que se concentraram nos lobos frontal, parietal e temporal, e foram correlacionadas com medidas de funcionamento atencional e motor (Langevin; MacMaster; Dewey, 2015). Assim, essas evidências sugerem que o TDAH e o TDC não compartilham bases cerebrais, e a coocorrência de TDAH e TDC pode não ser apenas uma soma de ambos, mas talvez represente diferentes aspectos neuropatológicos e de plasticidade (Goulardins et al., 2015).

Independente das causas, a presença de dificuldades motoras pode se refletir na recusa da exploração de novas habilidades e resistência a atividades diferentes da rotina da criança, o que dificulta o aprendizado, a aquisição e até mesmo da combinação de padrões motores, que terão impactos na sua qualidade de vida. Dessa forma, estratégias de intervenção devem ser propostas de acordo com as necessidades individuais de cada criança. Uma revisão recente discute diferentes modalidades terapêuticas destinadas a melhorar as dificuldades motoras associadas ao TDAH, tais como *Biofeedback* eletromiográfico (direcionado ao *feedback* sobre a atividade motora), atividade física e intervenções motoras. Demonstra-se que esses tipos de intervenções são úteis não apenas em aspectos da capacidade física, mas também no aprimoramento da cognição e do funcionamento executivo (Dahan; Ryder; Reiner, 2018).

No entanto, os problemas motores no TDAH ainda são uma área de atenção clínica negligenciada, sendo que apenas metade dessas crianças recebem tratamento fisioterapêutico, por exemplo (Fliers et al., 2009). Além disso, as comorbidades, como a ansiedade e o transtorno de conduta, tendem a direcionar as terapias à contenção desses sintomas, restringindo-se a abordagens comportamentais, o que pode direta ou indiretamente interferir nos resultados em longo prazo e na qualidade de vida de indivíduos com TDAH.

A INFLUÊNCIA DO MOVIMENTO NA VIDA ADULTA

O TDAH não se resolve por si só na infância e já se sabe da sua persistência ao longo da vida em aproximadamente 50% dos casos (Davidson, 2008; Stahl; Mignon, 2009). Este dado é relevante para os sintomas cardinais, mas também precisa ser mais investigado na vida adulta em relação aos demais sinais. Será que somente a desatenção, hiperatividade e impulsividade podem persistir nestes indivíduos? Os poucos estudos sobre a dificuldade motora e o TDAH indicam que não. O movimento e a proficiência em sua realização permanecem prejudicados também nesta fase da vida (Stray et al., 2013).

Stray et al. (2013) realizaram um estudo com adultos que possuíam o diagnóstico de TDAH e investigaram a função motora destes indivíduos comparando com controles, sem este ou qualquer outro problema de saúde. Os resultados reforçam a hipótese de que a dificuldade motora continua ao longo da vida. Os pacientes com o TDAH apresentaram piores desempenhos nos testes de equilíbrio, resistência, coordenação motora e até mesmo nas provas que verificaram flexibilidade muscular. Além disso, a dor também foi mensurada e, de acordo com os achados, os indivíduos com o transtorno possuem maior frequência de dor do que os seus pares. Esta informação também pode ser associada com a desregulação da dopamina no TDAH e, esta influencia no processo de regulação da dor (Treister et al., 2015). No entanto, o que o estudo de Stray et al. (2013) evidencia é a correlação positiva entre a dor e o desempenho motor, sugerindo que a dificuldade motora e a dor podem estar relacionadas com uma desregulação do tônus muscular e da inibição motora, frequentes nos indivíduos com o TDAH desde a infância e isto permanece durante os demais anos de vida.

Em relação à coordenação motora fina, como citado anteriormente, já foi verificado a maior frequência de disgrafia durante a infância, no entanto, Duda et al. (2014) avaliaram a variabilidade grafomotora de adultos com o TDAH e compararam com controles, sem o transtorno. Nesta pesquisa eram apresentadas palavras comuns, que já provavelmente os participantes teriam escrito em algum momento da vida, como por exemplo: *hello* e símbolos não comuns para os sujeitos do estudo. Os resultados indicaram que na variabilidade grafomotora em condições automatizadas, como na palavra *hello*, não há diferença entre indivíduos com o TDAH e os controles, mesmo estando sem a medicação no momento do teste. Porém, quando são apresentados a novas tarefas grafomotoras, os indivíduos com o TDAH, mesmo sob o efeito da medicação, possuíram maior variabilidade do que os controles. No entanto, os participantes com o TDAH sem o efeito da medicação, apresentaram ainda maior diferença do que os controles (Duda; Casey; McNevin, 2014).

Estas evidências indicam que a habilidade de se movimentar com fluência, coordenação e controle também podem estar prejudicados no adulto com o TDAH, reforçando que este não é um transtorno exclusivo da infância, porém algumas dificuldades podem ser minimizadas com o amadurecimento e com abordagens multimodais, mas para melhor conhecimento sobre estes aspectos é necessário investigação e aprofundamento neste tema e neste período da vida.

QUALIDADE DE VIDA E DESEMPENHO MOTOR NO TDAH

Qualidade de vida é um conceito definido pela Organização Mundial da Saúde como a percepção individual de sua posição na vida, em relação ao contexto cultural, objetivos, em seu contexto social e no sistema de valores em que está inserido (Fleck et al., 2000). A satisfação com a vida, este sendo um dos aspectos que integram o modelo de qualidade de vida, pode se relacionar com a percepção de si próprio e da sua relação com os outros. Mesmo as crianças, que muitas vezes consideramos imaturas, como também os adolescentes e adultos com TDAH têm percepção de competência em relação ao controle do próprio corpo. O nível excessivo de movimentos corporais, muitas vezes desnecessários, respostas motoras antecipadas e falhas na execução provavelmente relacionadas também à impulsividade, podem levar a dificuldades tanto do aprendizado quanto das relações sociais, resultando em dificuldades acadêmicas, profissionais, sociais e emocionais, interferindo em sua autoestima (Marques et al., 2013; Wehmeier; Schacht Barkley, 2010).

De acordo com diversos estudos que avaliaram a qualidade de vida de indivíduos com TDAH em todas as faixas etárias, que incluem o adulto diagnosticado tardiamente, estes apresentam pior qualidade de vida, tanto pela autorrelato quanto pela percepção dos pais quando as crianças não são capazes de responder aos diferentes questionários (Danckaerts; Sonuga-Barke, 2010; Klassen; Miller; Fine, 2006; Marques et al., 2013).

As pesquisas que buscam mensurar a qualidade de vida encontram alguns desafios, já que o termo é utilizado no cotidiano. Como determinar quais as melhores condições de vida definidas? Como mensurar tantos domínios da vida? Se a qualidade de vida é uma noção eminentemente humana e abrange muitos significados que refletem conhecimentos, experiências e valores de indivíduos e coletividades. Tais significados refletem a cultura a qual pertencemos (Dantas, Sawada, Malerbo, 2003). Para este desafio os instrumentos de avaliação buscam verificar a satisfação geral do indivíduo com a vida e também separadamente mensuram os domínios que compõem a qualidade de vida e estes são: o psicológico, o social e o físico (Arnold et al., 2004).

Os pacientes com o TDAH não sofrem apenas dos sintomas de desatenção, hiperatividade e impulsividade, como já foi aprofundado também neste capítulo, é possível observar prejuízos em diferentes funções, que envolvem aspectos cognitivos, emocionais, físicos, sociais e todos estes impactam na forma de perceber os acontecimentos ao seu redor. Desta forma, os estudos que mensuraram a qualidade de vida de indivíduos com o TDAH constataram piora da qualidade de vida quando comparado até mesmo com pacientes com outras doenças, como asma e até mesmo paralisia cerebral (Klassen; Miller; Fine, 2004; Varni; Limbers; Burwinkle, 2007).

Este achado se dá principalmente nos aspectos psicossociais, porém também há piores resultados relacionados aos aspectos físicos, principalmente quando há associação de tarefas motoras com funções cognitivas como, por exemplo, auxiliar nas tarefas em casa ou andar mais de um quarteirão, nestas situações há relato de menor engajamento (Klassen; Miller; Fine, 2006; Lensing et al., 2015; Marques et al., 2013; Varni et al., 2006). A partir desta informação, poderíamos associar que a qualidade de vida destes indivíduos está diretamente relacionada com os aspectos psicossociais e talvez a dificuldade motora não fosse tão relevante. Para responder a esta hipótese, Goulardins et al. (2011) realizaram um estudo que relacionou o desenvolvimento motor com a qualidade de vida de crianças com o TDAH. Os resultados indicaram que há correlação positiva entre qualidade de vida e habilidades motoras, isso sugere que nas crianças com o TDAH, quanto melhor a qualidade de vida, melhor o desempenho motor e vice-versa (Goulardins; Marques; Casella, 2011).

Considerando que a dificuldade social é um dos fatores que mais interferem na qualidade de vida de crianças com o TDAH (Marques et al., 2013), Goulardins et al. (2018) realizaram um estudo que relacionou, por meio da resposta de pais e professores, a performance motora e as competências sociais de crianças em idade escolar com os sintomas de TDAH. As análises foram controladas tanto para os sintomas do transtorno (hiperatividade/impulsividade, desatenção) quanto para a performance motora. Os achados indicaram que os aspectos motores e a proficiência para o ato motor são preditores do comportamento social (Goulardins et al., 2018). Partindo desta afirmação, podemos considerar que a estimulação motora pode influenciar na melhora da performance motora e interferir positivamente no comportamento social de indivíduos com o TDAH.

A partir do que foi discutido nos parágrafos anteriores e todo o aprofundamento que esta obra busca alcançar, ter o TDAH não é tarefa fácil, conviver com as dificuldades que este transtorno traz e toda a exigência que vivemos no mundo atual também é um desafio que precisa ter vertentes para poder criar estratégias que mudem o trajeto mais comum quando se negligencia o tema. O olhar para o movimento, desde os primeiros dias de vida, até a fase adulta é também, como outras abordagens terapêuticas no TDAH, promoção de cuidado, minimização de agravos, melhoria de qualidade de vida e melhora da funcionalidade.

REFERÊNCIAS

ALLEN, M. C. **Neurodevelopmental outcomes of preterm infants**, 2008. Disponível em: <http://dx.doi.org/10.1097/wco.0b013e3282f88bb4>

AMERICAN PSYCHIATRIC ASSOCIATION. **Diagnostic and Statistical Manual of Mental Disorders (DSM-5®)**. American Psychiatric Pub, 2013.

ARNOLD, R.; RANCHOR, A. V.; SANDERMAN, R.; KEMPEN, G. I. J. M.; ORMEL, J.; SUURMEIJER, T. P. B. M. The relative contribution of domains of quality of life to overall quality of life for different chronic diseases. **Quality of**

life research: an international journal of quality of life aspects of treatment, care and rehabilitation, v. 13, n. 5, p. 883–896, 2004.

AUERBACH, J. G.; ATZABA-PORIA, N.; BERGER, A.; LANDAU, R. Emerging developmental pathways to ADHD: possible path markers in early infancy. **Neural plasticity**, v. 11, n. 1-2, p. 29–43, 2004.

BERQUIN, P. C.; GIEDD, J. N.; JACOBSEN, L. K.; HAMBURGER, S. D.; KRAIN, A. L.; RAPOPORT, J. L.; CASTELLANOS, F. X. Cerebellum in attention-deficit hyperactivity disorder: a morphometric MRI study. **Neurology**, v. 50, n. 4, p. 1087–1093, 1998.

BUCCI, M. P.; STORDEUR, C.; ACQUAVIVA, E.; PEYRE, H.; DELORME, R. Postural Instability in Children with ADHD Is Improved by Methylphenidate. **Frontiers in neuroscience**, v. 10, p. 163, 2016.

BUDERATH, P.; GÄRTNER, K.; FRINGS, M.; CHRISTIANSEN, H.; SCHOCH, B.; KONCZAK, J.; GIZEWSKI, E. R.; HEBEBRAND, J.; TIMMANN, D. Postural and gait performance in children with attention deficit/hyperactivity disorder. **Gait & posture**, v. 29, n. 2, p. 249–254, 2009.

CAMPBELL, S. B.; EWING, L. J. Follow-up of hard-to-manage preschoolers: adjustment at age 9 and predictors of continuing symptoms. **Journal of child psychology and psychiatry, and allied disciplines**, v. 31, n. 6, p. 871–889, 1990.

CAPODIECI, A.; LACHINA, S.; CESARE, C. Handwriting difficulties in children with attention deficit hyperactivity disorder (ADHD). **Research in developmental disabilities**, v. 74, p. 41–49, 2018.

CARRARA, K.; ZILIO, D. **O COMPORTAMENTO DIANTE DO PARADIGMA BEHAVIORISTA RADICAL**, 2015. Disponível em: <http://dx.doi.org/10.18542/rebac.v9i1.2129>

CASTELLANOS, F. X.; LEE, P. P.; SHARP, W.; JEFFRIES, N. O.; GREENSTEIN, D. K.; CLASEN, L. S.; BLUMENTHAL, J. D.; JAMES, R. S.; EBENS, C. L.; WALTER, J. M.; ZIJDENBOS, A.; EVANS, A. C.; GIEDD, J. N.; RAPOPORT, J. L. Developmental trajectories of brain volume abnormalities in children and adolescents with attention-deficit/hyperactivity disorder. **JAMA: The Journal of the American Medical Association**, v. 288, n. 14, p. 1740–1748, 2002.

CHU, S.-M.; TSAI, M.-H.; HWANG, F.-M.; HSU, J.-F.; HUANG, H. R.; HUANG, Y.-S. The relationship between attention deficit hyperactivity disorder and premature infants in Taiwanese: a case control study. **BMC psychiatry**, v. 12, p. 85, 2012.

CUMMINS, A.; PIEK, J. P.; DYCK, M. J. Motor coordination, empathy, and social behaviour in school-aged children. **Developmental medicine and child neurology**, v. 47, n. 7, p. 437–442, 2005.

DAHAN, A.; RYDER, C. H.; REINER, M. Components of Motor Deficiencies in ADHD and Possible Interventions. **Neuroscience**, v. 378, p. 34–53, 2018.

DANCKAERTS, M.; SONUGA-BARKE, E. J. S. The quality of life of children with attention deficit/hyperactivity disorder: a systematic review. **European child & adolescent psychiatry**, 2010. Disponível em: <https://link.springer.com/article/10.1007/s00787-009-0046-3>

DANTAS, R. A.; SAWADA, N. O.; MALERBO, M. B. [Research on quality of life: review of the scientific production of public universities from the state of Sao Paulo]. **Revista latino-americana de enfermagem**, v. 11, n. 4, p. 532–538, 2003.

DAVIDSON, M. A. ADHD in adults: a review of the literature. **Journal of attention disorders**, v. 11, n. 6, p. 628–641, 2008.

DUDA, T. A.; CASEY, J. E.; MCNEVIN, N. Variability of kinematic graphomotor fluency in adults with ADHD. **Human movement science**, v. 38, p. 331–342, 2014.

DYCK, M. J.; HAY, D.; ANDERSON, M.; SMITH, L. M.; PIEK, J.; HALLMAYER, J. Is the discrepancy criterion for defining developmental disorders valid? **Journal of child psychology and psychiatry, and allied disciplines**, v. 45, n. 5, p. 979–995, 2004.

FAWKE, J. Neurological outcomes following preterm birth. **Seminars in fetal & neonatal medicine**, v. 12, n. 5, p. 374–382, 2007.

FENOLLAR-CORTÉS, J.; GALLEGO-MARTÍNEZ, A.; FUENTES, L. J. The role of inattention and hyperactivity/impulsivity in the fine motor coordination in children with ADHD. **Research in developmental disabilities**, v. 69, p. 77–84, 2017.

FLAPPER, B. C. T.; SCHOEMAKER, M. M. Effects of methylphenidate on quality of life in children with both developmental coordination disorder and ADHD. **Developmental medicine and child neurology**, v. 50, n. 4, p. 294–299, 2008.

FLECK MPA. O instrumento de avaliação da qualidade de vida da Organização Mundial da Saúde (WHOQOL-100): características e perspectivas. **Ciência & saúde coletiva.** 2000;5(1):33-38.

FLECK, M. P.; LOUZADA, S.; XAVIER, M.; CHACHAMOVICH, E.; VIEIRA, G.; SANTOS, L.; PINZON, V. Application of the Portuguese version of the abbreviated instrument of quality life WHOQOL-bref. **Revista de Saúde Pública**, v. 34, n. 2, p. 178–183, 2000.

FLIERS, E. A.; FRANKE, B.; LAMBREGTS-ROMMELSE, N. N. J.; ALTINK, M. E.; BUSCHGENS, C. J. M.; NIJHUIS-VAN DER SANDEN, M. W. G.; SERGEANT, J. A.; FARAONE, S. V.; BUITELAAR, J. K. Undertreatment of Motor Problems in Children with ADHD. **Child and adolescent mental health**, v. 15, n. 2, p. 85–90, 2009.

FLIERS, E.; ROMMELSE, N.; VERMEULEN, S. H. H. M.; ALTINK, M.; BUSCHGENS, C. J. M.; FARAONE, S. V.; SERGEANT, J. A.; FRANKE, B.; BUITELAAR, J. K. Motor coordination problems in children and adolescents with ADHD rated by parents and teachers: effects of age and gender. **Journal of neural transmission**, v. 115, n. 2, p. 211–220, 2008.

GALLAHUE, D. L.; OZMUN, J. C.; GOODWAY, J. D. **Compreendendo o Desenvolvimento Motor – 7ed: Bebês, Crianças, Adolescentes e Adultos.** AMGH Editora, 2013.

GHANIZADEH, A. Predictors of different types of developmental coordination problems in ADHD: the effect of age, gender, ADHD symptom severity and comorbidities. **Neuropediatrics**, v. 41, n. 4, p. 176–181, 2010.

GOULARDINS, J. B.; MARQUES, J. C. B.; CASELLA, E. B.; NASCIMENTO, R. O.; OLIVEIRA, J. A. Motor profile of children with attention deficit hyperactivity disorder, combined type. **Research in developmental disabilities**, v. 34, n. 1, p. 40–45, 2013.

GOULARDINS, J. B.; MARQUES, J. C. B.; DE OLIVEIRA, J. A. **Attention Deficit Hyperactivity Disorder and Motor Impairment**, 2017. Disponível em: <http://dx.doi.org/10.1177/0031512517690607>

GOULARDINS, J. B.; MARQUES, J. C. F. B.; CASELLA, E. B. Quality of life and psychomotor profile of children with attention deficit hyperactivity disorder (ADHD). **Arquivos de Neuro-Psiquiatria**, v. 69, n. 4, p. 630–635, 2011.

GOULARDINS, J. B.; RIGOLI, D.; LICARI, M.; PIEK, J. P.; HASUE, R. H.; OOSTERLAAN, J.; OLIVEIRA, J. A. Attention deficit hyperactivity disorder and developmental coordination disorder: Two separate disorders or do they share a common etiology. **Behavioural brain research**, v. 292, p. 484–492, 2015.

GOULARDINS, J. B.; RIGOLI, D.; LOH, P. R.; KANE, R.; LICARI, M.; HANDS, B.; OLIVEIRA, J. A.; PIEK, J. The Relationship Between Motor Skills, Social Problems, and ADHD Symptomatology: Does It Vary According to Parent and Teacher Report? **Journal of attention disorders**, v. 22, n. 8, p. 796–805, 2018.

GRILLO, E.; DA SILVA, R. J. M. [Early manifestations of behavioral disorders in children and adolescents]. **Jornal de pediatria**, v. 80, n. 2 Suppl, p. S21–7, 2004.

GUREVITZ, M.; GEVA, R.; VARON, M.; LEITNER, Y. Early markers in infants and toddlers for development of ADHD. **Journal of attention disorders**, v. 18, n. 1, p. 14–22, 2014.

HADDERS-ALGRA, M.; BOUWSTRA, H.; GROEN, S. E. Quality of general movements and psychiatric morbidity at 9 to 12 years. **Early human development**, v. 85, n. 1, p. 1–6, 2009.

HALPERIN, J. M.; BÉDARD, A.-C. V.; CURCHACK-LICHTIN, J. T. **Preventive Interventions for ADHD: A Neurodevelopmental Perspective**, 2012. Disponível em: <http://dx.doi.org/10.1007/s13311-012-0123-z>

HAYWOOD, K. M.; GETCHELL, N. **Desenvolvimento motor ao longo da vida**. Artmed. 6ª edição, 2016.

HENKLAIN, M. H. O.; DOS SANTOS CARMO, J. **Contribuições da análise do comportamento à educação: um convite ao diálogo**, 2013. Disponível em: <http://dx.doi.org/10.1590/s0100-15742013000200016>

JOHNSON, M. H.; GLIGA, T.; JONES, E.; CHARMAN, T. Annual research review: Infant development, autism, and ADHD--early pathways to emerging disorders. **Journal of child psychology and psychiatry, and allied disciplines**, v. 56, n. 3, p. 228–247, 2015.

KADESJÖ, B.; GILLBERG, C. The comorbidity of ADHD in the general population of Swedish school-age children. **Journal of child psychology and psychiatry, and allied disciplines**, v. 42, n. 4, p. 487–492, 2001.

KAISER, M.-L.; SCHOEMAKER, M. M.; ALBARET, J.-M.; GEUZE, R. H. What is the evidence of impaired motor skills and motor control among children with attention deficit hyperactivity disorder (ADHD)? Systematic review of the literature. **Research in developmental disabilities**, v. 36C, p. 338–357, 2015.

KANDEL, E.; SCHWARTZ, J.; JESSELL, T.; SIEGELBAUM, S.; HUDSPETH, A. J. **Princípios de Neurociências – 5.ed.** AMGH Editora, 2014.

KIM, S. M.; HYUN, G. J.; JUNG, T.-W.; SON, Y. D.; CHO, I.-H.; KEE, B. S.; HAN, D. H. Balance Deficit and Brain Connectivity in Children with Attention-Deficit/Hyperactivity Disorder. **Psychiatry investigation**, v. 14, n. 4, p. 452–457, 2017.

KLASSEN, A. F.; MILLER, A.; FINE, S. Health-related quality of life in children and adolescents who have a diagnosis of attention-deficit/hyperactivity disorder. **Pediatrics**, v. 114, n. 5, p. e541–7, 2004.

KLASSEN, A. F.; MILLER, A.; FINE, S. Agreement between parent and child report of quality of life in children with attention-deficit/hyperactivity disorder. **Child: care, health and development**, v. 32, n. 4, p. 397–406, 2006.

LANGEVIN, L. M.; MACMASTER, F. P.; CRAWFORD, S.; LEBEL, C.; DEWEY, D. Common white matter microstructure alterations in pediatric motor and attention disorders. **The Journal of pediatrics**, v. 164, n. 5, p. 1157–1164. e1, 2014.

LANGEVIN, L. M.; MACMASTER, F. P.; DEWEY, D. Distinct patterns of cortical thinning in concurrent motor and attention disorders. **Developmental medicine and child neurology**, v. 57, n. 3, p. 257–264, 2015.

LENKE, M. C. **Motor outcomes in premature infants**, 2003. Disponível em: <http://dx.doi.org/10.1016/s1527-3369(03)00032-1>

LENSING, M. B.; ZEINER, P.; SANDVIK, L.; OPJORDSMOEN, S. Quality of life in adults aged 50+ with ADHD. **Journal of attention disorders**, v. 19, n. 5, p. 405–413, 2015.

LENT, R. **Cem bilhões de neurônios: conceitos fundamentais de neurociência**. Atheneu. 2ª edição, 2001.

MACKIE, S.; SHAW, P.; LENROOT, R.; PIERSON, R.; GREENSTEIN, D. K.; NUGENT, T. F., 3rd; SHARP, W. S.; GIEDD, J. N.; RAPOPORT, J. L. Cerebellar development and clinical outcome in attention deficit hyperactivity disorder. **The American journal of psychiatry**, v. 164, n. 4, p. 647–655, 2007.

MAGILL, R. A. **Motor Learning and Control: Concepts and Applications**. [s.l: s.n.].

MARQUES, J. **Efeitos de um programa de intervenção cognitivo motora em crianças com transtorno de déficit de atenção e hiperatividade**, 2019. Disponível em: <http://dx.doi.org/10.11606/t.39.2019.tde-14062019-152158>

MARQUES, J. C. B.; OLIVEIRA, J. A.; GOULARDINS, J. B.; NASCIMENTO, R. O.; LIMA, A. M. V.; CASELLA, E. B. Comparison of child self-reports and parent proxy-reports on quality of life of children with attention deficit hyperactivity disorder. **Health and quality of life outcomes**, v. 11, p. 186, 2013.

MURRAY, G. K.; VEIJOLA, J.; MOILANEN, K.; MIETTUNEN, J.; GLAHN, D. C.; CANNON, T. D.; JONES, P. B.; ISOHANNI, M. **Infant motor development is associated with adult cognitive categorisation in a longitudinal birth cohort study**, 2006. Disponível em: <http://dx.doi.org/10.1111/j.1469-7610.2005.01450.x>

PASCAL, A.; GOVAERT, P.; OOSTRA, A.; NAULAERS, G.; ORTIBUS, E.; VAN DEN BROECK, C. Neurodevelopmental outcome in very preterm and very-low-birthweight infants born over the past decade: a meta-analytic review. **Developmental medicine and child neurology**, v. 60, n. 4, p. 342–355, 2018.

PERAPOCH, J.; VIDAL, R.; GÓMEZ-LUMBRERAS, A.; HERMOSILLA, E.; RIERA, L.; CORTÉS, J.; CÉSPEDES, M. C.; RAMOS-QUIROGA, J. A.; MORROS, R. Prematurity and ADHD in Childhood: An Observational Register-Based Study in Catalonia. **Journal of attention disorders**, p. 1087054719864631, 2019.

PIEK, J. P.; BRADBURY, G. S.; ELSLEY, S. C.; TATE, L. **Motor Coordination and Social–Emotional Behaviour in Preschool-aged Children**, 2008. Disponível em: <http://dx.doi.org/10.1080/10349120802033592>

PIEK, J. P.; DYCK, M. J.; FRANCIS, M.; CONWELL, A. Working memory, processing speed, and set-shifting in children with developmental coordination disorder and attention-deficit-hyperactivity disorder. **Developmental medicine and child neurology**, v. 49, n. 9, p. 678–683, 2007.

PIEK, J. P.; PITCHER, T. M.; HAY, D. A. Motor coordination and kinaesthesis in boys with attention deficit–hyperactivity disorder. **Developmental medicine and child neurology**, v. 41, n. 3, p. 159–165, 1999.

PITCHER, T. M.; PIEK, J. P.; HAY, D. A. **Fine and gross motor ability in males with ADHD**, 2003. Disponível em: <http://dx.doi.org/10.1017/s0012162203000975>

ROSA NETO, F.; GOULARDINS, J. B.; RIGOLI, D.; PIEK, J. P.; OLIVEIRA, J. A. De. Motor development of children with attention deficit hyperactivity disorder. **Brazilian journal of psychiatry**, v. 37, n. 3, p. 228–234, 2015. . Acesso em: 18 dez. 2019.

SARAFPOUR, M.; SHIRAZI, S. Y.; SHIRAZI, E.; GHAZAEI, F.; PARNIANPOUR, Z. **Postural Balance Performance of Children with ADHD, with and without Medication: A Quantitative Approach ***, 2018. Disponível em: <http://dx.doi.org/10.1109/embc.2018.8512636>

SCHMIDT, R. A.; LEE, T. D. **Motor Control and Learning: A Behavioral Emphasis.** Human Kinetics Publishers, 2005.

SCHOEMAKER, M. M.; KETELAARS, C. E. J.; VAN ZONNEVELD, M.; MINDERAA, R. B.; MULDER, T. Deficits in motor control processes involved in production of graphic movements of children with attention-deficit-hyperactivity disorder. **Developmental medicine and child neurology**, v. 47, n. 6, p. 390–395, 2005.

SKINNER, R. A.; PIEK, J. P. Psychosocial implications of poor motor coordination in children and adolescents. **Human movement science**, v. 20, n. 1-2, p. 73–94, 2001.

STAHL, S. M.; MIGNON, L. **Stahl's Illustrated Attention Deficit Hyperactivity Disorder.** Cambridge University Press, 2009.

STRAY, L. L.; KRISTENSEN, Ø.; LOMELAND, M.; SKORSTAD, M.; STRAY, T.; TØNNESSEN, F. E. Motor regulation problems and pain in adults diagnosed with ADHD. **Behavioral and brain functions**, v. 9, p. 18, 2013.

STRAY, L.; STRAY, T.; IVERSEN, S.; RUUD, A.; ELLERTSEN, B.; TØNNESSEN, F. **The Motor Function Neurological Assessment (MFNU) as an indicator of motor function problems in boys with ADHD**, 2009. Disponível em: <http://dx.doi.org/10.1186/1744-9081-5-22>

SWEENEY, K. L.; RYAN, M.; SCHNEIDER, H.; FERENC, L.; DENCKLA, M. B.; MAHONE, E. M. Developmental Trajectory of Motor Deficits in Preschool Children with ADHD. **Developmental neuropsychology**, v. 43, n. 5, p. 419–429, 2018.

TANI, G.; DE MIRANDA MEIRA JÚNIOR, C.; UGRINOWITSCH, H.; BENDA, R. N.; CHIVIACOWSKY, S.; CORRÊA, U. C. **Pesquisa na área de comportamento motor: Modelos teóricos, métodos de investigação, instrumentos de análise, desafios, tendências e perspectivas**, 2010. Disponível em: <http://dx.doi.org/10.4025/reveducfis.v21i3.9254>

TREISTER, R.; EISENBERG, E.; DEMETER, N.; PUD, D. Alterations in pain response are partially reversed by methylphenidate (Ritalin) in adults with attention deficit hyperactivity disorder (ADHD). **Pain practice: the official journal of World Institute of Pain**, v. 15, n. 1, p. 4–11, 2015.

TSENG, M. H.; HENDERSON, A.; CHOW, S. M. K.; YAO, G. Relationship between motor proficiency, attention, impulse, and activity in children with ADHD. **Developmental medicine and child neurology**, v. 46, n. 6, p. 381–388, 2004.

ULRICH, B. D.; GILMOUR REEVE, T. **Studies in Motor Behavior: 75 Years of Research in Motor Development, Learning, and Control**, 2005. Disponível em: <http://dx.doi.org/10.5641/027013605x13100559650128>

VALERA, E. M.; FARAONE, S. V.; MURRAY, K. E.; SEIDMAN, L. J. Meta-analysis of structural imaging findings in attention-deficit/hyperactivity disorder. **Biological psychiatry**, v. 61, n. 12, p. 1361–1369, 2007.

VARNI, J. W.; LANE, M. M.; BURWINKLE, T. M.; FONTAINE, E. N.; YOUSSEF, N. N.; SCHWIMMER, J. B.; PARDEE, P. E.; POHL, J. F.; EASLEY, D. J. Health-related quality of life in pediatric patients with irritable bowel syndrome: a comparative analysis. **Journal of developmental and behavioral pediatrics**, v. 27, n. 6, p. 451–458, 2006.

VARNI, J. W.; LIMBERS, C. A.; BURWINKLE, T. M. **Impaired health-related quality of life in children and adolescents with chronic conditions: a comparative analysis of 10 disease clusters and 33 disease categories/severities utilizing the PedsQL™ 4.0 Generic Core Scales**, 2007. Disponível em: <http://dx.doi.org/10.1186/1477-7525-5-43>

WEHMEIER, P. M.; SCHACHT, A.; BARKLEY, R. A. Social and emotional impairment in children and adolescents with ADHD and the impact on quality of life. **The Journal of adolescent health: official publication of the Society for Adolescent Medicine**, v. 46, n. 3, p. 209–217, 2010.

WOLFF, P. H. **Theoretical Issues in the Development of Motor Skills**, 1981. Disponível em: <http://dx.doi.org/10.1007/978-94-011-6314-9_9>

YOCHMAN, A.; ORNOY, A.; PARUSH, S. Co-occurrence of developmental delays among preschool children with attention-deficit-hyperactivity disorder. **Developmental medicine and child neurology**, v. 48, n. 6, p. 483–488, 2006.

Capítulo 5

ALTERAÇÕES DO SONO NO TRANSTORNO DE DÉFICIT DE ATENÇÃO/HIPERATIVIDADE (TDAH)

Caio Borba Casella
Erasmo Barbante Casella

INTRODUÇÃO E EPIDEMIOLOGIA

Alterações de sono são muito frequentes nos indivíduos o com o transtorno do déficit de atenção/hiperatividade (TDAH), estando presentes em até 70% dessa população (Cortese et al., 2013; Hvolby, 2015). Essa prevalência varia de acordo com diversos fatores clínicos, como a apresentação do TDAH (sendo mais frequente na apresentação combinada), intensidade dos sintomas de TDAH, presença de comorbidades psiquiátricas e uso de psicoestimulantes, dentre outros (Cortese et al., 2013; Lycett et al., 2014). No DSM-III, sono agitado era até um dos critérios diagnósticos de TDAH, no subitem de hiperatividade, mas isso foi removido nas edições posteriores desse manual (Becker, 2019).

É importante estar atento aos problemas de sono nessa população, pois além da alta prevalência, eles também estão associados a maiores prejuízos, como uma piora significativa do funcionamento diário desses pacientes, além de maior intensidade de psicopatologia. Foi demonstrado, por exemplo, que alterações de sono prediziam aumento de sintomas depressivos e de oposição em 1 ano em adolescentes (Becker et al., 2015; Sung et al., 2008). A falta de uma quantidade adequada de horas de sono, ou uma fragmentação excessiva do mesmo, determina um maior grau de sonolência diurna na criança, ocorrendo uma interferência direta em seu comportamento. Estes pacientes apresentam maiores níveis de desatenção, menor capacidade de memorização, raciocínio abstrato, flexibilidade mental e até da criatividade, sendo observada ainda uma tendência a menor controle das emoções, principalmente daquelas com caráter negativo, como as explosões de raiva, tristeza e agressividade (Casella, 2015).

PERSPECTIVA DESENVOLVIMENTAL DAS ALTERAÇÕES DE SONO NO TDAH

A associação entre TDAH e distúrbios de sono já se dá nas fases iniciais da vida, com alterações precoces de sono estando associadas a um diagnóstico de TDAH futuro. Bebês com 7 semanas de vida que têm um risco familiar elevado para TDAH apresentam padrões menos estáveis de sono do que os controles (Landau et al., 2010). Ainda nessa linha, um estudo de Carpena et al. (2019), com dados da Coorte de Pelotas, mostrou que dificuldades em dormir aos 24 meses de idade, pesadelos aos 24 e 48 meses e sono agitado aos 48 meses estavam associados a um diagnóstico posterior de TDAH.

Prosseguindo na infância, com o diagnóstico de TDAH já estabelecido, uma metanálise de Cortese et al. (2009) evidenciou prejuízos em diversos domínios de sono, avaliados tanto por relatos subjetivos quanto por medidas objetivas, como actígrafo e polissonografia. As crianças com TDAH têm maior resistência a ir dormir, mais despertares noturnos, maior dificuldade ao acordar pela manhã, maiores prejuízos respiratórios durante o sono e sonolência diurna mais intensa, com um sono menos eficiente à polissonografia. Essa metanálise analisou apenas estudos com crianças não tratadas farmacologicamente, mostrando que esses prejuízos estão presentes mesmo sem o uso de psicoestimulantes.

Nos adolescentes com TDAH também são mais comuns as alterações de sono (Lunsford-Avery et al., 2016). Um estudo de Becker et al. (2019), por exemplo, avaliou 302 adolescentes (dos quais 162 tinham diagnóstico de TDAH, com idade média de 13 anos) tanto com medidas subjetivas quando objetivas de sono. No período observado, os adolescentes com TDAH apresentaram menor quantidade de horas de sono, maiores queixas de sonolência diurna, com maior chance de dormir em sala de aula, e seus pais relatavam maior dificuldade de eles iniciarem e manterem o sono.

Por fim, os prejuízos de sono persistem mesmo na vida adulta. Os adultos com TDAH têm mais despertares noturnos, sonolência diurna, demoram para iniciar sono e menor qualidade e eficácia de sono (Díaz-Román et al., 2018). As queixas de insônia também são muito mais frequentes, sendo de até 67% entre os com TDAH e 28,8%% na população geral (Wynchank et al., 2018).

Essa persistência dos prejuízos de sono na vida adulta parece estar associada a uma persistência do TDAH em si. Em um seguimento longitudinal de mais de 2.000 pessoas no Reino Unido (Gregory et al, 2017) se percebeu que apenas aqueles que apresentaram TDAH na infância e ainda apresentavam este transtorno na vida adulta mantinham maiores prejuízos de sono nessa faixa etária. Aqueles que tinham remitido do TDAH não diferiam mais da população geral quanto aos parâmetros de sono.

TRANSTORNOS PRIMÁRIOS DE SONO NOS INDIVÍDUOS COM TDAH

As principais queixas de sono na população com TDAH são de dificuldades em iniciar e manter o sono (Lycett et al., 2015). No entanto, também há uma associação com outros problemas de sono, como prejuízos respiratórios durante o sono (sendo a síndrome da apneia obstrutiva do sono, SAOS, o mais grave deles), síndrome das pernas inquietas e narcolepsia (Cohen et al., 2019; Scarpelli et al., 2019; Wajszilber et al., 2018).

Indivíduos com TDAH têm maior ocorrência de padrões anormais de respiração durante o sono. Sintomas de SAOS ou ronco, por exemplo, estiveram associados a um risco duas vezes maior de ter sintomas e/ou o diagnóstico de TDAH em um estudo no Canadá (Constantin et al., 2015). Um levantamento com adolescentes americanos encontrou um resultado semelhante, porém apenas com o TDAH de apresentação predominantemente desatenta. Nesse estudo, não foi encontrada associação com o TDAH de apresentação combinada ou predominantemente hiperativa/impulsiva (Johnson & Roth, 2006).

A Síndrome das Pernas Inquietas (SPI) se caracteriza por uma sensação desconfortável nas pernas ao repouso (e, menos frequentemente, em outras partes do corpo), que leva a um impulso quase incontrolável de movê-las. Esses sintomas tendem a ser mais intensos à noite. Enquanto cerca de 2% das crianças e adolescentes da população geral apresenta critérios para SPI, até 44% dos indivíduos com TDAH apresentaria tais critérios e 26% das crianças com SPI teria sintomas de TDAH (Hvolby, 2015).

Narcolepsia é um transtorno neurológico que se caracteriza por sonolência diurna excessiva e alterações na regulação do sono REM (Scammel, 2015). Homens adultos com narcolepsia têm maior chance de terem tido um diagnóstico de TDAH na infância (Ohayon, 2013). Em uma metanálise recente Kim et al. (2019) encontraram uma prevalência de 33% de sintomas de TDAH em pacientes com narcolepsia.

POSSÍVEIS MECANISMOS QUE EXPLICAM A ASSOCIAÇÃO ENTRE TDAH E ALTERAÇÕES DE SONO

Mecanismos complexos e multidirecionais parecem ligar o TDAH aos problemas de sono. Pacientes com TDAH tendem a ter piores hábitos de higiene do sono, incluindo maior tempo de uso de eletrônicos e uma falta de rotina no momento de dormir, por exemplo, o que pode prejudicar o início do sono (Becker et al., 2018; Bourchtein et al., 2019; Martin et al., 2018; Weiss et al., 2006). Além disso, vias noradrenérgicas e dopaminérgicas estão implicados tanto no TDAH quanto nos transtornos de sono, o que ajudaria a entender a maior coocorrência desses quadros. Alterações dopaminérgicas contribuiriam para o quadro de pernas inquietas, enquanto que alterações em vias noradrenérgicas poderiam causar a alterações de sono REM semelhantes às da narcolepsia, por exemplo (Hvolby, 2015; Wajszilber et al., 2018). Os córtex pré-frontal dorsolateral e ventrolateral e cingulado anterior também estão envolvidos tanto na fisiopatologia do TDAH quanto nos mecanismos de estar acordado e de sensibilidade à deprivação de sono (Cortese et al., 2013).

No caso da narcolepsia ainda, e de outras causas de hipersonolência diurna, alguns autores sugerem que os sintomas de hiperatividade e impulsividade do TDAH poderiam ser uma resposta compensatória como uma tentativa de permanecer alerta (Bioulac et al., 2015). Outra hipótese é a de que a própria narcolepsia poderia levar a um quadro semelhante ao TDAH, com desatenção e disfunção executiva secundárias a essa sonolência. Como esses sintomas também melhorariam com o uso de psicoestimulantes, isso poderia confundir os diagnósticos (Wajszilber et al., 2018).

Um outro ponto que está alterado em muitas das pessoas com TDAH é o dos ritmos circadianos. O pico de secreção de melatonina é mais tardio em crianças com TDAH (Van Der Heijden et al., 2005; Van Der Heijden et al., 2007) e elas tendem a apresentar mais tendências circadianas noturnas (Gruber et al., 2012). O padrão cronobiológico de alteração de outros hormônios também parece estar alterado em adultos com TDAH (Baird et al., 2012; Bijlenga et al., 2013) corroborando essas alterações de ritmo. Há uma alteração no padrão de expressão de genes-relógio (*CLOCK genes*), responsáveis por regular os ritmos circadianos, como o BMAL1 e PER2 (Baird et al., 2012).

Por outro lado, problemas respiratórios durante o sono podem levar a sintomas semelhantes aos do TDAH (Hvolby, 2015) por diversos motivos, como um efeito danoso ao cérebro dos episódios de hipóxia e por interrupções no dormir provocadas pelos microdespertares associados aos episódios de apneia (Wajszilber et al., 2018). De fato, mesmo outras causas de uma falta de sono adequado por períodos prolongados de tempo podem implicar sintomas que simulam o TDAH ou ainda intensificar os eventuais sintomas de hiperatividade, impulsividade e déficit atencional de pacientes que já tenham esse diagnóstico (Casella, 2015).

É importante também lembrar do efeito do uso das medicações para o TDAH. O uso de metilfenidato, por exemplo, está associado à emergência de diversos tipos de insônia, dentre outras alterações de sono (Faraone et al., 2019), assim como o de anfetamínicos (Efron et al., 1997). Formulações de longa ação parecem afetar mais o sono do que as de curta ação (Faraone et al., 2019). Em alguns casos, a interferência no sono pode se dar não por uma ação direta do psicoestimulante em si, mas sim por uma agitação rebote que pode ocorrer após o fim do efeito da medicação (Cortese et al., 2013). Esses efeitos negativos no sono podem surgir na fase de titulação da dose da medicação (ajuste de dose) e desaparecer com tempo de uso (Cortese et al., 2013). Atomoxetina parece causar menos insônia do que os psicoestimulantes (Liu et al., 2017; Sangal et al., 2006; Shang et al., 2015). Na verdade, sonolência é o efeito colateral relacionado ao sono mais comumente relatado com seu uso (Hvolby, 2015). O mesmo ocorre com a guanfacina e a clonidina. No entanto, atomoxetina e guanfacina ainda não estão disponíveis no país.

Paradoxalmente, uma parcela das pessoas em tratamento com psicoestimulantes relata melhora do padrão sono (Becker et al., 2016; Brevik et al., 2017). O motivo para isso ainda não está bem estabelecido, mas poderia ser, por exemplo, por um efeito estendido da medicação até a hora de dormir, facilitando o estabelecimento das rotinas da noite para o sono (Becker et al., 2016).

Por fim, comorbidades psiquiátricas também têm um papel nessa associação. Até 87% das crianças com TDAH apresentam também algum outro diagnóstico e quadros como transtorno do espectro do autismo, episódios de humor e ansiedade interferem no sono (Hvolby, 2015).

MANEJO DOS PROBLEMAS DE SONO NA POPULAÇÃO COM TDAH

A primeira intervenção sempre consiste em promover hábitos de higiene do sono, como manter uma rotina de horários para dormir e acordar inclusive aos finais de semana, programar uma quantidade de horas o suficiente para dormir mesmo nos dias de semana, evitar a realização de atividades que promovam o despertar, como uso de eletrônicos e de cafeína e a realização de atividades físicas intensas, próximo ao horário de dormir. Dificuldade de acordar pela manhã, sonolência diurna excessiva e um período de sono muito maior aos finais de semana do que nos dias de semana podem sugerir uma quantidade insuficiente de horas de sono na maioria dos dias (Cortese et al., 2013).

Intervenções comportamentais, com orientação aos pais de como manejar comportamentos difíceis de seus filhos em relação ao sono, e terapia cognitivo comportamental para insônia em adolescentes e adultos podem trazer resultados positivos também (Cortese et al, 2013).

No caso de insônia relacionada ao uso de medicações que não respondeu às intervenções anteriores, pode ser necessário ajustar o horário da tomada das medicações ou considerar a troca do fármaco em uso por um que interfira menos no sono, como os não-estimulantes. O uso de atomoxetina em dose única à noite causa menos sonolência do que o uso pela manhã e pode ser uma opção. Nos casos de insônia associada a um rebote dos sintomas ao final da meia vida do psicoestimulante, o acréscimo de uma pequena dose de medicação de curta ação ao final do dia ou a troca do fármaco em uso por um de maior meia vida pode ser benéfico (Hvolby, 2015).

É importante avaliar quais são os potenciais problemas de sono presentes no paciente com TDAH mesmo antes de um eventual início de tratamento medicamentoso. Muitas vezes o paciente com TDAH já apresentava um quadro de insônia crônica, e tal fato não era percebido ou valorizado pela família da criança, que, informada sobre a possibilidade desse efeito colateral, passa a prestar mais atenção no sono do seu filho e relaciona as dificuldades como um efeito colateral da terapêutica. Em um trabalho de Efron et al. (1997) 62% dos pacientes apresentavam queixa de insônia após o início do uso de metilfenidato. No entanto, essa queixa já estava presente em 51% dos casos antes do início da farmacoterapia. Isso reforça a importância de já na anamnese inicial do paciente com TDAH, antes da introdução de qualquer medicação, destacar-se o padrão habitual de sono do paciente.

No caso de comorbidades com transtornos primários do sono, medidas específicas podem ser necessárias. A primeira escolha de tratamento para crianças com síndrome da apnéia obstrutiva do sono é a realização de adenotonsilectomia, procedimento que já demonstrou trazer resultados positivos mesmo quanto aos sintomas de TDAH nas crianças com a comorbidade (Tsai et al., 2016). Para a síndrome das pernas inquietas, suplementação com ferro, se constatado baixos níveis de ferritina, pode ser uma opção (Cortese et al., 2013); o uso de dopaminérgicos em baixa dose nesses casos ainda é controverso (Hvolby, 2015). É importante evitar possíveis fatores exacerbadores dessa síndrome, como cafeína, nicotina e álcool (Cortese et al., 2013).

Caso as queixas de insônia persistam apesar das medidas anteriores, a adição de uma medicação, como clonidina e mirtazapina antes do horário de dormir deve ser considerada (Hvolby, 2015). Há cada vez mais relatos também de resposta positiva com o uso de melatonina nas queixas de insônia associadas ao TDAH (Abdelgadir et al., 2018; Cortese et al., 2013; Masi et al., 2019).

CONSIDERAÇÕES FINAIS

Problemas de sono são queixas comuns na população com TDAH. Deve-se considerar esse ponto na avaliação inicial destes pacientes, tendo em vista o impacto que elas podem trazer, até mesmo exacerbando os sintomas do TDAH. Além disso, é importante registrar o padrão inicial de sono antes de iniciar o tratamento farmacológico, para não confundir possíveis efeitos colaterais da medicação com sintomas já pré-existentes.

REFERÊNCIAS

ABDELGADIR, I. S., GORDON, M. A., AKOBENG, A. K.: Melatonin for the management of sleep problems in children with neurodevelopmental disorders: a systematic review and meta-analysis. **Arch Dis Child**. 2018, 103:1155-1162.

BAIRD, A.L., COOGAN, A.N., SIDDIQUI, A., DONEV, R.M., THOME, J. Adult attention-deficit hyperactivity disorder is associated with alterations in circadian rhythms at the behavioural, endocrine and molecular levels. **Mol Psychiatry.** 2012 Oct;17(10):988-95. doi: 10.1038/mp.2011.149.

BECKER, S. P., FROEHLICH, T. E., EPSTEIN, J. N. Effects of Methylphenidate on Sleep Functioning in Children with Attention-Deficit/Hyperactivity Disorder. **J Dev Behav Pediatr.** 2016 Jun;37(5):395-404. doi: 10.1097/DBP.0000000000000285.

BECKER, S.P., LANGBERG, J.M., EADEH, H.M., ISAACSON, P.A., BOURCHTEIN, E.: Sleep and daytime sleepiness in adolescents with and without ADHD: differences across ratings, daily diary, and actigraphy. **J Child Psychol Psychiatry.** 2019, 60:1021-1031.

BECKER, S.P., LANGBERG, J.M., EVANS, S.W.: Sleep problems predict comorbid externalizing behaviors and depression in young adolescents with attention--deficit/hyperactivity disorder. **Eur Child Adolesc Psychiatry.** 2015, 24:897-907.

BECKER, S.P., LIENESCH, J.A.: Nighttime media use in adolescents with ADHD: links to sleep problems and internalizing symptoms. **Sleep Med** 2018, 51:171-178.

BECKER, S.P. ADHD and sleep: recent advances and future directions. **Curr Opin Psychol.** 2019 Sep 20;34:50-56. doi: 10.1016/j.copsyc.2019.09.006.

BIJLENGA, D., VAN SOMEREN, E.J., GRUBER, R., BRON, T.I., KRUITHOF, I.F., SPANBROEK, E.C., KOOIJ, J.J. Body temperature, activity and melatonin profiles in adults with attention-deficit/hyperactivity disorder and delayed sleep: a case-control study. **J Sleep Res.** 2013 Dec;22(6):607-16. doi: 10.1111/jsr.12075.

BIOULAC, S., MICOULAUD-FRANCHI, J.A., PHILIP, P. Excessive daytime sleepiness in patients with ADHD--diagnostic and management strategies. **Curr Psychiatry Rep.** 2015 Aug;17(8):608. doi: 10.1007/s11920-015-0608-7

BOURCHTEIN, E., LANGBERG, J.M., CUSICK, C.N., BREAUX, R.P., SMITH, Z.R., BECKER, S.P.: Technology use and sleep in adolescents with and without attention-deficit/hyperactivity disorder. **J Pediatr Psychol** 2019, 44:517-526.

BREVIK, E.J., LUNDERVOLD, A.J., HALMOY, A., POSSERUD, M.B., INSTANES, J.T., BJORVATN, B., HAAVIK. J.: Prevalence and clinical correlates of insomnia in adults with attention-deficit hyperactivity disorder. **Acta Psychiatr Scand** 2017, 136:220-227

CARPENA, M.X., MUNHOZ, T.N., XAVIER, M.O., ROHDE, L.A., SANTOS, I.S., DEL-PONTE, B., BARROS, F.C., MATIJASEVICH, A., TOVO--RODRIGUES, L. The Role of Sleep Duration and Sleep Problems During

Childhood in the Development of ADHD in Adolescence: Findings From a Population-Based Birth Cohort. **J Atten Disord.** 2019 Oct 16:1087054719879500. doi: 10.1177/1087054719879500.

CASELLA, E. Transtorno do Déficit de Atenção – Hiperatividade e Distúrbios do Sono em Crianças. *In:* PESSOA, J.; PEREIRA, J.; ALVES, R. Distúrbios do Sono na Criança e no Adolescente – Uma abordagem para pediatras. São Paulo. Editora Atheneu. 2015 p. 235-241.

COHEN, A., DAN, O., ASRAF, K., HAIMOV, I. The Sleepiness Curve of Young Men With and Without Attention-Deficit Hyperactivity Disorder (ADHD). **Behav Sleep Med.** 2019 Feb 26:1-13. doi: 10.1080/15402002.2019.1583564.

CONSTANTIN, E., LOW, N.C., DUGAS, E., KARP, I., O'LOUGHLIN, J. Association between childhood sleep-disordered breathing and disruptive behav- ior disorders in childhood and adolescence. **Behav Sleep Med.** 2015;13(6):442–454.

CORTESE, S., BROWN, T.E., CORKUM, P., GRUBER, R., O'BRIEN, L.M., STEIN, M., WEISS, M., OWENS, J.: Assessment and management of sleep problems in youths with attention-deficit/hyperactivity disorder. J Am Acad Child Adolesc Psychiatry 2013, 52:784-796.

CORTESE, S., FARAONE, S.V., KONOFAL, E., LECENDREUX, M.: Sleep in children with attention-deficit/hyperactivity disorder: meta- analysis of subjective and objective studies. **J Am Acad Child Adolesc Psychiatry**, 2009, 48:894-908.

DÍAZ-ROMÁN, A., MITCHELL, R., CORTESE, S. Sleep in adults with ADHD: **Systematic review** and **meta-analysis of subjective and objective studies**. Neurosci Biobehav Rev. 2018 Jun;89:61-71. doi: 10.1016/j.neubiorev.2018.02.014.

EFRON, D., JARMAN, F., BARKER, M. Side effects of methylphenidate and dexamphetamine in children with attention deficit hyperactivity disorder: a double-blind, crossover trial. **Pediatrics.** 1997 Oct;100(4):662-6.

FARAONE, S.V., PO, M.D., KOMOLOVA, M., CORTESE, S.: Sleep-associated adverse events during methylphenidate treatment of attention-deficit/hyperactivity disorder: a meta-analysis. **J Clin Psychiatry** 2019, 80.

GREGORY, A.M., AGNEW-BLAIS, J.C., MATTHEWS, T., MOFFITT, T.E., ARSENEAULT, L.: ADHD and sleep quality: longitudinal analyses from childhood to early adulthood in a twin cohort. **J Clin Child Adolesc Psychol** 2017, 46:284-294.

GRUBER, R., FONTIL, L., BERGMAME, L., WIEBE, S.T., AMSEL, R., FRENETTE, S., CARRIER, J. Contributions of circadian tendencies and behavioral problems to sleep onset problems of children with ADHD. **BMC Psychiatry.** 2012 Nov 28;12:212. doi: 10.1186/1471-244X-12-212.

HVOLBY, A. Associations of sleep disturbance with ADHD: implications for treatment. Atten Defic **Hyperact Disord.** 2015 Mar;7(1):1-18. doi: 10.1007/s12402-014-0151-0. Epub 2014 Aug 17.

JOHNSON, E.O., ROTH, T. An epidemiologic study of sleep-disordered breathing symptoms among adolescents. **Sleep.** 2006;29(9): 1135–1142

KIM, J., LEE, G.H., SUNG, S.M., JUNG, D.S., PAK, K. Prevalence of attention deficit hyperactivity disorder symptoms in narcolepsy: a systematic review. **Sleep Med.** 2019 Aug 3;65:84-88. doi: 10.1016/j.sleep.2019.07.022.

LANDAU, R., SADEH, A., VASSOLY, P., BERGER, A., ATZABA-PORIA, N., AUERBACH, J.G.: Sleep patterns of 7-week-old infants at familial risk for attention deficit hyperactivity disorder. **Infant Mental Health** J 2010, 31:630-646.

LIU, Q., ZHANG H, FANG, Q., QIN, L. Comparative efficacy and safety of methylphenidate and atomoxetine for attention-deficit hyperactivity disorder in children and adolescents: Meta-analysis based on head-to-head trials. **J Clin Exp Neuropsychol.** 2017 Nov;39(9):854-865. doi: 10.1080/13803395.2016.1273320

LUNSFORD-AVERY, J.R., KRYSTAL, A.D., KOLLINS, S.H.: Sleep disturbances in adolescents with ADHD: a systematic review and framework for future research. **Clin Psychol Rev** 2016, 50:159-174.

LYCETT, K., MENSAH, F.K., HISCOCK, H., SCIBERRAS, E. A prospective study of sleep problems in children with ADHD. Sleep Med. 2014 Nov;15(11):1354-61. doi: 10.1016/j.sleep.2014.06.004. **Epub** 2014 Jun 23.

LYCETT, K., SCIBERRAS, E., MENSAH, F.K., HISCOCK, H. Behavioral sleep problems and internalizing and externalizing comorbidities in children with attention-deficit/hyperactivity disorder. **Eur Child Adolesc Psychiatry.** 2015 Jan;24(1):31-40. doi: 10.1007/s00787-014-0530-2.

MARTIN, C.A., HISCOCK, H., RINEHART, N., HEUSSLER, H.S., HYDE, C., FULLER-TYSZKIEWICZ, M., MCGILLIVRAY, J., AUSTIN, D.W., CHALMERS, A., SCIBERRAS, E.: Associations between sleep hygiene and sleep problems in adolescents with ADHD: a cross-sectional study. **J Atten Disord** 2018. 1087054718762513.

MASI, G., FANTOZZI, P., VILLAFRANCA, A., TACCHI, A., RICCI, F., RUGLIONI, L., INGUAGGIATO, E., PFANNER, C., CORTESE, S. Effects of melatonin in children with attention-deficit/hyperactivity disorder with sleep disorders after methylphenidate treatment. **Neuropsychiatr Dis Treat.** 2019 Mar 7;15:663-667. doi: 10.2147/NDT.S193891

OHAYON, M.M. Narcolepsy is complicated by high medical and psychiatric comorbidities: a comparison with the general population. **Sleep Med.** 2013;14(6):488–492.

SANGAL, R.B., OWENS, J., ALLEN, A.J., SUTTON, V., SCHUH, K., KELSEY, D. Effects of atomoxetine and methylphenidate on sleep in children with ADHD. **Sleep.** 2006 Dec;29(12):1573-85.

SCAMMELL, T.E. Narcolepsy. **N Engl J Med.** 2015 Dec 31;373(27):2654-62. doi: 10.1056/NEJMra1500587.

SCARPELLI, S., GORGONI, M., D'ATRI, A., REDA, F., DE GENNARO, L. Advances in Understanding the Relationship between Sleep and Attention Deficit-Hyperactivity Disorder (ADHD). **J Clin Med.** 2019 Oct 19;8(10). pii: E1737. doi: 10.3390/jcm8101737.

SHANG, C.Y., PAN, Y.L., LIN, H.Y., HUANG, L.W., Gau SS. An Open-Label, Randomized Trial of Methylphenidate and Atomoxetine Treatment in Children with Attention-Deficit/Hyperactivity Disorder. **J Child Adolesc Psychopharmacol.** 2015 Sep;25(7):566-73. doi: 10.1089/cap.2015.0035

SUNG, V., HISCOCK, H., SCIBERRAS, E., EFRON, D. Sleep problems in children with attention-deficit/hyperactivity disorder: prevalence and the effect on the child and family. **Arch Pediatr Adolesc Med** 2008;162(4):336–42.

TSAI, M.H., HSU, J.F., HUANG, Y.S. Sleep Problems in Children with Attention Deficit/Hyperactivity Disorder: Current Status of Knowledge and Appropriate Management. **Curr Psychiatry Rep.** 2016 Aug;18(8):76. doi: 10.1007/s11920-016-0711-4.

VAN DER HEIJDEN, K.B., SMITS, M.G., VAN SOMEREN, E.J., GUNNING, W.B. Idiopathic chronic sleep onset insomnia in attention-deficit/hyperactivity disorder: a circadian rhythm sleep disorder. **Chronobiol Int.** 2005;22(3):559-70.

VAN DER HEIJDEN, K.B., SMITS, M.G., VAN SOMEREN, E.J., RIDDERINKHOF, K.R., GUNNING, W.B. Effect of melatonin on sleep, behavior, and cognition in ADHD and chronic sleep-onset insomnia. **J Am Acad Child Adolesc Psychiatry.** 2007 Feb;46(2):233-41.

WAJSZILBER, D., SANTISEBAN, J.A., GRUBER, R. Sleep disorders in patients with ADHD: impact and management challenges. **Nat Sci Sleep.** 2018 Dec 14;10:453-480. doi: 10.2147/NSS.S163074.

WEISS, M.D., WASDELL, M.B., BOMBEN, M.M., REA, K.J., FREEMAN, R.D. Sleep hygiene and melatonin treatment for children and adolescents with ADHD and initial insomnia. **J Am Acad Child Adolesc Psychiatry.** 2006;45(5):512–519.

WYNCHANK, D., TEN HAVE, M., BIJLENGA, D., PENNINX, B.W., BEEKMAN, A.T., LAMERS, F., DE GRAAF, R., KOOIJ, J.J.S.: The association between insomnia and sleep duration in adults with attention-deficit hyperactivity disorder: results from a general population study. **J Clin Sleep Med** 2018, 14:349-357.

Módulo II

PSICOLOGIA E NEUROPSICOLOGIA

Capítulo 6

ASPECTOS EMOCIONAIS E PSICODINÂMICOS DO TRANSTORNO DE DÉFICIT DE ATENÇÃO/HIPERATIVIDADE (TDAH)

Edyleine Bellini Peroni Benczik
Rosângela Ascenção Dias de Souza Figaro

"Essa criança não para!!"

"Parece que não escuta, está sempre no mundo da lua!!"

Estas observações são frequentes de quem convive ou lida com a criança que apresenta o TDAH. Mas, como será a vida emocional dessa criança? Como experimenta suas emoções e estabelece trocas afetivas em suas relações interpessoais?

"Vai demorar?" "Falta muito?" As frases mais frequentes das crianças com TDAH, quando propomos atividades.

- Afinal, como essas crianças se sentem interiormente?

Os critérios diagnósticos para TDAH focam os sintomas cardinais de desatenção, hiperatividade e impulsividade, e, de acordo com a predominância dos sintomas, são classificados no DSM-5 (2013) como "apresentação combinada", "apresentação predominantemente desatenta" e "apresentação predominantemente hiperativa/impulsiva", sendo recentes os estudos sobre sintomas emocionais, os quais apontam principalmente a labilidade emocional. Os 18 sintomas do DSM5 (2013), são importantes para a identificação do quadro, mas, muitas vezes, eles tocam apenas à superfície do TDAH, não fazendo jus, à dinâmica complexa que envolve o quadro clínico do transtorno como um todo (Benczik, 2013, 2018).

Alguns pesquisadores, no entanto, ampliaram os critérios de investigação do TDAH, para além da presença dos sintomas primários (desatenção, hiperatividade e impulsividade), tais como; labilidade afetiva (oscilações espontâneas em humor), temperamento quente (episódios de irritabilidade e excitabilidade) e reação emocional excessiva (crises que interferem na resolução dos problemas de forma apropriada). (Marks, 2004, Brown, 2009, Searight et al, 2000).

Podemos entender labilidade emocional como dificuldades que se apresentam em regular as emoções, de acordo com o que as situações exigem. A alteração das funções executivas predispõe o indivíduo a um prejuízo importante na autorregulação emocional, a qual requer várias habilidades cognitivas sofisticadas interdependentes, unindo emoção e cognição, onde uma influencia a outra, e pode ser vista como um ciclo de retroalimentação. O prejuízo na autorregulação acarreta dificuldade importante para fazer uma integração bem-sucedida entre a emoção (o que a pessoa sente) e a cognição (o que a pessoa sabe, pode e deve fazer), a fim de resultar em um comportamento apropriado (Florez, 2011).

Tanto os sintomas cardinais, como os emocionais, caracterizam o TDAH como um transtorno do autocontrole, associado aos déficits de funcionamento do córtex pré-frontal. De acordo com Stahl (2010), as áreas cerebrais envolvidas e suas respectivas funções, são:

a) Córtex cingulado anterior (ACC): desatenção seletiva
b) Córtex pré-frontal dorsolateral (DLPFL); sintomas de disfunção executiva, dificuldade de manter a atenção e para resolver problemas;
c) Córtex motor suplementar/córtex motor pré-frontal: sintomas de hiperatividade;

Para Barkley (2002, p. 50), o TDAH é um transtorno do autocontrole, sendo refletido em prejuízos na vontade da criança, em sua capacidade de controlar seu próprio comportamento. Este autor traz uma contribuição significativa à compreensão de como são processadas as emoções no TDAH, que também se expressa pela dificuldade do controle inibitório e de modulação dos afetos.

Lopes, et al (2005), relatam que a dificuldade no manejo da frustração e na modalidade do afeto; promovem baixo limiar para frustração, hipersensibilidade a críticas e irritabilidade. A baixa tolerância à frustração, pode intensificar mais os conflitos, em casa e na escola (Benczik e Casella, 2015), promovendo dificuldades no relacionamento com a família, professores e colegas e, baixo nível de auto estima, muitas vezes, prejudicada, em função da quantidade desproporcional de feedbacks punitivos que recebem dos adultos e dos seus pares (Dupaul e cols., 2016), o que dá início, então, a um padrão geral de rejeição social (Barkley, 2002).

De modo geral, as crianças que apresentam o transtorno perdem o interesse mais rapidamente pelo que fazem do que as crianças que não o apresentam. Elas se sentem mais atraídas pelos aspectos recompensadores, divertidos e reforçadores, em qualquer situação. Este funcionamento neuropsicológico se refere a dificuldades no adiamento de gratificação e, este é um dos fatores mais importantes que determinarão a forma de experimentar emoções e de reagir a elas, e causará interferência significativa no comportamento.

Assim, a hiperatividade, a impulsividade e a dificuldade para sustentar a atenção são partes do mesmo problema subjacente – a inibição do comportamento. O foco da teoria de Barkley (2002) é na modulação dos afetos, afirmando que o controle dos impulsos atua também na noção de tempo, pois, a capacidade de esperar, leva a criar um senso de passado e, deste, um senso de futuro; de desenvolver um discurso interno e usar este discurso para controlar o próprio comportamento; separar informações de emoções; desenvolver a capacidade de análise-síntese; de interiorizar emoções e usá-las para criar motivação interna para dirigir o comportamento em busca de objetivos.

Dificuldades nestas capacidades geram outras, associadas às funções executivas, as quais capacitam o indivíduo ao desempenho de ações voluntárias, que visam atingir determinadas metas e o planejamento dessas ações.

Entendemos que as ideias de Barkley (1998) nos auxiliam na compreensão dos estados emocionais do transtorno. Inibir e regular o próprio comportamento é dificuldade significativa tanto para os hiperativos/impulsivos como para os desatentos. Regular o próprio comportamento implica em tolerar a frustração e deixar a recompensa imediata de lado, para adequar as metas ao que às situações exigem.

As consequências da dificuldade para autorregular as emoções e o próprio comportamento são a constituição de uma autoestima comprometida e rebaixada, em função de seus insucessos, havendo também um comprometimento nas relações interpessoais. Topczewski (1999) descreve a alta carga emocional que o paciente com TDAH experimenta, por conta dos insucessos escolares e sociais. Muitos indivíduos com TDAH apresentam alterações de humor como ansiedade, raiva, tristeza, melancolia, culpa, decorrentes da sensação de frustração pelo seu funcionamento deficitário (Knapp, 2010).

Embora o TDAH tenha bases biológicas fortes (basicamente hereditário), não há como negar os poderosos efeitos que as variáveis cognitivas e comportamentais produzem na expressão dos sintomas; como por exemplo, pensamentos automáticos e crenças negativas podem provocar problemas de humor e exacerbar a evitação, diante de situações nas quais precise tomar decisão e resolvê-las. Brown (2009) complementa que há interferências frequentes das emoções nos pensamentos e nas ações.

A falta de autorregulação emocional, assim como ausência de empatia, labilidade emocional e temperamento explosivo são situações clínicas emocionais no TDAH, diretamente influenciadas por fatores cognitivos energéticos (Reimherr et al., 2013).

Para Barkley e Murphy (2008) não é que as emoções que experimentam sejam inapropriadas, mas como manifestam publicamente as emoções que sentem. Em consequência disso, as pessoas com TDAH têm mais probabilidade de parecerem aos outros, imaturas emocionalmente, mais reativas em seus sentimentos, mais irascíveis, irritáveis, facilmente frustradas pelos acontecimentos, apresentam níveis mais elevados de agressividade, raiva e tristeza, enquanto, ao mesmo tempo, podem apresentar níveis mais baixos de empatia.

Di Loreto (2007) descreveu aspectos da personalidade de crianças com TDAH relacionados às fantasias grandiosas, mas com pequena capacidade de realização prática; sua mente gira em torno do êxito, fogem do fracasso, não aceitam derrota e se tornam desafiadoras. Para elas a vida é um jogo permanente, funcionam no pensamento tudo ou nada, revelando inflexibilidade mental; ora são corajosas, ora medrosas; evitam entrar em contato com pontos dolorosos, não fazem reparações, agem como se nada tivesse acontecido e se mostram mandonas e oniscientes.

Entre os sintomas da labilidade emocional, podem-se identificar: "altos e baixos" de humor, irritabilidade, temperamento forte, baixa tolerância à frustração; mudanças bruscas de humor para raiva, disforia e tristeza. A labilidade de humor está associada ao aumento da gravidade dos sintomas principais do TDAH e à presença de sintomas comórbidos, como os sintomas do transtorno opositor, sintomas afetivos e de abuso de substância.

A COMPREENSÃO DAS CARACTERÍSTICAS EMOCIONAIS DO TDAH

O TDAH envolve interações multidirecionais, recíprocas e dinâmicas entre influências genéticas, neurais, psicológicas, comportamentais e ambientais que ocorrem ao longo do desenvolvimento da criança.

A comunicação entre os aspectos da psicologia cognitivo comportamental e da psicologia da personalidade seria de grande contribuição para compreensão dos aspectos multifatoriais e dinâmicos do transtorno.

Nosso estudo "Análise da Afetividade de Crianças com TDAH pelo Método de Rorschach, um enfoque Junguiano", dissertação de mestrado realizado na PUC-SP (Figaro, 2009), apontou diferenças significativas entre as características emocionais de crianças sem e com o transtorno, diagnosticadas após avaliação neuropsicológica multidisciplinar.

O método ou teste de Rorschach, conhecido popularmente como o teste dos borrões de tinta, de acordo com o Sistem Exner (1995), apresenta um módulo de investigação da Modulação dos Afetos, entendida como a capacidade de equilíbrio na transição dos afetos negativos para positivos e intensificação dos afetos positivos. Refere-se à maneira e a tranquilidade com que a pessoa processa a estimulação emocional e lida com situações emocionais. Utilizamos as variáveis deste módulo para a análise e interpretação dos resultados.

De acordo com os resultados deste estudo, as crianças com o transtorno apresentam capacidade adequada de vivenciar e expressar afeto, porém são mais suscetíveis a experimentar afetos dolorosos e desagradáveis associados à melancolia e tristeza e mostram maior internalização dos afetos, mal-estar e maior sofrimento intrapsíquico. Não conseguem percebê-los e não os expressam. A criança com o transtorno tem maior dificuldade para sentir prazer, ficam confusas com seus sentimentos e emoções e paralisam frente a situações estressoras.

A análise da afetividade e características emocionais pelo Método de Rorschach apontou a origem do sofrimento e mal-estar: a criança com o transtorno apresenta sentimento de perda de controle que afeta os pensamentos deliberados. Seu mal-estar é gerado, de acordo com este estudo, pela aceleração do pensamento. Embora a criança com transtorno tenha dificuldades para reconhecer e nomear suas emoções, ela apresenta consciência de necessidades não atendidas que provocam aumento de tensão e da ideação, o que interfere nos processos atencionais.

A criança com TDAH está sujeita a estresse permanente e a pressão interna é superior aos recursos de enfrentamento de que dispõe, o que pode levá-la a condutas impulsivas. Os resultados sugerem que mesmo quando situações de estresse se dissipam, as dificuldades para enfrentar as demandas permanecem. A impulsividade poderia assim, ser explicada ou estar associada as dificuldades de tolerância e controle do estresse, uma vez que seus recursos são insuficientes para lidar com situações geradoras de estresse.

Outro resultado apontou que a criança com o transtorno, costumeiramente, busca autonomia, tende ao negativismo e ao confronto com figuras de autoridade. As respostas dadas ao teste caracterizam, um tipo de personalidade chamada "extratensiva" cuja característica está relacionada a um funcionamento psicológico mais voltado para ação, com pouca reflexão e planejamento e, na qual, as emoções exercem maior influência nas atividades psicológicas.

Foi apontado ainda pelos resultados do estudo, tendência a se refugiar na fantasia, fuga da realidade, déficit relacional, dificuldades em estabelecer relações interpessoais.

O método de Rorschach, de acordo com o Sistema Exner, permite o diagnóstico de alguns transtornos psiquiátricos. Verificamos que neste estudo 43,3% das crianças com o transtorno apresentaram traços depressivos e potencial para desenvolver Depressão Maior (grupo com transtorno=30 crianças/ grupo controle= 30 crianças).

Concluímos pelo presente estudo que a criança com o TDAH apresenta as seguintes tendências:

a) Dificuldade na modulação dos afetos;
b) Afetividade complexa, mesclada por atividade cognitiva intensa, com esforços de processo de análise e síntese, abarcando várias características do campo estimular;
c) Captam muitos estímulos ao mesmo tempo, pela dificuldade de atenção seletiva;

d) Sensibilidade extrema ao que acontece ao seu redor;

e) Consciência de suas necessidades não atendidas;

f) Experimentam estresse permanente;

g) São invadidas por pensamentos e sentimentos desconfortáveis, com maior dificuldade em se sentirem alegres e de estabelecerem relacionamentos, sendo suscetíveis a episódios depressivos e a terem dificuldades de enfrentar as demandas externas e internas;

h) Buscam autonomia, autoafirmação e tendem a comportamento impulsivo e desafiador.

Os achados do Método de Rorschach se associam aos processos límbicos: a internalização de afetos dolorosos e desagradáveis de angústia e tristeza, aos processos orbito-frontais, impulsividade do comportamento, a busca de autonomia e confronto com figuras de autoridade.

A CONTRIBUIÇÃO DAS TEORIAS DO DESENVOLVIMENTO E DA PSICOLOGIA ANALÍTICA

A modulação dos afetos, ou regulação emocional é uma capacidade que se origina nas primeiras relações com o cuidador; nos intervalos de tempo em que o comportamento de um determinará o comportamento do outro e é base também para a capacidade de estabelecer vínculos. O cuidador "lê" e identifica as necessidades da criança e responde a elas, atendendo-as, estabelecendo-se um tipo de "dança", importante para estimular o desenvolvimento do cérebro, preparando os mecanismos de enfrentamento do estresse. Lembramos que todo bebê provoca respostas em seu cuidador e vice-versa, é a contribuição da Teoria da Intersubjetividade. A agitação e hiperatividade, símbolo do TDAH, estão implícitas na relação mãe-bebê, promovendo uma tonalidade afetiva típica ao ambiente no qual esta díade tão especial está inserida.

De acordo com Shore (1994), que revisou posteriormente a Teoria do Apego de Bowlby (1989), a experiência afetiva decorrente do vínculo é impressa, ou armazenada no sistema de memória implícita no Hemisfério Direito do cérebro, no Sistema Límbico, e envolve também todo o córtex orbito frontal (áreas envolvidas no TDAH). A modulação dos afetos para este autor acontece basicamente na relação com o outro.

Pelo exposto podemos supor que a criança com o transtorno, por sua inquietude desde o início de seu desenvolvimento poderá ter alguns prejuízos no estabelecimento desta "dança", o que proporcionará danos na capacidade de prever ou antecipar as consequências de seu comportamento, pois uma vez armazenadas no sistema de memória implícita, darão origem a um padrão de resposta, marcado pela impaciência, baixa tolerância à frustração, tendendo a buscar a gratificação imediata de suas necessidades.

Knox (1999), autora junguiana, fala da importância dessas experiências iniciais de afeto que serão registradas no sistema de memória implícita. O tom afetivo dessas experiências oferece o substrato, para que o mundo interno se constitua. Desta forma, as emoções são reguladas e são também reguladoras e oferecem uma matriz que influenciará o funcionamento psicológico ao longo da vida, formando um núcleo ao redor do qual circulam pensamentos, ideias e emoções correspondentes. À esta matriz, dotada de carga afetiva, chamamos de Complexo, o qual significa um padrão de respostas carregados de emoção, um conceito da Psicologia Analítica.

Podemos pensar no padrão de resposta apresentado pelas crianças com TDAH, carente da modulação dos afetos, desenvolvido, desde as etapas iniciais de desenvolvimento, marcadas por prejuízos no intervalo de tempo necessário à expressão e ao atendimento das necessidades. Ressignificar o padrão de resposta, a partir da compreensão de seus sentimentos e emoções e déficits no desenvolvimento psicológico faz-se necessário.

As contribuições destas teorias do desenvolvimento chamam atenção para os aspectos relacionais. As terapias deveriam ou devem ter como foco o desenvolvimento de novos padrões de resposta, baseando-se na relação terapeuta-paciente, criando estratégias que auxiliem na observação do mundo interno e expressão dos sentimentos e emoções.

UMA COMPREENSÃO DOS ASPECTOS PSICODINÂMICOS DE CRIANÇAS COM TDAH

Em um estudo realizado no programa de doutorado, no departamento de Psicologia Escolar e do Desenvolvimento Humano da Universidade de São Paulo (USP), Benczik (2005), analisou os aspectos psicodinâmicos de meninos com TDAH. A amostra contou com 40 crianças do sexo masculino, com idades de 5 a 11 anos, sendo 20 meninos diagnosticados com TDAH, segundo o DSM-IV (1994) e 20 meninos do grupo-controle (sem TDAH). O Teste de Matrizes Coloridas Raven foi utilizado como critério de inclusão das crianças dos dois grupos que apresentaram um nível de inteligência classificado, no mínimo com o percentil 50 (Média). Foi utilizado o Teste de Apercepção Temática/CAT-A (Bellak & Belak, 1981 e Bellak, 1966), uma técnica projetiva aperceptiva, com dez pranchas, com figuras de animais e é de fácil identificação para as crianças, considerada por Anzieu (1979) como a mais eficaz e a mais empregada dentre as derivadas do TAT. As respostas das dez pranchas dos 40 sujeitos foram analisadas por 4 juízes, sendo três deles, às cegas, sobre os aspectos de identificação, conflitos, angústias, mecanismos de defesa, interação dos papéis familiares e, ainda, sobre o nível de maturidade afetiva, especialmente sobre o desenvolvimento do superego. Os critérios de análise selecionados para este estudo, através de Grupos e Traços, foram os organizados, inicialmente, por Trinca (1997), posteriormente, reorganizados por Tardivo (1998) e complementado por Benczik (2005). A análise foi fundamentada na Teoria psicanalítica das Relações Objetais de Melanie Klein (1981, 1985) e Simon (1986).

Os resultados demonstraram diferenças significantes entre os grupos de meninos com relação aos aspectos psicodinâmicos. Os meninos com TDAH apresentaram os seguintes traços, com relação aos 8 grupos analisados:

I) ***Atitudes Básicas*** de insegurança com tendências mais regredidas, necessidade de proteção, medo de não conter os impulsos, dificuldade para crescer, percepção do mundo como ameaçador; bem como uma atitude de oposição frente ao mundo, com a presença de hostilidade, negativismo, não colaboração, competitividade, desconsideração e rejeição aos outros. Foi observado também a identificação negativa de si mesmos, com sentimentos de menos valia, desvalorização, autoconceito e autoimagem negativos.

II) Quanto às ***Figuras Significativas***, os meninos com TDAH sentiram as Figuras Maternas e Fraternas como negativas, ausentes, omissas, rejeitadoras, ameaçadoras, controladoras, autoritárias, principalmente, relacionada à maneira de como o menino se percebe no meio familiar e no contexto social. A figura paterna foi sentida também como objeto mau, de forma ainda mais intensa do que a figura materna.

III) Com relação aos *Sentimentos Expressos*, os meninos com TDAH tenderam a expressar mais sentimentos hostis e destrutivos (derivados do instinto de morte), ou seja, sentimentos de ódio, inveja e ciúme persecutório, em detrimento dos sentimentos derivados do instinto de vida, tais como amor e alegria. Os meninos com TDAH expressaram também, mas, em menor frequência, sentimentos derivados do conflito, incluem-se aqui os sentimentos ambivalentes e derivados do instinto de vida, próprios da elaboração da posição depressiva, onde vigoram os sentimentos de perda, culpa e abandono (Klein, 1981).

IV) As *Tendências e Desejos Expressos* pelos meninos com TDAH foram com maior frequência, as destrutivas, insere-se aqui as mais hostis, como desejo de vingança, de atacar, de destruir, de separar os pais, a necessidade de poder, as quais predominaram sobre as tendências construtivas (realização, autonomia, crescimento, evitação de danos físicos e ou psicológicos), evidenciadas no grupo de meninos sem TDAH.

V) Os *Impulsos* mais prevalentes entre os meninos com TDAH foram os impulsos destrutivos (decorrentes do instinto de morte), os quais, sobrepuseram-se, sobre os sentimentos amorosos (decorrentes do instinto de vida).

VI) As *Ansiedades,* partindo da definição da teoria kleiniana, é encarada aqui, como uma ameaça, um perigo e, pode ser sentida como dirigida ao ego (ansiedade paranoide) ou ao objeto (ansiedade depressiva). Os meninos com TDAH experimentaram mais ansiedades paranoides (resultados da projeção dos impulsos agressivos nos objetos que, por isso, são sentidos como persecutórios) do que as ansiedades depressivas (fazem parte do desenvolvimento da posição depressiva), como apontado por Klein (1981) como a posição esperada para um desenvolvimento sadio.

VII) Os *Mecanismos de Defesa* mais utilizados entre os meninos com TDAH, comparados aos meninos do grupo controle foram: Regressão à estágios primitivos – Voracidade, sendo um desejo impetuoso e insaciável, excedendo o que o sujeito necessita e que o objeto (pessoa) é capaz ou pretende dar (Klein, 1985, P. 181); Negação maníaca onipotente, a qual envolve a negação, o controle e triunfo sobre o objeto (pessoa). O controle onipotente é uma característica dos sujeitos que funcionam predominantemente numa posição narcisista, isto é, pessoas que ainda mantém a crença mágica de que o mundo gira em torno delas (Zimerman, 2001). Klein (1985) observou que as defesas maníacas (o controle, o triunfo e o desprezo) se organizam defensivamente como negação contra o sentimento de inveja e o reconhecimento da sua dependência. Pelo controle, o sujeito pretende dominar a tudo e a todos, exercendo, de forma onipotente, um controle e apoderamento. Pelo triunfo, ele nega sua baixa autoestima e desvalia, resultante de seu estado depressivo, subjacente e, nem sempre manifesto. O desprezo é uma decorrência e uma condição do triunfo e implica que o sujeito empregue, maciçamente, a defesa do desmerecimento denegrimento de todos aqueles que inveja ou imagina que o oprimem e o humilham (Zimerman, 2001); Trapaça: a criança engana o adulto ou vice-versa. Eles enganam, mentem, inventam e trapaceiam o outro. A tendência à fantasia, à fabulação e à mentira são utilizadas entre os meninos com TDAH como forma de encobrir suas travessuras e incapacidades.

VIII) O *Superego* dos meninos com TDAH se manifestou com mais frequência, ora como inconsistente e frágil, ora, como rígido e punitivo, revelando inflexibilidade mental para que as resoluções dos conflitos.

Podemos concluir que, por meio do Teste de Apercepção Temática Infantil/ CAT-A com figura de animais, e, a partir dos critérios de análise utilizados neste estudo, foi possível identificar diferenças significantes, quanto aos aspectos psicodinâmicos e afetivos de meninos com e sem TDAH.

Os meninos com TDAH tenderam a apresentar mais conflitos afetivos, angústias e medos, insegurança, com tendências regredidas, necessidade de proteção, sentem o mundo interno como ameaçador, apresentam sentimentos de desvalor, autoestima comprometida, dificuldade de distinguir fantasia de realidade, medo de não conterem os impulsos, e dificuldade na regulação das emoções, como a agressividade, a raiva e a irritabilidade. Expressam tendências, impulsos e sentimentos mais destrutivos, como: raiva, desejos de vingança, inveja e ciúme persecutório dos pais e irmãos.

Este padrão afetivo mais negativo e a labilidade afetiva, refletem a dificuldade deles para lidar com as frustrações, já que em suas fantasias imaginam que os seus desejos devam ser imediatamente satisfeitos (pensamento mágico), e, a qualquer custo, utilizando-se com frequência de defesas arcaicas, como a voracidade, a negação maníaca onipotente e a trapaça. Adotam condutas com tendência à oposição e ao exibicionismo, nível alto de competitividade e de hostilidade, negativismo, desconsideração e rejeição aos outros, achado este compatível ao descrito por Barkley e Murphy (2009) quando relataram que as pessoas com TDAH tendem a apresentar níveis mais baixos de empatia.

Uma ressalva importante a ser feita, é que essas crianças não adotam estas atitudes de forma fria, premeditada e ou planejada, pelo contrário, essas atitudes mais regredidas são expressas de maneira deliberadamente impulsiva, em decorrência de serem hiper-reativas às situações. E, quanto mais se sentem frustradas, mais tendem a se defender de forma imatura com defesas reativas e impulsivas. Esse achado fundamenta as ideias de Barkley e Murphy (2008) quando explicam que quando há pouca autorregulação da emoção, a tendência é haver maior a expressão da emoção, principalmente para lidar com as frustrações. Brown (2009) realça a dificuldade da regulação da emoção e os problemas crônicos decorrentes dela, como sendo as características da maioria dos pacientes com TDAH.

Por outro lado, o efeito da presença frequente de sentimentos, impulsos e tendências destrutivos, refletem o desespero e a preocupação que podem sentir, em terem destruído os objetos bons e amados dentro deles mesmos, como resultados da sua própria voracidade e destrutividade. E, como consequência desta possibilidade de destruição interna, eles se sentem perseguidos (ansiedades paranoides). Em outras palavras, eles podem se sentir sem valor, por acharem que transformaram seus pais internos bons, em perseguidores, como resultado de seus próprios impulsos e fantasias destrutivas (Klein, 1985). O superego mostrou ser inflexível e pouco consistente para dar conta de suas angústias, visando a resolução dos conflitos e em comportamento adaptativo.

Os meninos com TDAH sentiram os seus pais e irmãos, como figuras negativas, o que interfere também nas interações familiares. Para Marcelli (1982/1998), em função de todo o comprometimento funcional, ocasionado pelo quadro de TDAH, essas crianças são incapazes de corresponder às expectativas dos pais, levando a respostas parentais punitivas. Os pais tendem a atuar sobre seus filhos com mais repreensão, repulsa, controle, ou ainda, com atitudes de omissão, ausência e rejeição. Este fato pode explicar, em parte, por que essas crianças sentem as figuras significativas negativas, ou seja, como objetos maus, já que, muitas vezes, elas não percebem o impacto que o seu comportamento disruptivo tem sobre os seus pais e sobre o ambiente.

Entende-se que, esses meninos, demonstraram em suas personalidades um funcionamento mental regredido à estágios primitivos (negação da realidade, onipotência, narcisismo, ausência de lógica, tempo e espaço), revelando-se mais imaturos emocionalmente, mais reativos em seus sentimentos, mais irascíveis, irritáveis e facilmente frustrados pelos acontecimentos (Barkley e Murphy, 2008).

Os achados dos dois estudos descritos neste capítulo estão em consonância com a literatura sobre a fragilidade emocional de crianças com TDAH, e, relacionam-se com a presença de labilidade afetiva, temperamento quente, acentuada intolerância à frustração, para além da tríade: desatenção, hiperatividade e impulsividade (Searight et al, 2000).

Os resultados demonstraram o impacto que este quadro clínico pode exercer na dinâmica da personalidade infantil, colocando a criança com TDAH em risco para falha na modulação dos afetos (autorregulação emocional) e na modulação da frustração (Barkley, 1997; Barkley e Murphy, 2008, Brown, 2009, Searight et al, 2000, Lopes et al., 2005), pois exibem uma capacidade deficitária para aceitarem as instabilidades emocionais e para suportarem sentimentos negativos, de modo que as resoluções dos problemas possam ocorrer (Linehan 1993).

A importância do desenvolvimento da autorregulação emocional em crianças com TDAH, mostra ao clínico, a necessidade deste, incluir no seu protocolo de avaliação e de atendimento, estratégias interventivas que possam contemplar as questões emocionais, extrapolando os critérios classificatórios propostos pelo DSM-5 (2013). O sofrimento psíquico experimentado por estas crianças, bem como sua fragilidade emocional devem receber mais atenção nos contextos terapêuticos, ampliada à orientação de pais e professores, contribuindo assim, com a saúde mental e melhor bem-estar psicossocial.

REFERÊNCIAS

ANZIEU, D. Os Métodos Projetivos. Rio de Janeiro: Campos, 1979.

BARKLEY, R. A. Attention/hyperactivity déficit disorder: a handbook for diagnosis and treatment. 2ed. New York: **Guilford**, 1998.

BARKLEY, R. A. Transtorno do Déficit de Atenção/Hiperatividade (TDAH). Guia completo para pais, professores e profissionais da saúde. Porto Alegre: **ArtMed**, 2002.

BARKLEY, R. A, Murphy KR. Transtorno de Déficit de Atenção / Hiperatividade. Porto Alegre: **Artmed**; 2008

BELLAK, L. El Test de Apercepción Infantil (CAT) In: RABIN, A. L.; HAWORTH, M. R. Técnicas Proyectivas para Ñinos. Buenos Aires: **Paidós**, 1966.

BELLAK, L. e BELLACK, S.S. Teste de Apercepção Infantil com Figuras de Animais. São Paulo: **Mestre Jou**, 1981.

BENCZIK, E.B.P. Escala de Avaliação dos Comportamentos Infantojuvenis no Transtorno de Déficit de Atenção/Hiperatividade em Ambiente Familiar – Versão para Pais Editora Memnon/SP. 2018.

BENCZIK, E.B.P . Escala do Transtorno de Déficit de Atenção/Hiperatividade Versão para Adolescentes e Adultos. Editora Vetor/SP. 2013.

BENCZIK, E.B.P. Crianças com Transtorno de Déficit de Atenção / Hiperatividade: um estudo dos aspectos psicodinâmicos a partir do Teste de Apercepção Temática Infantil (tese). São Paulo: Instituto de Psicologia da Universidade de São Paulo; 2005. 180 p.

BENCZIK, E.B.P., CASELLA, E.B. Compreendendo o impacto do TDAH na dinâmica familiar e as possibilidades de intervenção. **Rev. Psicopedagogia**. 2015; 32(97):93-103.

BROWN, T. ADHD: complications in children and adults. Washington, DC: **American Psychiatric Publishing;** 2009.

BOWLBY, J. Uma base segura. Porto Alegre: **ArtMed**, 1989.

DI LORETO O. Posições tardias: contribuição ao segundo ano de vida. São Paulo: Casa do Psicólogo; 2007.

DSM-5 AMERICAN PSYCHIATRIC ASSOCIATION. Diagnostic and statiscal manual of mental disorders. 5.ed. Washington, DC: **American Psychiatric Association**, 2013.

DSM-4 AMERICAN PSYCHIATRIC ASSOCIATION. Diagnostic and statiscal manual of mental disorders. 5.ed. Washington, DC: **American Psychiatric Association**, 1994.

DU PAUL, G.; THOMAS, J.P.; ANASTOPOULOS, A. D.; e REID, R. Escala de Avaliação do TDAH-5 para Crianças e Adolescentes: Listas de Verificação, Normas e Interpretação Clínica. Copyright, 2016.

EXNER, J.JUNIOR. El Rorschach: um sistema compreensivo. Madrid: **Psimática**, 1995.

FIGARO, R.A.D.S. Analise da Afetividade pelo Método de Rorschach: um enfoque junguiano. Dissertação de mestrado. Pontifícia Universidade Católica de São Paulo (PUC-SP): 2009.

FLOREZ IR. Developing young children´s self-regulation through everyday experiences. 2011. Disponível em: http://www.naeyc.org/files/yc/file/201107/Self-Regula tion_Florez_OnlineJuly2011.pdf. Recuperado em 2013.

KLEIN, M. Contribuições à Psicanálise. São Paulo: **Mestre Jou**, 1981. 539 p.

KLEIN, M. Inveja e Gratidão e outros trabalhos (1946 – 1963). Rio de Janeiro: **Imago**. 1985. 389 p. (Obras completas de Melanie Klein, v.2).

KNAPP P, BICCA C, GREVET EH. Abordagens psicoterápicas e psicossociais do Transtorno de Déficit de Atenção / Hiperatividade. In: Louzã Neto MR et al. Transtorno de Déficit de Atenção / Hiperatividade ao longo da vida. Porto Alegre: **Artmed**; 2010. p. 305-35.

KNOX, J. The relevance of attachment theory to a contemporary junguian view of the internal world. **Journal of Analytical Psychology**, Oxford, UK, 1999, v44, p.511-530.

LOPES, R.M.F., NASCIMENTO, R.F.L E BANDEIRA, D.R. Avaliação do Transtorno de Déficit de Atenção/Hiperatividade: Uma revisão da literatura. **Aval Psicol**, 4:65-74, 2005.

LINEHAM, M.M. Cognitive behavioral therapy for borderline personality disorder. New York: **Guilford Press**; 1993.

MARCELLI, D. Manual de Psicopatologia da Infância de Ajuriaguerra. Porto Alegre: **Artmed**. 5.ed. Porto Alegre: Artmed, 1982/1998. 410 p.

MARKS, D.J. ADHD in adults: assessment and treatment considerations. **Behavioral Health Management**. 2004; 24(3):42-

REIMHERR, MARCHANT, B.K, OLSEN J.L., WENDER P.H., ROBISON, R.J. Oppositional defiant disorder in adults with ADHD. **J Atten Disord.** 2013; 17(2):102-13.

SEARIGHT, H.R., BURKE, J.M., ROOTNEK, K.F. Adult ADHD: evaluation and treatment in family medicine. **Am Family Phys.** 2000; 62(9):2077-86.

SHORE, A. Na. Affect Regulation and the origin of the self: the neurobiology of emotional development. Hillsdale, N.J: **Erlbaum** 1984.

SIMON, R. Introdução à psicanálise. São Paulo: Editora Pedagógica e Universitária, 1986. 135 p.

STAHL, S.M. Psicofarmacologia. Bases neurocientificas e Aplicações Práticas. Editora Guanabara Koogen: 2010

TARDIVO, L.S. C. O Teste de Apercepção Infantil e o Teste das Fábulas de DUSS. São Paulo; Vetor, 1998. 228 p.

TOPCZEWSKI, A Hiperatividade – Como lidar? São Paulo: Casa do Psicólogo, 1999.

TRINCA, W. O procedimento do desenho-estória. São Paulo: Vetor, 1997. 292 p.

ZIMERMAN, D. E. Vocabulário Contemporâneo de Psicanálise. Porto Alegre: **Artmed**, 459 p.

Capítulo 7

O DESENHO INFANTIL E OS ASPECTOS EMOCIONAIS DE CRIANÇAS COM TRANSTORNO DE DÉFICIT DE ATENÇÃO/HIPERATIVIDADE (TDAH)

Edyleine Bellini Peroni Benczik
Simone Alarcon Oncalla

A alta prevalência de problemas de atenção, dificuldades de aprendizagem, instabilidade emocional e a falta do controle dos impulsos, aspectos estes, associados a vários transtornos, resultam no encaminhamento de crianças para a avaliação e intervenção psicológica. O Transtorno do Déficit de Atenção/Hiperatividade (TDAH) promove essas dificuldades, associadas a pouca capacidade de planejamento e de auto monitoramento, para administrar aspectos práticos como a forma de estudo adequada para si, para lidar com os seus sentimentos e com os do outro também.

Encaminhadas para avaliação neuropsicológica e aos procedimentos médicos, pode-se observar na experiência da clínica, que há déficits e sintomas que se organizam e se arranjam de forma particular em cada uma delas (SÁ, 2007). As questões subjetivas de cada indivíduo, a dinâmica do meio e os aspectos subjacentes às dificuldades deste transtorno, apresentam-se com uma construção individual tão variada que, por vezes, desafiam os resultados das técnicas de treinos de tarefas, de modulação de comportamento e das terapias medicamentosas.

A leitura dos aspectos emocionais, bem como dos déficits de cognição social, abordagem conceptual e empírica genética que procura compreender e explicar, prever e orientar o comportamento social (Hamilton, D. L.; Devine, P. G. & Ostrom, T. M., 1994), das crianças com TDAH, podem nortear as condutas terapêuticas para que atinjam as reais necessidades de cada caso.

> Embora tratamentos multimodais, que aliam medicação e Terapia cognitiva comportamental (TCC) demonstrem resultados mais efetivos, são recorrentes as dificuldades, no que diz respeito às mudanças comportamentais positivas, aderência dos pais ao tratamento, bem como das atividades de treino em tarefas, além da permanência das dificuldades

> cognitivas correspondentes ao quadro do TDAH, tal como evidenciam os estudos de eficácia do MTA (Cooperative Group, 1999; Brown et al., 2005; Steer, 2006; Kanapp et al., 2002; e da APA, 2009) *apud* Oncalla, S.A. (2015, p.23).

No processo do desenvolvimento humano, os domínios funcionais, segundo pressupostos de Henri Wallon (2005), os aspectos orgânicos, cognitivos, emocionais e sociais, constituem a formação da criança, em um movimento dialético de jogos e interferências, com impacto um sobre o outro, por meio de aspectos afetivos e cognitivos alternados, não de forma separada, mas sim articulada, sofrendo influências, constitutivas, das relações sociais e da integração destes conjuntos funcionais em cada indivíduo, de forma individual na expressão de qualquer patologia.

OS ASPECTOS DAS EMOÇÕES E DO COMPORTAMENTO

Quando há o predomínio da emoção em um estágio de desenvolvimento, pode ocorrer uma maior instabilidade e um menor controle das ações, o que leva a criança ao estado de imperícia e crise, expressando-se, em geral, uma reação puramente emocional.

> A emoção é um mecanismo de sobrevivência da espécie humana. Há um predomínio orgânico pautado na expressão corporal e motora da afetividade (...). Nota-se que a criança com TDAH apresenta uma defasagem deste amadurecimento no que se espera de cada etapa de desenvolvimento (Moraes, R.R; Oncalla, S. A., 2013, cap.6, p. 208-209).

Subjacente aos problemas atencionais, de memória de trabalho e de funções executivas deficitárias, pertinentes ao quadro clínico do TDAH, a criança ao longo do tempo, devido aos fracassos sucessivos, tende a encobrir os seus problemas, numa tentativa de não lidar com sua angústia e, como consequência, realiza manobras pouco adaptativas e funcionais que resultam em erros sistemáticos, os quais reduzem seu senso de bem. Estes aspectos emocionais estão intimamente implicados com a inquietação, a instabilidade de humor e o abandono de tarefas, observados no seu cotidiano. Esse mecanismo vivido ao longo do tempo faz com que a criança nem inicie algumas tarefas, porque já as reconhece como difíceis e acredita que, novamente não dará conta. Tende a fugir de julgamentos, isto porque, de certa forma, o trato social, geralmente é hostil, mas mesmo assim esbarra nas cobranças, tornando este embate um círculo vicioso, ou seja, cobranças excessivas revertem a uma sensação de fracasso constante. A abordagem cognitiva comportamental explica que este círculo vicioso pode levar a criança com TDAH a ter pensamentos automáticos e disfuncionais, por ex.: "Eu sou burro! Não consigo fazer!"; "Faço tudo errado!", ativando as suas crenças de desvalor (Benczik, E.B.P. 2019).

As cobranças e conflitos no âmbito escolar e familiar, frente a estas dificuldades, tornam-se constantes na vida destas crianças. Suas relações interpessoais são caracterizadas como negativas, produzindo a sensação de não conseguir corresponder às expectativas dos outros. Deste modo, é de se esperar que, essa vivência poderá resultar em possíveis comorbidades associadas ao TDAH, aumentando assim, a possibilidade, de exclusão social e autoimagem comprometida.

Observa-se que a criança com TDAH, perfil desatento tende a recorrer a um maior afastamento dos grupos para se esquivar de observações e não demonstrar possíveis inabilidades. Apresenta baixa autoestima, sentimentos de inadequação, ansiedade, dificuldades de iniciativa e colaboração, correspondentes aos aspectos da cognição social comprometida, interferindo na execução das atividades de vida diária e nos aspectos afetivos da relação com o aprender. Já aquela de perfil combinado (hiperativo/impulsivo) com sintomas mais externalizantes, tendem a manifestar um comportamento reativo e agressivo frente às normas e exigências do meio. Estas crianças, causando impacto no meio, com este comportamento turbulento, as manobras e atitudes dos seus responsáveis, consequentemente tendem a ser mais vigorosas, deste modo, sentem as condutas como pressão ambiental e hostilidade, provocando uma sensação de mal-estar prolongada no decorrer do dia, intensificando o estresse e a inquietude.

Embora os inventários de comportamento, as anamneses e as observações lúdicas tragam dados importantes do comportamento e do estado emocional desta criança, as expressões significativas que aparecem no desenho infantil sobre as características do seu perfil e estado é de muita relevância ao profissional no processo de investigação e do acompanhamento clínico dessas crianças.

EVOLUÇÃO DO DESENHO INFANTIL NA PERSPECTIVA DO DESENVOLVIMENTO

Na evolução do desenho infantil a criança esboça, inicialmente, suas garatujas, que traduzem, em parte, a imaturidade das áreas pré-frontais que, só a partir do quarto e quinto anos de vida apresentam padrões de maturação que se expressam em um desempenho operatório mais estável, ocorrendo neste período à aquisição das primeiras formas de controle executivo voluntário e consciente. Assim, as áreas associativas cerebrais, particularmente as regiões posteriores dos dois hemisférios cerebrais, neste período, decodificam e armazenam com maior eficiência as informações sensoriais e proprioceptivas recebidas do meio externo (Mazzonni, H. M. O.; Tambaquim, M. L. M., 2011).

O refinamento do controle motor e práxico exigem, por sua vez, uma adequada força e tônus muscular como condição básica, na modulação dos impulsos cenestésicos aferentes que se orientam para o mundo exterior, mantendo um controle balanceado entre a entrada e a saída traduzida em movimentos voluntários harmônicos e intencionais (Wallon, 2008). Para isso, é necessário um perfeito sistema óptico-espacial para a construção correta do movimento. Na organização de um ato motor há também a necessidade da generalização das atividades intencionais e dos esquemas percepto-motores associados a um adequado controle inibitório para iniciar o movimento, orientá-lo em relação ao alvo (Luria, A. R., 1973).

Com o amadurecimento da função pré-frontal atuando no planejamento, na economia dos movimentos e dos elementos representativos do desenho observa-se uma maior decodificação sensorial dos aspectos auditivos, viso motor, relacionado à integridade das áreas associativas cerebrais.

A reabilitação neuropsicológica, por meio de uma abordagem holística visa trabalhar os aspectos cognitivos que se encontram prejudicados ou defasados e que comprometem os aspectos emocionais e psicossociais do paciente (Oncalla, 2015). Segundo Prigatano (1999), a influência dos componentes psicológicos, a compreensão do paciente sobre seus déficits, sua motivação e engajamento se torna peça fundamental no processo de reabilitação. Os aspectos das funções executivas são definidos por um conjunto de habilidades integradas que permitem ao indivíduo direcionar comportamentos e metas, avaliar sua eficiência e adequação dos seus comportamentos e abandonar estratégias ineficazes e para criar outras mais eficientes (Fuentes *et al.*, 2008).

Baron (2004), ao explanar sobre os processos da Função Executiva (FE) por meio desta abordagem holística, explica que

> ...os processos que constituem as FE podiam ser dicotomizados em processos executivos "*cold*" e "*hot*" (Zelazo & Muller, 2004). Os primeiros são puramente cognitivos e estão presentes durante a abstração e resolução de problemas fora do contexto, sendo apenas baseados na lógica e no mecânico (Rolls, 1995). Os segundos, teriam a ver com aspectos afetivos e necessários quando a situação é significativa e envolve a regulação do afeto e da motivação, assentando em crenças ou desejos, como a experiência de recompensa, regulação do comportamento do próprio e tomada de decisão emocional (Green, 1996). Déficits nas FE "*cold*" e "*hot*" podem ter efeitos devastadores nas atividades do dia-a-dia. (*apud* Oncalla, 2015, P.15).

O DESENHO INFANTIL COMO UM INSTRUMENTO DE DESCOBERTAS E REVELAÇÕES

O desenho é uma das mais antigas formas de comunicação humana, anterior à linguagem escrita, com registros ancestrais expressivos nas cavernas dos tempos primitivos. Por mais de 50 anos os desenhos são utilizados pela psicologia clínica como técnica projetiva para estudar e obter inferências sobre o comportamento, a personalidade e a dinâmica que os indivíduos estabelecem entre si e o meio.

Por meio do desenho infantil, podem-se utilizar critérios relacionados à maturação e suas modulações neuropsicológicas ajustadas a cada estágio do desenvolvimento ontogênico, bem como características intrínsecas do seu quadro clínico, no caso, os fenótipos comportamentais e dos aspectos da emoção, que caracterizam o TDAH. Peculiaridades da forma da expressão gráfica, dos dois perfis do TDAH, também são evidentes, seja na qualidade dos traçados, pressão, no tamanho, localização de quadrantes, detalhes, simetria, direção e movimento dos desenhos revelam diferenças significativas nestas provas projetivas.

Este veículo é um canal de comunicação, pelo qual a criança esboça um tema que poderá servir de síntese do seu estado emocional, do seu pensamento e cognição. Executará o desenho como um pano de fundo do seu mundo interno, da sua personalidade, de como pode mobilizar seus recursos internos para lidar com conflitos interpessoais e intrapsíquicos, quais são suas forças e fraquezas, seu traço, suas atitudes e características comportamentais (BUCK, J., 2003).

O traçado, a proporção, a localização, a perspectiva e os detalhes em um desenho são características que podem fornecer informações contextuais tanto sobre o estado emocional quanto sobre os aspectos maturacionais do desenvolvimento infantil, como explica Emanuel Hammer, F. (1981):

> ...nos desenhos projetivos, as atividades psicomotoras do indivíduo são gravadas no papel. A linha feita pode ser firme ou tímida, incerta, hesitante ou audaciosa, ou pode consistir num ataque selvagem no papel. [...] A página em branco sobre a qual se executará o desenho serve como um fundo sobre o qual o indivíduo pode esboçar um vislumbre de seu mundo interno, de seus traços e atitudes, de suas características comportamentais, das fraquezas e forças de sua personalidade, incluindo o grau em que pode mobilizar seus recursos internos para lidar com conflitos interpessoais e intrapsíquicos (p. 1-2).

O desenho reflete os sentimentos, a capacidade intelectual, a atitude perceptiva, o desenvolvimento físico, o gosto estético e o desenvolvimento social, além de fornecer uma impressão sobre o controle motor e a organização espacial. Desta forma, os desenhos fornecem dados muito valiosos sobre os aspectos cognitivos, afetivos e emocionais da criança (Benczik, 2000-2010).

Foi realizado um estudo, utilizando-se o recurso do desenho livre como prova projetiva, a partir de uma coletânea de desenhos de pacientes de uma clínica de psicologia da capital paulista. Compuseram a amostra 126 crianças, sendo que 42 delas apresentavam TDAH de perfil desatento, 47 crianças com perfil combinado e 37 crianças fizeram parte do grupo controle (sem diagnóstico de TDAH), a faixa etária do grupo amostral foi de seis a dez anos de idade. Por meio de uma análise qualitativa exploratória, realizamos a observação dos desenhos de crianças com perfil desatento, comparativamente aos desenhos de crianças com perfil combinado. Esta seleção se deu em função desses perfis apresentarem em suas expressões, componentes que despertam aos olhos, percepções e sensações diferentes, levando o observador a fazer interpretações empíricas, mesmo quando o tema não apresentou clareza ou coesão.

Pode-se observar que o desenho das crianças com perfil desatento apresentou variações na pressão do lápis, traçados circulares, localização abaixo da linha mediana, proporção distorcida dos dados de realidade, nenhum movimento e perseveração de detalhes e temas, como mostram os desenhos abaixo.

Figura 1 – (sete anos, perfil desatento)

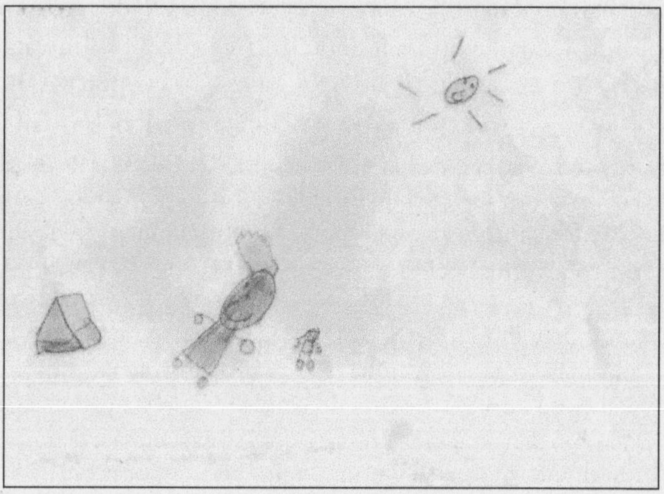

Figura 2 – (criança com 10 anos, sexo feminino e TDAH, perfil desatento)

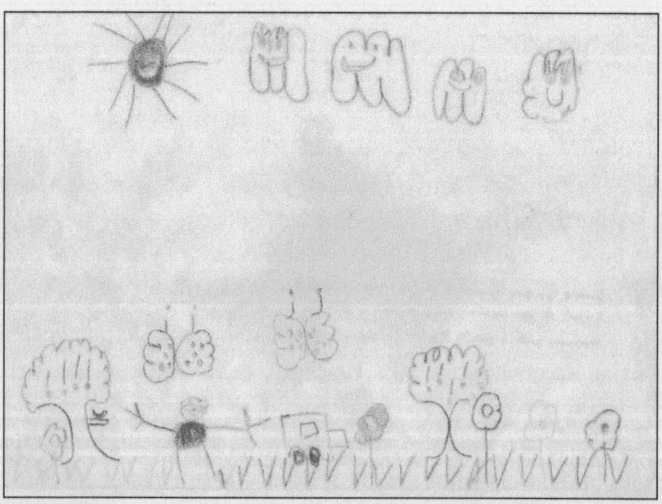

Figura 3 – (criança com nove anos, sexo feminino e TDAH, perfil desatendo)

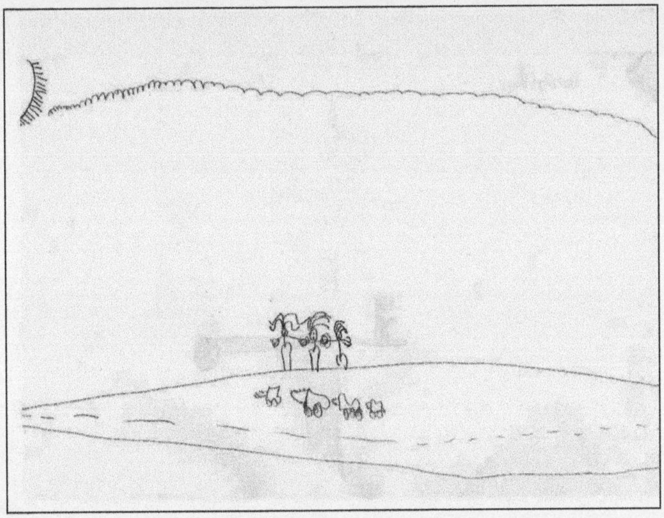

Desenhos estereotipados, composições de temas que denotam imaturidade e perseverações, quando repete inúmeras vezes um mesmo elemento, ou traçado no mesmo desenho (mais de três vezes), não mudando de tema, mesmo depois da solicitação do seu interlocutor, nos desenhos sucessivos, aparecendo claramente nestas produções.

Já as crianças com TDAH de perfil combinado, apresentaram traçados curtos, muitas angulações, fortes pressão na linha, sombreados, borrões, tendência à localização de maior quantidade de elementos no lado esquerdo da página, tamanho grande (chegando a ocupar toda a folha, ou sair fora dela), movimento intenso, temas turbulentos e apresentados com dificuldade de narrativas.

Figura 4- (criança com 9 anos, sexo masculino e TDAH, perfil combinado)

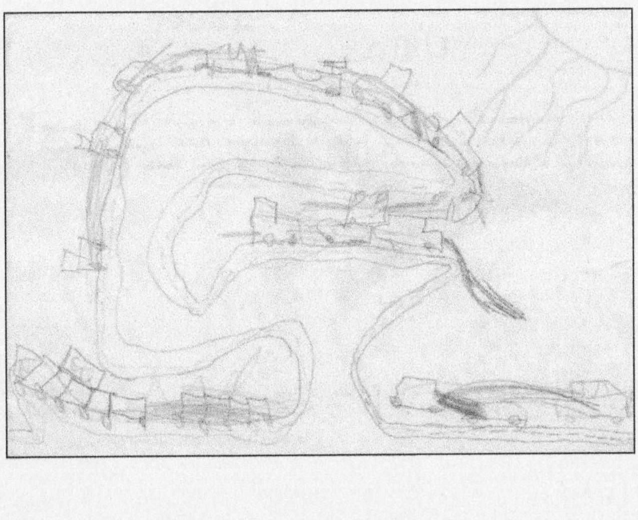

Figura 5 – (criança de 10 anos, sexo masculino e TDAH, perfil combinado)

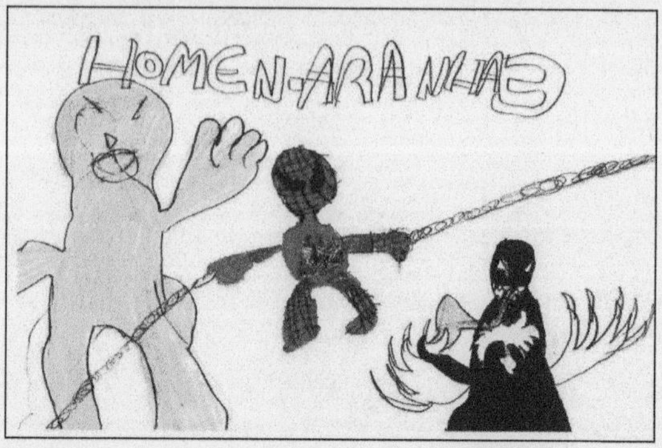

Figura 6 – (criança de 8 anos, sexo masculino e TDAH, perfil combinado)

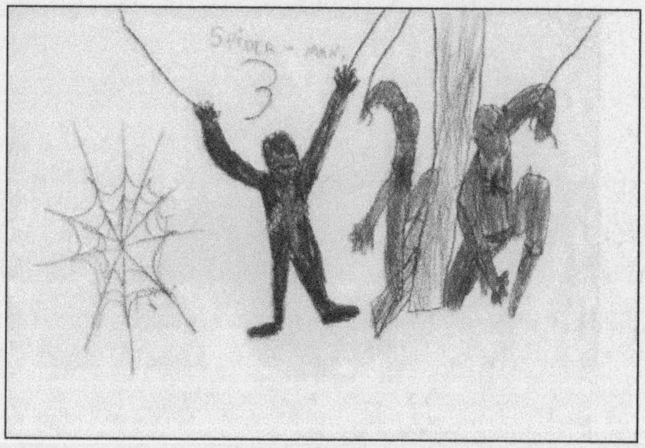

Segundo Buck (2003), cores fortes, ou não convencionais aparecem nas crianças com os critérios de agressividade e impulsividade.

Figura 7 – (pintura com guache de uma criança de 9 anos, do sexo masculino e TDAH, perfil combinado).

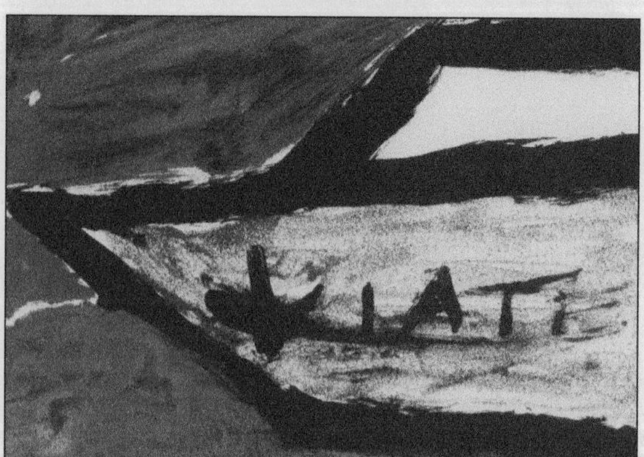

Fonte: (Sá, 2007, anexo VIII).

No desenho acima, podemos verificar indicativos de falta de orientação e de contenção dos impulsos. O desenho que excede os limites da folha revela impulsividade, insatisfação interna, desorganização e falta de planejamento.

Em um estudo de caso, com uma criança de dez anos, com perfil combinado, cujos pais se recusaram a associar medicação ao tratamento terapêutico do TDAH, realizado por Sá (2007), os desenhos iniciais realizados na terapia, comparados depois de sete meses de tratamento, revelaram um amadurecimento nos aspectos da organização, da coesão dos temas, bem como dos aspectos da linguagem, emoção e cognição.

Figura 8 – primeiro desenho do paciente

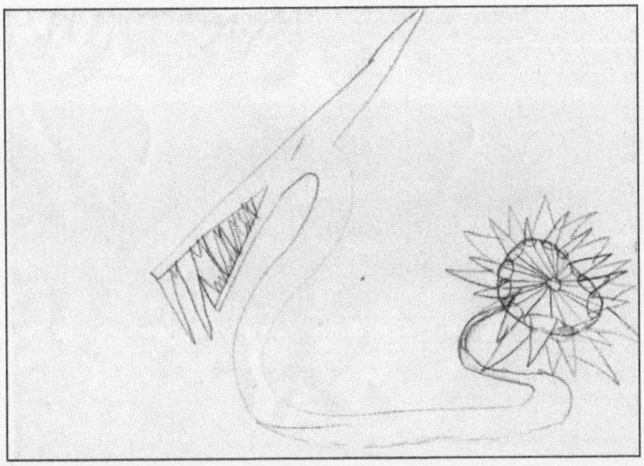

Fonte: (SÁ, 2007, anexo V)

Figura 9 – segundo desenho, após 7 meses de terapia

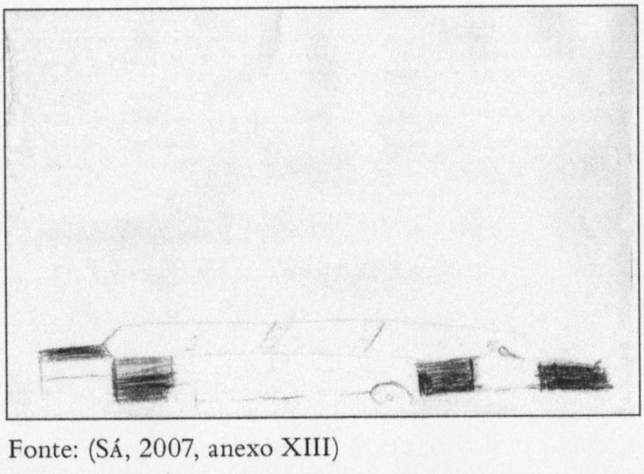

Fonte: (SÁ, 2007, anexo XIII)

Um dragão sem freios, um veículo motorizado, com comandos integrados de locomoção e freio, aparece como representante simbólico do processo integrado e evolutivo da criança.

Foram encontradas no desenho infantil características comuns aos dois tipos de perfis, embora expressas de formas diferentes, tais como: baixa autoestima, sentimentos de inadequação, imaturidade, ansiedade, desolamento, reatividade, opressão, sensação de ambiente hostil, sendo estas inerentes e expressas em suas projeções, permitindo delinear o espectro emocional da criança com TDAH.

As narrativas e os inquéritos dos desenhos apresentados revelaram dificuldades de julgar e avaliar, criticamente os elementos da realidade em geral. O desenho infantil pode nos mostrar a capacidade de reconhecer as relações do todo, no tempo e espaço simbólicos, em relação aos outros objetos do ambiente. Estes aspectos implicam na capacidade, ou qualidade, de como o indivíduo se comporta diante da sua visão crítica de seus mais amplos e abstratos relacionamentos da sua vida diária.

Estes aspectos também estão implicados com o atraso no desenvolvimento da linguagem interna. Para Barkley (2008), este atraso se refere à voz privada no interior da nossa mente, sendo utilizada para conversarmos conosco mesmos, para contemplar, organizar, dirigir, ou comandar nosso próprio comportamento. Isso interfere no automonitoramento, na capacidade de engajamento interpessoal, tarefas e obediência às regras. Deste modo, as atividades de vida diária e a cognição social, ficam altamente comprometidas nessas crianças.

As projeções encontradas nos desenhos das crianças com TDAH se revelaram como os aspectos emocionais fazem com que elas demonstrem pouca atenção ao mundo interior, envolvendo as percepções, os sentimentos e o próprio funcionamento, o que pode acarretar pouca consciência de si mesma e dificuldade para discriminar necessidades dominantes. Segundo Antony & Ribeiro (2005, p.196), "a inquietação e a desatenção promovem um contato superficial consigo e com o outro, cujo intuito é defender-se daquilo que lhe é angustiante sentir e pensar, como também uma consciência confusa e depreciativa de si mesmas".

Por meio do aspecto *hot* no processo terapêutico, ou seja, da regulação do afeto e da motivação, a criança, partindo das suas escolhas e desejos poderá promover maior capacidade de autorregulação e de resolução dos problemas, pelo prazer que o exercício lhe proporcionou (Oncalla, 2015).

À medida que a criança com TDAH, tem a oportunidade de ser compreendida dentro do processo terapêutico, a instabilidade começa dar lugar a um funcionamento mais integrado das emoções, das cognições, dos movimentos, do pensamento e da linguagem, promovendo saltos qualitativos no seu desenvolvimento e qualidade de vida.

O programa de reabilitação deve ter significado para a criança, proporcionar condições para que ela possa manifestar se está entendendo o processo, ou não. Conseguir avaliar os resultados do seu empenho, erros e acertos em suas tarefas permitem que as informações codificadas sejam generalizadas em outros desafios, possibilitando assim, a transferência de uma aprendizagem. Isso proporciona a criança uma maior capacidade de refletir sobre suas ações, pensamentos e sobre si mesma.

Na idade escolar, os problemas decorrentes do déficit de atenção/hiperatividade começam a se manifestar por uma série de perturbações secundárias, as quais afetam, sobretudo as relações interpessoais e a aprendizagem escolar.

Com o objetivo de verificar como crianças com TDAH desenham e expressam as suas percepções em relação a escola, bem como as interações dinâmicas entre elas próprias, seus colegas e professor, Benczik (1997) avaliou um grupo de onze crianças, sendo 9 meninos e 2 meninas, com idades entre sete e doze anos, do 2º ao 6ª ano e nível mental com percentil (=> 65) obtido no Teste de Matrizes Coloridas de Raven. As crianças foram encaminhadas com queixas de desatenção, hiperatividade, impulsividade e baixo rendimento escolar para avaliação psicológica. Foi utilizada a técnica do Desenho Cinético da Escola (KSD) proposta por Prout e Phillips (1974). A aplicação se deu individualmente. Foram utilizados para a análise dos desenhos os indicadores emocionais de Koppitz (1968). Os resultados mais relevantes apontaram a presença de sombreamento (57, 14¨%), indicando conflito e ansiedade frente ao tema escolar. As crianças apresentaram percepção negativa de si mesmas, com relação aos seus professores e colegas (78,58%), evidenciando baixa autoestima, autoconceito pobre, distanciamento dos professores e dificuldade nos relacionamentos interpessoais com os colegas.

Para analisar os aspectos gerais dos desenhos foram utilizados os critérios de Lourenção Van Kolck (1985), os desenhos dessas crianças foram marcados por janelas com grades ou ausência de janelas, portas muito pequenas e fechadas, a presença de cercas, muros, paredes sobrepostas, revelando sensação de prisão, espaços fechados, delimitados e de pouco acesso. As interações dinâmicas entre a criança, seus colegas e professores sugerem relações interpessoais mais problemáticas, superficiais e destituídas de vínculo. O contexto escolar e a rede de relações entre professores e colegas são sentidos por elas como negativas e sem possibilidade de despertar o prazer para aprender e para se relacionar; estas questões somadas ao baixo desempenho escolar promovem baixa autoestima e colaboram para a sensação de fracasso, podendo reverter em uma desvinculação cada vez maior do aluno no processo ensino aprendizagem. A técnica do Desenho Cinético da Escola (KSD) possibilitou acesso às percepções das crianças com sintomas de desatenção, hiperatividade e impulsividade com baixo desempenho escolar a respeito de suas escolas e de como estas, se inserem neste contexto, bem como foi capaz de denunciar a ansiedade de algumas crianças e o distanciamento nas suas interações interpessoais, incluindo a figura do professor, na maioria do grupo avaliado. A posição destas crianças dentro do contexto escolar não se mostrou favorável, sendo um aspecto relevante a ser trabalhado, e que merece atenção em termos de prevenção antes de seu agravamento.

O trabalho não deveria ser dirigido somente à criança, no combate aos pensamentos automáticos e às crenças de desvalor e de desamparo, ("não sou boa o suficiente, não tenho amigos, a escola é um lugar ruim"), mas sim proporcionar subsídios para a orientação de pais e professores, na tentativa de todos trabalharem em sentido de equipe, permitindo despertar um novo olhar para ela mesma, para se sentir mais confiante, recuperando a sua autoestima e desenvolvendo habilidades sociais. Sabemos que as relações interpessoais positivas são fatores protetores contra uma série de problemas. Este trabalho multidisciplinar pode dar lugar a um novo significado à sua experiência de vida como aluno e nas relações com os colegas e professor.

Este estudo tem limitações em função do número amostral, necessitando de mais pesquisas que busquem por maiores evidências nesta área.

O Procedimento de Desenhos-Estórias com Tema tem sido bastante utilizado em ambiente de pesquisa, é uma técnica derivada do procedimento do Desenho Estória, proposto por Trinca (1997). Este procedimento permite a pesquisa de representações sociais que remete a situações específicas, tornando-se uma alternativa inegavelmente fecunda no campo da investigação mental.

Benczik (2020), com o objetivo de investigar como as crianças com TDAH representam a sua escola e as suas relações dentro deste contexto, analisou um grupo de 12 crianças, sendo seis meninas e seis meninos com idades entre sete e doze anos e escolaridade do 2° ao 6° ano, provenientes de escolas particulares de duas cidades do interior de São Paulo. Como critério de inclusão ao grupo utilizou-se o Q.I (Quociente Intelectual) => 90, aferido pelo WISC-IV e o preenchimento do DSM-5 (2013), conforme o seu sistema classificatório.

A técnica consistiu em pedir ao examinando, que fizesse um desenho (acromático), sobre a sua escola, como quisesse (Cruz, 1987). Na sequência, foi solicitada a estória e o inquérito habitual, segundo Trinca (1997). A aplicação do procedimento se deu de forma individual.

A análise da produção gráfica foi realizada por meio de três processos: adaptativo, expressivo e projetivo conforme estabelecido por Lourenção Van Kolck (1985).

A análise formal envolveu a análise do conteúdo, focalizando os processos adaptativos e expressivos, tais como: tema do desenho e da estória, posição da folha, localização da página, tamanho do desenho em relação à folha, qualidade dos traços, sombreamento, transparências, perspectiva ou movimento. A análise do conteúdo foi realizada pela livre inspeção do material.

Embora este estudo apresente limitações, como o pequeno grupo amostral e ausência de grupo controle para estabelecer melhores comparações, ele revelou resultados interessantes.

O grupo de crianças avaliadas mostrou adaptação adequada em relação ao tema e a estória, sendo que todas as crianças (100%) desenharam o tema solicitado. E, (92%) das crianças desenharam no plano horizontal da folha, apenas uma menina (8%) elaborou o seu desenho no plano vertical. Quanto a localização do desenho na página, (92%) das crianças utilizaram a página toda para realizar o desenho, apenas um menino (8%) desenhou na parte horizontal inferior da folha. Sobre o tamanho do desenho, verificou-se que 10 crianças (83%) fizeram o desenho de si mesmos de tamanho pequeno, porém adequado e proporcional ao tamanho do desenho no geral, um menino (8,5%), desenhou em tamanho grande e uma menina (8,5%) não realizou o desenho de nenhuma figura humana. A qualidade do traçado do grupo amostral foi adequada (83%), apenas 17% (duas crianças) utilizaram-se de traços repassados. O sombreado foi identificado no desenho de (33%) das crianças (2 meninos e 2 meninas) e o movimento no desenho foi verificado em (33%) dos desenhos (3 meninas e 1 menino).

Quanto ao aspecto grafo-motor, 67% das meninas executaram os seus desenhos com detalhes e figuras humanas bidimensionais e (33%) realizaram desenhos de forma imatura, sem os detalhes essenciais na figura humana (como pescoço, boca e nariz), fazendo-as em formato palito. No entanto, pode-se observar a ocorrência de situação inversa entre os meninos, apenas 33% deles realizaram os desenhos das figuras humanas de forma bidimensional e (67%) os executaram em formato palito.

A análise de conteúdo do desenho mostrou que, 100% das crianças não desenharam o contexto de sala de aula, bem como os objetos que levam à escola, tais como: cadernos, lápis, pastas ou sequer fizeram referência às tarefas e provas.

Um aspecto digno de nota, refere-se ao espaço escolar desenhado pelas meninas, nenhuma delas estava em sala de aula, 67% desenharam a quadra da escola, (33%) das meninas desenharam-se ao lado de fora da escola (na calçada), uma chegando à escola, levando o seu cachorro e a outra indo embora.

Quanto ao espaço escolar desenhado, 50% dos meninos desenharam o interior da escola (corredor, banheiro e a área livre), porém, fora da sala de aula, 50% fizeram o seu desenho fora da escola, estando na calçada (chegando ou indo embora). Os meninos (100%) desenharam as suas escolas com paredes, muros altos, portões, portas e janelas fechadas com grades.

Sobre a inclusão de pessoas no desenho, (50%) das meninas incluíram colegas, (33%) desenharam apenas elas próprias, (17%) não incluiu ninguém no desenho, nem ela própria "Vou desenhar a quadra da escola, mas não tem ninguém lá agora, todo mundo já foi embora (11 anos -6°. ano)".

Os meninos por sua vez, 50% dos que estavam na escola, incluíram colegas em seus desenhos, enquanto que (50%) desenharam-se sozinhos, estando do lado de fora da escola.

Nenhuma das meninas (100%) desenhou ou fez referência à figura do professor em suas estórias. No entanto, 50% dos meninos fizeram referência à professora, mas estas se encontravam em ambientes diferentes dos deles (33%) e, destes, apenas um menino (17%) estava na mesma cena, interagindo positivamente com a sua professora. "Esta é a entrada da escola, eu, meu amigo e a professora estamos ajudando a enfeitar a árvore de natal, estamos tirando foto para colocar no painel de natal da escola" (menino -10 anos – 5°. ano).

Em um dos desenhos em especial, a criança está chegando à escola, sozinha na calçada, ao lado de uma árvore, entre dois prédios, um de educação infantil, o prédio dos "pequenos" como ele refere, e o de ensino fundamental e médio, "o prédio dos grandes". Este desenho e estória parecem refletir o seu conflito entre crescer (prédio dos grandes) e permanecer criança (prédio dos pequenos) e a árvore (mãe) como um apoio neste processo.

Embora os temas das histórias tenham se relacionado com a dimensão escolar, as estórias das meninas e dos meninos foram enxutas, incluindo o inquérito e se limitaram a fazê-las de forma breve e pouco elaboradas. Elas se dedicaram mais na elaboração do desenho do que das estórias, fazendo-as com pressa e sem a devida consideração, mesmo sendo incentivadas. Este fato parece mostrar a dificuldade da criança se manter do começo ao fim da tarefa, persistindo no esforço, mantendo a motivação inicial, por um período mais longo de tempo, em decorrência da dificuldade na habilidade da atenção sustentada.

Sobre a inclusão de si próprias, nos desenhos e estórias no ambiente escolar, (92%) das crianças fizeram auto referência, apenas uma menina não se incluiu no desenho (8%). Este dado revela que a maioria das crianças teve facilidade para se identificar com o tema proposto, sendo a escola parte do cotidiano delas.

Alguns exemplos de desenhos e relatos relevantes:

Figura 10 – "Eu não gosto da escola, acho que não deveria existir, só gosto da hora de ir embora, fico olhando toda hora para fora da minha escola, esperando sair logo" (menino – 10 anos – 4º. Ano).

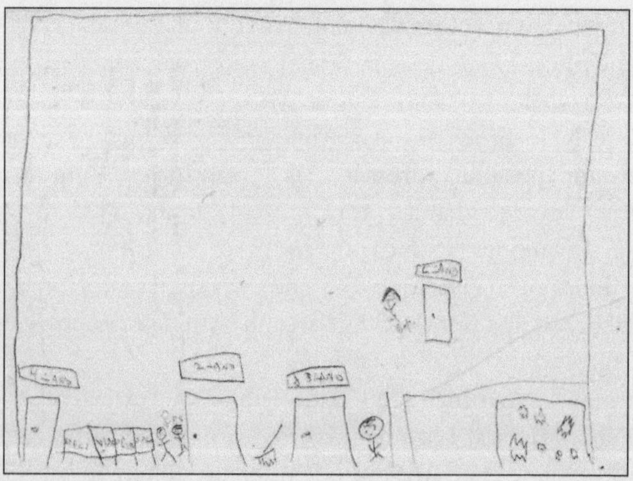

Figura 11 – "Eu estava no banheiro e o meu amigo estava correndo para ir para a sala, ele tinha ido tomar água" (6 anos – 3º ano).

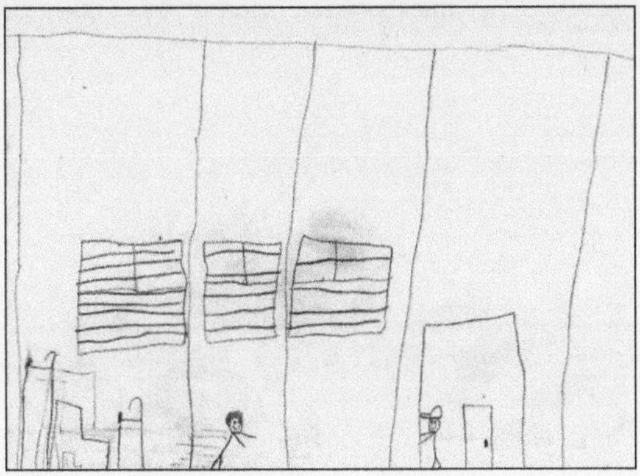

Figura 12 – "Estou aqui indo embora da escola, ainda bem, a aula acabou. Estou cansado!" (11 anos – 5ª. ano).

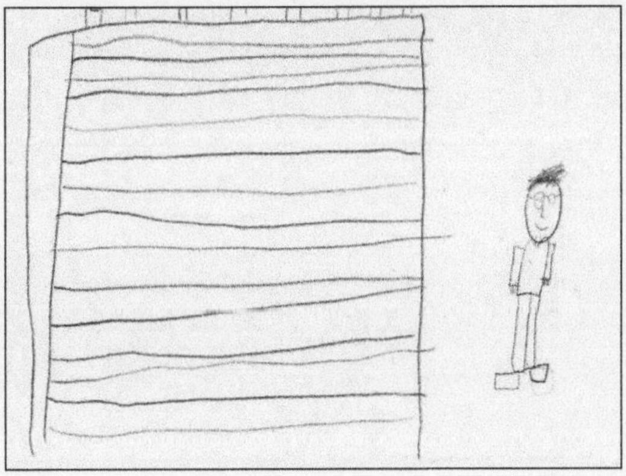

Figura 13 – "Essa é a minha escola. Estou do lado de fora, indo embora. A minha escola tem muitas formas e grades, tem duas escadas, piscina e escorregador" (menina – 11 anos – 6º. ano).

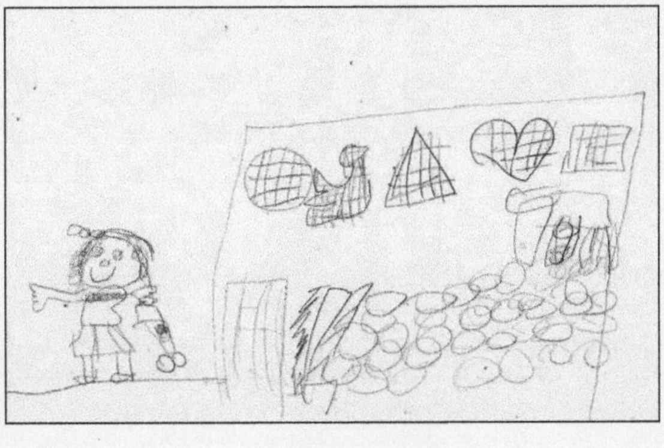

Figura 14 – "Estou na quadra da escola brincando com o meu amigo, estamos jogando basquete" (menina – 8 anos -3º ano).

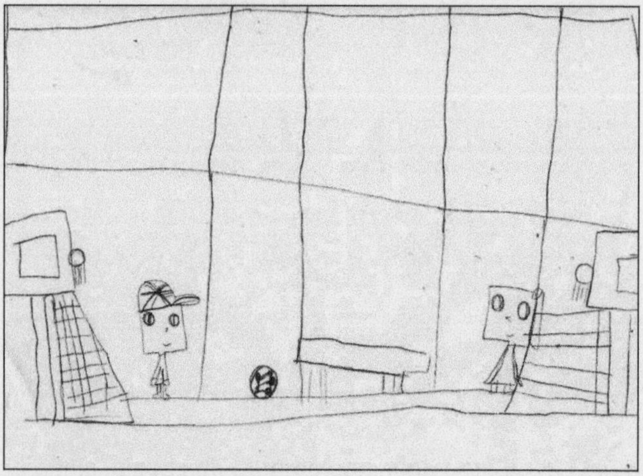

Figura 15 – "Vou desenhar o lugar da escola que eu mais gosto, a quadra, estou jogando vôlei, mas vou desenhar só eu, mais ninguém!" (menina – 8 anos – 3º. Ano).

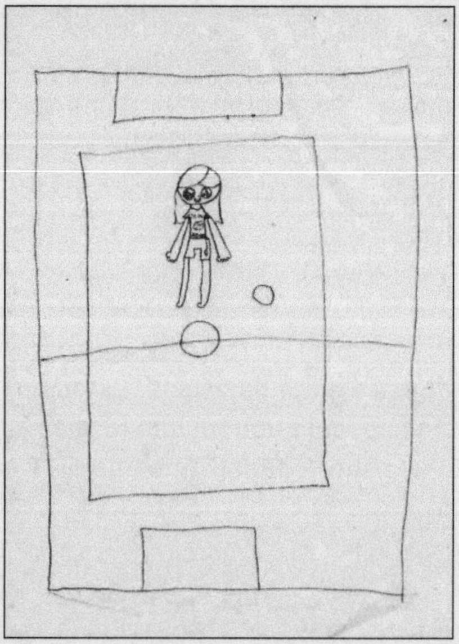

DISCUSSÃO DOS RESULTADOS

As crianças, ao se identificaram rapidamente com o tema, demonstraram adaptação na situação da técnica proposta e bom contato com a realidade.

Quanto aos aspectos formais do desenho, a maioria das crianças utilizou a página toda para desenhar, evidenciando necessidade de expansão frente ao espaço escolar. O desenho de figuras foi de tamanho proporcional ao tamanho da escola, exibindo a noção de realidade quanto à sua inserção na escola, as figuras muito pequenas desenhadas por algumas crianças podem indicar sentimento de menos valia. Os traçados utilizados pelas crianças foram adequados em termos de pressão e forma, denunciando energia psíquica integrada. As meninas, em sua maioria, exibiram melhor maturidade gráfica em suas produções do que os meninos.

Quanto aos aspectos de conteúdo, pode-se perceber que nenhuma das crianças desenhou o interior das suas salas de aula e não houve alusão, nem ao menos verbal do contexto da aprendizagem em si. Das crianças que estavam na escola, ou estavam brincando na quadra ou estavam no corredor, no banheiro e no bebedouro, os demais alunos estavam fora da escola, a maioria indo embora. Não relataram nada referente aos seus materiais, objetos, lições, tarefas e tudo o que envolve o processo ensino-aprendizagem, pelo contrário, os desenhos foram representados pelas meninas por espaços externos, como as quadras e calçadas, indo embora ou chegando na escola com cachorro, fato este não convencional e que, pode representar a necessidade destas, em fazer da escola uma extensão de suas casas.

Pode-se inferir que as meninas negaram os aspectos educacionais e priorizaram os aspectos sociais, buscando por espaços livres e prazerosos na escola, que transponham as paredes delimitadas das salas de aula, reponsabilidades e realização de tarefas. Enquanto os meninos, perceberam e sentiram as suas escolas com muitas paredes, muros altos, portões enormes, portas e janelas fechadas com grades, denotando uma percepção de ambiente fechado, excesso de limites e sensação de aprisionamento, eles demonstraram se sentir mais presos na escola do que as meninas. Os comentários deles se referiram a uma escola mais negativa: "não gosto da escola, não deveria existir escola", "a aula acabou, ainda bem, já estou indo embora, estou cansado!". Os meninos, mais do que as meninas, mostraram mais claramente as suas insatisfações com relação a escola. As meninas, implicitamente, também demonstraram não apreciar a sala de aula, mas usaram de outros mecanismos de adaptação ao contexto escolar, como indo brincar na quadra e se relacionar com os colegas, negando os aspectos mais difíceis (responsabilidades) com os quais elas têm que lidar todos os dias.

Outro fato intrigante, é que as meninas não se referiram à figura dos professores (nem no desenho, nem nas estórias ou comentários), evidenciando distanciamento afetivo no vínculo professor-aluno, o que demonstra uma figura de professor pouco significativa para elas. Apenas um dos meninos interagiu de forma próxima e positiva com a professora, colocando-a na mesma cena com ele.

Dentre os meninos que estavam dentro da escola, todos estavam fora da sala de aula, o mais próximo estava no corredor, um outro no banheiro e o amigo tomando água no bebedouro, tendo que correr para voltar para a classe, situação tão corriqueira entre crianças com TDAH, elas saem da classe com muita frequência, pedem para tomar água e ir ao banheiro várias vezes durante a aula, em função da dificuldade de permanecerem sentadas por muito tempo.

O fato de nenhuma das crianças (meninos e meninas) fazer menção a sala de aula e a rotina escolar, como tarefas, provas, materiais pedagógicos, não incluindo em seus desenhos e estórias, o aspecto de responsabilidade e obrigações, evidencia uma negação daquilo que considera desagradável, incômodo e difícil, não demonstrando interesse e ou motivação pela aprendizagem formal fornecida pela escola, incluindo prazos, cobranças e notas.

O espaço delimitado de sala de aula negligenciado foi observado em todos os desenhos, demonstrando que a criança com TDAH tendeu a negar e a negligenciar os deveres e obrigações.

É possível inferir que as representações contidas nessas produções se estruturaram com base em uma escola pouca motivadora, a qual não desperta interesse suficiente no aluno para o processo de aprendizagem e, onde os vínculos entre professor-aluno não são plenamente estabelecidos, comprometendo, além da aprendizagem em si, o aspecto social das relações humanas dentro do contexto escolar.

Os achados aqui encontrados são similares aos descritos por Gorodscy (2006), que, por meio da técnica do procedimento do Desenho Estória proposto por Trinca (1997), analisou uma amostra clínica de crianças hiperativas, incluindo os seus pais. A autora concluiu que, para essas crianças, a escola é uma experiência de sofrimento e desprazer, sentem-se estressadas, com dificuldade em cumprir com a rotina, são dependentes e lhes falta autonomia. Muitas dessas crianças passam por propostas pedagógicas ou psicológicas corretivas, por castigos, como ficar sem recreio, fazendo lição na classe, por invalidações de familiares, professores, atingindo o seu autoconceito.

Na escola, a questão do espaço e da organização da rotina para as condições de aprendizagem é fundamental, permitindo maior facilidade em se autorregular: quando o espaço escolar não contraria os direitos mínimos de ocupação; há espaço e liberdade em horários para correr e não são obrigadas a permanecer quietas e paradas em ambiente restritivo; podendo experimentar do prazer de aprender; quando sua movimentação tem espaço aos quatro cantos, tolerância e regras sociais de comportamento. A criança precisa sentir que o ambiente é confiante e seguro para que possa crescer psicologicamente.

Nosso estudo, cujo objetivo foi analisar a representação escolar de crianças com TDAH, por meio da técnica do Desenho-Estória com Tema, mostrou ser um procedimento capaz de apreender as impressões que crianças com TDAH fazem de suas escolas, revelando aspectos importantes a respeito delas, dos amigos e respectivos professores, permitindo muitas interpretações e análises. No entanto, foram descritos aqui, os achados mais relevantes que atenderam a nossa proposta inicial.

Os achados de Benczik (1997 e 2020) e Gorodscy (2006), permitem-nos refletir sobre as políticas educacionais direcionadas às crianças com TDAH, estas deveriam ser repensadas a partir da elaboração de projetos de ensino, vislumbrando os princípios de motivação e incentivo para que elas possam desenvolver uma postura menos defensiva e mais feliz com o aprendizado e com as suas escolas, o que justifica a necessidade de administração de intervenções escolares e comportamentais específicas para estes alunos na escola. Para maiores detalhes, consultar o capítulo do livro que trata, em detalhes, das possibilidades de intervenção na escola.

CONSIDERAÇÕES FINAIS

Os aspectos encontrados nas técnicas projetivas dos desenhos oferecem ao trabalho terapêutico, a possibilidade de evocar informações, sendo um veículo de expressão para análise qualitativa dos aspectos emocionais de cada criança em particular. Campos (1994) salienta que o sujeito não desenha apenas o que vê, mas o que sente em adição ao que vê. Aspectos cognitivos também são evidentes nos desenhos infantis, isto porque a elevação da temperatura emocional tende a baixar o desempenho cognitivo e impedir uma reflexão objetiva (Galvão, 1995).

Ao se deparar com suas produções, por meio de relatos e inquéritos, a criança poderá reconhecer suas dificuldades, desenvolver autocrítica e ressignificar a imagem de si. Pregatano (1999) enfatiza que a influência dos componentes psicológicos, somados a compreensão do paciente sobre seus déficits, suas motivações e engajamento, tornam-se peça fundamental no processo de reabilitação.

O desenho livre, o Teste projetivo HTP (casa – árvore – pessoa) elaborado por Buck (2003), os procedimentos dos Desenho-Estória e o Desenho Cinético da Escola (KSD) são usados para obter informações sobre como a pessoa experiência sua individualidade em relação aos outros e ao ambiente, facilitando o reconhecimento de áreas de conflitos, auxiliando no processo de avaliação inicial e no acompanhamento terapêutico.

O desenho da criança representa importante via de acesso às questões emocionais e da metacognição, por meio de exploração técnica nas diferentes intervenções terapêuticas, considerando o desenvolvimento infantil e levando em conta todos os aspectos psicológicos integrados à psicogênese. As técnicas de desenho são recursos valorosos e contribuem como instrumentos de descobertas e revelações, tanto para o paciente, como para o terapeuta.

REFERÊNCIAS

AMERICAN Psychiatric Association. Diagnostic and statistical manual of mental disorders. 5th ed. DSM-5. Arlington, VA: **American Psychiatric Publishing**, 2013.

ANTONY, S.; RIBEIRO, J.P. Hiperatividade: doença ou essência. Um enfoque da Gestalt-terapia. **Psicologia: Ciência e Profissão.** Ano 25, nº2. Brasília, 2005.

BARKLEY, R.A; MURPHY, K.R. **Transtorno de Déficit de Atenção/Hiperatividade: Manual para Diagnóstico e Tratamento.** 3ª ed. Porto Alegre: Artmed, 2008.

BARON, R.A. **Opportunity Recognition**: A Cognitive Perspective. Disponível em: http://faculty.insead.edu/andersonp/VOBM_MAYJUN2005/Anderson-VOBM readings/Session 2 How venture opportunites are screened/Baron, 2004. pdf. acessado 12/05/2014.

BENCZIK, E.B.P. Curso de capacitação em **Transtorno de Déficit de Atenção/ Hiperatividade. Intervenções Clínicas, escolares e familiares.** Hotel Mercure – Goiânia – GO. 4 e 5 de maio, 2019.

BENCZIK, E.B.P **Transtorno de Déficit de Atenção/Hiperatividade:** Atualização Diagnóstica e Terapêutica. Ed. Casa do Psicólogo. SP, 110 P, 2000-2010.

BENCZIK, E.B.P. Crianças com queixas de desatenção, hiperatividade e impulsividade e o Desenho Cinético da escola (KSD). **VII Encontro Nacional sobre Testes Psicológicos. I Congresso Ibero Americano de Avaliação Psicológica.** Pontifícia Universidade Católica do Rio Grande do Sul. Porto Alegre. RS, 2 a 5 de julho, 1997.

BENCZIK. E.B.P. Crianças com **Transtorno de Déficit de Atenção/Hiperatividade** representam a sua escola, 2020 (em elaboração).

BUCK, J. **H-T-P**: casa-árvore-pessoas, técnicas projetiva de desenho: manual e guia de interpretação. São Paulo: Vetor, 2003.

CAMPOS, D. M. S. **O teste do desenho como instrumento de diagnóstico da personalidade.** Petrópolis, Vozes, 1994.

CRUZ, Silvia Helena V. - A representação da escola em crianças da classe trabalhadora. [School Representation of Working Class Children]. **Dissertação de Mestrado.** São Paulo (SP), Instituto de Psicologia da USP, p. 274, 1987.

FREITAS, V. F. V. C. Contributo de dois testes de funções executivas no diagnóstico neuropsicológico. **Tese de Mestrado em Psicologia.** Faculdades Federal da Bahia, 2011.

FUENTES, D.; MALLOY-DINIZ, L. F.; CAMARGO, C. H. P. & CONSEZA, R. M. **Neuropsicologia teoria e prática.** Porto Alegre. Artemed, 2008.

GALVÃO, I. **Henri Wallon**: Uma concepção dialética do desenvolvimento infantil. Petrópolis: Ed. Vozes, 2005.

GORODSCY, R. C. A Criança Hiperativa e seu Corpo: auto-regulação e limites. **Boletim Academia Paulista de Psicologia**, vol. XXVI, núm. 2, p. 27-28. São Paulo, 2006.

HAMMER, E. F. **Aplicações Clínicas dos Desenhos Projetivos.** R.J.: Ed. Interamericana, 1981 p.53.

HAMILTON, D. L.; DEVINE, P.G.; OSTROM, T. M. Social cognition and classic issues in social psychology. In P. G. DEVINE, D. G.; HAMILTON, & T. M. OSTROM (Eds), Social cognition: impact on social psychology (pp.1- 13), **San Diego Academic Press**, 1994.

KOPPITZ, E. M. **Psychological evaluation of children's human figure drawings.** New York: Grune & Stratton, 1968.

LURIA, A. R. **The frontal lobes and the regulation of beharvior.** In: PRIBRAM, K.; LURIA A. R. (eds.) Psychophysiology of the Frontal Lobes. **New York: academic Press**, 1973. P. 3-5.

MAZZONI, H.M.O.; TABAQUIM M.L.M. Distúrbio de conduta e Transtorno do Déficit de Atenção e Hiperatividade: uma análise diferencial. Encontro: **Revista de Psicologia**. Vol 13. N. 18, 2011. P. 29-44. ISSN 2178-6941.

MELLO, C.B.; MIRANDA, M. C.; MUSZKAT, M. (Org.). **Neuropsicologia do Desenvolvimento**: Conceitos e Abordagens. São Paulo: Ed. Memnon, 2006.

MORAES, R. R.; ONCALLA, S. A. A Teoria Psicogenética de Henri Wallon e suas contribuições para a Psicopedagogia. In: BARONE L. M. C.; MARTINS, L. C. B.; CASTANHO, M. I. S. (Org). **Psicopedagogia**: Teorias de aprendizagem. São Paulo: Casa do Psicólogo, 2011. P.203-255.

ONCALLA, S. A. A Terapia Walloniana Integrativa na Intervenção do Tratamento do Transtorno do Déficit de Atenção e Hiperatividade. **(Tese) Doutorado em Neurociência**. Universidade Federal de São Paulo, Escola Paulista de Medicina, São Paulo, 2015. P.15-21.

PRIGATANO, G.P. (org). Introduction to the principles in the context of a brief historical perspective. In: PrigatanoGP (org.). Principles of neuropsychological rehabilitation. **New York: Oxford University Press**; 1999. P.3-27.

PROUT E PHILLIPS. **O Desenho Cinético da Escola** (KSD), 1977.

RAVEN, J.C; RAVEN, J. & COURT, J.H. (1988). Matrizes Progressivas Coloridas de Raven. Manual. São Paulo: Casa do Psicólogo.

SÁ, S.A.O. **Uma intervenção Psicológica à luz de Henri Wallon**: estudo de caso de uma criança com Transtorno do Déficit de Atenção e Hiperatividade. Dissertação de Mestrado em Psicologia; Universidade São Marcos, São Paulo, SP, 2007.

TRINCA, W (Org.). **Formas de investigação clínica em Psicologia**: Procedimento de Desenhos-Estórias e Procedimento de Desenhos de Família com Estórias. São Paulo: Vetor, 1997.

WALLON, H. **A Evolução Psicológica da Criança**. Lisboa: Edições 70, 2005.

WALLON, H. **Do Acto ao Pensamento. Petrópolis**: RJ: Ed. Vozes, 2008.

WECHSLER D. Escala Wechsler de Inteligência para crianças: (WISC-IV): manual de instruções para aplicação e avaliação. 4ª ed. São Paulo. Casa do Psicólogo; 2013.

Capítulo 8

A NEUROPSICOLOGIA DO TRANSTORNO DE DÉFICIT DE ATENÇÃO/HIPERATIVIDADE (TDAH)

Cristiana Bolfer
Edyleine Belini Peroni Benczik
Clay Brites

INTRODUÇÃO

No passado, há 100 anos, começando por Willian James (1898), vários pesquisadores identificaram o processo de atenção como um pré-requisito das funções cognitivas superiores. Muitas variáveis estão envolvidas no processo de prestar atenção – focalizar, selecionar, manter a atenção e a habilidade para desenvolver um plano de ação, as quais são consideradas atividades das "funções executivas" do cérebro ou, mais especificamente, do lobo frontal do córtex cerebral. Dificuldades nessa área são chamadas de "desordem da função executiva".

Pesquisadores têm percebido que a atenção é de natureza multidimensional (Hole e Lewis, 1979; James, 1898; Mesulam, 1990). Cada um desses autores se refere a uma faceta diferente das relações evento-resposta. Várias dimensões surgem da atenção e cada uma destas dimensões parece ter um sistema neuroanatômico separado, responsável por sua existência (Goldstein & Goldstein, 1990; Barkley, 1990).

A localização da atenção no cérebro parece ser relevante: a atenção vigilante é frequentemente designada pelo sistema ativador reticular do hemisfério cerebral e a atenção seletiva ou focalizada é da região posterior cortical-subcortical. A impulsividade e a atenção concentrada estão situadas na região medial orbital pré-frontal do córtex, juntamente com suas interconexões do sistema límbico, e nas regiões pré-frontais dorso-laterais (Fuster, 1989; Mesulam, 1990).

Quatro dimensões da atenção são consideradas: estado de alerta, impulsividade, atenção seletiva e atenção mantida. A primeira dimensão da atenção é o *estado de alerta ou vigília*, esta refere-se ao nível global de atividade/responsabilidade do organismo dentro do ambiente de um modo em geral. Uma segunda dimensão é a *impulsividade,* que implica tipicamente no tempo entre o evento e a resposta do indivíduo. Nessa segunda dimensão, deveria ser incluída a qualidade de resposta que o indivíduo emite, se é certa ou errada. As respostas impulsivas geralmente costumam ser rápidas e erradas. A terceira dimensão da atenção é a *atenção seletiva*, a qual se refere a facetas espaço-temporal de certos eventos particulares, cuja resposta individual seletiva é a todos os outros eventos as quais o indivíduo pode potencialmente responder. Uma quarta dimensão é a *atenção mantida ou persistência de ação*, que se refere ao período de tempo sobre determinada resposta ou, mais provavelmente, a uma série de respostas particulares. Ela é mantida para eventos peculiares ou uma série de eventos determinados e é também a duração da ação ou a questão do quanto o organismo, mantém sua resposta para o mesmo evento, como apontado por Shelton e Barkley (1994).

Além dessas quatro dimensões (estado de alerta, impulsividade, atenção seletiva e atenção mantida) há outros componentes da atenção sobre os quais há menos concordância entre os pesquisadores entre os quais, citam-se: atenção dividida, atenção concentrada e o buscar, procurar, investigar e codificar.

A *atenção dividida* indica quando o indivíduo deve prestar atenção e responder a duas tarefas simultaneamente. O *buscar, procurar e investigar* envolve a estratégia empregada pelo indivíduo para inspecionar e avaliar o evento ambiental. *Codificar*, refere-se à capacidade de reter informações no trabalho e memorizar algo por um curto período de tempo.

Por exemplo, um aluno que apresente dificuldade em realizar duas tarefas, simultaneamente, como ouvir o professor e fazer as anotações, deverá ter problemas com atenção dividida. Já um outro aluno que é descrito frequentemente como "sonhando acordado" e preocupado com outras atividades, em vez de realizar as tarefas designadas pelo professor ou pelos pais, poderá ser considerado como tendo problemas com a atenção concentrada.

Um jovem facilmente distraído por eventos estranhos, como barulhos pequenos na sala de aula, poderá ser considerado como tendo problemas com atenção seletiva. Surpreendentemente, esse jovem também parece ser incapaz de priorizar e selecionar qual fato é o mais importante, para prestar atenção, naquele momento (Benczik, 2000-2010).

Devido à atenção ser multidimensional em sua natureza, pode esperar-se encontrar pacientes que apresentam déficits primários, em uma dimensão ou componente da atenção e menores em outras dimensões, ou ainda pode não ter déficits em nenhuma dimensão da atenção. Isto é provável de acontecer na prática clínica. Entretanto, nós conhecemos muito pouco sobre a natureza das deficiências de alguns componentes da atenção, necessitando de pesquisas mais sistematizadas que possam responder a complexa natureza da atenção

Estudos mais recentes têm sugerido que crianças com Transtorno de Déficit de Atenção sem hiperatividade (com predomínio de sintomas de desatenção e não hiperativas-impulsivas) podem ter déficits nos componentes para selecionar e focar a atenção, enquanto aquelas com Transtorno de Déficit de Atenção e

Hiperatividade (DDAH) têm seu principal problema no componente de inibição de respostas (Barkley, 1990; Barkley, et al, 1992).

A seguir, os componentes da atenção e das funções executivas serão discutidos com maior aprofundamento.

O TRANSTORNO DO DÉFICIT DE ATENÇÃO/HIPERATIVIDADE (TDAH) E OS ASPECTOS NEUROPSICOLÓGICOS

O Transtorno do Déficit de Atenção/Hiperatividade (TDAH) se caracteriza pela presença de desatenção, hiperatividade e/ou impulsividade em níveis mais frequentes e graves do que aquele esperado para o desenvolvimento, sendo um transtorno do neurodesenvolvimento mais frequente em crianças (American Psychiatric Association, 2013).

A incidência mundial, em crianças e adolescentes, varia de 3 a 6%, determinando prejuízos no âmbito familiar, escolar e social, bem como no desempenho acadêmico e no desenvolvimento emocional e afetivo (Polanczyk et al., 2007). Segundo Barkley (2008), esses comprometimentos estão relacionados a um padrão de comportamento excessivamente desatento, impulsivo e inquieto, da infância até a vida adulta.

O TDAH ocorre isoladamente em 30-40% dos pacientes e, normalmente, em 60% dos casos está associado à comorbidades médicas, neurodesenvolvimentais, neurológicas e neuropsiquiátricas (American Academy of Pediatrics, 2000). As comorbidades mais comuns podem ser observadas na figura 1.

Figura 1 – Comorbidades mais frequentes associadas com o TDAH (DSM-5, 2013)

Médicas	Neurológicas e Neurodesenvolvimentais	Neuropsiquiátricas
Problemas de sono	Epilepsia	TAG
Cáries dentárias	Cefaleias crônicas	TOD
Obesidade	Tiques	Transtorno de conduta
Traumas/Quedas	Transtornos de aprendizagem verbais e não verbais	Transtorno bipolar
Hospitalizações	Transtornos de neurodesenvolvimento	Compulsão alimentar episódica
Alergias	Autismo	TOC
Intolerâncias Alimentares	Transtornos esfincterianos	Transtornos de personalidade

Fonte: Elaborada pelos autores

Sobre a atenção é importante entender que o lobo frontal é como um modulador do cérebro e que sua circuitaria cerebral (córtex parietal posterior, neostriado, sistema reticular ativador ascendente, giro do cíngulo, ínsula, amígdala e hipocampo) funciona como um sistema de redes de conexões, permitindo que essa região cerebral, possa interagir e controlar as diferentes áreas cerebrais.

A expressão "atenção" não é concebida como uma capacidade unitária e sim de interações entre vários sistemas cerebrais como resultado, portanto, de um balanço funcional entre redes neurais superiores (*top-bottom*) e inferiores (*bottom-top*) (Posner, 1990; Baron, 2004).

Essas interações bidirecionais regulam os mecanismos de iniciação, sustentação e inibição das atividades motoras, do pensamento e controle atencional. Um adequado grau de atenção é fundamental para um bom desempenho das funções corticais superiores e sua ineficiência leva a problemas de rendimento e de memorização sequencial, autoengajamento ineficaz e baixa vigilância para o cumprimento eficiente de tarefas estruturadas e/ou sem motivação intrínseca.

A atenção não é construída de forma única, ela envolve diferentes componentes (Baron, 2004), e as três formas de atenção mais consensualmente empregadas, quando considerado tipo de resposta ao estímulo, são: seletiva, alternada e sustentada.

A atenção seletiva corresponde à capacidade de responder a estímulos específicos, e a habilidade de selecionar estímulos relevantes, na presença de outros distratores, e selecionar a informação para processamento consciente. Envolve a habilidade de filtrar uma informação particular e é mais fácil quando existem pistas que ajudam a salientar o estímulo alvo de outros distratores. A denominação seletiva é chamada (Booth et. al, 2003) também, como atenção focada, que se relaciona mais especificamente à capacidade de percepção e resposta a um estímulo de cada vez.

A atenção alternada se refere à capacidade de mudar o foco de atenção entre tarefas com demandas cognitivas diferentes, determinando-se, assim, a qual informação se prestará atenção, num dado momento. É a capacidade de exercer a flexibilidade mental, permitindo mudar a atenção de um determinado conteúdo para outro com diferentes solicitações cognitivas (Coutinho et al., 2008).

A atenção sustentada envolve a capacidade de manter a atenção ao longo do tempo, de sustentar uma resposta comportamental durante uma atividade contínua. Essa habilidade envolve dois aspectos do desempenho intimamente relacionados: quantidade de tempo, durante o qual determinado nível de desempenho pode ser mantido, e consistência do desempenho durante esse período. Refere-se à capacidade de se manter um adequado grau de vigília e resposta durante uma atividade repetitiva ou contínua. É particularmente dependente do controle mental e da memória operacional (Shi et al., 2013).

Acredita-se que, além das dificuldades associadas ao déficit atencional, os prejuízos relacionados às funções executivas são importantes, mas não exclusivas, necessárias ou suficientes para o diagnóstico do TDAH (Sonuga-Barke et al., 2008). Tanto que, desde meados da década de 80, várias teorias e constructos psicológicos foram levantados para tentar explicar o mecanismo cerebral anormal associado exclusivamente ou em associação para desenvolver o TDAH como a teoria inibitória, o modelo cognitivo-energético, a teoria da memória operacional, teorias relacionadas aos centros de recompensa, etc. (Brites & Sergeant, 2015). Nenhuma delas foram completamente abrangentes para, isoladamente, justificar o transtorno.

As funções executivas (Anderson, 2002) são mediadas pelo córtex pré-frontal, que relaciona os objetivos a informações previamente armazenadas, permitindo uma monitorização contínua de determinado ato e realizando, quando necessário, novas adaptações para uma ação mais adequada. As habilidades executivas são demonstradas desde a primeira infância.

Estudos sugerem (Yang et al., 2012) que, quando as ferramentas de avaliação estão de acordo com o grau de desenvolvimento, existem evidências da presença de funções executivas a partir dos primeiros anos de vida.

As funções executivas são capacidades que permitem a um indivíduo perceber estímulos do seu ambiente, responder adequadamente, mudar de direção de modo flexível, antecipar objetivos futuros, considerar consequências e responder de modo integrado, utilizando todas as capacidades para alcançar um objetivo final (Geurts et al., 2005; Willcutt et al., 2005).

Entretanto, não há um consenso na literatura, entre os estudiosos sobre quais componentes ou subdomínios comporiam as funções executivas. Para Lezak et. al (2004) as funções executivas são divididas em (1) volição (capacidade de estabelecer objetivos a partir de uma formulação intencional, sendo necessária a motivação e consciência de si e do ambiente); (2) planejamento (capacidade de organizar e prever ações para atingir um objetivo; (3) ação intencional e (4) desempenho efetivo (capacidade de automonitorar, autodirigir e autorregular a intensidade, o ritmo e outros aspectos qualitativos do comportamento e da ação, ou seja, é um controle funcional).

Diamond (2013) refere as funções executivas como um conjunto de operações coordenadas para alcançar um objetivo particular, de maneira flexível. Elas consistem em pelo menos seis itens principais: memória operacional (processamento e manipulação da informação por períodos medidos por segundos, ou seja, períodos curtos de tempo), controle inibitório (dificuldade de inibição de condutas inadequadas), tomada de decisão (preparação para a ação), planejamento (sequência hierárquica de comportamentos a serem seguidos frente à execução de uma atividade), solução de problemas (ação propriamente dita), flexibilidade mental (análise da própria ação frente à situação problema).

Déficits nas habilidades executivas podem interferir com a capacidade da criança em se desenvolver normalmente, o que implica diretamente a sua interação efetiva com o ambiente, levando à distúrbios cognitivos, acadêmicos e sociais.

As diferentes funções executivas correspondem um conjunto de capacidades cognitivas e comportamentais que são responsáveis por tarefas bastante complexas e envolvem a participação simultânea de muitos circuitos neuronais como, por exemplo, o córtex pré-frontal.

Dentre as ações cognitivas e comportamentais complexas estão: controle atencional, resolução de problemas, controle inibitório, memória operacional e o monitoramento entre cognição, emoção e motivação (Ardila, 2018).

Há evidências de que as funções executivas podem ser subdivididas em três principais atividades: a memória operacional, a capacidade inibitória (incluindo autocontrole motor e cognitivo, atenção seletiva e sustentada e tempo de reação) e a flexibilidade cognitiva (Miyake et. al, 2000).

A memória operacional pode ser dividida em subsistemas específicos para diferentes modalidades e que, segundo o modelo de Baddeley (1992), ela compreenderia um executivo central, auxiliado por dois sistemas de suporte, responsáveis pelo arquivamento temporário e manipulação de informações, um de natureza visuoespacial e outro de natureza fonológica.

O executivo central, localizado no lobo frontal, apresenta conexões entre os sistemas de suporte e a memória de longa duração e é responsável pela seleção de estratégias e planos, ou seja, pela organização e o processamento de tarefas cognitivas. A alça fonológica, localizada no lobo parietal inferior esquerdo, é responsável por codificar informações verbais, mantendo-as em mente por segundos ou minutos, sendo a responsável pela manipulação do material verbal. Já o sistema visuoespacial, localizado no lobo parietal inferior direito, seria responsável pela manipulação do material visual.

Segundo pesquisadores (Bueno, 2007), esse modelo foi revisado pela necessidade da interação dos conteúdos das tarefas cognitivas, com a memória de longo prazo. Foi analisado que o mecanismo da memória operacional não permitia a suplementação por informações advindas da memória de longo prazo, como também não havia espaço para a manipulação dessas informações. Diante disso, acrescentou-se outro componente, o retentor episódico. Este componente também é subordinado ao executivo central, provendo espaço para informações variadas e para o processo de evocação, permitindo a integração temporária e limitada de dados referentes à capacidade de memória operacional e de memória de longo prazo.

A memória operacional (Gonzalez et al., 2008) propicia ao indivíduo, por meio de diversos e diferentes processos cognitivos, a manutenção e manipulação da informação ("on-line") recebida num curto espaço de tempo, facilitando a eficiência na codificação desta informação. É essencial para a organização perceptual e para outros processos cognitivos permitindo a análise da atenção, da concentração e da memória, estabelecendo condições para aprendizado eficiente.

Em relação ao controle inibitório, uma das teorias mais proeminentes da neuropsicologia do TDAH (Barkley, 1997) sugere que os sintomas cardinais do

TDAH (impulsividade, hiperatividade e desatenção) estão diretamente relacionados à dificuldade nesta função resultando em déficits nas respostas comportamentais e/ou motoras e assim não alcançando um objetivo inicial específico.

Considerando a inibição de resposta como processo cognitivo necessário para cancelar um ato motor, um déficit nesta área causaria prejuízo em desempenhos que exijam processamento e organização de informações pela incapacidade do sistema neuronal inibir o processo motor, resgatar e armazenar na memória operacional tais atividades e mantê-las ativas (Nigg, 2005).

O controle inibitório envolve o controle sobre o próprio comportamento e sobre suas emoções para um controle comportamental adequado, auxiliando o indivíduo internalizar comportamentos, antecipando mudanças, autoquestionando-se e assim produzindo comportamentos relacionados a um objetivo final, mais eficazmente (Barkley, 1997).

Diamond (2013) ressalta que o aspecto de controle de interferência é a capacidade de supressão das representações mentais prepotentes, denominadas de inibição cognitiva. A inibição cognitiva está relacionada à memória operacional e esse tipo de inibição seria a que mais se adequa com medidas de memória operacional porque, enquanto se mantém em mente uma meta, é necessário saber o que é relevante, apropriado e o que se deve inibir. Ela permite a ocorrência de reações, comportamentos e um foco mais adequado nas diversas atividades do dia a dia possibilitando a internalização do pensamento e propiciando a possibilidade de mudança e de escolha para uma outra atividade de forma mais organizada e efetiva.

Estudos têm associado também a impulsividade observada no paciente com TDAH como resultado de déficit na aversão ao atraso e uma dificuldade no controle da impulsividade e inibição da resposta tanto na autorregulação emocional ("hot brain") quanto na cognitiva ("cold brain").

De acordo com esta teoria, os indivíduos com TDAH apresentam maior dificuldade em atrasar a opção de recompensa, ou seja, em uma recompensa maior, preferindo uma menor e mais imediata. Desta forma, o indivíduo com TDAH além de fazer escolhas por recompensas menores e imediatas, pode também apresentar aversão à resposta tardia observada no aumento de tempo para realização de determinada tarefa e no baixo nível de tolerância frente a situações que não consegue esperar (Sonuga-Barke et al., 2008).

As alterações estruturais e/ou funcionais dos circuitos cerebrais que interligam as regiões pré-frontais com o cerebelo, lobo parietal e núcleos da base, demonstradas repetidamente em estudos científicos (Bush, Valera, Seidman, 2005; Shaw et. al, 2007) na última década, permitem a compreensão das dificuldades para um adequado funcionamento executivo dos pacientes com TDAH, prejudicando-os, de forma muito mais relevante, nas alterações primárias do controle atencional e dos impulsos motores. Apesar de envolver resposta motora, tarefas que incluam tempo de reação (Bolfer et. al., 2010) são principalmente perceptivas, pois a velocidade da resposta não é relevante e, sim, a acurácia.

O tempo entre o aparecimento do estímulo-alvo e a resposta motora do sujeito é o tempo de reação, ou seja, é a medida comportamental que o sujeito pode demonstrar sua capacidade de processar a informação. As diferentes áreas do córtex pré-frontal executam a mesma informação para *inputs* sensoriais diferentes integrando eventos através do tempo decorrido entre uma ação e outra (Bolfer et. al, 2010).

Outra função executiva que pode estar prejudicada no TDAH, é a flexibilidade mental e pode ser descrita como a capacidade de alternar o curso do pensamento e da ação mediante exigências do momento. Essa função permite ao indivíduo mudar o foco em determinadas tarefas com diferentes solicitações cognitivas (Baron, 2004; Sonuga-Barke, 2005). Está relacionada à mudança de pensamento ou ação, utilizando a função inibitória, baseada em informações "on-line" (memória operacional), estabelecendo estratégias (planejamento) e adequando-se às demandas estabelecidas.

Um estudo científico (LOE et al, 2009) demonstrou que os portadores do TDAH não conseguem alterar, adequadamente, o curso das ações e, com isso, demonstram déficits na flexibilidade mental já que não conseguem se apropriar de diferentes estratégias para resolução de problemas.

Estudos que utilizaram medidas de FE em grupos com e sem TDAH encontraram dificuldade para controle inibitório e vigilância, medidas de planejamento, tarefas de memória operacional verbal e não-verbal (Wagner; Rohde; Trentini, 2016).

As diferentes formas de apresentação neuropsicológica do TDAH nos fornecem o importante entendimento de que, a apresentação fenotípica do TDAH é heterogênea uma vez que sua apresentação está relacionada, além das características neuropsicológicas, às características clínicas, neurobiológicas e genéticas. Essas observações permitem também entender a presença de vários tipos de disfunções executivas nos mesmos pacientes, embora em intensidades diferentes (Nigg, 2005; Dias et al., 2013).

Estudos descrevem o TDAH como um distúrbio da atenção e também das funções executivas, porém com formas diferentes para explicar esse transtorno. Para alguns estudiosos, nem todo portador do TDAH apresenta prejuízos significativos em testes que analisam as funções executivas, e está claro que a disfunção executiva não é patognomônica nem necessária para o diagnóstico do TDAH.

Brown e Kennedy (2019) argumentam que o TDAH durante muito tempo foi associado à dificuldade crônica de manter a atenção e ao comportamento impulsivo e hiperativo. Pesquisas recentes têm expandido esse modelo comportamental, buscando reconhecer a associação do TDAH com o prejuízo no desenvolvimento do controle cognitivo do cérebro, responsável pelas funções executivas, as quais se desenvolvem lentamente, desde a primeira infância e só estarão maduras completamente no final da adolescência ou no início da segunda década de vida. Desta forma, as funções executivas amadurecem ao longo do desenvolvimento cerebral que se estende desde a infância até o início da vida adulta, passando a atuar gradualmente. A avaliação dos prejuízos nas funções executivas é realizada sempre, comparando os indivíduos com indivíduos com idades equivalentes. Vários modelos e escalas foram desenvolvidos para descrever o prejuízo nas funções executivas observadas no TDAH.

Lopes et. al (2005) explicam que a alteração de funções executivas, as quais denominam de síndrome disexecutiva, no TDAH pode apresentar uma variedade de manifestações. Entre elas: (1) procrastinação, (2) alternância de tarefas, deixando-as incompletas, (3) labilidade motivacional, (interesse fugaz) (4) dificuldade de focalização e sustentação da atenção; (5) dificuldades de organização e hierarquização; (6) menor velocidade de processamento; (7) manejo deficiente da frustração e da modulação do afeto; (8) deficiência de memória de trabalho verbais e não-verbais; (9) deficiência de memória prospectiva.

Brown (2013) relacionou as funções executivas mais prejudicadas em pacientes com TDAH: **Ativação** (organizar tarefas e materiais, estimar o tempo, priorizar e dar início as atividades, evitando a procrastinação crônica e excessiva); **Foco** (manter e alternar o foco em tarefas diversas); **Esforço** (regular e manter o esforço em uma velocidade de processamento adequada em tarefas mais longas, de cumprir com prazos de entrega, dificuldade em regular o sono, dormir tarde, demorar a pegar no sono, com frequência o sono é pesado e sente dificuldade em se levantar pela manhã); **Emoção** (lidar com frustrações e modular as emoções, controle da raiva; as emoções tomam conta da mente e não consegue deixá-las em perspectiva); **Memória** (dificuldade na memória de trabalho para acessar recordações, dificuldade de se lembrar onde guardaram o celular, as chaves, do que alguém acabou de dizer, de se lembrar do que estava prestes a dizer, não conseguindo acessar as informações em sua memória no momento em que precisa, consegue resgatar mais tarde) e; **Ação** (regular as próprias ações, impulsividade para falar ou agir, para regular o ritmo de suas ações, para acelerar ou diminuir a velocidade de acordo com a necessidade da situação).

Estudiosos têm empregado esforços na tentativa de descreverem modelos teóricos para melhor compreensão de quais mecanismos neuropsicológicos estão envolvidos no TDAH.

Retomamos, resumidamente, os modelos neuropsicológicos que tentam explicar o TDAH. Entre as teorias de déficit único, ou de via única de comprometimento cognitivo responsável pelo desenvolvimento do transtorno, são:

a) *Inibição Comportamental:* Uma das teorias mais proeminentes da neuropsicologia do TDAH, foi desenvolvida por (Barkley, 1997), o qual propõe uma teoria unificadora para explicar as disfunções observadas no TDAH. A proposição pautada em uma alteração central no córtex pré-frontal que compromete a capacidade adaptativa da função executiva. Essa "alteração-chave" seria um déficit na capacidade de inibir respostas, o que explicaria os vários tipos de manifestações e comprometimentos no TDAH.

b) *Modelo Motivacional* (Sonuga-Barke et al,.1992; Sonuga-Barke, 2005; Sonuga-Barke et al, 2008): Este modelo atesta a hipótese da *"aversão à recompensa tardia"* e explica que, diante da impossibilidade de se obter a gratificação no momento, visto que não consegue perceber que um sacrifício imediato possa ser compensado no futuro, o paciente escolhe de forma impulsiva, outra situação que lhe proporcione gratificação imediata, mesmo que esta gratificação seja menor. Para estes autores, este funcionamento está relacionado com a baixa tolerância à frustração, quando não são satisfeitas as vontades e desejos. Dentro deste modelo, a impulsividade teria como objetivo reduzir o tempo de espera para obter a gratificação.

c) *Modelo de Regulação do Estado Energético* (Sergeant, 2000/2005): Neste modelo, a alteração das funções executivas seria o aspecto central do transtorno, porém substitui a alteração do controle inibitório por um déficit na capacidade de regulação do esforço e da motivação. Requer da ativação (motivação) e a mobilização de "energia mental" (esforço) com o objetivo de adequar as energias cognitivas às necessidades e aos objetivos. As recompensas positivas e negativas modulariam estes níveis de esforço e motivação, aumentando a motivação e o esforço, quando encontram vantagens e recompensas e diminuindo a resposta e comportamentos diante das recompensas negativas.

A teoria de modelo dual, descrita por Sonuga-Barke (2005), relaciona o déficit no componente de função executiva "Fria" e déficit no sistema de recompensa relacionado como Função Executiva "Quente", onde os déficits no controle inibitório (córtex pré-frontal) e nos mecanismos de recompensa (núcleo acumbes) comporiam dois subtipos distintos do transtorno.

Os componentes "frios" estão baseados na lógica e não dependem muito de ativação emocional para seu desempenho efetivo, tais como: planejamento, sequenciamento, inibição e flexibilidade cognitiva, entre outros. Já os componentes "quentes" envolvem diretamente a regulação de comportamentos sociais, resoluções de conflitos que envolvem fatores emocionais e interpessoais e comportamentos em que reforços e punições estão claramente em jogo (Chan et al., 2008).

E, por fim, o modelo chamado Teoria de Múltiplos Caminhos ou Teoria de Mecanismo Triplo (Durston et. al, 2011) tenta explicar um outro caminho neuropsicológico envolvido nos comprometimentos promovidos pelo TDAH: a percepção temporal, relacionando déficits na discriminação do tempo e na manutenção de um ritmo motor constante (Noreika, Falter & Rubia, 2013).

O processamento temporal é a habilidade de perceber e representar o tempo e permite a organização sequencial de eventos e ações, antecipando ou predizendo eventos futuros. Este modelo envolve a integração de circuitos corticais como os gânglios da base, cerebelo e hipocampo (Meck, 2005).

Nos testes neuropsicológicos (WISC-IV e WAIS), especialmente nos subtestes Procurar Símbolos e Códigos, os pacientes com TDAH se mostraram mais lentos na velocidade de acumulação da informação e no Teste de Desempenho Contínuo, maior variabilidade do tempo de reação e na velocidade de processamento.

CONSIDERAÇÕES FINAIS

Não há consenso nos achados sobre a neuropsicologia do TDAH. Os vários modelos teóricos do funcionamento cognitivo do TDAH não são contraditórios ou excludentes. Eles configuram o polimorfismo e as diversas manifestações clínicas do transtorno (Schwean e McCrimmon, 2016). O transtorno parece estar baseado em um déficit cognitivo heterogêneo e não em um déficit único, com implicações na interação de vários aspectos cognitivos, não havendo um marcador biológico e neuropsicológico.

A neuropsicologia do TDAH parece envolver então, teorias de déficits múltiplos (Willcutt, 2005) e relacionam o perfil neuropsicológico do transtorno como heterogêneo, mostrando nos achados, padrões cognitivos distintos nos diferentes perfis de TDAH. A disfunção executiva, por exemplo, é considerada um aspecto fundamental no TDAH, mas não é suficiente para explicar todos os casos do transtorno (Nigg, 2005; Willcutt, 2005),

Estas questões impõem ao profissional da neuropsicologia, alguns desafios, entre os quais, citam-se a) a literatura encontra discrepância entre as respostas das escalas comportamentais e os testes neuropsicológicos; b) os testes neuropsicológicos não foram delineados para detectar um transtorno específico, podendo o funcionamento cognitivo ser semelhante em diferenças patologias; c) nem todos os testes neuropsicológicos da função executiva se traduzem nas situações de vida real, tendo baixo índice de validade ecológica. Alguns indivíduos com TDAH, apesar de funcionalmente prejudicados pelo transtorno, não apresentam níveis de comprometimento em testes padronizados; d) não existe um único teste ou uma bateria de testes com validade preditiva confiável para identificar o TDAH.

Novos investimentos em estudos neuropsicológicos sistematizados com maior precisão sobre a heterogeneidade neurofuncional do TDAH deverão ser feitos com o objetivo de investigar diferentes áreas e circuitos cerebrais. Esses achados serão de fundamental importância para a elaboração de estratégias diagnósticas, manejo clínico e opções de tratamento (Monteiro et al., 2010).

REFERÊNCIAS

AMERICAN PSYCHIATRIC ASSOCIATION. Diagnostic and statistical manual of mental disorders. 5th ed. Arlington, VA: **American Psychiatric Publishing**, 2013.

AMERICAN ACADEMY OF PEDIATRICS. Clinical practice guideline: diagnosis and evaluation of the child with attention-deficit/hyperactivity disorder. **Pediatrics**. 2000. p.1158-70.

ANDERSON, P. Assessement and development of executive function (EF) during childhood. **Child Neuropsychol**, 2002. p. 71-82.

ARDILA, A. Is intelligence equivalent to executive functions? **Psicothema**, 2018. v. 30, n. 2, p.159-164.

BADDELEY, A. Working memory. Distributed cognitive functions. In: Cognitive Assessment for Clinicias Hodges, J.R. 255:556-91996. **Science**, 1992. Cap. 1, p. 1-9

BADDELEY, A. Exploring the central executive, The Quarterly Journal of Experimental Psychology, v.49, n.1, p. 5-28. 1996

BARKLEY, R. A. Attention Deficit Hiperactivity Disorder. A handbook for diagnostic and treatment. New York: **Guilford Press**, 1990

BARKLEY, R. A. Attention-deficit/hyperactivity disorder, self-regulation, and timmore comprehensive theory. **J Dev Behav Pediatr**, 1997. p. 271-79.

BARKLEY, R. A. et al. Transtorno de déficit de atenção/hiperatividade-Manual para diagnóstico e tratamento associados. 3. ed. Porto Alegre, **Artmed**, 2008. p.134-95.

BARKLEY, R.A.; GRODZINSKY, G. DUPAUL, G.J. Frontal lobe functions in attention déficit disorder with and without hiperactivity: A review and research report. **Journal of Abnormal Child Psychology**, 20, 163-188, 1992.

BARON, I. S. Maxims and a Model for the Practice of Pediatric Neurophychology. In: Yeates KO, Ris MD, Taylor HG, Pennington BF (Eds.). Pediatric Neurophychology: Researche, Theory, and Practice. 2. ed. New York: **Guilford Press**, 2010. Chapter 17, p. 473-498.

BARON, I. S. Executive function. In: _____. Neuropsychological evaluation of the child. New York: **Oxford University Press**, 2004.

BENCZIK, E.B.P TDAH. Atualização Diagnóstica e Terapêutica. Ed. Casa do Psicólogo. SP, 110 P, 2000-2010.

BOLFER, C. P. M. et al. Reaction Time Assessment in Children With ADHD. **Arquivos de Neuro-Psiquiatria**, 2010. p. 281-86.

BOONSTRA, A.M., OOSTERLAAN, J., SERGEANT, J.A., BUITELAAR, J.K. Executive functioning in adult ADHD: A meta-analytic review. **Psychol Med**, 35: 1097-108.

BOOTH, JR. et al. Neuronal development of selective attention and response inhibition. **Neuroimage**, 2003. p. 737-51.

BUENO, O. F. A. Atualizações no conceito de memória. In: MIOTTO, E. C., LUCIA M. C. S. e SCAFF, M. **Neuropsicologia e as interfaces com a Neurociência.** São Paulo: Casa do Psicólogo, 2007.

BUSH. G, VALERA, E. M., SEIDMAN, L. Functional neuroimaging of attention-deficit/hyperactivity disorder: a review and suggested future directions. **Biol Psychiatry**, 2005. p. 1273-84.

BRITES, C. & SERGEANT, J.A. Transtorno do Déficit de Atenção e Hiperatividade e os Transtornos de Aprendizagem à Luz do Modelo Cognitivo-Energético. In: Ciasca, S.M., Rodrigues S.D., Salgado-Azoni C.A., Lima R.F. Transtornos de Aprendizagem: Neurociência e Interdisciplinaridade. Ribeirão Preto: **Book Toy**; 2015.

BROWN, T.E e KENNEDY, R.J. Estabelecendo um plano psicossocial para o controle do TDAH. IN:____ ROHDE, L.A; BUITELAAR, J.K; GERLACH, M, FARAONE, S.V. Guia para compreensão e manejo do TDAH da Word Federation of ADHD, cap. 4, p. 67-87. Artmed. Porto Alegre, RS, 2019.

BROWN T. E. A New Understanding of ADHD in Children and Adults. New York, NY: Routledge, 2013.

CHAN, R. C. K., SHUM, D., TOULOPOULOU, T., CHEN, E. Y. H. Assessment of executive functions: Review of instruments and identification of critical issues. **Archives of Clinical Neuropsychology,** *23(2),* 201-216, 2008.

COUTINHO, G. et al. Standardization of normative group for the third version of the test of visual attention – TAVIS. **Dement Neuropsychol**, 2008. p. 20-25.

DAWSON, P. & GUARE, R. (2018). Executive Skills in Children and Adolescents: A Pratical Guide to Assessment and Intervention. Nova Iorque: **Guilford Press**, 3ª Edição. ISBN: 978-14-625-3531-6.

DIAMOND A. Executive Functions. **Annu Rev Psychol**, 2013. p. 135-68.

DIAS, T. G. C. et al. Developments and challenges in the diagnosis and treatment of ADHD. **Rev. Bras. Psiquiatr.**, São Paulo, v. 35, supl. 1, 2013. p. S40-S50.

DURSTON, S, VAN BELLE, J, DE ZEEUW, P. Differentiating Frontostriatal and Fronto-Cerebellar Circuits in Attention-Deficit/Hyperactivity Disorder. **Biol Psychiatriy**, 2011Volume 69, Issue 12, Pages 1178–1184

FUSTER, J.M. A theory of prefontral: The prefontral córtex and the temporal organization of behavior. In: FUSTER, J.M. The prefontral córtex: Anatomy, physiology, and neuropsychology of the frontal lobe. New York, **Raven**, 1989

GOLDSTEIN, S. & GOLDSTEIN, M. Managing Attention Disorders in children. A guide for practitioners. **A Wiley – Interscience Publication**. 1990.

GONZALEZ, R. M. et al. Evaluación neuropsicológica de La memória em El trastorno por déficit de atención/hiperactividad: papel de las funciones ejecutivas. **Rev Neurol**, 2008. p. 225-30.

GEURTS, H. M. et al. ADHA subtypes: do they differ in their executive functioning profile. **Arch Clin Neuropsychology**, 2005. p. 457-77.

HOLE, G.A. & LEWIS, M. (1979). Attention and cognitive development. New York, **Plenum**.

JAMES, W. (1898). Principles os Psycology. Chicago. In: University of Chicago (Britanica Great Brooks).

LEZAK, M. D., HOWIESON, D. B., LORING, D. W. **Neuropsychologial assessment** (4ª ed.). New York. Oxford: University Press. 2004.

LOPES, R. M. F., NASCIMENTO, R. F. L., & BANDEIRA, D. R. Avaliação do Transtorno de Déficit de Atenção/Hiperatividade: uma revisão da literatura. **Avaliação Psicológica**, *4*, 65-74.2005.

LOE, I. M., FELDMAN, H. M., YASUI, E., LUNA, B. Oculomotor performance identifies underlying cognitive déficits in attention-defict/hyperactivity disorder. **J Am Acad Child Adolec Psychiatry**, 2009. p. 431-40.

MECK, W. H. (2005). Neuropsychology of timing and time perception. **Brain and Cognition**, 58(1), 1-8. doi: 10.1016/j.bandc.2004.09.004

MESULAM, M. M. (1990). Large-scale neurocognitive networks and distributed processing for attention, language, and memory. **Annals of Neurology**, 28, 597-613.

MIYAKE, A. et al. The Unity and Diversity of Executive Functions and Their Contributions to Complex Frontal Lobe Tasks: A Latent Variable Analysis. **Cognitive Psychology**, 2000. p. 49-100.

MONTEIRO, L.C, RUSSO, MM, LUNARDI, L.L LOUZÃ, M.R.N. Neuropsicologia. IN: LOUZÃ, M.R O TDAH ao longo da vida. 61-81. **Artmed**. 2010.

NIGG, J. T. Neuropsychologic Theory and Findings in Attention-Deficit/Hyperactivity Disorder: The State of the Field and Salient Challenges for the Coming Decade. **Biol Psychiatry**, 2005. p. 1424-35.

NOREIKA, V., FALTER, C. M., & RUBIA, K. Timing deficits in attention--deficit/hyperactivity disorder (ADHD): Evidence from neurocognitive and neuroimaging studies. **Neuropsychologia**, 51(2), 235-266. 2013.

POLANCZYK, G. et al. The worldwide prevalence of ADHD: a systematic review and metaregression analysis. **Am J Psychiatry**, 2007. p. 942-48.

POSNER, M. I. The attention system of the human brain. **Ann Rev Neuroscience**, 1990. p. 25-42.

SERGEANT, J. A. The cognitive-energetic model: An empirical approach to attention-deficit hyperactivity disorder. **Neuroscience & Biobehavioral Reviews**, 24(1), 7-12. 2000.

SERGEANT, J. A. Modeling attention-deficit/ hyperactivity disorder: A critical appraisal of the cognitive-energetic model. **Biological Psychiatry**, 57(11), 1248-1255. 2005.

SHAW, P. et al. Attention-deficit/hyperactivity disorder is characterized by a delay in cortical maturation. **PNAS**.. p. 19649-654. 2007

SHELTON, T. & BARKLEY, R. A. Critical issues in the assessment of attention déficit disorders in children. **Topics in Disorders**, 14 (4), 26-41. Aspen Publishers, Inc, 1994.

SHI, J. et al. Sustained Attention in Intellectually Gifted Children Assessed Using a Continuous Performance Test. **PloS One**. 2013.

SONUGA-BARKE, E. J. S. Causal models of attention-deficit/hyperactivity disorder: from common simple deficits to multiple developmental pathways. **Biological Psychiatry**. p.1231-238. 2005.

SONUGA-BARKE, E. J. et al. Executive dysfunction and delay aversion in attention deficit hyperactivity disorder: Nosologic and diagnostic implications. **Child and Adolescent Psychiatric Clinics of North America**, 2008. p. 367-384.

SONUGA-BARKE, E. J., TAYLOR, E., SEMBI, S., & SMITH, J. Hyperactivity and delay aversion-I. The effect of delay on choice. **Journal of Child Psychology and Psychiatry**, 33(2), 387-398, 1992.

SCHWEAN, V.L, MCCRIMMON, A. Transtorno do Déficit de Atenção/Hiperatividade: Usando o WISC-IV para planejar intervenções. In:__ PRIFITERA, A. SAKLOFSKE, D.H, WEISS, L. G 217-239- Pearson Ed.2016.

SHOECHLIN, C. ENGEL, R. R.. Neuropsychological performance in adult attention-deficit disorder: Meta analysis of empirical data. **Arch Clin Neuropsychol**, 20-727-44. 2005.

WAGNER, F.; ROHDE, L. A.; TRENTINI, C. M. Neuropsicologia do Transtorno de Déficit de Atenção/Hiperatividade: Modelos Neuropsicológicos e Resultados de Estudos Empíricos. **Psico-USF, Bragança Paulista**, v. 21, n. 3, p. 573-582, set./dez. 2016.

WILLCUTT, E. G. et al. Validity of the Executive Function Theory of Attention--Deficit/Hyperactivity disorder: A Meta-Analytic Review. ***Biological Psychiatry***, 2005. p. 1336-46.

WOODS, P., LOVEJOY, D.W., BALL, J.D. **Neuropsychological**, 2002.

CHACACTERISTICS OF ADULTS with ADHD: A comprehensive review of initial studies. **Clin Neuropsychol**, 16:12-34.

YANG, L. et al. Comparative study of OROS-MPH and atomoxetine on executive function improvement in ADHD: a randomized controlled trial. **Int J Neuropsychopharmaco**, 2012. p. 15-26.

Capítulo 9

A AVALIAÇÃO NEUROPSICOLÓGICA DO TRANSTORNO DE DÉFICIT DE ATENÇAO/HIPERATIVIDADE (TDAH)

Edyleine Bellini Peroni Benczik
Cristiana Bolfer

A avaliação neuropsicológica é um tipo bastante complexo de avaliação psicológica, porque exige do profissional **não apenas uma sólida fundamentação** em psicologia clínica, familiaridade com a psicometria, mas também especialização e treinamento em contexto em que seja fundamental o conhecimento do sistema nervoso central e de suas patologias. Para Lezak (1995), há **duas regras** para os profissionais da avaliação que, em hipótese alguma, podem ser quebradas: a) tratar cada paciente como um indivíduo e b) pensar a respeito do que você está fazendo. Ao considerar estas regras, entendemos o cuidado a ser tomado em todo o exame, as estratégias utilizadas, as tarefas propostas e toda a atenção, têm que se adequar às particularidades individuais, às necessidades, bem como às competências e limitações do examinando (Cunha, 2000).

Mesmo comprovada a condição neurobiológica do TDAH, a sua predisposição por fatores predominantemente genéticos (76% de herdabilidade), com alterações de neuroimagem controle-comparada (com visíveis retardos na maturação cerebral e disfunção de conectividade de vias dopaminérgicas e noradrenérgicas), o seu diagnóstico é fundamentalmente clínico, baseando-se em critérios operacionais claros e bem definidos, provenientes de sistemas classificatórios como o DSM 5 (Brites, 2018; American Psychiatric Association, 2013).

Desta forma, o diagnóstico do TDAH não depende dos resultados da avaliação neuropsicológica para a sua confirmação. No entanto, a avaliação neuropsicológica contribui de forma significativa para o entendimento dos déficits funcionais do paciente com TDAH (Nigg, 2013).

Atualmente, a abordagem neuropsicológica tem sido utilizada clinicamente no processo de avaliação do TDAH, para investigar as diversas habilidades relativas ao funcionamento atencional, executivo e cognitivo do paciente e as suas relações com possíveis atrasos na maturação cortical do desenvolvimento cerebral (Sonuga-Barke, 2005; Stefanatos & Baron, 2007).

Além disso, a avaliação neuropsicológica (AVN) auxilia na elaboração do planejamento de intervenção, adequando-a às necessidades do paciente, bem como orienta a família sobre a melhor forma de ajudá-lo, colabora com o trabalho da equipe multidisciplinar e na tomada de decisão, relativa a conduta diagnóstica e terapêutica dos profissionais da saúde, como fonoaudiólogos, psicólogos, psiquiatras, neurologistas, auxiliando-os no diagnóstico diferencial e na presença de possíveis comorbidades.

Como vimos, a AVN mostra o seu valor já que contribui de muitas formas, tanto na identificação do funcionamento cognitivo, quanto no prognóstico e no plano terapêutico do paciente (Benczik, 2017).

A avaliação neuropsicológica consta de múltiplas etapas (multinível) e se utiliza de vários métodos (multimodal) para a sua realização. Ela não se baseia simplesmente, em aplicação de testes, sendo a testagem apenas uma das etapas de um processo maior, complexo e abrangente.

Entre as atribuições do profissional, ao conduzir o processo de avaliação estão:

a) determinar os motivos do encaminhamento e as queixas;
b) levantar dados de natureza psicológica, social, médica, profissional, escolar com o paciente, sua família e de fontes complementares;
c) coletar dados sobre a história pessoal, reconhecendo denominadores comuns com a situação atual, do ponto de vista psicopatológico e dinâmico;
d) realizar o exame do estado mental do paciente (exame subjetivo);
e) levantar hipóteses iniciais e definir o objetivo da avaliação;
f) estabelecer um plano de avaliação;
g) estabelecer com o paciente e sua família um contrato de trabalho;
h) administrar testes e instrumentos psicológicos;
i) levantar dados qualitativos e quantitativos;
j) selecionar, organizar e integrar todos os dados significativos para os objetivos da avaliação, relacionando-os com a história de vida e as circunstâncias atuais de vida do paciente;
k) comunicar os resultados (entrevista devolutiva, relatório laudo, parecer e outros informes), propondo soluções em benefício do paciente; e encerrar o processo (Cunha, 2000).

Desta forma, o processo estabelecido pela avaliação neuropsicológica envolve uma operacionalização cuidadosa, demandando do profissional, organização, planejamento e conhecimento.

Para Benczik (2017), no protocolo da avaliação neuropsicológica nos casos de TDAH deverão contar os seguintes componentes, os quais serão descritos no decorrer do capítulo.

Quadro 1 – Componentes da Avaliação Neuropsicológica (AVN)do TDAH

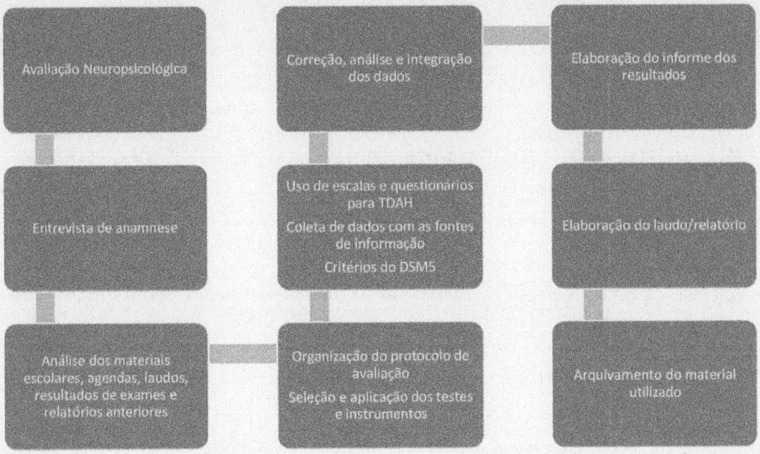

Fonte: Benczik, 2017

Barkley (2006) enfatiza os componentes necessários na investigação do TDAH, entre os quais, citam-se: análise do funcionamento cerebral, a história de vida e os resultados das escalas e inventários para TDAH.

ENTREVISTAS DE ANAMNESE COM OS PAIS E/OU RESPONSÁVEIS

Benczik (2000-2010) ressalta que um dos passos de uma avaliação minuciosa do TDAH é a anamnese. A avaliação inicial, mediante entrevista semiestruturada, pretende coletar com os pais/responsáveis, inicialmente a queixa principal, a fonte e o motivo do encaminhamento, se concordam com a solicitação da avaliação, se o paciente já realizou outras avaliações e/ou exames anteriores, quais, quando e os respectivos resultados.

Em seguida, deve-se explorar com os pais/responsáveis os vários tipos de informações contemplando a gestação, condições e intercorrências do parto, desenvolvimento neuropsicomotor (marcos do desenvolvimento), o momento em que os primeiros sintomas foram observados pelos pais/responsáveis e/ou professores, sua cronicidade e persistência no tempo, história médica, social, familiar (com o objetivo de investigar possíveis sintomas do TDAH em parentes próximos, ou outras patologias familiares associadas), acontecimentos importantes na vida do filho, se impõem disciplina e limites, expectativas e tolerância dos pais em relação ao comportamento dos filhos, a atitude dos pais frente às regras, se são mais flexíveis ou rígidos, se reforçam ou punem, como interagem com os filhos, se há sinais de temperamento difícil da criança, histórias de desatenção, impulsividade e/ou comportamento de birra e negativismo.

As informações sobre o funcionamento diário são cruciais para documentar a resiliência e os prejuízos. As áreas de maior impacto a serem investigadas são: a interação entre pais e filhos, estresse e práticas parentais, funcionamento escolar, relacionamento com os colegas e engajamento nas atividades de lazer (Rohde, et. al, 2019).

Desta forma, é importante questionar se o filho(a) é independente, se tem autonomia e iniciativa para realizar as tarefas do dia a dia, se utiliza ou não das funções executivas (escovar dentes, tomar banho, comer e se vestir), se é organizado, se tem autonomia, se faz os deveres escolares sem ninguém ter que cobrá-lo, ou ajudá-lo.

Reconhecer os valores da família, como ela é composta e, como esta lida com o filho e suas dificuldades, bem como os aspectos ocupacionais e o nível de escolaridade dos pais, pode ampliar a compreensão do profissional sobre como esta criança/adolescente se insere na família, e, por sua vez, esta família na comunidade.

As condições de saúde física também devem ser aventadas, já que permitem a exclusão de comorbidades e favorecem o diagnóstico diferencial (acuidade auditiva e visual, hipotiroidismo, etc). Os aspectos relativos ao estilo de vida, hábitos alimentares, qualidade do sono, se faz atividade física e como se dá uso dos eletrônicos são questões que podem auxiliar o profissional na melhor compreensão do paciente.

É importante ressaltar para o fato de existir um grande número de comorbidades associadas ao TDAH assim como condições neurodesenvolvimentais patológicas e psiquiátricas similares, dificultando ainda mais, as práticas clínicas de diagnóstico e intervenção para o TDAH, desde o processo inicial até a observação evolutiva, devendo-se considerar as possíveis comorbidades e o diagnóstico diferencial no processo de avaliação (Brites, 2018).

Explorar com os pais, as expectativas destes em relação à escola e como se dá a interação família vs escola, o desempenho escolar do filho, se consideram a escola como parceira e se esta atende as necessidades educacionais do filho, se aprovam o método de ensino (a escola tem um perfil exigente, padrão e ou flexível?).

Ao final da entrevista com os pais/responsáveis, o profissional terá muitas informações sobre o funcionamento global do paciente; podendo considerar ou descartar a hipótese da presença dos sintomas do TDAH, e/ou possíveis comorbidades.

ENTREVISTA COM O(S) PROFESSOR(ES)

Deve-se obter o máximo de informações sobre o comportamento da criança na escola. As percepções e observações do professor sobre a capacidade da criança e/ou adolescente em seguir regras, limites e respeitar a autoridade na sala de aula, ajudam o profissional a entender como o paciente está lidando com suas dificuldades. Algumas crianças/adolescentes podem isolar-se e ficar cada vez mais desatentas, outras podem adotar um comportamento típico de oposição e de desafio, ou ainda, tornar-se o palhaço da sala de aula. Com o professor, deve se levantar como o aluno se coloca na classe, qual é seu estilo de aprendizagem, se apresenta dificuldades para aprender e quais, sobre o desempenho escolar, como estabelece relacionamento com os seus colegas e com o professor. É importante também questionar quais as tentativas de intervenções e estratégias já foram realizadas e os resultados destas. Por exemplo, o professor já tentou acordos com o aluno? Tentou dar supervisão adicional? Deu reforço? Usou material manipulativo? Recurso audiovisual? Mudou o aluno de lugar? Monitorou as atividades marcando tempo? Fez mudanças no currículo? Desta forma, professores são um recurso indispensável de informações sobre muitas áreas associadas com déficits de atenção/hiperatividade.

As informações coletadas com os professores poderão ser presencialmente, por e-mail, por meio de relatórios ou pelo uso de questionários e escalas que abordem as questões que se façam necessárias para esclarecimentos das áreas acadêmicas e sociais, as quais podem estar afetadas pelo TDAH.

ENTREVISTA COM O PACIENTE

Rohde et. al (2019) ressaltam a importância fundamental de incluir a criança e o adolescente no processo de sua própria avaliação, independentemente de sua capacidade de descrever com precisão seus sintomas. É essencial verificar sua perspectiva sobre como sentem que os sintomas atrapalham suas vidas, como está a sua autoestima e a sua qualidade de vida, como se sentem em relação aos seus irmãos, colegas, pais e outros adultos importantes.

Esta entrevista então, deverá focar a percepção e os sentimentos diante do problema, se este está consciente de suas dificuldades, como se sente, se culpa alguém por isso, se consegue explicar de alguma outra forma a dificuldade apresentada, como percebe a sua rotina (rendimento escolar, expectativas do professor, da família, conflitos, etc.), o ambiente familiar, o que pensa sobre os pais e irmãos e sobre o ambiente social (colegas e amigos) o que faz para lidar com as suas dificuldades, usa estratégias? Quais?

E, no caso dos adultos, deve-se incluir na investigação, os aspectos da sua formação escolar, vida social, familiar e laboral.

Após entrevista clínica minuciosa, incluindo todos os elementos, tais como a queixa principal, sintomas atuais e passados, vida diária, histórica médica, familiar, social, escolar e/ou laboral, e com base nas hipóteses levantadas, o profissional selecionará as tarefas (testes) que compreendem a elucidação das funções a serem avaliadas. O plano de avaliação é um processo pelo qual se procura identificar recursos que permitam estabelecer uma relação entre as perguntas iniciais e suas possíveis respostas (Cunha, 2000).

A avaliação neuropsicológica (AVN) do TDAH inclui a investigação do nível intelectual, atenção, memória e as suas respectivas modalidades, habilidades de linguagem, perceptomotoras, visoconstrutivas, velocidade de processamento, funções executivas, as questões emocionais, escolares ou de trabalho, entre outras. E, embora não haja um instrumento psicológico/neuropsicológico que possa excluir ou afirmar a presença de TDAH, o profissional, ao selecionar os instrumentos para compor a bateria de avaliação, deverá considerar os fundamentos teóricos e neuropsicológicos do transtorno.

É importante ter em mente os objetivos para a inclusão de cada técnica na bateria, lembrando sempre que os instrumentos utilizados servem para colher subsídios para testar as hipóteses.

A seleção de um protocolo de testes neuropsicológicos na investigação do TDAH, deverá contribuir efetivamente, para o entendimento do funcionamento cognitivo do paciente, e contemplar as áreas investigadas, conciliando os objetivos da avaliação com os dos instrumentos, considerando as suas especificidades, como faixa etária, escolaridade, entre outras variáveis (Benczik, 2017).

A organização da bateria de testes é efetuada com base em pesquisas realizadas com determinados tipos de pacientes, deve-se ter objetivos explícitos e uma eficiência preditiva para se obter uma amostra suficientemente adequada de funções importantes para a natureza complexa da avaliação proposta. No entanto, o foco da testagem deve ser o sujeito e não os testes (Cunha, 2000).

Brown (2006) ressalta a importância da avaliação das funções executivas nas atividades diárias dos portadores do TDAH e salienta que a avaliação, através de testes neuropsicológicos, pode resultar em falsos negativos pelo fato de que, durante esse tipo de investigação, principalmente em pacientes de maior capacidade cognitiva, possa ocorrer menor influência das múltiplas variáveis que normalmente atrapalham estes pacientes, ressaltando também, o fato de que, os testes neuropsicológicos não apresentam validade ecológica.

Como sabemos, em função da grande heterogeneidade do quadro clínico, não há um perfil neuropsicológico padrão do TDAH. No entanto, alguns estudiosos têm dedicado esforços na tentativa de apontarem tendências em testes e indícios das funções neuropsicológicas que se mostram mais suscetíveis no transtorno.

Hervey et al. (2004), Nigg et al. (2005) e Riccio (2005), baseados em estudos sistemáticos, sugerem as funções neuropsicológicas com pior desempenho entre adultos com TDAH, entre as quais, citam-se: controle inibitório, atenção sustentada, fluência verbal, velocidade de processamento, memória de trabalho, planejamento, manutenção do set e, os achados de Wilcutt et al. (2005), incluem memória de trabalho visoespacial e verbal.

Entre as crianças com TDAH, Sonuga-Barke (2005) verificou o pior desempenho, nas seguintes funções neuropsicológica: controle inibitório, memória de trabalho, planejamento, flexibilidade mental e nas tarefas que exijiram esforço para ativação do sistema de alerta.

Seidman (2006) realizou um estudo com crianças com TDAH, considerando a faixa etária e as habilidades neuropsicológicas com pior desempenho:

Tabela 1 – Pior desempenho de crianças com TDAH em testes neuropsicológicos por faixa etária

3 a 5 anos	5 a 7 anos	6 a 12 anos
Tarefas de cancelamento visual Memória de trabalho Controle Motor Aversão à recompense tardia Tarefas de memória e de raciocínio com conteúdos pré-acadêmicos	Tarefas de habilidades visomotoras Memória de trabalho Atenção	Tarefas de vigilância Memória de trabalho Aprendizagem Verbal Planejamento Organização Controle Inibitório Atenção Seletiva Atenção Dividida

Fonte: Seidman, 2006; Doyle, 2006; Willcutt et al., 2005.

Os achados dos estudos de revisão sistemáticas (Seidman, 2006; Doyle, 2006; Willcutt et al., 2005), mostraram o pior desempenho de pacientes com TDAH, nas seguintes tarefas: Torre de Hanoi, na tarefa de controle inibitório e no controle de interferências. Os resultados mostraram que, a depender das características de como o TDAH se apresenta, os desempenhos podem variar muito, como citados abaixo:

a) Apresentação Combinada do TDAH (Desatenção + Hiperatividade/Impulsividade) e a Apresentação de Hiperatividade/Impulsividade (com o mesmo potencial neurocognitivo) tiveram pior desempenho na Torre de Hanói, quando comparados aos grupos com a Apresentação do TDAH Desatento.
b) O grupo com TDAH com Apresentação Combinada (Desatenção + Hiperatividade/Impulsividade) teve o pior desempenho no componente de controle inibitório, enquanto que o TDAH com apresentação de Desatenção, não apresentou, no geral, déficit no controle inibitório, mas este grupo teve pior desempenho no controle de interferências.
c) Apresentação Combinada do TDAH (Desatenção + Hiperatividade/Impulsividade) e o TDAH com apresentação de Hiperatividade/Impulsividade mostraram melhor desempenho no controle de interferências.

d) Apresentação de Hiperatividade/Impulsividade mostrou sofrer menos prejuízos nos componentes de funções executivas, enquanto que a Apresentação Combinada do TDAH (Desatenção + Hiperatividade/Impulsividade) mostrou sofrer mais prejuízos de funções executivas.
e) Apresentação do TDAH na forma Desatenta e na Apresentação Combinada TDAH (Desatenção + Hiperatividade/Impulsividade) com o mesmo potencial neurocognitivo não apresentou diferenças significantes nos desempenhos do WCST, TMT e na Torre de Londres.

Os achados de Fuggetta (2006) demonstraram que crianças com TDAH com Hiperatividade/Impulsividade tendem a ter um pior desempenho comparado ao grupo controle, principalmente em tarefas que avaliam o controle inibitório e a supressão de respostas apreendidas, tais como o Stroop e Stop Signal.

Nos testes WISC-IV e WAIS-III, especialmente nos subtestes Procurar Símbolos e Códigos, os pacientes com TDAH se mostraram mais lentos na velocidade de acumulação da informação e, no Teste de Desempenho Contínuo, maior variabilidade do tempo de reação e na velocidade de processamento. As crianças com TDAH obtiveram melhor desempenho nos índices de Compreensão Verbal e de Organização Percpetual e, um pior desempenho, nos Índices de Memória de Trabalho e índice de Velocidade de Processamento (Mayes; Calhoun, 2006).

Seidmam (2006) realizou um estudo de revisão sobre o pior desempenho de meninos e meninas com TDAH. Os meninos obtiveram pior desempenho na tarefa de velocidade de processamento no teste CPT e, o tempo de reação inicial foi menor na Torre de Londres, evidenciando mais impulsividade e menor habilidade para o planejamento. As meninas, por sua vez, apresentaram pior desempenho na tarefa do Dígitos (WISC), no Stroop Test, Go-No/Go e no Wisconsin.

Um outro estudo com 89 crianças (8-13 anos) com diagnóstico de TDAH de todos os subtipos (DSM-IV-TR) foram comparadas ao grupo controle, sendo que 64% delas estavam medicadas. Os resultados apontaram efeito de tamanho moderado para a diferença entre as médias dos grupos no Índice de Velocidade de Processamento (IVP) – e, efeito de tamanho pequeno, entre as médias dos pontos ponderados entre os grupos, nos seguintes subtestes: Códigos e Aritmética. Os pacientes com TDAH atingem pontuações próximas à faixa normativa no funcionamento intelectual do WISC-IV, sendo necessárias mais pesquisas que separem os subtipos e que comparem o desempenho daquelas crianças com e sem medicação (Wechsler, 2013, p. 92).

Fonseca et. al, (2011) relacionaram as funções neuropsicológicas mais avaliadas do TDAH no cenário internacional, entre as quais citam-se: atenção concentrada, funções executivas, memória visual. No cenário nacional, os componentes atencionais são os mais avaliados nos casos do TDAH.

Os achados de Seidman (2006), Riccio (2005), Nigg et al. (2005) e Faraone et al. (2006) relacionaram as medidas que se mostraram mais sensíveis para diferenciar adultos com TDAH do grupo controle, entre os quais citam-se: Stroop Color Test, Teste de Desempenho Contínuo, Trail Making Test (Teste das Trilhas), Fluência Verbal (FAS) e WAIS-III.

Na tabela abaixo, constam os instrumentos sugeridos para a avaliação de pacientes com TDAH (Fonseca et al, 2011):

Tabela 2 – Instrumentos que corroboram com a avaliação neuropsicológica do TDAH e as suas respectivas funções cognitivas

Testes	Funções Avaliadas
Teste de Desempenho Contínuo	Inibição e atenção concentrada
Teste de Atenção Visual – Tavis (Mattos, 2019)	Atenção seletiva, alternada e dividida
Torre de Hanói (Gonsalez et. al, 2010)	Resolução de problemas, planejamento e flexibilidade cognitiva
Fluência Verbal (Lezak et. al, 2004)	Inibição, monitoramento, flexibilidade, planejamento, iniciativa, velocidade de processamento, memória léxico-semântica e habilidades linguísticas
Teste de Aprendizagem Verbal de Rey – RAVLT (Paula e Malloy-Diniz, 2018)	Aprendizagem verbal
Strop Color Test (Duncan, 2003)	Atenção seletiva, concentrada e inibição
*Teste Wisconsin de Classificação de Cartas – WCST (Heaton, R.K. et al. adaptação por Oliveira, M. S, 2019)	Resolução de problemas e flexibilidade cognitiva
Teste de Trilhas TMT A/B (Reitan, 1992; Lezak et al., 2004).	Rapidez de processamento e flexibilidade cognitiva (atenção seletiva e alternada)
Teste de Hayling (Burguess e Shallice, 1997; Fonseca et al., 2010).	Iniciação, inibição verbal e velocidade de processamento
Figura Complexa de Rey (Rey, A., 1998/1999) (Oliveira e Rigoni, 2014)	Organização visoespacial, planejamento, desenvolvimento de estratégias e memória memória operacional não verbal/ visuoespacial

Testes	Funções Avaliadas
Teste D2 R (BRICKENKAMP et al., 2018)	Atenção Concentrada
WISC-IV/WAIS-III * O WAIS III (no momento) está em estudo para a elaboração de novas normas para a população brasileira	Inteligência/Memória de Trabalho (Digitos e SNL/Velocidade de Processamento Visomotor)

Fonte: Elaborado pela autora.

* Teste Wisconsin de Classificação de Cartas (WCST). Os achados não verificaram déficits nos aspectos do funcionamento cognitivo em adultos com TDAH (Hervey; Epstein; Curry, 2004; Seidman, 2006).

Camargo (2007), relacionou as funções cognitivas que devem ser avaliadas nos casos de TDAH, entre as quais: fluência e aprendizagem verbal, controle inibitório, tempo de reação e inibição de uma resposta em curso.

A seleção dos testes que irão compor a bateria, pode se tornar uma tarefa laboriosa e complexa ao clínico. Não se pretende aqui esgotar todos os instrumentos disponíveis no mercado para auxiliar na avaliação do TDAH, e sim citar alguns instrumentos mais utilizados e os que contém referências de pesquisas:

- WISC-IV – ESCALA DE INTELIGÊNCIA WECHSLER PARA CRIANÇAS – 4ª. Edição. Ed. Pearson (2013), está entre os instrumentos indispensáveis na avaliação neuropsicológica e é considerado um teste padrão ouro; além de fornecer dados sobre o Q.I e várias outras funções neuropsicológicas, oferece medidas de funcionamento executivo, entre as quais memória de trabalho verbal (repetição de dígitos na ordem inversa, sequência de números e letras e no subteste aritmética). E é indicado para para crianças e adolescente entre 6 (seis) anos e 11 meses a 16 (dezesseis) anos e 11 meses.
- WAIS-III – ESCALA DE INTELIGÊNCIA WECHSLER PARA ADULTOS – 3ª. Edição Ed. Pearson (2004). Um dos mais importantes testes para avaliação clínica de capacidade intelectual de adultos na faixa etária entre 16 e 89 anos. Esta 1ª edição brasileira foi adaptada pela Dra. Elizabeth do Nascimento e aprovada pela Psychological Corporation e pelo Conselho Federal de Psicologia. É um teste imprescindível para avaliações psicológicas e neuropsicológicas, sendo indicado, particularmente, para avaliação de adolescentes (com idades acima de 16 anos) e adultos, nos contextos clínico, educacional e de pesquisa. No momento está em processo de revisão e de elaboração de novas normas para a população brasileira.

- **NEUPSILIN-ADULTO** (Fonseca et al., 2009) e **NEUPSILIN-INFANTIL** (SALLES, et al, 2016) são instrumentos neuropsicológicos, em formato breve que avaliam componentes de funções neuropsicológicas, dentre elas a memória operacional (sequência de dígitos na ordem inversa, span de pseudopalavras e memória operacional visuoespacial de ordem inversa).
- **CUBOS DE CORSI** – avalia a memória de trabalho visoespacial de adultos e em crianças de 4 (quatro) a 10 (dez) anos de idade (Mecca e Dias, 2019).
- **STROOP DIA-NOITE** adaptado por Natale et al. (2008), avalia o controle inibitório em crianças de idade pré-escolar.
- **FDT** – Teste dos Cinco Dígitos (Sedó, 2015) é um teste neuropsicológico que avalia as funções cognitivas (executivas), em especial a atenção sustentada. O objetivo do instrumento é medir a velocidade de processamento cognitivo, a capacidade de focar e de reorientar a atenção e de lidar com interferências (subcomponentes controle inibitório e flexibilidade cognitiva). Pode ser utilizado em pessoas com baixa instrução e baixo domínio da língua ou analfabetas. É destinado à faixa etária entre 6 e 92 anos de idade. A aplicação é individual e dura em média 10 minutos. Padronização Brasileira: Sedó, Paula e & Malloy-Diniz (2015).

AVALIAÇÃO DA ATENÇÃO

Há uma série de testes de atenção de lápis e papel relativos a diferentes modalidades atencionais, disponíveis no mercado e para várias faixas etárias, entre os quais, citam-se alguns:

- **d2-R** (Adaptação Brasileira: Diniz et. al, 2018), avalia a atenção seletiva, capacidade de concentração, velocidade de processamento da informação, a precisão e aspetos qualitativos relacionados com o desempenho, é destinado para a faixa etária de 07 a 76 anos de idade.
- **BPA** (Rueda, 2013) – Bateria Psicológica para Avaliação da Atenção Concentrada, Dividida e Alternada (6 e 82 anos).
- **Coleção AD&AS** (Sisto et al., 2006) – Atenção Dividida e Sustentada Bateria Fatorial da Atenção (18 a 73 anos de idade).
- **Teste AC** – Atenção Concentrada (Cambraia, 5ª Edição 2018, 2009, 2003) para adolescentes e adultos e escolaridade, a partir do ensino fundamental.

Benczik et. al (2016) investigaram o desempenho de 404 crianças e adolescentes no Teste AC, com idades entre 6 e 16 anos, cursando entre o 1º e o 9º ano, de escolas públicas e particulares de uma cidade do interior de São Paulo. Verificaram evidências de validade e elaboraram normas de padronização para essa população de acordo com o tipo de escola (particular e pública), idade e escolaridade, evidenciando ser um excelente recurso para ser incluído na avaliação neuropsicológica de crianças e adolescentes.

Há também os testes de atenção no formato digital:

- AOL (Lence et. al, 2019) – Os testes AOL-A, AOL-C e AOL-D podem ser aplicados em conjunto, compondo assim uma bateria de testes de atenção alternada, concentrada e dividida. O formato digital permite o registro do tempo de reação e da sequência em que os estímulos foram selecionados, sendo atribuídas pontuações diferenciadas em função da ordem de execução da tarefa. Possuem três modelos randômicos e paralelos de resposta para cada tipo de teste. A correção é realizada automaticamente pela plataforma Vetor On-line (VOL). Existem normas de desempenho por idade, região e tempo de reação, atende adultos de 18 a 70 anos.

TESTES COMPUTADORIZADOS

Os tipos de atenção, a impulsividade e o tempo de reação, onde o paciente necessita comparar a ordem de apresentação de estímulos apresentados no campo visual em diferentes intervalos, envolve principalmente resposta motora (velocidade e acurácia), são comumente utilizados testes computadorizados, entre eles: **Continuous Performance Test – CPT** (Epstein et al., 2003) e o **Teste Psicofísico Para Atenção Visual Voluntária- TPAVV** (Bolfer et al., 2010).

- **Teste de Atenção Visual – 4ª edição – TAVIS 4** (Mattos, 2019) avalia funções atencionais e propõe três tarefas de seletividade, alternância e sustentação. Mede erros por ação (impulsividade) e erros por omissão (desatenção)· É indicado para a faixa etária de 6 (seis) a 17 (dezessete) anos e 11 meses de idade.

A OBSERVAÇÃO DO COMPORTAMENTO DO PACIENTE DURANTE AS PROVAS

Este aspecto é de suma importância para auxiliar na análise de dados no processo de avaliação. A maneira como o paciente trabalha, durante a avaliação neuropsicológica, oferece dados relevantes ao profissional sobre o funcionamento cognitivo do paciente (Benczik, 2017). Deve-se observar se o paciente se mostra colaborativo, se compreende as instruções, se tem habilidade para prestar atenção, se planeja ou não a realização das atividades, como se organiza inclusive se utilizando de lápis e papel, se sua atitude é séria em relação à tarefa, se é cuidadoso ou não, se mostra-se impulsivo, impaciente, se trabalha com autonomia ou se pede auxílio. Se executa as instruções ou nega-se, se fala durante as provas e se a fala é descontextualizada, se é lento ou apressado. Todos os dados observados neste contexto são críticos para auxiliar o profissional no processo da avaliação do TDAH. Para Benczik (2000-2010), alguns comportamentos como estar inquieto, com pouca atenção, com dificuldades em respeitar limites, estilos de respostas impulsivas em tarefas que demandam automonitoração e persistência do esforço, perseveração, dificuldade em mudar o esquema cognitivo (flexibilidade mental), dificuldade com conceitos novos ou abstratos, respostas concretas e labilidade emocional, são comportamentos no contexto da avaliação consistentes com um possível quadro do TDAH.

O USO DE ESCALAS, QUESTIONÁRIOS E LISTAS DE CHECAGEM

Este processo se tornou consagrado na literatura internacional, tendo uma importante tradição na avaliação de pessoas com TDAH. Um diagnóstico de TDAH não deve ser feito apenas com base na escala de classificação ou em dados observacionais. No entanto, as escalas de classificação, são complementos valiosos e complementares para a compreensão do transtorno (CADDRA, 2018). Como essas escalas de classificação têm mostrado confiabilidade e sensibilidade a tratamento em estudos controlados, o profissional poderá empregá-la como uma conveniência, para obter maior rigor em sua prática profissional. Deve-se coletar informações em vários ambientes, por meio de várias fontes de informação (pais e professores, o próprio filho, cônjuges). Esses instrumentos podem fornecer dados sistematizados, além de fornecerem ao profissional melhor compreensão de quem vê a conduta como problemática e de como diferenças percebidas em graus de desvios, variam em virtude de efeitos do ambiente (Edelbrock, 1983). Para garantir a confiabilidade dos dados, no caso em que a fonte de informação seja o professor, este deve ter, no mínimo seis semanas de familiaridade com o estudante.

Barkley (2011) apontou as vantagens e também as limitações e os cuidados que devem ser reconhecidos no uso dessa técnica, além de fornecer ao profissional informações referentes à extensão na qual o paciente exibe certas características relativas a outras pessoas de mesmo sexo e idade, elas são um método de custo efetivo, já que capitaliza informações em diversas situações e, em tempo abreviado, o entendimento das pessoas que estão diretamente envolvidas com o paciente.

Este método pode mostrar condutas que ocorrem infrequentemente e podem ser omitidas por técnicas de observação direta. Certamente, essas escalas não reúnem a singularidade do paciente. Elas fornecem consideráveis informações, mas essencialmente aquelas informações que são impressões do avaliador a respeito do paciente, relativa a algumas dimensões predeterminadas e relacionadas pela escala, tanto que a escala não necessariamente generaliza um quadro completo e acurado do comportamento atual da pessoa.

Por refletir uma perspectiva normativa, essas escalas também permitem ao profissional determinar a gravidade dos sintomas ou o grau de desvio da idade e do estágio de desenvolvimento, referentes aos comportamentos que estão sendo investigados.

Muitas das escalas para identificar o déficit de atenção e hiperatividade foram desenvolvidas para avaliar os sintomas primários da desordem, mas diversas outras escalas foram desenvolvidas para avaliar outros tipos de comportamentos associados ao TDHA, como agressividade, passividade, imaturidade, transtorno de conduta e problemas de aprendizagem (Montague, McKinney e Hocutt, 1984).

Durante a fase de identificação do problema é conveniente fazer uso de escalas mais breves ou screenings (como a escala Conners, SNAP-IV, ASRS-18). Entretanto, durante a fase de análise do problema, utiliza-se de escalas mais abrangentes, objetivando maior aprofundamento das questões envolvidas na expressão dos sintomas em vários ambientes (Burcham e Demers, 1995; Benczik, 2018).

A utilização de escalas e inventários fornece as impressões do avaliador na fase de identificação das dificuldades e pode servir como instrumento para monitorar os efeitos do tratamento (medida de follow-up).

Ao escolher a escala a ser utilizada em seu protocolo, o profissional, deverá considerar os objetivos do instrumento, as fontes de informação, as propriedades psicométricas, tais como os coeficientes de precisão e de fidedignidade, padronização e normas para o contexto brasileiro. Existem dispostos na literatura nacional e internacional, instrumentos que podem ser utilizados para complementação da avaliação do TDAH em crianças, adolescentes, pais e professores (para maiores informações sobre a avaliação de adultos pode-se consultar o capítulo sobre o TDAH na vida adulta).

ESCALAS DISPONÍVEIS PARA A INVESTIGAÇÃO DO TDAH

- SNAP-IV validada por Mattos et al. (2006). O instrumento SNAP-IV foi desenvolvido para avaliação de sintomas do transtorno do déficit de atenção/hiperatividade e transtorno desafiador opositivo em crianças e adolescentes. Pode ser preenchido por pais e/ou professores e emprega os sintomas listados no DSM-IV (American Psychiatric Association, 1994).

- **CHILD BEHAVIOR CHECKLIST (CBCL)**, (Chang, Wang e Tsai, 2016) tem como objetivo avaliar problemas de comportamento, emocionais e competências sociais.
- **CHILDREN (K-SADS-E) – A Schedule for Affective Disorders and Schizophrenia for School – Age Children**, (Polanczyk et al., 2003) é geralmente utilizada para verificar além do TDAH, comorbidades como os de ansiedade e de humor.
- **ESCALA CONNERS** (Chang, Wang e Tsai, 2016) é utilizada para investigar padrões de comportamento de oposição, de ansiedade, problemas sociais e instabilidade emocional e consta na versão para pais e professores.
- **ETDAH-CriAd** – Escala *Auto-avaliação de Transtorno do Déficit de Atenção/Hiperatividade* (Benczik, 2018), voltada para crianças e adolescentes avalia no fator 1 (Hiperatividade/Impulsividade) e no fator 2 (Déficit de Atenção), sendo o público-alvo crianças e adolescentes entre 6 (seis) e 15 (quinze) anos de idade. Apresenta coeficiente de fidedignidade (*alphas* superiores a 80).
- **ETDAH-PAIS** – *A Escala de Avaliação de Comportamentos Infanto-juvenis no TDAH em ambiente familiar*, tendo os pais como fonte de informação (Benczik, 2018), avalia: fator 1 (Regulação emocional), fator 2 (Hiperatividade/Impulsividade), fator 3 (Comportamento Adaptativo) e fator 4 (Atenção). Deve ser preenchida pelos pais e/ou responsáveis e contempla a faixa etária entre 2 (dois) e 17 (dezessete) anos de idade. Apresenta coeficiente de fidedignidade (*alphas* superiores a 90).
- **ETDAH** – *Versão para Professores – Escala de Transtorno do Déficit de Atenção/Hiperatividade* (Benczik, no prelo), em fase de elaboração das novas normas, avalia 4 fatores: Desatenção; Problemas de Aprendizagem, Hiperatividade/Impulsividade e Comportamento Anti-Social no ambiente escolar e tem o professor como fonte de informação. É destinada a faixa etária dos 6 aos 16 anos de idade.
- **Inventário de Habilidades Sociais, Problemas de Comportamento e Competência Acadêmica para Crianças (SSRS)**, (Del Prette, 2016), os pais e/ou pelos professores respondem as questões, e os resultados apontam indicadores de competência acadêmica (leitura, matemática, funcionamento cognitivo geral), indicadores sobre habilidades sociais (empatia, afetividade, responsabilidade, autocontrole, cooperação, assertividade, desenvoltura social dentre outros), e problemas de comportamento (agressão física e/ou verbal e controle de humor) em crianças de 6 (seis) a 13 (treze) anos de idade.

- **Adult Self-Report Scale (ASRS-18),** o qual contém 18 sintomas baseados no DSM-IV (1994). Mattos et. al (2006) fizeram uma adaptação transcultural do instrumento original em inglês para a língua portuguesa, e é disponibilizada para download.
- BDEFS (Barkley, 2018) – *Escala de Avaliação de Disfunções Executivas de Barkley* – É um instrumento de autorrelato com adaptação brasileira e avalia déficits das funções executivas nas atividades cotidianas (gerenciamento de tempo, organização e resolução de problemas, autocontrole, automotivação, autorregulação de emoções) e um índice de risco do adulto ou idoso ter TDAH. Há forma curta (20 itens) e a forma longa (89 itens). Fornece um escore total de funções executivas, apenas na forma longa. É voltada para a população adulta entre 18 (dezoito) a 70 (setenta) anos de idade.
- ETDAH-AD (Benczik, 2013) – *Escala do Transtorno de Déficit de Atenção/Hiperatividade – Versão para adolescentes e adultos* – tem o objetivo de auxiliar na avaliação do TDAH em cinco fatores:1) Desatenção, 2) Impulsividade, 3) Aspectos Emocionais, 4) Autorregulação da Atenção, da Ação e de Motivação e 5) Hiperatividade. Contempla a faixa etária dos 12 aos 87 anos de idade e possui 69 itens positivos e negativos ao TDAH. Apresenta coeficiente de fidedignidade na escala total (*alpha* superior a 90).

Outro aspecto a ser considerado é o impacto que o TDAH exerce sobre as habilidades acadêmicas. Segundo Hale (2008), 31% da população de TDAH pode apresentar dificuldades de aprendizagem específica, ou seja, 8 a 39% com dificuldades em leitura, 12 a 30% na matemática e 12 a 27% na grafia, sendo importante investigar a possível presença de transtornos de aprendizagem em comorbidade com o TDAH na população de estudantes com queixa de baixo desempenho escolar.

O uso dos demais instrumentos que avaliam outros construtos como sintomas do TEA, Depressão, Ansiedade, por exemplo, poderá ser introduzido no protocolo de avaliação, como forma de auxiliar na identificação de comorbidades e para diagnóstico diferencial.

LEVANTAMENTO, ANÁLISE, INTERPRETAÇÃO E INTEGRAÇÃO DOS DADOS

Considerando todos os instrumentos aplicados, o neuropsicólogo irá se deter nas correções, pontuações e na interpretação quantitativa e qualitativa dos resultados de cada um dos testes e técnicas utilizados, para posteriormente, ampliar a sua análise, associando os achados com o acervo de observações coletadas sobre o comportamento do paciente, durante as sessões em que transcorreu a avaliação neuropsicológica, desde o contato inicial até a última técnica utilizada. Um parecer sobre as observações feitas sobre como o paciente respondeu a situação de avaliação, já se constituirá em uma parte introdutória a ser incluída no relatório/laudo final (Cunha, 2000).

Os resultados encontrados nos testes e nas observações comportamentais serão correlacionados à queixa principal e à história clínica, subsidiando o profissional na sua análise. Neste momento, é necessário recapitular as hipóteses levantadas, inicialmente, e no decorrer do processo, tendo sempre em mente os objetivos da avaliação.

De posse de todas as informações quantitativas e qualitativas, pode-se chegar à inferência clínica, ou seja, no diagnóstico neuropsicológico, a partir do exame de todos os dados dos quais o profissional dispõe (queixa, prejuízos, conjunto de sintomas, história clínica, observações do comportamento do paciente durante a avaliação e os resultados da testagem), em função de determinados critérios, podendo-se então, considerar alternativas diagnósticas.

O uso dos critérios estabelecidos pelo DSM-5 (2013) para o diagnóstico do TDAH também deverá ser incluído no processo de avaliação neuropsicológica, com base na história clínica do paciente. A estrutura dos critérios operacionalizados incluem cinco itens, a saber:

a) lista de sintomas, se seis ou mais sintomas de desatenção que duraram pelo menos seis meses, e/ou, se seis ou mais sintomas de hiperatividade e impulsividade, persistiram pelo menos seis meses;
b) deverão estar presentes antes dos 12 anos de idade;
c) causar algum prejuízo em dois ou mais contextos (como casa, trabalho ou escola);
d) são significativos o suficiente para prejudicar o funcionamento em pelo menos uma das áreas da vida; e
e) se os sintomas de desatenção, hiperatividade e impulsividade forem melhores explicados por outros transtornos mentais, o diagnóstico de TDAH não será efetivado.

Os sintomas do TDAH podem ser divididos em categorias ou manifestações, que incluem desatenção, hiperatividade e impulsividade (DSM-5, 2013). Para melhor aprofundamento destes critérios, consultar o capítulo sobre o diagnóstico do TDAH.

A classificação diagnóstica, conforme o modelo de classificação nosológica, além de útil, fidedigna e muito viável para a comunicação entre especialistas, leva o profissional a realizar a sua coleta de dados de forma sistemática e organizada, sendo adequada para a descrição dos pacientes, incluindo os trabalhos de pesquisa. Cunha (2000) ressalta que todo psicólogo deveria familiarizar-se com esse sistema classificatório e utilizá-lo nos seus laudos, sempre que for pertinente.

No entanto, a grande contribuição da avaliaÇão neuropsicológica (AVN) é extrapolar para além dos sistemas classificatórios nosológicos, já que ela consegue identificar os déficits e as funções neuropsicológicas preservadas, ampliando a coleta de dados mais substanciais, como base para o prognóstico e para o estabelecimento do diagnóstico diferencial.

Após, todos os dados levantados nas mais diversas situações, desde o início do processo (entrevista de anamnese, relatório médico, escolar ou laboral, escalas, resultados dos testes neuropsicológicos, entre outros), o profissional, valendo-se de seu conhecimento, experiência e de seu raciocínio clínico, irá compilar esta gama de informações, integrando-as aos achados neuropsicológicos, relacionando-as com a queixa e considerando-se os prejuízos.

Neste momento de análise e integração dos dados, é importante analisar laudos, relatórios e exames anteriores (PAC, Ressonância Magnética, EEG, Audiometria, Tomografia, RX, entre outros possíveis), a fim de corroborar com o raciocínio clínico e diagnóstico.

COMUNICAÇÃO DOS RESULTADOS

A entrevista devolutiva, é um dos últimos passos do processo de avaliação, seguida apenas pelas recomendações pertinentes ao caso e pelo encerramento. É o momento, onde os achados são comunicados à família, no caso de crianças e adolescentes, ou ao paciente adulto.

Deve-se utilizar, preferencialmente, uma linguagem menos técnica e mais compreensível, podendo lançar mão de exemplos do cotidiano do paciente, para explicar os resultados encontrados, salientado os pontos fortes e as habilidades, para em seguida, relatar os pontos fracos e as dificuldades. É, também, a oportunidade que o profissional tem de sugerir o plano de tratamento, considerando as necessidades do paciente. Podem ser realizados os encaminhamentos aos tratamentos mais indicados ao caso (fonoaudiologia, terapia ocupacional, psicopedagogia, neurologia, psiquiatria, terapia cognitivo comportamental, dentre os mais importantes), bem como podem ser propostas estratégias de intervenção para pais e para a escola (consultar capítulo específico neste livro para intervenções no ambiente familiar e escolar).

Os resultados e achados de todo o processo da avaliação neuropsicológica (AVN), bem como o trabalho de raciocínio clínico e integração dos dados são lançados em relatório ou laudo, conforme Resolução do CFP 06/2019, o qual oferece as diretrizes e orientações sobre elaboração de documentos produzidos pela(o) psicóloga(o) no exercício profissional.

Dependendo dos objetivos da avaliação neuropsicológica (AVN), podem ser necessários vários tipos de comunicação, como entrevista devolutiva com os pais e o paciente, laudo encaminhado ao especialista solicitante da avaliação, parecer sobre o serviço de orientação à escola, entre outros. Desta forma, da entrevista devolutiva decorrem recomendações, orientações, encaminhamentos e o encerramento do processo, conservando-se o material arquivado pelo tempo determinado pelo Conselho Federal de Psicologia.

CONSIDERAÇÕES FINAIS

O uso de testes neuropsicológicos específicos pode ser útil no processo de avaliação neuropsicológica do TDAH, mas os seus resultados não são utilizados para fins diagnósticos, tendo sempre a necessidade de associá-los à avaliação de aspectos relacionados ao desenvolvimento pregresso do paciente, quadro clínico, perfil e evolução escolar e interdisciplinar.

Uma pessoa pode ser diagnosticada com TDAH, independentemente de alterações no exame neurológico, nos exames de neuroimagem e/ou nos testes neuropsicológicos (Bastos, 2011). Como vimos, o diagnóstico do TDAH é fundamentalmente clínico.

O diagnóstico do TDAH é um processo complexo, e demanda trabalho interdisciplinar de diversos profissionais com ampla experiência na área e atualizações constantes sobre os seus critérios diagnósticos. Entre os profissionais envolvidos, encontram-se os neuropsicólogos, fonoaudiólogos, pedagogos, fisioterapeutas, neurologistas, psiquiatras e aqueles outros que se fizerem necessários para que haja uma investigação criteriosa aumentando a fidedignidade dos resultados e possibilitando uma hipótese diagnóstica mais precisa.

Dada a heterogeneidade aparente em déficits neuropsicológicos em TDAH, testes neuropsicológicos podem desempenhar um papel clínico importante na identificação de pontos fortes e fracos na população de indivíduos com TDAH e podem ajudar na adaptação das intervenções para o tratamento. Além disto, colabora, em destaque, para investigar comorbidades e auxiliar no diagnóstico diferencial com outras condições anômalas semelhantes (Brites, 2018).

Embora haja várias evidências de alterações em muitos domínios cognitivos e emocionais, não parece existir um *único* perfil neuropsicológico que diferencie o TDAH de outros transtornos ou que o caracterize especificamente. Isso limita o valor diagnóstico de testes neuropsicológicos, entretanto, no futuro, poderão ser úteis na identificação de subgrupos neuropsicológicos com necessidades clínicas específicas para posterior acompanhamento e/ou tratamento remediativo.

REFERÊNCIAS

AMERICAN PSYCHIATRIC ASSOCIATION. Diagnostic and statistical manual of mental disorders. 4th ed. Arlington, VA: **American Psychiatric Publishing**, 1994.

AMERICAN PSYCHIATRIC ASSOCIATION. Diagnostic and statistical manual of mental disorders. 5th ed. Arlington, VA: **American Psychiatric Publishing**, 2013.

BASTOS, C. L. Avaliando o TDAH. **Pensando a Psiquiatria.** Dezembro de 2011 – Vol.16 – No. 12 **Psychiatry on line.** http://www.polbr.med.br/ano11/clau1211.php

BARKLEY, R. A. Escala de Avaliação de Disfunções Executivas de Barkley (BDEFS). Padronização Brasileira: Victor P. Godoy/Paulo Mattos e Leandro F. Malloy Diniz. 1. ed. São Paulo: Hogrefe, 2018.

BARKLEY, R. A. Scale of Attention Deficit Hiperactivity Disorder *(BAARS-IV)*. New York. **Guilford Press.** 2011.

BENCZIK, E. B. P., LEAL, G. C., CARDOSO, T. A utilização do Teste de Atenção Concentrada (AC) para a população infanto-juvenil: uma contribuição para a avaliação neuropsicológica. **Rev. Psicopedagogia**; 33(100):37-49. 2016.

BENCZIK, E. B. P. A avaliação neuropsicológica do Transtorno de Déficit de Atenção/Hiperatividade. **Encontro W- Wechsler e a Prática.** Ed. Pearson e CEPPA. Hotel Manibu. Capítulo Recife, PE. Junho. 9/6/2017

BENCZIK, E. B. P. TDAH. **Atualização Diagnóstica e Terapêutica.** Ed. Casa do Psicólogo. SP, 110 P, 2000-2010.

BENCZIK, E. B. P. Escala de autoavaliação do TDAH – Versão Para Crianças e Adolescentes (ETDAH-Criad). São Paulo: Memnon, 2018.

BENCZIK, E. B. P. Escala de Avaliação de Comportamentos Infantojuvenis no Transtorno do Déficit de Atenção/Hiperatividade no ambiente Familiar TDAH-Versão Para Pais (ETDAH-Pais). São Paulo: Memnon, 2018.

BENCZIK, E. B. P. Escala de Transtorno do Déficit de Atenção/Hiperatividade – Versão Adolescentes e Adultos. Ed Vetor. SP, 2013.

BENCZIK, E. B. P. Escala de Transtorno do Déficit de Atenção/Hiperatividade – Versão para Professores. Ed Pearson. São Paulo (no prelo).

BOLFER, C. P. M. et al. Reaction Time Assessment in Children With ADHD. **Arquivos de Neuro-Psiquiatria,** 2010. p. 281-86.

BRICKENKAMP, R. et al. Teste d2 -Revisado (d2-R). Adaptação Brasileira: Leandro Fernandes/Malloy-Diniz/ Carlos G.F.M. Schlottfeldt e Alexandre L.O. Serpa. 1ª ed. São Paulo: Hogrefe, 2018.

BRITES, C. Estudo comparativo de registros actigráficos em três pacientes com TDAH: efeitos da intervenção medicamentosa. **Tese de Doutorado**, 2018.

BROWN, T. E. Executive Functions and Attention Deficit Hyperactivity Disorder: Implications of two conflicting views. **Internacional Journal of Disability,** Development and Education, 2006. p. 35-46.

BURCHAM, B.G. & DE MERS, S. Comprehensive Assessment of Children and Youth with ADHD. **Intervention in School and Clinic.** 30, 211-220. 1995.

BURGUESS, P.W.; SHALLICE, T. (1997). The Hayling and Brixton Tests. Bury St. Edmunds, UK: Thames Valley Test Company.

CAMARGO, C. H. P. et al. Avaliação Neuropsicológica, In: LOUZÃ, M.; ELKIS, H. Psiquiatria Básica. 2nd. ed, Porto Alegre: **Artmed**, 2007.p.88-95.

CAMBRAIA, S. V. O Teste de Atenção Concentrada AC. Manual. São Paulo: Vetor Editora; 2009.

CANADIAN ADHD RESOURCE ALLIANCE (Internet). Canadian ADHD practice guidelines. 4th ed. Toronto. CADDRA, 2018. (capturado em 11 jan.2020). Disponível em: https://www.caddra.ca/wp-content/uploads/CADDRA-Guidelines-4th-Edition_-Feb2018.pdf

CHANG, L. Y., WANG, M. Y., TSAI, P. S. Diagnostic Accuracy of Rating Scales for Attention-Deficit/Hyperactivity Disorder: A Meta-analysis. **Pediatrics**, 2016.

CONSELHO FEDERAL DE PSICOLOGIA (CFP). RESOLUÇÃO CFP 06/2019 COMENTADA ORIENTAÇÕES SOBRE ELABORAÇÃO DE DOCUMENTOS ESCRITOS PRODUZIDOS PELA(O) PSICÓLOGA(O) NO EXERCÍCIO PROFISSIONAL.https://site.cfp.org.br/wpcontent/uploads/2019/09/Resolução--CFP-n-06-2019-comentada.pdf.

CUNHA, J. A. O ABC da avaliação neuropsicológica. Psicodiagnóstico – V. cap. 15. p 171-176. Artmed. Porto Alegre, RS. 2000.

DEL PRETTE, Z. A. P. Inventário de Habilidades Sociais, Problemas de Comportamento e Competência Acadêmica para Crianças – SSRS: Manual de aplicação, apuração e interpretação. São Paulo: Casa do Psicólogo, 2016.

DOYLE, A. E. Executive Function in Attention Deficit -Hyperactivity Disorder. **J Clin Psychiatry** .2006;67(suppl 8):21-26.

DUNCAN, M. T. Obtenção de dados normativos para desempenho no teste de Stroop num grupo de estudantes do ensino fundamental em Niterói. Divisão de Psicologia do Instituto Central do Hospital das Clínicas da Faculdade de Medicina da Universidade de São Paulo (FMUSP), 2003.

EDELBROCK, C. Problems and issues in using rating scales to asses child personality and psychopatology. **School Psychology Review,** *12*, 293-299, 1983.

EPSTEIN, J. N., ERKANLI, A., CONNERS, C. K. et al. Relations Between Continuous Performance Test Performance Measures and ADHD Behaviors. J **Abnorm Child Psuchol** 31, p. 543-554, 2003.

FONSECA, ROCHELE & OLIVEIRA, CAMILA & GINDRI, GIGIANE & ZIMMERMANN, NICOLLE & REPPOLD, CAROLINE. Teste Hayling: Um instrumento de avaliação de componentes das funções executivas. **Avaliação Psicológica e Neuropsicológica de Crianças e Adolescentes.** 337-364. 2010.

FARAONE.,S.V JOSEPH BIEDERMAN, M.D., THOMAS SPENCER, M.D., ERIC MICK, SC.D., KATE MURRAY, B.A., CARTER PETTY, M.S., JOEL J. ADAMSON, B.A., AND MICHAEL C. MONUTEAUX, SC.D. Diagnosing Adult Attention Deficit Hyperactivity Disorder: Are Late Onset and Subthreshold Diagnoses Valid? American **Journal of Psychiatry** 2006 163:10, 1720-1729. 2006.

FONSECA, R. P., ZIMMERMANN, N., BEZ, M. B., WILLHELM, A., & SCHNEIDER-BAKOS, D. Avaliação neuropsicológica no TDAH e implicações para a terapia cognitivo-comportamental. In: C. S. Petersen, R. Weiner et al. (Org.). Terapias Cognitivo Comportamentais para Crianças e Adolescentes – **Ciência e Arte**, -134. Artmed: Porto Alegre. 2011.

FONSECA, R. P, JERUSA FUMAGALLI DE SALLES, MARIA ALICE DE MATTOS PIMENTA PARENTE. Coleção Neupsilin – Instrumento de Avaliação Neuropsicológica Breve. 1 ed. São Paulo: Vetor, 2009.

FUGGETTA, G. Impairment of Executive Functions in Boys with Attention Deficit/Hyperactivity Disorder. in **Child Neuropsychology** 12(1):1-21 · March 2006

GONSALEZ, S. M. L, ROCCA, C. C. A, MALLOY-DINIZ LF, FUENTES D, RODRIGUES CL. **Teste da torre de Hanói.** IN: FUENTES, D, MATTOS P, ABREU N, MALLOY-DINIZ LF. Avaliação Neuropsicológica, Porto Alegre: Artmed; 2010.

HALE, J. B. et al. Development and validation of an attention-deficit/ hyperactivity disorder (ADHD) executive function and behavior rating screening battery. **J Clin Exp Neuropsychol**, 2009. p. 897-912.

HEATON, R. K. et al. adaptação por OLIVEIRA, M. S. et al. *WCST*: Teste de Wisconsin de Classificação de Carta. 2ª ed. rev. e ampl. São Paulo: Hogrefe, 2019.

HERVEY, AARON & EPSTEIN, JEFFERY & CURRY, JOHN. Neuropsychology of Adults With Attention-Deficit/Hyperactivity Disorder: A Meta-Analytic Review. **Neuropsychology.** 18. 485-503. 10.1037/0894-4105.18.3.485. 2004.

LENCE, A.C.N; ESTEVES, C; ARSUFFI, ES; LIMA, F.F. AOL – Aplicação on-line – Livro de Instruções. Vetor Editora. SP, 2019.

LEZAK MD, HOWIESON DB, LORING DW. TMT A/B Neuropsychological Assessment. 4th ed. New York: Oxford University Press; 2004.

LEZAK, M. D. Neuropsychological Assessment. England: Oxford University Press, 1995

MATTOS, P. *TAVIS-4:* Teste de Atenção Visual. 4ª ed. São Paulo: Hogrefe, 2019.

MECCA, T. P., DIAS, N. M. Avaliação Neuropsicológica Cognitiva (4): Memória de trabalho. São Paulo: Memnon, 2019.

MATTOS, P.; SEGENREICH, D.; SABOYA, E.; LOUZÃ, M.; DIAS, G. & ROMANO, M. ASRS-18 – Adaptação transcultural para o português da escala Adult Self-Report Scale para avaliação do transtorno de déficit de atenção/hiperatividade (TDAH) em adultos. **Rev. Psiq. Clin.** 33 (4); 188-194, 2006.

MAYES SD, CALHOUN SL. Similarities and differences in WISC-III profiles: Support for subtest analysis in clinical referrals. **The Clinical Neuropsychologist.** 2004;18:559–572. [PubMed] [Google Scholar]

MIRANDA. Coleção Neupsilin – Instrumento de Avaliação Neuropsicológica Breve Infantil. 1 ed. São Paulo: Vetor, 2016.

MONTAGUE, M.; MCKINNEY, J. D. & HUCUTT, A. (1984). Assessing Students for Attention Deficit Disorder. **Intervention in School and Clinic**, 29 (4), 212-218.

NATALE, L. L. et al. Propriedades psicométricas de tarefas para avaliar funções executivas em pré-escolares. **Psicologia em Pesquisa**, v. 2, n. 2, 2008. p. 23-35.

NIGG, J. T. Attention deficits and hyperactivity-impulsivity: What have we learned, what next? **Development and Psychopathology**, 25(4), 1489-1503. 2013 [Links].

NIGG, J. T. Neuropsychologic Theory and Findings in Attention-Deficit/Hyperactivity Disorder: The State of the Field and Salient Challenges for the Coming Decade. **Biol Psychiatry**, 2005. p. 1424-35.

OLIVEIRA, M. S E RIGONI, M. S; Figuras complexas de Rey – Teste de cópia e reprodução de memória de figuras geométricas complexas Ed. Casa do psicólogo; 2014.

PAULA, J.J E MALLOY-DINIZ, L.F, Teste de Aprendizagem Auditivo-Verbal de Rey – RAVLT. 2018, Ed Vetor. SP.

POLANCZYK, GUILHERME V, EIZIRIK, MARIANA, ARANOVICH, VICTOR, DENARDIN, DANIEL, SILVA, TATIANA L DA, CONCEIÇÃO, TATIANA V DA, PIANCA, THIAGO G, & ROHDE, LUIS AUGUSTO. (2003). Interrater agreement for the schedule for affective disorders and schizophrenia epidemiological version for school-age children (K-SADS-E). **Brazilian Journal of Psychiatry**, *25*(2), 87-90, 2003.

REITAN, R. M. Trail making Test Manual for Administration and Scoring. Arizona: **Reitan Neuropsychology Laboratory**, 1992.

REY, A. Teste de cópia e de reprodução de memória de figuras geométricas complexas. São Paulo: Casa do Psicólogo, 1998/1999.

ROHDE, L. A., COGHILL, D., ASHERSON, P., BANASCHEWSKI, T. Avaliando o TDAH ao longo da vida. IN: Rohde, L.A., Buitelaar, J.K., Gerlach, M.

Faraone, S.V. Guia para compreensão e manejo do TDAH da Word Federation of ADHD. CAP 3. 44-66. Ed. **Artmed.** Porto Alegre, RS. 2019.

RICCIO, C. A., WOLFE, M., DAVIS, B. ROMINE, C. GEORGE C, LEE, D, Attention Deficit Hyperactivity Disorder: manifestation in adulthood, **Archives of Clinical Neuropsychology**, Volume 20, Issue 2, March 2005, Pages 249–269, https://doi.org/10.1016/j.acn.2004.07.005

RUEDA, F. J.M. **Bateria Psicológica para Avaliação da Atenção (BPA)**. São Paulo: Vetor, 2013.

SALLES, J. F. R. P. F., PARENTE, M. A. M. P., CRUZ-RODRIGUES. C., DE MELLO, C. B., BARBOSA, T., CAROLINA, M. **Coleção Neupsilin – Infantil.** São Paulo:Vetor, 2017.

SEDÓ, M., DE PAULA, J. J., MALLOY-DINIZ, L. F. O Teste dos Cinco Dígitos. São Paulo: Hogrefe; 2015.

SEIDMAN, L. J. Neuropsychological functioning in people with ADHD across the lifespan. **Clinical Psychology Review**. Volume 26, Issue 4, August 2006, Pages 466-485

SISTO, F. F., NORONHA, A. P., BARTHOLOMEU, D. RUEDA, F. J. M. Coleção AD & AS – Atenção Dividida e Sustentada. 1ª ed. São Paulo: Vetor, 2006

SONUGA-BARKE, E. J. S. Causal models of attention-deficit/hyperactivity disorder: from common simple deficits to multiple developmental pathways. **Biological Psychiatry.** 2005. p.1231-238.

STEFANATOS, G. A., & BARON, I. S. Attention-deficit/hyperactivity disorder: A neuropsychological perspective towards DSM-V. **Neuropsychology Review**, 17(1), 5-38. 2007.

WECHSLER, D. *WISC-IV:* Escala de inteligência Wechsler para crianças: manual/David Wechsler. 4. ed. adap. e padr. de uma amostra Brasileira. São Paulo: Pearson, 2013.

WECHSLER, D. Manual Técnico do WISC-IV – Ed Pearson, SP. 2013.

WECHSLER, D. WAIS III: **Escala de Inteligência Weschsler –** WAIS-III: Escala de inteligência Weschler para adultos: manual/ David Wechsler; Adaptação e padronização de uma amostra brasileira. Elizabeth do Nascimento. [Tradução de Maria Cecília de Vilhena Moraes Silva.] 1ª ed. São Paulo: Casa do Psicólogo, 2004.

WECHSLER, D. *WISC-IV:* Escala de inteligência Wechsler para crianças: manual/David Wechsler. 4ª ed. adap. e padr. de uma amostra Brasileira. São Paulo: Pearson, 2013.

WILLCUTT, E. G. et al. Validity of the Executive Function Theory of Attention-Deficit/Hyperactivity disorder: A Meta-Analytic Review. **Biological Psychiatry,** 2005. p. 1336-46.

Capítulo 10

A REABILITAÇÃO DA ATENÇÃO E DAS FUNÇÕES EXECUTIVAS

Edyleine Bellini Peroni Benczik
Mariana Abuhamad

O TDAH é um problema de longo alcance, que afeta as habilidades humanas mais importantes: é uma condição que priva o indivíduo da capacidade de ignorar os impulsos. É uma condição crônica de base neurobiológica, hereditária e que traz prejuízos no processo de inibição do comportamento, déficits no funcionamento executivo do cérebro e na autorregulação, o que dificulta muito, regular e organizar o comportamento no decorrer do tempo para melhor prepará-lo para o futuro.

Para Barkley & Benton (2010) não falta conhecimento ou habilidade para a pessoa com TDAH, seus problemas estão nos mecanismos executivos que captam o que ela já sabe e as habilidades que já possui para os aplicar em um comportamento mais efetivo, é como se seu conhecimento fosse desconectado do seu desempenho. Assim, a pessoa com TDAH pode saber como agir, mas pode não agir da forma correta quando exposta à situações sociais. O momento e a oportunidade do comportamento no TDAH são mais desorganizados do que o conhecimento básico ou habilidade sobre aquele comportamento (Barkley, Murphy e Fischer, 2013).

Com esse quadro em mente, pode-se facilmente perceber que o TDAH é um transtorno potencialmente causador de um comportamento disfuncional na infância, adolescência e vida adulta, afeta a capacidade de pensar as consequências de seus atos (age antes de pensar), limita a capacidade de refletir sobre as experiências de aprendizagem (menos proficiência na memória de trabalho), compromete a capacidade de regular comportamentos em relação ao tempo e de antecipar consequências, afetando as funções diárias da pessoa, prejudicando a qualidade de vida e colocando a pessoa em risco para conflitos familiares, insucesso escolar, dificuldades sociais e perdas de empregos.

O TDAH torna a pessoa menos capaz de cumprir os padrões de obediência, independência e responsabilidades pessoais adequados à sua idade e, apesar da literatura apresentar as medicações estimulantes como o tratamento mais efetivo para os problemas causados pelo TDAH, sabemos que elas são capazes de aliviar problemas atencionais imediatos, mas não ensina a essas pessoas estratégias para lidarem melhor com seus problemas de tomada de decisão e rigidez cognitiva ao longo do tempo, sendo de fundamental importância a reabilitação neuropsicológica associada ao plano de tratamento.

VISÃO GERAL DAS FUNÇÕES EXECUTIVAS

Nós, seres humanos, temos uma capacidade inata para vencer desafios e atingir objetivos, graças às nossas funções de mais alto nível, chamadas de funções executivas. Elas quem nos ajudam a decidir quais atividades ou tarefas prestaremos atenção, a encontrar as estratégias para memorização, nos permitem iniciarmos lembranças, rotular e organizar essas lembranças no tempo, organizar nosso comportamento, de acordo com as restrições de tempo e sobrepor demandas imediatas em favor de objetivos de longo prazo.

As funções executivas também nos permitem manejar nossas emoções e monitorar nossos pensamentos de modo a trabalhar mais eficiente e eficazmente. De modo simples, essas funções nos permitem regular nosso comportamento. Dawson & Guare (2018), afirmam que as funções executivas nos ajudam no uso de certas habilidades de pensamento para selecionar e alcançar metas ou desenvolver soluções para problemas, tais como:

- Planejamento: Habilidade de criar um roteiro para alcançar um objetivo ou para completar uma tarefa. Também envolve a capacidade de tomar decisões sobre no que é importante focar e o que não é.
- Organização: Habilidade de desenhar e manter sistemas para controle de informações ou materiais.
- Manejo de tempo: Capacidade para estimar quanto tempo disponível se tem, como realocá-lo e como se manter dentro dos limites de tempo. Também envolve um senso de que o tempo é importante.
- Memória de Trabalho: Habilidade de manter a informação na mente enquanto se desempenha tarefas complexas. Incorpora habilidades de resgatar experiências passadas para serem aplicadas em situações presentes ou projeções futuras.
- Metacognição: Habilidade para se observar e monitorar como se está resolvendo um problema, também inclui autoavaliação (Exemplo: Como eu estou indo? O que eu fiz?).

Essas habilidades nos ajudam a criar uma imagem do objetivo, um caminho para alcançá-lo e os recursos necessários ao longo do caminho. Elas também nos ajudam a lembrarmos desta imagem mesmo quando o objetivo está distante e, outros eventos, podem ocupar nossa atenção e tomar espaço em nossa memória. Mas, também, precisamos de outras funções executivas para guiar nosso comportamento, em prol dos objetivos, dentre as quais, citam-se:

- Resposta Inibitória: Capacidade de pensar antes de agir. É a habilidade de resistir a urgência de falar ou agir, nos permitindo ter tempo de avaliar a situação e como nosso comportamento pode impactar.
- Controle Emocional (autorregulação dos afetos): Habilidades de manejar nossas emoções para controlar o comportamento direcionado a um objetivo.
- Atenção sustentada: Capacidade de atender a uma situação ou tarefa apesar dos distratores, fadiga ou tédio.
- Iniciativa: Habilidade de começar uma tarefa sem indevida procrastinação, de forma oportuna.
- Flexibilidade Mental: Habilidade para revisar planos diante de obstáculos e contratempos. Envolve a capacidade de se adaptar em condições varáveis.
- Persistência: Capacidade de se guiar até a finalização de uma tarefa e não se desligar por causa de outras demandas ou interesses competitivos.

Estas funções são importantes e úteis diante de um novo desafio ou quando resolvemos atingir um novo objetivo (Dawson & Guare, 2018).

O PAPEL DAS FUNÇÕES EXECUTIVAS NO TDAH

Quando as desordens ou o diagnóstico implica em déficits de funções executivas, o TDAH é uma forte hipótese. Baseada em uma recente meta-análise, a prevalência do TDAH é estimada em 7,2% em todo o mundo, a qual indica que há uma grande parcela da população vivendo com déficits em funções executivas (Thomas, Sanders, Doust, Beller & Glasziou, 2015). Inclusive, Barkley (1997) através da compilação de inúmeros casos de TDAH, concluiu que o transtorno tem fortes implicações nas funções executivas. Desde então, inúmeras pesquisas confirmaram o papel das funções executivas no TDAH e delinearam padrões particulares de funções executivas nos subtipos do transtorno, afirmando que o TDAH é uma desordem do circuito frontal subcortical (Castellanos, 2001).

Estudos recentes com estudantes de ensino médio apontaram que a metacognição e a flexibilidade cognitiva foram fatores que poderiam predizer o baixo rendimento acadêmico, implicando na funcionalidade acadêmica desses alunos e apontando que as funções executivas de alto nível apresentam um papel crítico no desempenho de alunos com TDAH (Sibley, Graziano, Ortiz, Rodriguez &

Coxe, 2019). Outro estudo que comparou crianças com TDAH com um grupo controle, apontou desempenho significativamente diferente entre esses grupos em tarefas cognitivas que avaliavam flexibilidade cognitiva e teoria da mente, o grupo com diagnóstico de TDAH apresentou desempenho prejudicado nas tarefas de flexibilidade e de adaptação às mudanças, as quais prejudicaram seu desempenho em tarefas de teoria da mente (Mohammadzadeh, Khorrami, Tehrani, & Castelli, 2020).

Buitelaar, Van Der Meer E Richards (2019) alegam que as funções executivas abrangem um conjunto de processos necessários para o controle cognitivo do comportamento e, incluem processos cognitivos básicos, tais como: controle atencional, inibição cognitiva, controle inibitório, memória de trabalho e flexibilidade cognitiva. As funções executivas de ordem superior requerem o uso simultâneo de diversas funções executivas básicas e incluem planejamento e inteligência fluida (por ex. raciocínio e resolução de problemas).

Há estudos que apontam 3 perfis distintos de funcionamento executivo do TDAH, caracterizados pelas fraquezas em: a) flexibilidade e regulação emocional; b) inibição; e c) memória de trabalho, organização e planejamento. Os pesquisadores apontam que essa estrutura tripartida também está presente em crianças com desenvolvimento típico, porém o prejuízo só foi observado, através de ressonância magnética funcional (fMRI), em crianças com diagnóstico de TDAH (Vaidya, You, Mostofsky, Pereira, Berl & Kenworthy, 2020). Em tarefas que envolviam inibição, crianças com TDAH falhavam em ativar regiões pré-frontais esquerda e córtex cingulado anterior.

Para Sergeant (2005), as funções executivas mais prejudicadas no TDAH são o controle inibitório, a memória de trabalho visoespacial e verbal, a vigilância e o planejamento. Outros estudiosos propuseram modelos teóricos para melhor compreensão das funções neuropsicológicas envolvidas no TDAH, sendo o prejuízo das funções executivas uma unanimidade entre eles, tanto nos modelos relacionados à um déficit único: Déficit de atenção sustentada (Douglas, 1972), baixo controle inibitório (Barkley, 1997), aversão à recompensa tardia em decorrência da intolerância à frustração (Sonuga-Barke, 2005 e Sonuga-Barke et al, 2008), baixo funcionamento do estado de ativação (estado energético) (Sergeant, 2000 e 2005, Van der Meere, 2005), quanto nos modelos de mecanismo dual: Déficit de função executiva "fria" e déficit no sistema de recompensa "componente quente" (Sonuga-Barke et al, 2002), e nas teorias de múltiplos caminhos, envolvendo déficit de função executiva, déficit no sistema de recompensa e déficit de *timing,* ou seja, déficits na percepção temporal (na discriminação de intervalos de tempo e na manutenção de um ritmo motor constante) (Durston et, al, 2011).

Desde o trabalho de Barkley em 1997, muitos estudos vêm acumulando evidências de que o TDAH é um problema de funções executivas, por essa razão, a intervenção precoce nestas funções torna-se necessária, bem como o reconhecimento e entendimento dos subtipos e padrões diferentes de funcionamento das funções executivas para uma intervenção mais efetiva.

A estimulação das funções executivas nos pacientes com TDAH podem melhorar substancialmente a qualidade de vida dos mesmos. Menezes et. al (2015) investigaram programas de reabilitação neuropsicológica direcionados a amostras de crianças com Transtorno do Déficit de Atenção e Hiperatividade (TDAH) e os resultados foram promissores no sentido de que foi possível promover controle inibitório, atenção seletiva e memória de trabalho em crianças e adolescentes com TDAH. Esses resultados não foram maiores, em função de não haver atividades propostas para os pais e para os professores, em seus respectivos contextos (familiar e escolar), o que poderia ampliar os ganhos nesses ambientes, a fim de garantir a generalização para as situações de vida cotidiana.

COMO PLANEJAR A REABILITAÇÃO NEUROPSICOLÓGICA?

A reabilitação neuropsicológica ou treinamento cognitivo do TDAH tem o objetivo de melhorar o funcionamento cognitivo, treinar e desenvolver as funções cognitivas deficitárias, desenvolver estratégias internas e externas de compensação para minimizar o déficit e criar suportes ambientais, como reestruturar o ambiente físico e social que diminuam o impacto no cotidiano do paciente (Nadeau, 2002; Carime Fichman, 2017).

A organização mundial de saúde (2003) define que a reabilitação implica em restabelecer nos pacientes o melhor nível de funcionamento possível, em termos físicos, psicológicos e de adaptação social, incluindo a utilização de todos os meios disponíveis para reduzir o impacto das condições redutoras de eficiência, de modo a levar o indivíduo a um nível ótimo de integração social.

O profissional, ao elaborar o protocolo de reabilitação/treinamento neuropsicológica no caso do TDAH, deverá ter em mente os seguintes elementos:

a) Treino cognitivo das funções executivas e da atenção;
b) Suportes ambientais (modificações no ambiente), pois contribuem na compensação dos problemas atencionais;
c) Uso de dispositivos externos, os quais facilitam a organização de uma informação;
d) Utilização das técnicas da TCC – Terapia Cognitiva Comportamental (consultar capítulo específico);
e) Psicoeducação do paciente, família e escola, tendo o objetivo de orientar e sugerir estratégias para auxiliar o paciente a se tornar mais funcional; e
f) Uso de estratégias compensatórias na escola, em casa ou no trabalho (consultar capítulo específico);

Tabela 1 – Elementos do protocolo de reabilitação

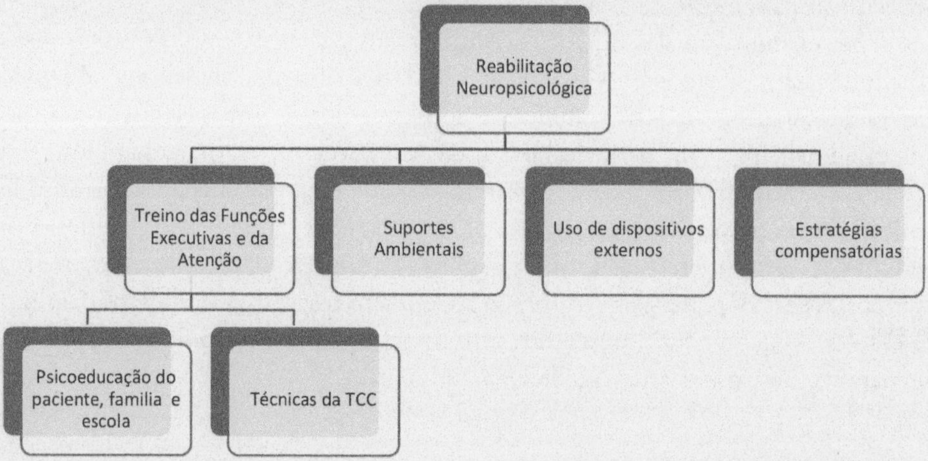

Fonte: Benczik, 2019

Neste capítulo vamos nos ater ao treino cognitivo da atenção e das Funções Executivas (FE), suportes ambientas e no uso de dispositivos externos. As demais formas de intervenção estão dispostas em capítulos específicos ao tema.

Para Carim & Fichman (2017), o primeiro passo da reabilitação neuropsicológica envolve os resultados da avaliação neuropsicológica, já que esta consegue identificar as FE e atencionais alteradas, o nível de gravidade e a extensão do problema, bem como as possíveis comorbidades e a identificação do impacto funcional e emocional destes sobre a vida da pessoa.

Os achados encontrados na avaliação neuropsicológica serão articulados com a queixa do paciente e da família e irão direcionar a elaboração do protocolo de reabilitação/treinamento, o qual se baseará em um modelo teórico que o fundamente, visando o planejamento das sessões, frequência e quantidade, se as sessões serão individuais e/ou grupais, quais objetivos deverão ser alcançados, como se dará a organização e a estrutura das sessões, o seu monitoramento e a sistemática (metodologia) escolhida.

No protocolo de reabilitação/treinamento cognitivo, constará qual(is) habilidade(s) deverá (ão) ser treinadas, quais atividades e tarefas serão propostas, considerando a sua complexidade (das mais fáceis para as mais difíceis), fazendo uso de atividades hierarquicamente organizadas, proporcionando repetição suficiente (até fora da clínica), a fim de facilitar, ativamente a generalização, desde o início do tratamento (mundo real e envolver os familiares), monitorando a motivação do paciente, incentivando-o, sempre que necessário (Benczik, 2019).

Assim, o planejamento da reabilitação neuropsicológica deverá envolver o estabelecimento de metas, considerando as seguintes características, descritas por Wilson (2009): S (specific) – ESPECÍFICA, M (measurable) – MENSURÁVEL,

A (achievable) – ALCANÇÁVEL, R (realist)- REALISTA/RELEVANTE, T (timely)- TEMPO E PERÍODO DEFINIDO, E (evaluation) – AVALIÁVEIS, R (review) – REVISÁVEIS.

A estimulação cognitiva objetiva uma mudança estrutural da função cognitiva através da potencialização da plasticidade cerebral, promovendo uma maior ramificação dendrítica, a qual irá garantir a recuperação de funções perdidas ou não desenvolvidas. Porém, para que a estimulação cognitiva seja efetiva, alguns princípios deverão ser seguidos, conforme Sohlberg & Mateer (2011):

- **Princípio 1:** Usar um modelo de tratamento que se apoia na teoria da função cognitiva a ser trabalhada. Trabalhar com um modelo teórico assegura uma base racional para as hierarquias de treinamento a serem utilizadas.
- **Princípio 2:** Usar atividades de terapia que são hierarquicamente organizadas. Exercícios organizados de um modo hierárquico podem permitir estimulação e ativação repetida do importante processo alvo. Conforme o cliente progride, os mesmos componentes podem ser estimulados para níveis mais altos.
- **Princípio 3:** Reduzir a hiperespecificidade das condições de treinamento, facilitando a flexibilidade do aprendizado e a generalização.
- **Princípio 4:** Proporcionar repetição suficiente. As tarefas necessitam ser completadas com intensidade suficiente para estimular o aumento do processo cognitivo.
- **Princípio 5:** Os estímulos devem ser variados ou melhorados de alguma forma, ou seja, é importante incluir durante a intervenção técnicas que incentivem a elaboração verbal, a imaginação e respostas autogeradas.
- **Princípio 6:** Decisões de tratamento devem ser fundamentadas nos dados de desempenho dos clientes. O tratamento baseado nos dados permite aos terapeutas tomar decisões informadas sobre quando começar ou modificar um programa de terapia. Por exemplo, o exame da velocidade pode revelar que o cliente necessita de atividades mais fáceis ou mais desafiadoras.
- **Princípio 7:** Facilitar ativamente a generalização desde o início do tratamento. Os terapeutas devem planejar e mensurar a generalização das tarefas terapêuticas para as atividades do mundo real. Devem ser dadas aos clientes oportunidades para aplicar as destrezas cognitivas treinadas nas atividades diárias.
- **Princípio 8:** Ser flexível na adaptação do formato da terapia. Cada cliente e cada serviço são únicos.

Para o treinamento cognitivo, deve-se considerar questões importantes, que farão diferença no resultado final, entre as quais citam-se: delimitar as expectativas, estas devem ser realistas; o paciente deve estar envolvido o máximo possível na seleção e no desenvolvimento das estratégias. O profissional, deve ser flexível quanto ao formato do treinamento, pois cada paciente é único. Lembrar que uma nova estratégia remete a um novo hábito e isso requer tempo e persistência.

Benczik (2019), a partir do diagnóstico neuropsicológico, sugere ao profissional proceder com este roteiro básico com o objetivo de estruturar as sessões de reabilitação neuropsicológica:

a) Quais as áreas e as funções neuropsicológicas afetadas;
b) Determinar as intervenções a serem realizadas, considerando os objetivos e o local destas (no ambiente clínico, escolar, familiar e ou laboral);
c) Elaborar o protocolo de treinamento contendo os materiais a serem utilizados para contemplar o treino das funções afetadas;
d) Estipular o número de sessões e a frequência;
e) Inserir no protocolo se o paciente faz uso ou não de medicação e em qual dosagem;
f) Selecionar os instrumentos para reavaliação e monitoramento das funções treinadas;
g) Considerar o feedback do paciente e da família e, se possível da escola e dos demais profissionais envolvidos;
h) Analisar os ganhos pós treinamento/reabilitação neuropsicológica nas áreas: familiar, social, pessoal, trabalho (no caso dos adultos) e escolar (no caso de crianças e adolescentes); e
i) Revisar os objetivos, materiais e os métodos utilizados (se necessário).

Tabela 2 – Roteiro básico para estruturar as sessões de reabilitação neuropsicológica:

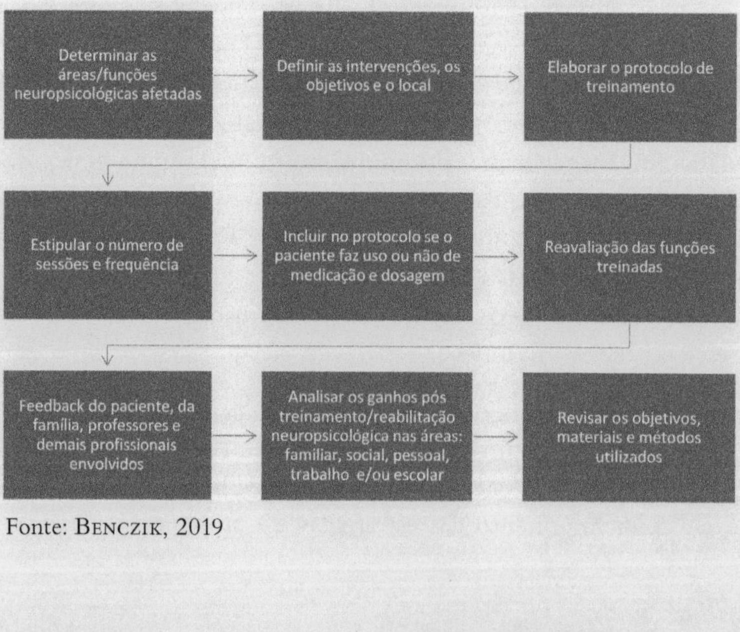

Fonte: Benczik, 2019

MATERIAL PARA TREINO COGNITIVO

Várias atividades e materiais foram desenvolvidas na tentativa de estimular e ou treinar as habilidades atencionais e de funções executivas. As funções executivas apresentam papel importante no controle e na distribuição dos processos atencionais, porém, a literatura descreve essas funções como conceitos únicos, apesar de cada vez mais, haver maior compreensão desses processos como interdependentes.

A atenção é geralmente descrita como um grande sortimento de destrezas, processos e estados cognitivos. Entre os achados mais consistentes de disfuncionalidade da atenção em pessoas com TDAH estão a diminuição do tempo de reação e a redução da velocidade do processamento da informação, bem como dificuldades de alternância (SOHLBERG e MATEER, 2011). Sohlberg & Mateer (1987), definem o modelo clínico de funcionamento da atenção através dos seguintes subsistemas:

- **Atenção Focada:** habilidade de responder discretamente a estímulos visuais, auditivos, e táteis específicos. Resposta básica ao estímulo (exemplo: girar a cabeça para estímulos auditivos).
- **Atenção Mantida ou Sustentada:** habilidade de manter um comportamento coerente em resposta à duração contínua e repetitiva de uma atividade. Dois subcomponentes:
    - **Vigilância:** manutenção da atenção ao longo do tempo durante a atividade contínua.
    - **Controle Mental ou Memória de Trabalho:** manipulação e sustentação da informação na mente.
- **Atenção Seletiva:** habilidade de manter uma série comportamental ou cognitiva diante da distrabilidade ou de estímulos competitivos. Incorpora a noção de livre de distrabilidade.
- **Atenção Alternada:** capacidade para flexibilidade mental que permite aos indivíduos mudar seus focos de atenção e se movimentar entre tarefas com diferentes requisitos cognitivos, controlando dessa forma qual informação será seletivamente processada (exemplo: pacientes que necessitam de sinal extra para pegar ou iniciar os novos requisitos da tarefa).
- **Atenção Dividida:** habilidade de responder simultaneamente a múltiplas tarefas ou múltiplas exigências da tarefa. Duas ou mais respostas comportamentais devem ser requeridas, ou dois ou mais tipos de estímulos podem necessitar ser monitorados.

Abaixo, constam alguns exemplos de atividades e tarefas que podem ser trabalhadas, de acordo com cada função atencional:

Orientação/Ativação

- Situar-se no tempo e no espaço.
- Quais países ou cidades já visitou? Em que época? Há quantos anos? Coloque na ordem temporal.
- Encontre no calendário quanto tempo falta ou já passou da data do seu aniversário, aos feriados do mês, aos fatos marcantes para si.

Atenção Seletiva

- Escute a música e diga quais instrumentos aparecem na melodia.
- Eleja uma letra e conte quantas vezes esta letra aparece (placas de carro, placas de rua).
- Quantas crianças vê por onde passa, qual a idade que você imagina que elas têm, some a idade delas até dar 100 (por ex.).
- Selecione todos os objetos de cor verde.
- A utilização das escalas de TDAH, entrevistas com familiares e equipe escolar (pré e pós reabilitação) auxiliam na monitoração dos progressos e servem como medida de follow-up.

Atenção Alternada

- Responder questões uma a uma, consultando dois textos de temas afins.
- Jogue o mundo do contrário: "aqui embaixo, grande, direita, dentro, bonito, odiar, branco, sim".
- Diga ao contrário: "te odeio porque você é grande e feio e isto é o que eu sinto fora do meu coração".
- Ouça duas músicas simultaneamente, reconheça as vozes e o nome da música.

Atenção Dividida

- Escute uma música e leia um texto por alguns minutos.
- Tente lembrar qual foi a última frase que ouviu na música e a que leu no texto.
- Assista à TV, enquanto ouve um chiado ou uma música.
- Atenda ao telefone, enquanto digita no computador alguma poesia ou história.

Atenção Sustentada

- Atividades que exijam repetição, contagem de pontos e um grau maior de minúcias.
- Leitura de textos, artigos, seguido de debate e questionamentos (começar do mais curto para o mais longo).

- Diminuir os estímulos ambientais (ruídos, presença de pessoas e distratores visuais) para melhorar o seu desempenho.
- Encerrar um jogo só após ter terminado a jogada.

No formato de lápis e papel podem ser encontrados atividades no site Brinquedos Terapêuticos, com nível de dificuldade crescente e em 3 volumes para TDAH (1, 2, 3) e Funções Executivas (1, 2, 3). Há, também, na NeuroCogniAção um material específico para treinamento de três modalidades atencionais (Concentrada, Dividida e Alternada). A caixa contém 30 pranchas/tarefas em preto, branco e coloridas, com nível crescente de dificuldade, onde é possível inserir variáveis, como estipular o tempo, inserir fator distrator como estímulos auditivos, sons ou música, para tornar a tarefa mais desafiadora e complexa.

O material para treino cognitivo proposto por Carvalho e Shizuka (2014) consta de um conjunto de materiais, composto por exercícios, subdivididos em mais de 400 itens para auxiliar no treinamento de habilidades cognitivas específicas de atenção. Dentro de cada tópico, os exercícios estão organizados em ordem de dificuldade crescente. O material é organizado em dez grandes áreas: I. Atenção Visual e Auditiva, II. Atenção a Sequências, III. Cancelamento: Grupos I, II, III, IV, Atenção Visual: Detalhes (imagens), V. Atenção Visual e Auditiva: Reação a Palavras, VI. Atenção Auditivo – Verbal, VII. Discriminação de Palavras em Frases, VIII. Decifrar Códigos, IX. Atenção a Sequência de Letras, X. Letras "Enlouquecidas".

Há disponível livros em caixinhas, com atividades e tarefas verbais relacionadas ao desenvolvimento de várias funções neuropsicológicas, como a atenção e o funcionamento executivo, tais como: Academia de Ginástica Cerebral para Crianças (BERT, 2018). Foco e Atenção (Lippi 2014) e Academia Cerebral (SILVA, 2017) publicados pela Editora Sextante.

Benczik (2019) elaborou um baralho para trabalhar os aspectos do TDAH que envolvem além dos sintomas, as habilidades de funções executivas e a autorregulação emocional. Esta ferramenta conta com 148 cartas na Versão Infantil/ Adolescente e 160 cartas na Versão para Adultos. Os baralhos são distribuídos em dois capítulos, sendo o primeiro referente aos sintomas do TDAH e a carta intensidade, para a verificação da presença do TDAH e a sua intensidade, como parte do trabalho de psicoeducação. E, no segundo capítulo, constam as cartas interventivas, relacionadas ao funcionamento comportamental, educacional, emocional, familiar e social do transtorno. Na versão para adultos, além destes aspectos, é incluído o funcionamento no trabalho, objetivos e metas de vida. Estas ferramentas têm o embasamento teórico fundamentados na psicologia, neuropsicologia e na neurociência sobre o TDAH e foram publicadas pela editora Espaço Psi e Casa do Psicopedagogo.

A Editora Sinopsys publicou o "Combo TRI" é composto por três Baralhos que servem de ferramentas de acesso e intervenção clínica: Baralho das Emoções, com o objetivo de instrumentalizar o acesso às emoções infantis na clínica cognitiva; o Baralho dos Pensamentos, que possibilita o acesso mais direto a um dos níveis mais complexos da cognição; e o Baralho dos Comportamentos, que integra o terceiro e fundamental elemento do trabalho clínico, especificamente no contexto psicoterápico infantil: o comportamento. Baralho do modelo cognitivo para adultos: psicoeducação dos pensamentos, sentimentos e comportamentos. Estes baralhos se baseiam nas técnicas de TCC e objetivam um adequado controle e autorregulação emocional.

Benczik (2019) organizou o livro digital: "Psicoeducação das Emoções: Uma aventura em busca da autorregulação emocional e cognitiva em crianças" como um recurso terapêutico para trabalhar vários domínios cognitivos e emocionais, tais como: atenção, concentração, organização e planejamento, autorregulação emocional, habilidades sociais, assertividade, autocontrole, autoconhecimento, autoestima, relacionamentos interpessoais, resolução de problemas, incluindo as questões escolares e familiares, possibilitando o monitoramento do progresso da criança por meio das fichas de autoavaliação, avaliação semanal para pais e para os professores. Contém mais de 70 atividades baseadas nas estratégias da Terapia Cognitiva Comportamental, nos conceitos da neurociência e da neuropsicologia e consta na plataforma do Hotmart (https://go.hotmart.com/V13864496F).

O programa de estimulação da atenção Pay attenttion é um software, traduzido e publicado em língua portuguesa pela Ed. Hogrefe, A versão brasileira do Pay Attention! (Barbosa, Miranda & Bueno, 2018) é destinada à crianças entre 4 e 14 anos de idade com TDAH e inclui atividades adequadas à reabilitação dos problemas de processamento de atenção de crianças (atenção sustentada, seletiva, alternada, dividida, auditiva e visual). Possui dois conjuntos de 24 cartões de família, três estímulos de casa com três distratores, um pen card, contendo os áudios e as fichas de registro em formato PDF, uma campainha, duas canetas e um apagador. Possibilita avaliar melhoras durante o programa e realizar o procedimento de follow-up.

O Cogmed é um software para treinamento da memória operacional com jogos de diferentes níveis de dificuldades com o objetivo de treinar a memória operacional, publicado pela Editora Pearson.

Piafex é um programa de intervenção que reúne atividades elaboradas para estimular o engajamento e o desenvolvimento das funções executivas em crianças pré-escolares e no início do Ensino Fundamental. Este material auxilia diferentes profissionais na instrução e no desenvolvimento de habilidades como organização, planejamento, inibição de impulsos, atenção, memória de trabalho, metacognição e regulação emocional, tornando as crianças mais autônomas e independentes. Pode ser aplicado nos contextos clínico e escolar, servindo como subsídio para a reabilitação ou, como é seu foco principal, para o estímulo ao desenvolvimento de habilidades, atuando como intervenção precoce e preventiva (Dias e Seabra, 2013).

"Lucas, Aprendendo a lidar com o Não", além de ser um livro infantil também é uma proposta de intervenção para a autorregulação emocional em crianças, conta com 18 intervenções baseadas na TCC com os protocolos disponíveis para download e trabalha a intolerância à frustração, treino de autocontrole e o desenvolvimento das habilidades sociais (Benczik, 2017).

Para o controle emocional, há também jogos lúdicos, tais como: "Sinto muito" e "Bota fora", ambos publicados pela Editora Sinopsys.

Há jogos disponíveis que visam o treinamento das funções executivas e atencionais, publicados pela Editora Cognos. Estes estão relacionados com a função cognitiva subjacente, o nome da tarefa, dentre os quais, citam-se:

MEMÓRIA OPERACIONAL OU MEMÓRIA DE TRABALHO E ATENÇÃO

Operando Sequências – Versão Adulto e Infantil: O participante deverá responder a uma sequência de números, letras, cores e animais ou bandeiras. A cada jogada um novo item é adicionado à sequência e ele deverá responder somente àqueles sugerido no início da atividade.

Remexe Circus: Nesta tarefa, o participante deverá movimentar peças, as quais estão cobertas por tampinhas, para atingir a posição final do jogo.

PLANEJAMENTO E ORGANIZAÇÃO

Organizando as Finanças (planejamento, organização financeira e tomada de decisão): Nesta atividade, o participante terá uma agenda financeira que deverá ser obedecida. Porém, ele não tem certeza sobre seus ganhos e sobre suas perdas e deverá tomar boas decisões neste contexto de incertezas.

Rotina Escolar (planejamento, organização de tarefas ao longo do tempo, orientação temporal e habilidades metacognitivas): A criança deverá organizar sua mochila conforme o cronograma semanal, aprender a interpretar um calendário escolar, destacando as informações mais relevantes para construir sua agenda anual de tarefas e atividades, organizando seu comportamento a longo prazo.

RESPOSTA INIBITÓRIA

Pareando Cores (Estimular o controle inibitório e a flexibilidade cognitiva): Atividade baseada na tarefa-teste Stroop de cores e palavras. Nesta atividade o participante deverá inibir a tendência automática de ler a palavra para se concentrar na cor da tinta em que ela foi impressa e ver se esta cor coincide com o que está escrito logo acima dela.

Controlando Reações (Estimular o comportamento assertivo, o controle inibitório diante de situações que geram desconforto psicológico, e resolução de problemas): Nesta atividade, o participante deverá indicar as reações esperadas e inadequadas diante de cada situação cotidiana apresentada conforme a sua faixa etária.

FLEXIBILIDADE COGNITIVA

Estabelecendo Prioridades – Versão Adulto e Infantil (Estimular a habilidade de planejamento, a flexibilidade cognitiva e memória operacional): O participante terá que organizar os passos para conseguir resolver o problema proposto e atingir o objetivo.

Encontre a Solução – Versão Adulto e Infantil (Estimular a capacidade de resolução de problemas, a flexibilidade cognitiva, a fluência verbal e habilidades sociais): Nesta tarefa, o participante encontrará problemas que envolvem seu dia a dia e deverá encontrar soluções possíveis para estes.

A seguir, há uma lista de jogos disponíveis no mercado, os quais, inicialmente, não devem ter sido desenvolvidos com este propósito, mas recrutam, ao mesmo tempo, habilidades atencionais e de Funções Executivas, tais como: a memória de trabalho, planejamento e organização, controle inibitório, flexibilidade mental, resolução de problemas, iniciativa, tolerância à frustração, entre outras. As demais funções neuropsicológicas não são passíveis de serem excluídas no treinamento da atenção e das funções executivas, pelo contrário, as funções perceptomotoras, de linguagem, inteligência, memória estão envolvidas durante todo o processo.

Incluí-los como parte do protocolo no processo de treinamento cognitivo pode deixar o momento terapêutico leve, dinâmico e lúdico, inclusive, orientando para que eles possam ser introduzidos no contexto familiar, a fim de aumentar a possibilidade de treino e de generalização. Citam-se o nome dos jogos e os seus respectivos fabricantes:

Tabela 3 – Jogos para estimulação cognitiva e seus respectivos fabricantes

Nome dos Jogos	Fabricante
Genius	Estrela
Decoreba	Gimp
Jogos de Xadrez/Dama/ Resta Um	Disponíveis por diversos fabricantes

Nome dos Jogos	Fabricante
Rummikub	Grow
Hora do Rush	Big Star
Senha	Grow
Genga	Hasbro
Hali Galli	Copag
Jogo de Varetas	Sonho de Criança
Fantasma Blitz	Devir
Ligue 4	Estrela
UNO	Estrela
Cai Não Cai	Estrela

Fonte: Elaborada pelas autoras

APLICATIVOS DE SMARTPHONES DISPONÍVEIS PARA DOWNLOAD NO CELULAR PARA TREINO COGNITIVO DA ATENÇÃO E DAS FUNÇÕES EXECUTIVAS

Neuroforma, *Luminosity*, Cognifit, Treinar o seu cérebro, Treinamento Cerebral, entre outros disponíveis gratuitamente para IOS e Android.

USO DE VÍDEO GAMES PARA O TREINAMENTO DA ATENÇÃO E DAS FUNÇÕES EXECUTIVAS

O uso de vídeos games tem se tornado um meio de entretenimento cada vez mais presente no cotidiano das pessoas. Os jogos, desde os mais simples aos mais complexos, requerem processos que envolvem o funcionamento executivo como: planejamento, estratégia, flexibilidade cognitiva, controle inibitório, atenção seletiva, memória operacional, dentre outros. Uma pesquisa utilizou os bancos de dados *U.S. National Library of Medicine* (PubMed), *Scielo* e Google Acadêmico, no período de 1 a 30 de janeiro de 2016, utilizando os seguintes descritores: *Games,* ADHD, *Executive Function, Inhibitory Control, Planning, Working Memory, Cognitive Flexibility.* Foram analisados 11 artigos, com relação ao ano, país, delineamento, construtos e instrumentos utilizados. As investigações indicam que a mediação dos games protagonizou uma melhora em nível de ganhos cognitivos em funções executivas. A memória operacional foi o processo executivo mais citado nos trabalhos, tendo sido mencionados outros processos como: atenção, concentração, flexibilidade cognitiva e velocidade de processamento. A análise desta pesquisa fortalece a discussão sobre a interface entre neuropsicologia, especialmente funções executivas, e games, apontando novas possibilidades para estes artefatos culturais que se configuram como espaços de aprendizagens, indo além do aspecto lúdico e, constituindo-se, em locus para avaliação e reabilitação neuropsicológica, para além do uso do fármaco (SBC – Proceedings of SBGames, 2016).

Uma observação importante quanto ao uso de vídeo games é o cuidado sobre o excesso de tempo de exposição aos jogos. Quando se trabalha com o desenvolvimento das habilidades cognitivas, deve-se elencar os objetivos e a frequência do treinamento para não incorrer no efeito rebote que isso poderá causar, afinal de contas, a diferença entre a cura e o veneno está na dose, conforme referência do ditado popular.

O jogo de videogame EndeavorRx, da Akili Interactive, foi autorizado pela agência responsável por regulamentar medicamentos nos Estados Unidos (FDA), após revisão de estudos com mais de 600 crianças que avaliaram os efeitos na atenção dos participantes, medida pelo Teste de Variáveis de Atenção. O estudo foi publicado em fevereiro de 2020, na revista The Lancet após 4 semanas de tratamento com o videogame. Os resultados demonstraram que, cerca de um terço das crianças deixou de apresentar significativo déficit de atenção em pelo menos uma medida de atenção objetiva. É indicado para crianças entre 8 e 12 anos de idade e pode ser usado no tratamento para melhorar a atenção, sem substituir a medicação ou terapia. Pelo menos, metade dos pais afirmaram perceber uma mudança significativa no comportamento de seus filhos. Frustação, dor de cabeça, tontura e agressividade foram os efeitos colaterais observados entre as crianças.

SUPORTES AMBIENTAIS

A organização do ambiente pode minimizar os efeitos dos déficits de atenção e da desorganização: estratégias de controle da tarefa, escolher um ambiente mais útil para realizar o que precisa (fazer uma lista de ambientes facilitadores e difíceis), desligar a TV, fechar a porta ou cortina, usar fones de ouvido, desligar o som, telefone e o vídeo game.

E com relação às modificações no ambiente: organizar arquivos, usar pastas coloridas com nomes ou datas, organizar e rotular gavetas, ter visível apenas o material necessário para realizar as tarefas, entre outros, poderá ajudar no controle da atenção e na execução das tarefas e responsabilidades.

USO DE DISPOSITIVOS EXTERNOS

O uso de dispositivos externos também é de grande ajuda para as dificuldades atencionais e executivas. Há disponíveis no mercado, várias possibilidades, entre as quais, citam-se: Sistema de calendário com planejamento diário e mensal (físico ou digital), listas e verificações (checklists), organizadores eletrônicos, planner físico ou digital, gravadores de mensagens ativados por voz, despertadores, caixas para remédios, procuradores de chaves, blocos adesivos para casa, carro e escola, post-it colorido, diário das ideias-chave para não desviar a atenção do que está fazendo, usar lembretes, sistema de agendamentos e pagamentos via banco eletrônico, aplicativo Focus (plataforma para o controle do TDAH), Cogni (aplicativo para o controle das emoções), livros em ebook Digitais, agenda física ou digital (Google), vídeo aulas (Jubilu, Descomplica, Ferreto entre outros).

USO DE ESTRATÉGIAS COMPENSATÓRIAS

O uso de estratégias compensatórias em casa e na escola faz com que a pessoa aprenda a falar com ela mesma. Alguns exemplos de treino de autoinstrução são citados:

- **Autoinstrução para realizar uma tarefa (Lawson & Rice, 1989):**

  O que estou fazendo? – Selecione uma estratégia – Tentar a estratégia – Checar a estratégia.

Autoinstrução para focar a atenção na atividade: Por ex.: tarefas automáticas como dirigir ou ler. Treinar estas questões: 1- O que eu estou fazendo agora? 2- O que eu estava fazendo antes disso? 3- O que eu tenho que fazer depois?

- **Autoinstrução para completar as tarefas (Levine et al, 2000):**

  Pare! – Defina a tarefa principal – Liste as etapas – Aprenda as etapas – Execute a tarefa – Verifique

- **Autoinstrução para completar uma tarefa na cozinha (Cicerone & Giacino, 1992):**

  Usar a mediação verbal para cada etapa de uma tarefa. Por ex.: Eu escolhi uma receita – Agora vou separar todos os ingredientes – Vou ler a receita em voz alta – Agora estou colocando a farinha – E assim, por diante até finalizar.

Usar blocos de anotações no carro, o paciente é treinado a escrever 3 itens, antes de dar a partida, por ex.: Definir o destino – Estimar a hora de chegada – Hora para parar e pedir ajuda, caso necessite.

- **Estratégias para compreensão de Leitura (Adams, Carnine e Gerstein, 1982):**

  Nomear os subtítulos – Recitar os subtítulos – Fazer perguntas – Ler os detalhes – Reler os subtítulos – Repetição.

- **Aprendendo a solucionar problemas (Miotto e Morris, 1998):**

Qual é o problema? – Pare e pense (Definir a meta) – O que eu quero fazer? – Há somente uma solução? Sim ou Não – Soluções (Pense flexível e de forma ampla) – Decida a Solução (avalie prós e contras) – Planeje os passos (usar estratégias, agenda, anotações) – Monitorar e checar o que está fazendo (a minha solução está funcionando?) – Avaliação final (Resolvi o problema? Caso não, retornar ao início).

CONSIDERAÇÕES FINAIS

A reabilitação cognitiva (RC) é um dos componentes da reabilitação neuropsicológica (RN) e pode ser restaurativa, compensatória ou metacognitiva, sendo sua principal atividade o treino cognitivo, ou seja, a estimulação de habilidades cognitivas como atenção e memória, com o intuito de remediar processos cognitivos disfuncionais, independentemente da fase de desenvolvimento. Faz-se importante de que, nos casos pediátricos, a RC ocorra o mais cedo possível com vistas a minimizar os efeitos secundários e prevenir complicações derivadas de experiências que tragam prejuízos à autoestima (Santos e Nascimento, 2016).

Os achados recentes sobre a importância das funções executivas e de autorregulação emocional, tais como o controle da impulsividade, as estratégias de resolução de problemas, e das funções cognitivas, como a memória operacional e a flexibilidade cognitiva, dão suporte à necessidade de criação de programas curriculares para a escola na mais tenra idade.

Nesse sentido, diversos autores têm enfatizado a necessidade do ensino sistemático e explícito de estratégias baseadas no aporte das funções executivas e de autorregulação no contexto escolar, como o ensino de estratégias de planejamento, organização, memória, controle inibitório e regulação das emoções (Schiavon et al., 2013; Carvalho, 2017; Jiménez-Jiménez, & Marques, 2018), destacando a importância das funções executivas para diferentes aspectos da vida, como na saúde mental e física, qualidade de vida e sucesso acadêmico.

Para Menezes et al. (2015) novos estudos com pessoas com TDAH deveriam focar em intervenções cognitivas, mas, que vislumbrem também, intervenções de natureza ecológicas, sobretudo nos casos de desenvolvimento de estratégias para lidar com dificuldades executivas e que, ao mesmo tempo, incluam atividades com pais e professores, o que poderia contribuir para a generalização de ganhos para outros ambientes, como casa e escola (Guimarães e Monteiro, 2019).

Miotto et. al, (1998) defendem que o objetivo de programas de reabilitação de funções executivas seja o de promover autonomia no cotidiano, resolvendo problemas (dentro de suas capacidades) em vez de ficarem presos em um ciclo vicioso no qual as habilidades executivas não são utilizadas.

As intervenções aplicadas aos déficits de FE demonstram benefícios importantes, tanto na abordagem de compensação, quanto a de treino da função comprometida resultando em benefícios para o paciente e para o contexto social e econômico. Um dos grandes desafios na área da reabilitação neuropsicológica das FE é a criação de instrumentos de avaliação de intervenções mais ecológicos e sensíveis, bem como técnicas de intervenção voltadas aos aspectos específicos das FE's em diferentes populações de pacientes e com diferentes graus de comprometimento (Miotto, 2008).

REFERÊNCIAS

BARBOSA, D. L. F; MIRANDA, M.C e BUENO, O. F. A. Pay Attention! Ed. Hogrefe, 2018.

BARKLEY, R. A. ADHD and the nature of self-control. New York: Guilford Press. 1997.

BARKLEY, R. A. Attention-deficit hyperactivity disorder: A handbook of diagnosis and treatment. New York: The Guilford Press. 2015.

BARKLEY, R. A. & BENTON, C. M. Vencendo o TDAH: Adulto. Porto Alegre: ARTMED. ISBN: 978-85-363-2612-2. 2010.

BARKLEY, R.., MURPHY, K.R e FISCHER, M. TDAH em adultos. O que a ciência diz. Ed. GEN. Ed. Roca. SP – 552p. 2013

BENCZIK, E. B. P. Atenção e Funções Executivas. Curso de Especialização em Reabilitação Neuropsicológica do Departamento de Neurologia da Faculdade de Medicina de Universidade de São Paulo, 17 de março, 2019.

BENCZIK, B.P.B. Baralho TDAH: Identificando, Dimensionando e Intervindo – Versão Crianças e Adolescente, 2019. Casa Psi e Casa do Psicopedagogo Liv e Editora.

BENCZIK, B.P.B. Baralho TDAH: Identificando, Dimensionando e Intervindo – Versão para Adultos, 2019. Casa do Psicopedagogo Liv e Editora.

BENCZIK, B.P.B Psicoeducação das Emoções: Uma aventura em busca da autorregulação emocional e cognitiva em crianças. 2019, 80p. (https://go.hotmart.com/V13864496F).

BENCZIK, B.P.B. Lucas, Aprendendo a lidar com o Não. Ed. Sinopsys. RS. 32 p. 2017.

BERT, M. Academia de Ginástica Cerebral para Crianças. Ed Matrix. 2018.

BUITELAAR, J. K., VAN DER MEER, D., RICHARDS, J. Compreendendo os fundamentos da neurobiologia do TDAH. CAP. 2. 18-43 pp. IN: ROHDE, L. A., BUITELAAR, J. K., GERLACH, M. FARAONE, S. V. Artmed. RS. 2019.

CARIM, D. B., FICHMAN, H. C. (2013). Neuropsychological assessment of ADHD and executive function deficits in adults. In Surman, C. B. H. (Ed.), ADHD in adults: A practical guide to evaluation and management (pp. 59-70). New York, NY: **Springer Humana Press.**

CARVALHO, C. S. T e SHIZUKA, N. Da Teoria à Prática da Reabilitação Neuropsicológica. Treino Cognitivo da Atenção. https://treinocognitivo.com.br/nossos-materiais/reabilitacao-neuropsicologica/estimulacao-de-atencao/

CARVALHO, C. F. (2017). Programa de estimulação das funções executivas: Contribuições para o desenvolvimento cognitivo de crianças em situação de vulnerabilidade e expostas ao manganês. **Tese de Doutorado**, Universidade Federal da Bahia. Disponível em https://repositorio.ufba.br/ri/bitstream/ri/25658/1/Chrissie%20Carvalho%202017%20-%20Tese%20de%20Doutorado%20-%20Her%C3%B3is%20da%20Mente.pdf

CASTELLANOS, F. X. Neuroimaging studies of attention-deficit/hyperactivity disorder. Em: Solanto, M., Arnsten, A., & Castellanos, F. X. (Eds). Attention-deficit/hiperactivity disorder ans stimulants: Basic and clinical neuroscience. New York: Oxford University Press, pp. 243-258. 2001.

CICERONE, K.D., e GIACINO, J.T. Remediation of executive function déficits after traumatic brain injury. **Neurorehabilitation**, 2, 73-83. 1992

DAWSON, P. & GUARE, R. (2018). Executive Skills in Children and Adolescents: A Pratical Guide to Assessment and Intervention. Nova Iorque: **Guilford Press**, 3ª Edição. ISBN: 978-14-625-3531-6.

DIAS, N.M e SEABRA, A.G. Piafex – Programa de Intervenção em Autorregulação e Funções Executivas. 156 p. Memnon Edições Científicas. SP. 2013.

DOUGLAS, V. I. (1972). Stop, look and listen: The problem of sustained attention and impulse control in hyperactive and normal children. **Canadian Journal of Behavioural Science / Revue canadienne des sciences du comportement**, 4(4), 259–282. https://doi.org/10.1037/h0082313

DURSTON, S., VAN BELLE, J., ZEEUW, P. Differentiating Frontostriatal and Fronto-Cerebellar Circuits in Attention-Deficit/Hyperactivity Disorder. **Biological Psychiatry**, 2011; 69(12); 118-1184

GAWRILOW, C., GOLLWITZER, P. M. & OETTINGEN, G. (2011). If-Them plans beneficit executive functions in children with ADHD. **Journal of Social and Clinical Psychology**, 30(6), pp. 616-646.

GUIMARAES, Mônica Narciso; MONTEIRO, Roberta Angelo. Intervenção neuropsicológica com crianças e adolescentes – uma revisão da literatura. **Rev. Psicol. Saúde**, Campo Grande, v. 11, n. 2, p. 131-144, ago. 2019. Disponível em <http://pepsic.bvsalud.org/scielo.php?script=sci_arttext&pid=S2177-093X2019000200011&lng=pt&nrm=iso>. acessos em 13 jan 2020. http://dx.doi.org/10.20435/pssa.v11i2.811.

JIMÉNEZ-JIMÉNEZ, S., & MARQUES, D. F. (2018). Impacto da intervenção neuropsicológica infantil no desenvolvimento do sistema executivo. Análise de um caso. **Avances en Psicología Latinoamericana,** *36*(1),11-28. Disponível em http://www.scielo.org.co/pdf/apl/v36n1/1794-4724-apl-36-01-00011.pdf [Links]

KLUWE-SCHIAVON, BRUNO et al. Rehabilitation of executive functions: Implications and strategies. **Av. Psicol. Latinoam.**, Bogotá, v. 31, n. 1, p. 110-120, Apr. 2013. Available from <http://www.scielo.org.co/scielo.php?script=sci_arttext&pid=S1794-47242013000100009&lng=en&nrm=iso>. access on 13 Jan. 2020.

LAWSON, M.J., & RICE, D.N. 1989. Effects of training of executive strategies on a verbal memory problem resulting from closed head injury. **Journal of Clinical and Experimental Neuropsychology**, 11(6), 842-854.

LEVINE, B., ROBERTSON, I., CLARE, L., CARTER, G., HONG, J., WILSON, B., STUSS, D. (2000). Rehabilitation of executive functioning: An experimental–clinical validation of Goal Management Training. **Journal of the International Neuropsychological Society**, *6*(3), 299-312. doi:10.1017/S1355617700633052

LIPPI, F. Foco e Atenção. Ed Matrix. 2014.

MENEZES, A., DIAS, N. M., TREVISAN, B. T., CARREIRO, L. R. R., & SEABRA, A. G. (2015). Intervention for executive functions in attention deficit and hyperactivity disorder. **Arquivos de Neuropsiquiatria**, 73(3), 227-236. Disponível em http://www.scielo.br/scielo. php?pid=S0004=282-2015000300227X&script-sci_abstract&tlng=pt

MACSWEEN, J. V. The effects of executive function and attention training for children: The role of motivation and self-concept. **Tese de Doutorado**, University of Victoria, Canadá. 2017. Disponível em https://dspace.library.uvic.ca/bitstream/handle/1828/8332/MacSween_Jennifer_PhD_2017.pdf?sequence=1

MIOTTO, E. C., MORRIS, R.G. Virtual Planning in Patients with Frontal Lobe Lesions. **Cortex**. Cortex (34), Issue 5, 1998, Pages 639-657

MIOTTO, E. C., SERRAO, V. T., GUERRA, G. B., LÚCIA, M. C. S., & SCAFFET, M. (2008). Cognitive rehabilitation of neuropsychological deficits and mild cognitive impairment – A review of the literature. **Dementia & Neuropsychologia**, *2*(2),139-145. Disponível em http://www.scielo.br/scielo.php?script=sci_arttext&pid=S1980-57642008000200139

MOHAMMADZADEH, A., KHORRAMI, B. A., TEHRANI, D. M. & CASTELLI, F. A new semi-nonverbal task glance, moderate role of cognitive flexibility in ADHD children's theory of mind. **Cognitive Neuropsychiatry**, 25(1), pp. 28-44. doi: 10.1080/13546805.2019.168195. 2020.

NADEAU, S. E. A paradigm shift in neurorehabilitation. The Lancet. **Neurology**. Volume 1, Issue 2, June 2002, Pages 126-130.

OMS CIF: Classificação Internacional de Funcionalidade, Incapacidade e Saúde. São Paulo: Edusp; 2003.

SANTOS, F. H., & NASCIMENTO, J. M. Reabilitação da discalculia e da dislexia. In Malloy-Diniz, L. F., Mattos, P., Abreu, N., & Fuentes, D. (Orgs.), Neuropsicologia: Aplicações clínicas (pp. 301-318). Porto Alegre: Artmed. 2016.

SERGEANT, J. A. (2005). Modeling Attention-Deficit/Hyperactivity Disorder: A Critical Appraisal of the Cognitive-Energetic Model. **Biological Psychiatry**, 57(11), 1248–1255. https://doi.org/10.1016/j.biopsych.2004.09.010

SERGEANT, J. A. The cognitive-energetic model: An empirical approach to attention-deficit hyperactivity disorder. **Neuroscience & Biobehavioral Reviews**, 24(1), 7-12. 2000.

SIBLEY, M. H, GRAZIANO, P. A, ORTIZ, M., RODRIGUEZ, L. & COXE, S. Academic impairment among high school students with **ADHD: The role** of motivation and goal-directed executive functions. **Journal of School Psychology**, 77, pp. 67-76. doi: 10.1016/j.jsp.2019.10.005. 2019.

SILVA, C. Academia Cerebral publicados pela Editora. Ed Matrix. 2017.

SBC – Proceedings of SBGames 2016 | ISSN: 2179-2259 Culture Track – Full Papers XV SBGames – São Paulo – SP – Brazil, September 8th – 10th, 2016.

SOHLBERG, M. M. & MATEER, C. A. Effectiveness of na attention training program. **Journal of Clinical and Experimental Neuropsychology**, 19, pp. 117-130. 1987.

SOHLBERG, M. M. & MATEER, C. A. Reabilitação Cognitiva: Uma abordagem Neuropsicológica Integrada. São Paulo: Santos Editora. ISBN: 978-85-7288-704-5. 2011.

SONUGA-BARKE, E.J. Psychological heterogeneity in AD/HD—a dual pathway model of behaviour and cognition. **Behavioural Brain Research**, 130 (1-2): 29-36. 2002.

SONUGA-BARKE. Causal models of attention-deficit/hyperactivity disorder: from common simple deficits to multiple developmental pathways. **Biological psychiatry**, 2005.

SONUGA-BARKE, E. J., SERGEANT, J. A., NIGG, J., & WILLCUTT, E. Executive dysfunction and delay aversion in attention deficit hyperactivity disorder: Nosologic and diagnostic implications. **Child and Adolescent Psychiatric Clinics of North America**, 17(2), 367-384. 2008.

THOMAS, R., SANDERS, S., DOUST, J., BELLER, E., GLASZIOU, P., et al. (2015). Prevalence os attention-deficit/hyperactivity disorder: A systematic review and meta-analysis. **Pediatrics**, 135(4), p. 994-1001.

VAIDYA, C. J., YOU, X., MOSTOFSKY, S., PEREIRA, F., BERL, M. M. & KENWORTHY L. Data-driven identification of subtypes of executive function across typical development, attention deficit hyperactivity disorder, and autism spectrum disorders. **Journal of Child Psychology and Psychiatry**, 61(1), pp. 51-61. doi: 10.1111/jcpp.13114. 2020.

VAN DER MEERE, J. State Regulation and Attention Deficit Hyperactivity Disorder. In: Gozal D., Molfese D.L. (eds) Attention Deficit Hyperactivity Disorder. Contemporary Clinical Neuroscience. Humana Press. 2005

WILSON, B. A. Memory Rehabilitation: Integrating theory and pratice. **The Guilford Press**, 275p. 2009.

Módulo III

INFÂNCIA E ADOLESCÊNCIA

Capítulo 11

TRANSTORNO DE DÉFICIT DE ATENÇÃO/HIPERATIVIDADE E AS PRINCIPAIS COMORBIDADES EM CRIANÇAS E ADOLESCENTES

Miguel Angelo Boarati
Ênio Roberto Andrade

INTRODUÇÃO

O Transtorno do Déficit de Atenção e Hiperatividade (TDAH) é um transtorno do neurodesenvolvimento, caracterizado por padrões persistentes de desatenção, hiperatividade e impulsividade, constante em diversos ambientes e se apresenta em vários graus de gravidade (Biederman & Faraone, 2005). Sua prevalência na infância e adolescência gira em torno de 5% (Polanczyk et al., 2014). É mais frequente no sexo masculino do que no sexo feminino, em uma proporção de 2:1. Na fase adulta a prevalência do TDAH cai para metade (DSM-5, 2013).

É um transtorno com herdabilidade alta e um dos mais comuns transtornos do desenvolvimento na infância. Nas últimas décadas, observou-se que o TDAH não remite na adolescência, como se acreditava anteriormente.

Tanto na infância quanto na fase adulta, o TDAH é caracterizado por muitas comorbidades, aliás, esta é a regra. Entretanto, o curso do TDAH e as comorbidades podem flutuar e mudar com o passar do tempo (Tharpar & Cooper, 2016; Franke et al., 2018).

A prevalência de transtornos psiquiátricos e TDAH varia de 40 a 80%, dependendo da amostra. Apesar do fato das comorbidades no TDAH serem estudadas largamente, na prática clínica a comorbidade pode mascarar os sintomas cardinais do TDAH, ou o TDAH pode mascarar as comorbidades (Banaschewski et al., 2007).

Em um estudo realizado na Itália em 18 centros, observou-se que de 2861 indivíduos que preenchiam critérios para TDAH, 34% apresentavam apenas TDAH, enquanto 66% destes apresentavam pelo menos uma comorbidade psiquiátrica (56% tinha transtorno da aprendizagem, 23% transtorno do sono, 20% transtorno opositor e desafiador, 12% ansiedade). Quanto mais severo era o TDAH maior era a chance de apresentar uma comorbidade (Reale et al., 2017).

Em um estudo realizado na Alemanha, de acordo com Libutzki et al. (2019), os pacientes com TDAH custavam 1.500,00 euros a mais por ano do que os indivíduos sem TDAH. Quando estes pacientes na fase adulta apresentavam comorbidades, o custo aumentava para 2.800,00 euros a mais. Pela sua alta frequência e seus impactos, é muito importante uma reflexão entre o TDAH e suas comorbidades.

Em uma coorte dinamarquesa observou-se que a incidência do TDAH atinge um pico por volta dos 8 anos de idade nos meninos, já nas meninas isto irá ocorrer por volta dos 17 anos de idade (Melegari et al., 2018; Dalsgaard et al., 2019).

Este capítulo se destina ao estudo do TDAH e suas comorbidades, uma vez que, o desenvolvimento e a presença de que uma ou mais comorbidades, modificam consideravelmente o quadro clínico e a evolução dos transtornos psiquiátricos.

PARTICULARIDADES DO TDAH NA INFÂNCIA E ADOLESCÊNCIA

A infância e adolescência é um período de intenso desenvolvimento físico, psicológico e social com constantes modificações e aquisição de habilidades e competências necessárias para a vida adulta, além do desenvolvimento da identidade e personalidade. Esse desenvolvimento ocorre em etapas sofrendo influência de fatores biológicos (fatores genéticos, condições de nascimento e parto, nutrição, saúde física), psicológicos (temperamento, desenvolvimento da personalidade) e sociais (parentalidade, escolarização, experiências sociais, etc.). Todos esses fatores agindo de maneira integrada e sequencial permitem ao indivíduo atingir a maturidade na vida adulta necessária para a autonomia, inserção social, busca de objetivos e satisfação.

Considerando que o TDAH apresenta os sintomas desde o início da vida, a sua ocorrência irá interferir neste desenvolvimento, promovendo dificuldades importantes a depender da intensidade e gravidade destes sintomas, da presença de comorbidades psiquiátricas e clínicas e da realização ou não de intervenções adequadas.

O conhecimento das principais comorbidades psiquiátricas no TDAH ainda durante a infância e adolescências, as particularidades de suas intervenções e os riscos associados podem definir a conduta terapêutica e o prognóstico.

Outra particularidade desta fase da vida é o fato de o paciente ter um representante legal (os pais ou responsáveis) que irão levá-lo para os atendimentos e realizar as intervenções necessárias e estar em um contexto escolar que tratará informações relevantes das dificuldades presentes, realizando adaptações necessárias no processo pedagógica a fim de minimizar os impactos acadêmicos do TDAH. Desta forma, o clínico precisará lidar com esses personagens de maneira hábil para que possa ter sucesso tanto no diagnóstico clínico como na intervenção.

As comorbidades psiquiátricas são bastante frequentes em crianças e adolescentes com TDAH e são também os principais diagnósticos diferenciais. Os sintomas cardinais do TDAH (hiperatividade, impulsividade e desatenção) podem estar presentes em diferentes condições clínicas como a deficiência intelectual, transtornos do humor (depressão, transtorno bipolar e transtorno disruptivo da desregulação do humor), transtornos de ansiedade e os transtornos externalizantes, sendo todos esses as principais comorbidades presentes no TDAH.

Por essa razão a avaliação clínica em um quadro de suspeita de TDAH exige do clínico amplo conhecimento em psicopatologia na infância e adolescência e de quais comorbidades são mais frequentes, além de como realizar o manejo clínico em cada uma dessas condições.

Abaixo citaremos as principais comorbidades presentes em crianças e adolescentes com TDAH, com algumas considerações gerais das abordagens terapêuticas. O tratamento medicamentoso e terapêutico será discutido em profundidade em outros capítulos.

TRANSTORNOS DO NEURODESENVOLVIMENTO (TEA, DI, TRANSTORNOS MOTORES, TRANSTORNOS DE LINGUAGEM E COMUNICAÇÃO, TRANSTORNOS ESPECÍFICOS DE APRENDIZAGEM)

Os transtornos do neurodesenvolvimento descritos no DSM-5 (APA, 2013), grupo do qual o TDAH faz parte, é caracterizado por um grupo de condições com início no período de desenvolvimento, manifestando-se cedo, geralmente antes do início escolar. O quadro clínico em geral é marcado por déficits que acarretam prejuízos no funcionamento pessoal, social, acadêmico ou profissional. Esses déficits variam desde limitações específicas da linguagem ou das habilidades motoras, até limitações mais amplas, sendo comum a ocorrência de mais transtornos do neurodesenvolvimento simultaneamente, nas versões anteriores do DSM, isso não era aceitável.

Fazem parte desse grupo diagnóstico as deficiências intelectuais (DIs), os transtornos de comunicação (formado pelo transtorno de linguagem, da fala, da comunicação social (pragmática) e da fluência da fala), o TDAH, o transtorno do espectro autista (TEA), os transtornos motores do desenvolvimento (que inclui o transtorno do desenvolvimento da coordenação, do movimento estereotipado e os transtornos de tique) e os transtornos específicos da aprendizagem (formado pelos transtornos com prejuízo na leitura, expressão escrita e na matemática).

Essa condição comórbida contribui para uma evolução menos favorável do TDAH visto que seu diagnóstico é, por vezes, mais difícil de ser realizado tendo em vista a semelhança dos prejuízos apresentados, à necessidade de diversas intervenções simultaneamente visando melhoria do padrão funcional da criança e a uma menor taxa de resposta aos tratamentos farmacológicos, quando se compara a quadros de TDAH sem essas condições.

A comorbidade entre o TDAH e outro(s) transtorno(s) do neurodesenvolvimento(s) exigem experiência clínica, intervenção precoce e específica e atuação multidisciplinar integrada.

DEFICIÊNCIAS INTELECTUAIS

As DIs caracterizam-se por déficits nas capacidades mentais genéricas (raciocínio, solução de problemas, aprendizado acadêmico e pela experiência, pensamento abstrato e juízo) e prejuízo adaptativo nas diferentes esferas da vida resultando em fracassos em atingir autonomia, responsabilidade social e capacidade de gestão.

É o principal diagnóstico diferencial a ser realizado em quaisquer transtornos e déficits de início na infância e adolescência dada a sua inespecificidade e abrangência nessa faixa etária.

A existência da DIs favorece por si só a ocorrência de diferentes transtornos mentais, incluindo os transtornos do neurodesenvolvimento (Comer-Hagans et al., 2020). Entretanto, essa comorbidade é bastante difícil de ser definida visto que prejuízos presentes na DI são bastante amplos, podendo se assemelhar aos prejuízos presentes em quaisquer transtornos do neurodesenvolvimento, incluindo o TDAH (Perera et al., 2019)

Sendo assim, todas as vezes que uma criança apresentar déficits compatíveis com o diagnóstico de DI e que também fechem critérios para os déficits específicos do TDAH essa comorbidade precisa ser aventada. Isso porque a intervenção farmacológica do TDAH é necessária juntamente com outras intervenções não--medicamentosas.

TRANSTORNO DO ESPECTRO AUTISTA (TEA)

TDAH é caracterizado por um desenvolvimento inapropriado da atenção, impulsividade e/ou hiperatividade que tende a se manter durante a vida, causando prejuízos em vários ambientes ou situações de vida. Já o TEA é caracterizado por um déficit persistente na interação social e comunicação, bem como um padrão restritivo e repetitivo de comportamentos e interesses (DSM-5, 2013).

A prevalência de traços (ou alguns sintomas) de TEA em jovens com TDAH é de 15-25%, já a prevalência do diagnóstico de TEA é de 12,4%. Por outro lado, o TDAH é a comorbidade mais comum em crianças com TEA com taxas na faixa de 40-70% (Joshi et al., 2014).

TDAH e TEA apresentam uma herdabilidade alta e compartilham uma mesma genética, uma vez que um simples fator genético, pode ser responsável por um grande número de sintomas. No que se refere aos fatores ambientais, o que se pode observar em uma revisão da literatura foi: infecções maternas e condições inadequada ao nascimento foram mais vinculadas ao TEA; enquanto idade materna jovem, tabagismo e estresse estavam mais associados ao TDAH (Zarrei et al., 2019).

Uma revisão nos estudos de neuroimagem concluem que TEA apresenta um volume cerebral total maior e um crescimento acentuado da amígdala, uma importante parte do sistema límbico envolvido em várias funções emocionais e motivacionais; por outro lado o TDAH está associado a uma redução no volume cerebral total, amígdalas normais e redução na matéria branca (Antshel et al., 2016).

No que se refere às funções executivas, observamos que déficit nas funções motoras foram comuns em ambos, sendo que no TDAH era por controle inibitório enquanto no TEA era por déficit na integração sensório motora que também levava a um maior prejuízo na imitação (presente só no TEA) (Otterman et al., 2019).

Em relação ao reconhecimento das emoções faciais, observa-se que em comparação com controles normais há a seguinte graduação: maior prejuízo no TDAH associado ao TEA; seguido pelo TEA somente e por fim o TDAH somente.

Crianças com TDAH não apresentam prejuízo na teoria da mente tão acentuado como os que estão presentes nas crianças com TEA, entretanto, em comparação com os controles normais, observa-se que em ambos há um prejuízo (Miranda et al., 2017).

Uma vez que se tem o diagnóstico de TEA e TDAH, o tratamento do TDAH é muito importante, pois melhora os prejuízos que esta associação traz e também o prognóstico nas intervenções para o TEA. Deve-se ter em mente também, que esta associação (TEA e TDAH) é mais regra do que exceção.

TRANSTORNOS DA COMUNICAÇÃO

Os transtornos da comunicação que envolvem déficits da fala, linguagem e comunicação. Eles são formados por transtorno de linguagem, transtorno da fala, transtorno da comunicação social (pragmática) e transtorno da fluência da fala.

Crianças com TDAH e que apresentem concomitantemente falhas de linguagem, fala ou comunicação apresentam prejuízos mais acentuados na aprendizagem acadêmica, na interação social que não se justificariam déficits intelectuais.

Alguns quadros ficarão mais evidentes no início da fase escolar onde a produção textual, organização e sociabilidade é mais exigida.

O diagnóstico clínico é complexo, exigindo avaliação do profissional fonoaudiólogo que através de testagens específicas podem definir a existência dessa condição. As falhas na comunicação e linguagem não se devem dificuldades atencionais ou à presença da hiperatividade, mas são secundárias a falhas no desenvolvimento da comunicação e linguagem.

Uma vez tendo se constatado a existência do TDAH, juntamente com algum transtorno de comunicação, é fundamental o tratamento farmacológico juntamente à intervenção fonoaudiológica.

TRANSTORNOS MOTORES DO DESENVOLVIMENTO

Os transtornos motores do desenvolvimento são formados pelo transtorno do desenvolvimento da coordenação (TDC), transtorno do movimento estereotipado e os transtornos de tiques. São condições frequentemente presentes em crianças com TDAH, especialmente o transtorno da coordenação motora e os transtornos de tiques.

A presença de sinais precoces de falhas de habilidade motoras finas é preditivo de risco para o TDAH, especialmente dos subtipos desatento e o combinado (Mokobane et al., 2019; Athanasiadou et al., 2019).

Déficits no planejamento motor e sinais de alterações na postura são frequentemente observados nessas crianças. O uso de psicoestimulantes apresentam importante padrão de resposta na coordenação motora, bem como nos sintomas do TDAH (Bart et al., 2013). Isso porque parte das dificuldades motoras presentes em crianças com TDC e TDAH se deve a falha atencional que é corrigida pelo uso de psicoestimulantes (Brossard-Racine et al., 2012). Entretanto, as dificuldades de coordenação primárias do TDC necessitam de intervenção psicomotora específica.

Por outro lado, no caso de crianças e adolescentes portadoras de TDAH e transtornos de tiques, especialmente o Tourette, são relatadas piora no padrão de tiques com o uso de psicoestimulantes. Essa piora nem sempre está relacionada ao uso de psicoestimulantes, mas elas poderão ocorrer. Nesse caso a opção seria a utilização de outras opções farmacológicas como clonidina, atomoxetina (Rizzo et al., 2013).

TRANSTORNOS ESPECÍFICOS DA APRENDIZAGEM

Os transtornos específicos de aprendizagem são formados por um grupo que se caracteriza pela dificuldade na aprendizagem e no uso das habilidades acadêmicas, afetando a capacidade de leitura, escrita ou no aprendizado da matemática, sendo anteriormente denominado dislexia, disgrafia e discalculia, respectivamente. O rendimento acadêmico da criança está muito abaixo do esperado para sua faixa etária e nível intelectual (APA, 2013).

Esse é também um importante diagnóstico diferencial a ser realizado em crianças e adolescentes com a suspeita de TDAH, visto que as dificuldades acadêmicas e os comportamentos inadequados no contexto escolar são os pontos de convergência desses dois grupos diagnósticos. Por outro lado, os transtornos específicos de aprendizagem estão muitas vezes associados ao TDAH.

O ponto crucial a ser observado é a presença de dificuldades atencionais, falhas de funções executivas e hiperatividade motora fora do contexto escolar, o que não se observaria em crianças que apresentem apenas um transtorno específico de aprendizagem.

Crianças e adolescentes portadores de TDAH, uma vez adequadamente tratadas (com medicação psicoestimulante), que tiveram melhora comportamental e funcional em outros contextos, mas que mantém as mesmas dificuldades acadêmicas deverão ser submetidos a uma bateria de avaliações específicas.

O reconhecimento dos transtornos específicos da aprendizagem ocorre principalmente no início da vida acadêmica quando a criança precisa aprender a ler, escrever e calcular. Porém é possível que algumas crianças apresentem sinais precoces sugestivos de risco para esse quadro como por ex., déficits linguísticos, dificuldade para rimar e contar, dificuldades motoras finais. Esses sinais, associados aos sinais cardinais do TDAH levam a suspeita clínica da presença desses dois quadros em comorbidade. Entretanto, esse diagnóstico é bastante complexo, exigindo equipe médica e psicopedagógica atuando conjuntamente e uma vez definido terá que ocorrer tratamento combinado (medicação + tratamento psicopedagógico).

TRANSTORNOS INTERNALIZANTES

Os transtornos internalizantes são compostos por um grupo psicopatológico heterogêneo que envolvem queixas emocionais, sintomas relacionados a sentimentos e dificuldades de interação, interferindo nas relações e expressão das emoções. São os transtornos mais prevalentes na infância e adolescência sendo formado principalmente pelos transtornos de ansiedade e transtornos do humor (depressão e transtorno bipolar, além do transtorno disruptivo da desregulação do humor que só existe como diagnóstico no DSM-5). A comorbidade entre o TDAH e os transtornos internalizantes é bastante significativa.

TRANSTORNOS DE ANSIEDADE

Os transtornos ansiosos são altamente prevalentes em crianças e adolescentes, podendo ocorrer em associação com outros transtornos como depressão, uso de substâncias e outros transtornos mentais. Os principais transtornos de ansiedade que ocorrem em crianças é a Ansiedade de Separação, o Transtorno de Ansiedade Generalizada (TAG) e as fobias (fobia social e específicas). Cada um desses diagnósticos apresenta especificações, eles apresentam como características comuns ansiedade e medos intensos e desproporcionais aos fatores desencadeantes (por vezes, não havendo um fator específico).

Embora alguns estudos considerem o TDAH e transtornos ansiosos mutuamente excludentes, uma taxa elevada entre estes dois quadros tem sido relatada; na literatura, 13 a 51% das crianças com TDAH apresentam algum transtorno ansioso. Enquanto apenas 15 a 30% das crianças com transtorno ansioso irão apresentar TDAH. A ansiedade pode alterar a expressão do TDAH, reduzindo a impulsividade e autoestima e aumentando o grau de desatenção (Melegari et al., 2018).

A comorbidade dessas duas condições precisa ser estabelecida, pois ambas apresentam abordagens distintas e complementares, tanto o tratamento medicamentoso como a abordagem terapêutica.

TRANSTORNO DEPRESSIVO

Os critérios diagnósticos para o transtorno depressivo é o mesmo, independente da faixa etária em que acontece. Entretanto, é comum que quadros que ocorram em crianças menores apresentem mais humor irritado e reativo do que é observado em outras faixas etárias.

No quadro 1 abaixo especifica características presentes na depressão em cada faixa etária:

Quadro 1

Pré-púberes	Adolescentes	Adultos
Irritabilidade (crises de birra e desobediência) Afeto reativo Comorbidade com patologias comuns na infância (TDAH, transtornos disruptivos, ansiedade) Queixas somáticas	Irritabilidade (resmungar, hostilidade, explosões de raiva) Afeto reativo Hipersonia Aumento do apetite e peso Sensibilidade extrema à rejeição e dificuldades em manter relacionamentos	Anedonia Sem reatividade do afeto Agitação ou retardo psicomotor Variação diária do humor (pior pela manhã) Insônia terminal

Fonte: adaptado de Rey et al, 2015.

A depressão é também outra importante comorbidade presente em crianças e adolescentes com TDAH e que se torna um forte complicador na medida em que esse indivíduo acumula fracassos acadêmicas, prejuízos sociais (com ausência de convites para eventos sociais ou passeios) e punições ao longo de seu desenvolvimento, muitas vezes como consequência dos efeitos diretos de um TDAH não diagnosticado ou não tratado.

Em um estudo comparando a incidência de depressão com crianças controles (que não apresentam o TDAH e nenhum outro diagnóstico psiquiátrico), observou-se que nas crianças com TDAH a incidência de sintomas internalizantes foi de 25% versus 5% no grupo controle. O número de sintomas depressivos eram mais elevados nas crianças com TDAH do que no grupo controle, tais como: tristeza ou humor depressivo em 32% versus 14%; mal humor ou irritabilidade em 53% versus 20%; insônia 57% versus 23%, sensação de cansaço 53% versus 9%, problemas em manter o foco 75% versus 14% e dificuldade em tomar decisão 57% versus 18%. Quanto mais grave era o TDAH, mais significante era a diferença dos sintomas depressivos em comparação com o grupo controle.

Crianças com TDAH apresentam muitos sintomas depressivos, dentre eles: humor depressivo, irritabilidade, anedonia, perda de peso e apetite, inquietação, fadiga, perda de energia e insônia. Eles também apresentam mais dificuldade na concentração, depressão cognitiva tais como: culpar-se, sentimento de menos valia, de se sentir inferior aos outros e menos querido do que os outros e mais ideação suicida do que no grupo controle (Joseph et al., 2019).

A melhora dos sintomas de TDAH e dos prejuízos a ele associado como melhora do comportamento e do desempenho acadêmico, controle da impulsividade e melhora das habilidades sociais, podem melhorar os sintomas depressivo e até levar a remissão do quadro de depressão, sem a necessidade de uma intervenção específica. Porém, é necessário que se observe ao longo da evolução clínica sinais de agravamento da depressão associado ao TDAH, uma vez quadros mais graves podem favorecer o risco de suicídio com forte componente de impulsividade.

TRANSTORNO BIPOLAR

O transtorno bipolar (TB) é um transtorno de humor grave com marcada oscilação de humor, alternando períodos de humor eufórico, grandioso e agitação psíquica e períodos de depressão maior. A sua ocorrência na infância é mais rara do que ao final da adolescência e início da vida adulta, porém sintomas inespecíficos de oscilação de humor podem ocorrer ainda precocemente, muitas vezes lembrando um quadro de TDAH com os seus sintomas cardinais.

Muitos estudos mostram a associação entre o TB e o TDAH em crianças e adolescentes e também a confusão diagnóstica que ela provoca. Em um estudo realizado pelo serviço de psiquiatria da infância e adolescência do Hospital de Clínicas de Porto Alegre (Tramontina et al., 2003) foi identificado uma comorbidade de 58,3% de TDAH nos pacientes com diagnóstico de TB. As taxas de comorbidade dependem da amostra estudada e também da faixa etária colocada no estudo.

Por compartilharem sintomas comuns, é importante que a avaliação clínica seja criteriosa no sentido de distinguir crianças que tenham apenas o diagnóstico de TDAH, das que são portadoras apenas do TB e das que apresentam o diagnóstico de ambas as condições em comorbidade. Isso porque o tratamento com psicoestimulantes pode deflagrar um episódio de mania ou levar a instabilidade do humor. Por outro lado, quando o paciente apresenta o TB e o TDAH, os sintomas de desatenção e hiperatividade e impulsividade não irão remitir sem o uso de psicoestimulante.

Algumas características do TB e do TDAH auxiliam na diferenciação diagnóstica. O TDAH é um transtorno não-episódico, isto é, os sintomas estão cronicamente presentes enquanto o TB é um transtorno com características de episodicidade (Leibenluft et al., 2003).

Tendo em vista que o uso de psicoestimulantes pode levar a uma instabilidade de humor e risco de um episódio de mania/hipomania, diante da suspeita ou da certeza de um quadro de TB em uma criança com TDAH, preconiza-se primeiramente a estabilização do humor com medicação apropriada e posteriormente o uso de psicoestimulantes, sempre observando atentamente a evolução do quadro (Scheffer et al., 2005).

TRANSTORNOS EXTERNALIZANTES

Os transtornos externalizantes (TEx) formado pelo transtorno opositor desafiante (TOD), o transtorno de conduta (TC) e o transtorno explosivo intermitente (TEI), estão classificados no DSM 5 dentro dos Transtornos de Controle do Impulso, comportamentos disruptivos e de conduta, incluem condições que envolvem problemas de autocontrole (regulação) das emoções e do comportamento, violação de regras e do direito do outro, com importante conflito de convivência social, variando a gravidade dos sintomas

São assim chamados (transtornos externalizantes) pela característica principal do foco do problema ser a presença do comportamento disfuncional, que é facilmente observável. O quadro 2 descreve os critérios diagnósticos dos principais transtornos externalizantes presentes em crianças e adolescentes.

Quadro 2 – Critérios Diagnósticos dos Transtornos Externalizantes em crianças e adolescentes segundo o DSM-5

Transtorno Opositor Desafiante (TOD)
Padrão de humor raivoso/irritável, de comportamento questionador ou índole vingativa com duração de pelo menos 06 meses podendo apresentar pelos menos 04 dos seguintes sintomas:

Humor raivoso/irritável

Perda da calma;

Sensível ou facilmente incomodado;

Raivoso e ressentido.

Comportamento questionador/desafiante

Questiona figura de autoridade ou outros adultos;

Recusa a obedecer a regras ou pedidos das figuras de autoridade;

Incomodam deliberadamente outras pessoas;

Culpam os outros por seus erros ou mau comportamento.

Índole vingativa

Foi malvado e/ou vingativo pelos menos 02 vezes nos últimos 06 meses (em crianças menores de 05 anos o comportamento deve ocorrer na maioria dos dias durante esse período).

Transtorno de Conduta (TC)

Padrão repetitivo e persistente de comportamento no qual são violados os direitos individuais dos outros ou regras sociais importantes para a idade.

São necessários pelo menos 03 sintomas abaixo por pelo menos 12 meses:

Agressão física a pessoas e animais

Provocações, ameaças e intimidações;

Lutas corporais frequentes;

Uso de armas capazes de causar lesões corporais;

Crueldade física com animais;

Crueldade física com pessoas;

Roubo em confronto com a vítima;

Atividade sexual sob coação.

Destruição de propriedade

Provocar incêndio deliberadamente com a intenção de causar sérios danos;

Destruir deliberadamente a propriedade alheia (além de incêndios).

Engano ou roubo

Invasão de casa, apartamento ou carro de outra pessoa para roubar;

Mentiras frequentes com a intenção de obter benefícios ou favores, ou para se livrar de obrigações;

Furtos de objetos sem valor significativo.

Violações graves das regras Passar à noite fora apesar da proibição dos pais antes dos 13 anos; Fugir de casa de noite pelo menos 02 vezes enquanto os pais estão em casa ou ficar fora de casa sem retornar por longo período; "Matar aula" frequentemente antes dos 13 anos.
Transtorno Explosivo Intermitente (TEI) Comportamento recorrente de explosões que representam perda de controle dos impulsos agressivos, manifestado por um dos seguintes sintomas: • agressão verbal ou física contra propriedades, animais ou outros indivíduos ocorrendo duas vezes na semana pelo período de três meses. A agressão física não resulta em danos graves. • três comportamentos de explosão que resultam em danos ou destruição de propriedades e/ou agressão física contra animais ou outros indivíduos ocorrendo dentro do período de 12 meses. A magnitude da agressividade durante as explosões é exagerada considerando o evento precipitante: • As explosões de raiva não são premeditadas (são impulsivas e motivadas por sentimento de raiva) e não tem objetivo outro (obter poder, dinheiro ou intimidação). • As explosões de raiva são recorrentes, marcadas por estresse individual ou prejuízos no funcionamento ocupacional/interpessoal, ou associado a consequências financeiras ou legais. A idade cronológica é de pelo menos 06 anos (e em crianças e adolescentes quando esses sintomas ocorrem como consequência de um transtorno de ajustamento, o diagnóstico de transtorno explosivo intermitente não pode ser considerado).

Fonte: APA, 2013

O TDAH, especialmente o subtipo hiperativo/impulsivo e o subtipo misto, apresenta características bastante semelhantes aos TEx, sendo esse um importante diagnóstico diferencial. Independente do TEx que estiver associado ao TDAH, seu prognóstico se torna mais reservado a depender do tempo de evolução, dos fatores ambientais desfavoráveis como viver em região de índice de desenvolvimento humano (IDH) baixo, ou com forte influência do tráfico de drogas ou que apresenta baixo suporte familiar.

O tratamento principal a ser realizado em qualquer TEx são as terapias comportamentais, enquanto no TDAH sem comorbidade é o tratamento farmacológico com psicoestimulantes. Por essa razão, é fundamental que seja feito o diagnóstico diferencial bem como o diagnóstico da comorbidade entre o TDAH e algum TEx, tendo em vista que a abordagem terapêutica para cada situação é bastante distinta.

Crianças com TDAH e que apresentem problemas comportamentais sérios, em ambientes distintos como casa e escola podem apresentar a comorbidade com algum TEx.

Essa comorbidade se mostrará mais evidente uma vez que a criança esteja adequadamente medicada com psicoestimulante e mantenha os sintomas que determinem algum desses transtornos. Normalmente são quadros de maior impacto acadêmico, social e legal.

Além do tratamento combinado (medicação e terapia comportamental) com a criança e o adolescente que apresente o TDAH em comorbidade com um TEx, faz-se necessário abordagem familiar e no contexto social onde o paciente está inserido (escola e comunidade).

TRANSTORNOS MENTAIS GRAVES

Apesar de uma prevalência significativamente menor de comorbidade do TDAH com outras patologias mentais mais graves como as psicoses e os transtornos alimentares, ela se faz presente e exige cuidados especiais, especialmente no que diz respeito ao tratamento farmacológico.

Crianças e adolescentes com TDAH e que apresentem risco para quadros psicóticos poderão ter o primeiro episódio deflagrado a partir do uso de psicoestimulantes pela sua ação direta da medicação, aumentando o aporte dopaminérgico (Cortese, 2019). Apesar de um outro estudo de Hollis e Cols (2019) não ter encontrado evidência de que o uso de metilfenidato possa aumentar a ocorrência de quadros psicóticos, mesmo em pacientes com histórico positivo, esse cuidado deverá ser mantido, principalmente no uso de psicoestimulantes do tipo anfetamínicos (Moran et al, 2019).

Com relação aos transtornos alimentares (TAlim) há poucos estudos de sua associação com o TDAH, apesar de o interesse nesse tema ser crescente. Saber se pacientes com TDAH têm um risco aumentado de desenvolver TAlim ou vice-versa abre a possibilidade de novas alternativas terapêuticas e também de alteração do quadro em pacientes até então refratários ao tratamento. Na história do TDAH alguns pesquisadores tentaram associar como sua causa certos alimentos e/ou substâncias (Schab; Trin, 2004). Entretanto, a prevalência do TDAH tende a ser semelhante em países com padrões alimentares completamente diferente (Polanczyk et al., 2007).

Em um artigo de revisão, Kaisari et al. (2017) observaram na associação entre TDAH e TAlim, uma correlação positiva para sintomas de bulimia nervosa e TDAH, assim como para sintomas de comer compulsivo. Já para a anorexia nervosa e restrição alimentar não há evidência de associação entre estas e o TDAH. Curiosamente, os sintomas de comer restritivo estavam significativamente mais associados nos indivíduos com TDAH do sexo masculino e que apresentavam mais sintomas de hiperatividade. Por outro lado, no sexo feminino não havia este tipo de associação. Os autores desta revisão chamam atenção, pois, apesar de terem selecionados 75 estudos, a força dessa evidência é moderada, pois a maioria dos estudos apresentavam metodologia limitada, dentre elas: uma amostra muito pequena, não representativa e ausência de grupo controle. Além do mais, nesta revisão, só cinco estudos apresentavam controle quanto ao uso de estimulantes, sendo que apenas um se preocupou em controlar a dose destes.

Comer compulsivo pode ser um mecanismo compensatório para ajudar os indivíduos com TDAH lidar com a frustração. Davis et al. (2011) propuseram que pacientes com TDAH podem não dar o valor adequado aos sinais de fome ou saciedade. Assim, eles podem esquecer de comer quando estão engajados em uma atividade como podem comer muito mais quando não tem nada para fazer. Os sintomas de TDAH em TAlim são geralmente negligenciados.

Indivíduos com TDAH podem apresentar peso normal, mas sofrem de patologias alimentares. Os sintomas de hiperatividade do TDAH em crianças podem ser protetores contra a obesidade, levando a uma subestimação de comportamentos alimentares problemáticos que podem coexistir com o TDAH. No entanto, geralmente os sintomas de hiperatividade diminuem com a idade, com isso, a continuação do comportamento alimentar problemático pode resultar no desenvolvimento de sobrepeso/obesidade mais tarde (Holbrook et al., 2014; Todd et al., 2008).

A maioria dos estudos disponíveis sobre TDAH e TAlim foi realizada com populações adultas. Estes dois grupos de pacientes compartilham algumas características psicopatológicas comuns como graus variados de impulsividade, baixa autoestima, déficits de atenção e funções executivas em avaliações neuropsicológicas (Mattos et al., 2004).

Por fim, um aspecto muito importante a ser levado em consideração é o tratamento farmacológico do TDAH, quando se tem comorbidade com algum TAlim, pois a melhor escolha é o uso de estimulantes e estes, frequentemente, podem causar uma redução no apetite, especialmente no início do tratamento, podendo agravar o quadro de TAlim (Chavez et al., 2009).

CONSIDERAÇÕES FINAIS

O TDAH é um dos transtornos mais frequentes na infância e adolescência e por se tratar de um transtorno do neurodesenvolvimento. Apresenta sinais precoces, interferindo no desenvolvimento de habilidades e competências, mantendo sinais e sintomas na vida adulta com variáveis níveis de comprometimento.

A comorbidade psiquiátrica é mais regra do que exceção e é também um importante diagnóstico diferencial a ser feito, exigindo do clínico habilidade e senso crítico.

A comorbidade associada ao TDAH piora o prognóstico e curso clínico, além de tornar o tratamento mais complexo com especificidades (por ex., estabilização do humor no TB antes de iniciar o psicoestimulante).

O ponto principal é o diagnóstico clínico correto e o acompanhamento próximo, além das avaliações e intervenções multidisciplinares.

REFERÊNCIAS

AMERICAN PSYCHIATRY ASSOCIATION (APA). Diagnostic and Statistical Manual of Mental Disorders, Fifth Edition (DSM-5). Arlington: **American Psychiatric Publishing**; 2013.

ATHANASIADOU, A., BUITELAAR, J. K., BROVEDANI, P., CHORNA, O., FULCERI, F., GUZZETTA, A., SCATTONI, M.L. Early motor signs of attention-deficit hyperactivity disorder: a systematic review. **Eur Child Adolesc Psychiatry.** 2019 Feb 23.

BART, O., DANIEL, L., DAN, O., BAR-HAIM, Y. Influence of methylphenidate on motor performance and attention in children with developmental coordination disorder and attention deficit hyperactive disorder. **Res Dev Disabil.** 2013 Jun;34(6):1922-7.

BIEDERMAN, J., FARAONE, S. V. "Attention-Deficit Hyperactivity Disorder." **The Lancet**, vol. 366, no. 9481, 2005, pp. 237–248.

BROSSARD-RACINE, M., SHEVELL, M., SNIDER, L., BÉLANGER, S. A., MAJNEMER, A. Motor skills of children newly diagnosed with Attention Deficit Hyperactivity Disorder prior to and following treatment with stimulant medication. **Res Dev Disabil.** 2012 Nov-Dec;33(6):2080-7.

CHAVEZ, B. et al. "An Update on Central Nervous System Stimulant Formulations in Children and Adolescents with Attention-Deficit/Hyperactivity Disorder." **Annals of Pharmacotherapy**, vol. 43, no. 6, 2009, pp. 1084–1095., doi:10.1345/aph.1l523.

COMER-HAGANS, D., WELLER, B. E., STORY, C., HOLTON, J. Developmental stages and estimated prevalence of coexisting mental health and neurodevelopmental conditions and service use in youth with intellectual disabilities, 2011-2012. **J Intellect Disabil Res.** 2020 Jan 1.

CORTESE, S. Psychosis during Attention Deficit-Hyperactivity Disorder Treatment with Stimulants. **N Engl J Med.** 2019 Mar 21;380(12):1178-1180.

DALSGAARD, S. et al. "Incidence Rates and Cumulative Incidences of the Full Spectrum of Diagnosed Mental Disorders in Childhood and Adolescence." **JAMA Psychiatry**, 2019, doi:10.1001/jamapsychiatry.2019.3523.

DAVIS, C. et al. "Evidence That 'Food Addiction' Is a Valid Phenotype of Obesity." **Appetite**, vol. 57, no. 3, 2011, pp. 711–717., doi:10.1016/j.appet.2011.08.017.

Diagnostic and Statistical Manual of Mental Disorders *DSM-5.* **American Psychiatric Publ.**, 2013.

FRANKE, B. et al. "Live Fast, Die Young? A Review on the Developmental Trajectories of ADHD across the Lifespan." **European Neuropsychopharmacology**, vol. 28, no. 10, 2018, pp. 1059–1088., doi:10.1016/j.euroneuro.2018.08.001.

HOLBROOK, J. R. et al. "Persistence of Parent-Reported ADHD Symptoms From Childhood Through Adolescence in a Community Sample." **Journal of Attention Disorders**, vol. 20, no. 1, 2014, pp. 11–20., doi:10.1177/1087054714539997.

HOLLIS, C., CHEN, Q., CHANG, Z., QUINN, P. D., VIKTORIN, A., LICHTENSTEIN, P., D'ONOFRIO, B., LANDÉN, M., LARSSON, H. Methylphenidate and the risk of psychosis in adolescents and young adults: a population-based cohort study. **Lancet Psychiatry.** 2019 Aug;6(8):651-658.

HUDSON, J. I., et al. "The Prevalence and Correlates of Eating Disorders in the National Comorbidity Survey Replication." **Biological Psychiatry,** vol. 61, no. 3, 2007, pp. 348–358., doi:10.1016/j.biopsych.2006.03.040.

JOSEPH, C. I. et al. "Characterisation of Depressive Symptoms in Young Children with and without Attention Deficit Hyperactivity Disorder." **European Child & Adolescent Psychiatry,** vol. 28, no. 9, 2019, pp. 1183–1192., doi:10.1007/s00787-018-01274-5.

JOSHI, G. et al. "Symptom Profile of ADHD in Youth With High-Functioning Autism Spectrum Disorder: A Comparative Study in Psychiatrically Referred Populations." **Journal of Attention Disorders**, vol. 21, no. 10, 2014, pp. 846–855., doi:10.1177/1087054714543368.

KAISARI, P. et al. "Attention Deficit Hyperactivity Disorder (ADHD) and Disordered Eating Behaviour: A Systematic Review and a Framework for Future Research." **Clinical Psychology Review,** vol. 53, 2017, pp. 109–121., doi:10.1016/j.cpr.2017.03.002.

KESSLER, R. C, et al. "The Prevalence and Correlates of Adult ADHD in the United States: Results From the National Comorbidity Survey Replication." **American Journal of Psychiatry**, vol. 163, no. 4, 2006, pp. 716–723., doi:10.1176/ajp.2006.163.4.716.

LEIBENLUFT, E., CHARNEY, D. S., TOWBIN, K. E., BHANGOO, R. K., PINE, D.S. Defining clinical phenotypes of juvenile mania. **Am J Psychiatry.** 2003; 160(3):430-437.

LIBUTZKI, B. et al. "Direct Medical Costs of ADHD and Its Comorbid Conditions on Basis of a Claims Data Analysis." **European Psychiatry**, vol. 58, 2019, pp. 38–44., doi:10.1016/j.eurpsy.2019.01.019.

MARANGONI, C., DE CHIARA, L., FAEDDA, G. L. Bipolar disorder and ADHD: comorbidity and diagnostic distinctions. **Curr Psychiatry Rep.** 2015 Aug;17(8):604.

MATTOS, P. et al. "Transtornos Alimentares Comórbidos Em Uma Amostra Clínica De Adultos Com Transtorno Do Déficit De Atenção Com Hiperatividade." **Revista Brasileira De Psiquiatria**, vol. 26, no. 4, 2004, pp. 248–250., doi:10.1590/s1516-44462004000400008.

MELEGARI, M.G., et al. "Comorbidity of Attention Deficit Hyperactivity Disorder and Generalized Anxiety Disorder in Children and Adolescents." **Psychiatry Research**, vol. 270, 2018, pp. 780–785., doi:10.1016/j.psychres.2018.10.078.

MIRANDA, A. et al. "Social Cognition in Children with High-Functioning Autism Spectrum Disorder and Attention-Deficit/Hyperactivity Disorder. Associations with Executive Functions." **Frontiers in Psychology**, vol. 8, 2017, doi:10.3389/fpsyg.2017.01035.

MOKOBANE, M., PILLAY, B. J., MEYER, A. Fine motor deficits and attention deficit hyperactivity disorder in primary school children. **S Afr J Psychiatr.** 2019 Jan 22;25:1232.

MORAN, L. V., ONGUR, D., HSU, J., CASTRO, V. M., PERLIS, R. H., SCHNEEWEISS, S. Psychosis with Methylphenidate or Amphetamine in Patients with ADHD. **N Engl J Med.** 2019 Mar 21;380(12):1128-1138.

OTTERMAN, D. Louise, et al. "Executive Functioning and Neurodevelopmental Disorders in Early Childhood: a Prospective Population-Based Study." **Child and Adolescent Psychiatry and Mental Health**, vol. 13, no. 1, 2019, doi:10.1186/s13034-019-0299-7.

PERERA, B., COURTENAY, K., SOLOMOU, S., BORAKATI, A., STRYDOM, A. Diagnosis of Attention Deficit Hyperactivity Disorder in Intellectual Disability: Diagnostic and Statistical Manual of Mental Disorder V versus clinical impression. **J Intellect Disabil Res.** 2019 Dec 5.

POLANCZYK, G. V. et al. "ADHD Prevalence Estimates across Three Decades: an Updated Systematic Review and Meta-Regression Analysis." **International Journal of Epidemiology**, vol. 43, no. 2, 2014, pp. 434–442., doi:10.1093/ije/dyt261.

POLANCZYK, G. V. et al. “The Worldwide Prevalence of ADHD: A Systematic Review and Metaregression Analysis.” **American Journal of Psychiatry**, vol. 164, no. 6, 2007, pp. 942–948.,

REALE, L. et al. “Comorbidity Prevalence and Treatment Outcome in Children and Adolescents with ADHD.” European Child & **Adolescent Psychiatry**, vol. 26, no. 12, 2017, pp. 1443–1457.,

REY, J. M., Bella-Awusah TT and Liu J. Depressão em Crianças e Adolescentes in Tratado de Saúde Mental de Infância e Adolescência da IACAPAP, cap E1, 2015.

RIZZO, R., GULISANO, M., CALÌ, P. V., CURATOLO, P. Tourette Syndrome and comorbid ADHD: current pharmacological treatment options. **Eur J Paediatr Neurol.** 2013 Sep;17(5):421-8.

SCHAB, D. W., NHI-HA T. T. “Do Artificial Food Colors Promote Hyperactivity in Children with Hyperactive Syndromes? A Meta-Analysis of Double-Blind Placebo-Controlled Trials.” *Journal of Developmental &* **Behavioral Pediatrics**, vol. 25, no. 6, 2004, pp. 423–434.,

SCHEFFER, R. E., KOWATCH, R. A., CARMODY, T., RUSH, A.J. Randomized, placebo-controlled trial of mixed amphetamine salts for symptoms of comorbid ADHD in pediatric bipolar disorder after mood stabilization with divalproex sodium. **Am J Psychiatry**. 2005 Jan;162(1):58-64.

THAPAR, A., COOPER, M. “Attention Deficit Hyperactivity Disorder.” **The Lancet**, vol. 387, no. 10024, 2016, pp. 1240–1250., doi:10.1016/s0140-6736(15)-00238-x.

TODD, R. D. et al. “Predictors of Stability of Attention-Deficit/Hyperactivity Disorder Subtypes From Childhood to Young Adulthood.” Journal of the American Academy of Child & **Adolescent Psychiatry**, vol. 47, no. 1, 2008, pp. 76–85., doi:10.1097/chi.0b013e31815a6aca.

TRAMONTINA, S., SCHMITZ, M., POLANCZYK, G., ROHDE, L. A. Juvenile bipolar disorder in Brazil: clinical and treatment findings. **Biol Psychiatry**. 2003; 1; 53(11):1043-1049.

ZARREI, M. et al. “A Large Data Resource of Genomic Copy Number Variation across Neurodevelopmental Disorders.” **Npj Genomic Medicine**, vol. 4, no. 1, 2019, doi:10.1038/s41525-019-0098-3.

Capítulo 12

TRANSTORNO DO ESPECTRO AUTISTA E O TRANSTORNO DE DÉFICIT DE ATENÇÃO/ HIPERATIVIDADE: DIAGNÓSTICO DIFERENCIAL

Ana Paula Oliveira Da Silva Diatchuk
Ana Flávia Lima Teles Da Hora

O TDAH e o TEA integram uma entidade nosográfica específica que o Manual Estatístico e Diagnóstico dos Transtornos Mentais, em sua quinta edição, o DSM 5, categoriza como transtornos do neurodesenvolvimento, evidenciando-se precocemente no desenvolvimento da criança por meio de déficits em áreas específicas ou globais, culminando em prejuízos funcionais significativos nas esferas pessoal, social, acadêmico ou ocupacional (APA, 2013). As versões anteriores do DSM categorizavam o TDAH como um critério nosológico excludente no fechamento do diagnóstico do autismo, no entanto, a edição vigente, o DSM-5 (APA, 2013) reconhece a possibilidade da coocorrência de ambos, e, de igual modo, os achados científicos sinalizam essa possibilidade (ANDERSEN et al., 2017; GOLDIN et al., 2013; JANG et al., 2013; LEITNER, 2014; MANSOUR et al., 2017; RICO-MORENO; TÁRRAGA-MÍNGUEZ, 2016; SOKOLOVA et al., 2017; TURECK et al., 2013; ZABLOTSKY; BRAMLETT; BLUMBERG, 2017)

A precocidade diagnóstica pode reconfigurar o curso da vida do indivíduo, haja vista que tais transtornos tendem a persistir ao longo de toda a vida. A nível global, estudos epidemiológicos realizados com crianças e adolescentes, apontam ampla variação na estimativa de prevalência da comorbidade do TDAH e TEA que oscilam entre 28,2% a 87% (MANSOUR et al., 2017). A exemplo disso, um estudo realizado no Brasil (PONDÉ, NOVAES, & LOSAPIO, 2010 com uma amostra de 32 crianças, encontrou uma estimativa de 53,1%, enquanto que, um estudo realizado com 60 crianças provenientes de três países árabes (Arábia Saudita, Egito e Jordânia) sinalizou uma prevalência de 31,6% (AMR et al., 2012). Convém salientar que a variação nas frequências encontradas explicasse de acordo com os critérios diagnósticos empregados pelos pesquisadores, aspectos culturais, delineamento metodológico, seleção da amostra da população, entre outras variáveis.

Nesse contexto, torna-se necessário e emergencial direcionar atenção acerca das implicações do diagnóstico diferencial.

A coocorrência do TEA e do TDAH é uma questão de saúde pública tanto pelos prejuízos no desenvolvimento do indivíduo ao longo da vida, como também, pelos impactos que os sintomas promovem na esfera familiar, social, educacional e laboral da pessoa afetada pelos transtornos, intensificando assim os encargos financeiros da família com os altos custos do tratamento, como também, onerando o orçamento de saúde do governo (Lyall et al., 2017; Sauceda García, 2014)

Estudos realizados nos Estados Unidos e na Europa apontam uma média de 37% a 85% de crianças com sintomas de TDAH e TEA que buscam atendimento nos centros clínicos especializados (Rao; Landa, 2013), sinalizando que uma parcela da população carece de informação ou ignora os sintomas comportamentais dos transtornos, fato que colabora com o diagnóstico tardio e, consequentemente, traz mais implicações econômicas, haja vista que a precocidade da intervenção reverbera diretamente em melhores prognósticos, como também repercute diretamente na prática clínica no planejamento terapêutico do profissional da saúde e nos métodos educativos empregados na escola.

CARACTERIZAÇÃO DO TDAH E DO TEA

O TEA é um termo que incorpora um grupo de déficits qualitativos e quantitativos nos aspectos sociais da comunicação (verbal ou não-verbal) e nos padrões de comportamentos restritos e repetitivos. No espectro, o nível de gravidade varia em concordância com a exigência de apoio demandada pelo indivíduo (APA, 2013). É frequente que as crianças com o diagnóstico manifestem interesse idiossincrásico por uma gama de atividades restritas, resistência a mudanças, gestos incomuns, evitação de interação social e não reajam as ações dos seus pares.

Comportamentalmente, os prejuízos na área da comunicação social podem ser evidenciados pelos déficits na reciprocidade socioemocional, prejuízos qualitativos na interação social, dificuldades de adaptação em outros contextos, de fazer amigos, iniciar um diálogo ou manter uma conversação compartilhando seus interesses; dificuldade nos comportamentos comunicativos não-verbais espontâneos, na compreensão dos interesses e sentimentos das outras pessoas, como também, em responder as emoções dos outros e apego atípico. No que concerne aos padrões de comportamento restritos e repetitivos, a criança pode apresentar ecolalia, estereotipias motoras, maneirismos, ausência de jogo imitativo, simbólico ou exploratório espontâneo, repetição de rotinas com resistência a mudanças, interesses muito limitados, hiper ou hipossensibilidade a estímulos sensoriais, como, por exemplo, podem ser insensíveis dor e hipersensíveis ao som (Volkmar; Wiesner, 2019; Whitbourne; Halgin, 2015).

Alguns estudos (Tonelli, 2011; Velloso; Duarte; Schwartzman, 2013). apontam que entre os déficits da Teoria da Mente -TOM (termo utilizado não para especificar uma teoria e sim as habilidades mentais) e do funcionamento executivo, manifestados no autismo está a dificuldade em elaborar hipóteses sobre a mente alheia, esta função se encontra ligada a um circuito neuronal especializado conhecido como neurônios espelho, localizado no lobo frontal, que é uma função que permite as pessoas em geral a possibilidade de pensarem sobre si e o outro, assim como prever o comportamento dos demais a sua volta, antecipar estados mentais alheios, fazer inferências e elaborar hipóteses dedutivas, assim como, situações recorrentes como a falta de compreensão e entendimento das ações na tomada de decisões em ocasiões de perigo no dia a dia, e também quanto a capacidade de imitação, que facilita e norteia todos os processos de interação social, linguagem e aprendizagem junto as vivências do indivíduo em sociedade, além da capacidade de empatia (a tendência em sentir o mesmo que uma pessoa sente, numa determinada situação, funções estas atribuídas aos neurônios-espelho). Czermainski (2012) enfatiza que a compreensão do autismo, ainda hoje, continua complexa, haja vista sua heterogeneidade clínica etiológica.

Não obstante, o TDAH envolve um padrão persistente de desatenção e/ou hiperatividade-impulsividade de maneira inconsistente com o nível de desenvolvimento do indivíduo, acarretando em prejuízos sociais, acadêmicos/profissionais que podem perdurar ao longo de toda a vida do indivíduo (APA, 2013). É uma dimensão que denota problemas no desenvolvimento da inibição cognitiva e motora, expressos, por exemplo, por meio das dificuldades em sustentar a atenção, nas ações e decisões impulsivas sem ponderar as consequências futuras e nas atividades motoras excessivas (Barkley, 2008; Bauermeister, 2014; López-Soler; Romero Medina, 2013).

O indivíduo pode ser diagnosticado com TDAH de "apresentação combinada", "apresentação predominantemente desatenta" e "apresentação predominantemente hiperativa/impulsiva" de gravidade variando entre leve, moderada e grave (APA, 2013). Comportamentalmente, a desatenção manifesta-se pela fácil distraibilidade, divagação, desorganização, dificuldade na persistência da tarefa, no manejo temporal, em seguir instruções e em manter o foco. No ambiente escolar, por exemplo, as crianças manifestam descuido e falta de concentração na execução das tarefas, dificuldade em ignorar os estímulos irrelevantes e manter a atenção na aula, esquecimento dos materiais e das tarefas solicitadas (Sadock et al., 2016; Trinidat Bonet; Soriano García; Solano Méndez, 2008).

A hiperatividade evidencia-se por meio da atividade motora ou verbal excessiva de maneira desproporcional ao requerido pelo ambiente, como também pela dificuldade no controle inibitório e na inquietude (Barkley, 2008; Bauermeister, 2014). Por outro lado, a impulsividade refere-se à dificuldade na inibição do comportamento de acordo com as normas socialmente estabelecidas, como, por exemplo, esperar a sua vez, dificuldade em postergar as gratificações, pensar nas consequências das ações antes de cometê-las e intromissão social, geralmente os indivíduos que apresentam o tipo combinado estão mais suscetíveis a vivenciarem comportamentos de riscos, como envolvimento com drogas, acidentes automobilísticos, etc.

COMPORTAMENTOS EM COMUM NA COMORBIDADE DOS TRANSTORNOS

O TDAH e o TEA compartilham a mesma suscetibilidade genética. Estudos genéticos, biológicos, familiares e com gêmeos, têm sinalizado a alta herdabilidade da sobreposição dos sintomas de ambos os transtornos. A exemplo disso, um estudo de coorte realizado com 17.036 gêmeos suecos na faixa etária de 9 e 12 anos (Ronald; Larsson; Anckarrsäter, 2014), assinalou nos resultados que os gêmeos monozigóticos (idênticos) que compartilham a quase a totalidade de seu DNA, apresentaram maior sobreposição quando comparados aos dizigóticos (fraternos), sugerindo a alta influência de fatores genéticos são altamente herdáveis e mais frequentes em meninos que meninas (APA, 2013; Sadock et al., 2016).

A dificuldade na comunicação com seus pares, evidenciada no repertório de habilidades sociais pobre, também é uma característica em comum em ambos, no entanto, a disfunção social no TEA caracteriza-se pela dificuldade de envolvimento social, isolamento e dificuldade de interpretar as expressões corporais das outras pessoas, enquanto que, no TDAH, por conta da impulsividade, o indivíduo comumente não pensa nas consequências de suas ações, fala precipitadamente e não espera a sua vez, comportamentos estes que dificultam a proximidade das pessoas. Ademais, o aumento da desatenção e da impulsividade, conjuntamente ao aumento da gravidade do TEA, podem intensificar a eclosão de comportamentos desafiadores e déficits nas habilidades sociais (Andersen et al., 2017; Leitner, 2014; Mansour et al., 2017; Rao; Landa, 2013; Smith; Canitano, 2019; Sointu et al., 2012; Whitbourne; Halgin, 2015).

A literatura científica sinaliza que o TDAH e o TEA apresentam déficits nas funções executivas (Gargaro et al., 2011; Paiva, 2017; Rico-Moreno; Tárraga-Mínguez, 2016; Sadock et al., 2016)and even highly likely, that ADHD and autism might clinically co-exist, our major diagnostic classification systems (DSM-IV-TR and ICD-10. O impacto desses presentes no funcionamento executivo pode acarretar prejuízos importantes e até mesmo o agravamento dos sintomas, junto ao TEA e TDAH, pois as funções executivas, atuam na autorregulação e monitoramento de todo o comportamento, incluindo controle inibitório, memória de trabalho e planejamento.

A exemplo disso, um estudo prospectivo de coorte avaliou o funcionamento executivo em 4450 crianças com características sintomatológicas de TDAH e TEA na faixa etária de 4, 6 e 7 anos de idade (Otteoterman; Koopman; Verhoeff, 2019), e assinalou que o comprometimento do funcionamento executivo aos 4 anos estava relacionado prospectivamente a características de TEA e TDAH, 2 a 3 anos depois, independentemente de outros fatores psicopatológicos pré-existentes. É válido ressaltar que dessas crianças, 3938 pais relataram traços de TEA, 2749 professores sinalizaram traços de TDAH, e apenas 56 tinham o dignóstico de TEA e 194 de TDAH estabelecidos clinicamente. Esses autores sugerem que os comprometimentos iniciais do funcionamento executivo podem influenciar nos problemas neurológicos apresentados ao longo da vida, tanto em crianças com características clínicas ou subclínicas de TEA e TDAH.

Estas evidências se incorporam ao diagnóstico diferencial de TEA e TDAH, uma vez que apontam as diferenças e semelhanças quanto ao déficits presentes no funcionamento executivo destes dois transtornos. Nesse contexto, observa-se a importância quanto ao estabelecimento das correlações e análises, quanto a neurobiologia do TEA e do TDAH no que se refere a conectividade deficiente entre redes no cérebro, que mostra uma associação mais forte com o TEA junto as funções executivas e os déficits presentes na rede atencional.

Esses correlatos neurais explicam os diferentes padrões do funcionamento executivo entre as características de TEA e TDAH, assim como nas diferenças em que se apresentam as questões do comportamento junto ao TEA e TDAH. As diferentes formas de apresentação e manifestação quanto ao funcionamento executivo se associam a níveis de prejuízos mais altos com as características dos indivíduos com TEA com planejamento e memória de trabalho, enquanto os déficits mais acentuados na inibição prejudicada, vigilância e planejamento foram associados a mais características do TDAH. Estes dados corroboram com os achados que sinalizam que o funcionamento executivo, pode acentuar ou amenizar a gravidade das características presentes no TEA e TDAH ou em sua comorbidade.

DIAGNÓSTICO DIFERENCIAL

O diagnóstico diferencial é fundamental para a eliminação de possíveis diagnósticos alternativos, ademais a presença de comorbidades agrava os comportamentos disfuncionais característicos dos transtornos. A literatura aponta que a coocorrência do TDAH no diagnóstico de TEA intensifica os comportamentos desadaptativos, comprometendo ainda mais o desenvolvimento e a qualidade de vida do indivíduo e de seus familiares.

De acordo com Baumeister (2014) e Rico-Moreno e Tárraga-Mínguez (2016), o diagnóstico de TEA pode ser um fator de risco para o TDAH, influenciando significativamente na severidade sintomatológica deste e vice-versa, de igual modo, para outras condições psiquiátricas, como os transtornos de ansiedade, transtornos depressivos, transtorno desafiador de oposição, transtorno de conduta, dificuldade de aprendizagem, dentre outros transtornos internalizantes e externalizantes. Por outro lado, outros problemas neuropsiquiátricos, os somáticos, como enurese, alergias, atraso motor, deficiência intelectual podem aumentar a gravidade dos sintomas da comorbidade TDAH e TEA

Os sintomas do TEA e TDAH se correlacionam moderadamente, apontando que os autistas tendem a apresentar impulsividade e desatenção coocorrentes, e não a hiperatividade isoladamente, assinalando que esta tende a se relacionar menos com os sintomas de TEA, quando comparado aos sintomas de impulsividade e desatenção (Ronald et al., 2014). Por outro lado, a manifestação de sintomas isolados de estereotipias motoras ou respostas sensoriais atípicas, sem o comprometimento das habilidades sociais e comunicativas, torna o diagnóstico de TEA improvável (Rommelse et al., 2018).

O diagnóstico de ambos os transtornos é essencialmente clínico, com base em critérios definidos nos sistemas de classificação, especificamente o DSM e a CID. No processo diagnóstico, ainda não há um teste estandardizado para a distinção entre o TDAH e o TEA (Rommelse; Visser; Hartman, 2018), entretanto, existem instrumentos de rastreio interdisciplinares que podem servir de facilitadores no processo diagnóstico, haja vista que os indivíduos que apresentam a comorbidade podem manifestar variação no nível de comprometimento no desenvolvimento motor, cognitivo e socioemocional.

Frente estas considerações, levanta-se a relevância da avaliação interdisciplinar quanto as questões para o diagnóstico do transtorno do espectro autista, de forma abrangente, por meio de instrumentos padronizados como, ADI- R (*autism diagnostic interview-revised*): mais de 100 itens em entrevista com pais, ADOS (*autism diagnostic observation schedule*), escala CARS: 15 itens para avaliador, pais ou educador, M-CHAT: entre 12 e 24 meses quanto aos sinais de risco preditores que se configuram como ferramentas facilitadoras no processo de análise do comportamento funcional do indivíduo.

A configuração do processo de avaliação interdisciplinar quanto ao diagnóstico do TEA, ocorre por meio de instrumentos balizados e validados internacionalmente. Diante desse processo Silva e Mulick (2009) relatam a importância do Autism Diagnostic Interview – Revised – ADI-R (Entrevista Diagnóstica para Autismo) e do Autism Diagnostic Observation Schedule – ADOS (Observação Diagnóstica Programática para Autismo). Tais instrumentos direcionam um padrão de alto grau de confiabilidade para avaliação complementar do diagnóstico diferencial do TEA. Especificamente, ADI-R corresponde a uma entrevista semiestruturada com os pais, o ADOS é um programa semiestruturado de atividades e entrevistas realizadas diretamente com a criança, direcionando o processo diagnóstico, fornecendo informações detalhadas acerca do funcionamento cognitivo e adaptativo da criança, o que é essencial para a formulação de um plano de intervenção.

Destacam-se também os instrumentos: *Modified Checklist for Autism in Toddlers* (M-CHAT), como a única escala devidamente validada e disponível livremente à população brasileira, voltada a crianças de 18 a 24 meses (Bosa; Zanon, 2016), que auxilia na identificação de crianças em risco, contribuindo ou não para o subsequente diagnóstico. A nível global, além do M-CHAT, sobressaem-se os seguintes instrumentos: *Autism Behavior Checklists* (ABC) que contempla indivíduos na faixa etária de 5 a 22 anos; o *Social Communication Questionnaire* (SCQ) para avaliação de crianças a partir de 4 anos; o *Early Screening of Autistic Traits Questionnaire* (ESAT) que avalia crianças de 14 meses; o *Gilliam Autism Rating Scale* 2ª ed. (GARS-2) que contempla a faixa etária de 3 a 22 anos; a *Childhood Autism Rating Scale*, 2ª ed. (CARS-2) voltada para indivíduos de 2 anos até a fase adulta; o *Screening Tool for Autism in Two-Year-Olds* (STAT) destinada a crianças de 24 a 35 meses; e a Social Responsiveness Scale, 2ª ed. (SRS-2) que compreendem crianças até 30 meses (Volkmar; Wiesner, 2019) .

Por sua vez, como ferramentas coadjuvantes no diagnóstico do TDAH para rastreio dos sintomas do TDAH, salientam-se na literatura científica, o Questionário de *Swanson, Nolan e Pelham-IV* (SNAP IV), a escala *Attention Deficit/ Hyperactivity Disorder Rating Scale*-IV (ADHD RS-IV), a Escala de Transtorno de Déficit de Atenção/Hiperatividade – Versão para professores; por sua vez, na avaliação cognitiva da inteligência, velocidade de processamento, memória de trabalho e de processamento, organização perceptual, a Escala Wechsler de Inteligência para Crianças 4ª ed. (WISC -IV) e a Escala Wechsler de Inteligência para Adultos 3ª ed. (WAIS- III); o Stop Signal Task (SST), o Stroop e o Conners' Continuous Performance Test II (CPT II) e CPT III, destinadas a avaliação do controle inibitório e de interferência; a Torre de Hanói e a Torre de Londres para a análise da capacidade de planejamento; o Tapping para a análise do processamento temporal; entre outros (Wagner; Rohde, 2016; Pylro; Rossetti, 2014).

Os principais norteadores do papel da avaliação interdisciplinar no que se refere ao TEA e ao TDAH, visam estruturar os dados de como ocorre o funcionamento das características e dos sintomas presentes na linha de base e, a partir destes, orientar e direcionar na elaboração de um plano de intervenção, junto aos sintomas presentes nos quadros dos transtornos apresentados, buscando envolver a família e a escola, para que estes atuem de modo integrativo em conformidade com as alterações e déficits levantados quanto ao funcionamento dos respectivos quadros clínicos.

Uma história de comunicação e socialização atípica com frequência distingue TEA de outras condições, por isso, frequentemente, exames complementares são necessários. Pode ser difícil distinguir algumas dessas condições do TDAH em crianças na primeira infância, considerando o fator ambiental em que estão inseridas, desta forma necessitam ser acompanhadas por meio de intervenções precoces e intensivas contemplando o comprometimento apresentado em seu desenvolvimento.

A identificação precoce de sintomas de TEA e TDAH, e o comprometimento no funcionamento executivo, permitem o desenvolvimento de estratégias comportamentais que podem potencialmente auxiliar no desenvolvimento do indivíduo nos aspectos cognitivos, físicos e psicossociais, minimizando, potencialmente, desfechos negativos ao longo da vida, uma vez que, tais intervenções devem ser compatíveis com o nível de gravidade sintomatológica apresentado por cada indivíduo.

Estas considerações no que se refere ao diagnóstico diferencial do TEA e TDAH, suscitam uma análise acurada sobre a severidade sintomatológica apresentada por esses transtornos. Os profissionais devem considerar as potencialidades e a redução dos comportamentos disfuncionais. Os achados levantados também nos levam a refletir sobre a estruturação dos programas de intervenção, devido a ampla variedade clínica, uma vez que os tratamentos e intervenções apresentam variáveis diferenciadas durante as etapas da vida, com as singularidades presentes de acordo com nível do desenvolvimento do indivíduo, direcionando os investimentos terapêuticos, escolares e familiares, sempre focando na ampliação da qualidade de vida, no repertório das habilidades adquiridas e na generalização destas respostas para todas as esferas de vida da pessoa.

REFERÊNCIAS

AMERICAN PSYCHIATRIC ASSOCIATION. **Diagnostic and statistical manual of mental disorders.** (Am. Psychi). Washington: Am. Psychiatr, 2013.

AMR, M. et al.. Comorbid psychiatric disorders in Arab children with autism spectrum disorders. ***Research in Autism Spectrum Disorders***, *6*, 240–248, 2012.

ANDERSEN, P. N. et al. Severity of autism symptoms and degree of attentional difficulties predicts emotional and behavioral problems in children with High-Functioning Autism; A two-year follow-up study. ***Frontiers in Psychology***, *8*(NOV), 1–9, 2017.

BAGAIALO, L.; GUILHARDI, C. Autismo e preocupações educacionais: Um estudo de caso a partir de uma perspectiva comportamental compromissada com a Análise Experimental do Comportamento. In: Guilhardi, H. J., Madi, M.B. P., Queiroz, P. P., Scoz, M. C. (Org.) **Sobre Comportamento e Cognição.** 1ª Ed. Santo André: ESETEC, v. 10, p. 67-82, 2002.

BARKLEY, R. A. **Transtorno do Déficit de Atenção/Hiperatividade: Manual para Diagnóstico e Tratamento**. Porto Alegre: Artmed, 2008.

BAUERMEISTER, J. J. **Hiperactivo, Impulsivo, Distraído ¿Me conoces?** (3ª). New York: The Guilford Press, 2014.

BOSA, C.A.; ZANON, R. B. In: HUTZ, C.S ET Al. **Psicodiagnóstico.** Porto Alegre: Artmed, 2016 .cap.24, p.308-322.

CAVACO, N. A. *Autismo:* Uma perspectiva neuropsicológica. **Rev. Omnia**, v. 3, p. 21-31, 2015. Disponível em: <http://omnia.grei.pt/n03/[3]%20CAVACO.pdf.> Acessado em: 28 de Set. 2016.

COSTA, D. I.; AZAMBUJA, L. S.; PORTUGUEZ, M. W.; COSTA, J. D. Avaliação neuropsicológica da criança e áreas de intervenção. **J. Pediatria.**, v. 80, n. 2, S115-2, 2004.

CZERMAINSKI, F. R. **Avaliação Neuropsicológica das Funções Executivas no Transtorno Espectro do Autismo**. Porto Alegre: Dissertação de mestrado, UFRGS, 2012.

GARCIA, P. M.; MOSQUERA, F. F. *Causas neurológicas do autismo.* Rev. O Mosaico. v. 5. P. 106-10. 2011. ***Neuroscience and Biobehavioral Reviews**, 35*(5), 1081–1088, 2011.

GOLDIN, R. L. et al. A comparison of tantrum behavior profiles in children with ASD, ADHD and comorbid ASD and ADHD. ***Research in Developmental Disabilities**, 34*(9), 2669–2675, 2013.

JANG, J. et al. Rates of comorbid symptoms in children with ASD, ADHD, and comorbid ASD and ADHD. ***Research in Developmental Disabilities**, 34*(8), 2369–2378, 2013.

KONST, M. J.; MATSON, J. L.;TURYGIN, N. Comparing the rates of tantrum behavior in children with ASD and ADHD as well as children with comorbid ASD and ADHD diagnoses. ***Research in Autism Spectrum Disorders**,* 7(11), 1339–1345, 2013.

KONST, M. J.; MATSON, J. L.;TURYGIN, N. Comparing the rates of tantrum behavior in children with ASD and ADHD as well as children with comorbid ASD and ADHD diagnoses. ***Research in Autism Spectrum Disorders**,* 7(11), 1339–1345, 2013.

KOTTE, A. et al. Autistic Traits in Children With and Without ADHD. ***Pediatrics**, 132*(3), e612–e622, 2013.

LEITNER, Y. The Co-Occurrence of Autism and Attention Deficit Hyperactivity Disorder in Children â€" What Do We Know? ***Frontiers in Human Neuroscience**, 8*(April), 1–8, 2014.

LYALL, K. ET AL. The Changing Epidemiology of Autism Spectrum Disorders. *Annu. Rev. Public Health*, *38*, 81–102, 2017.

LÓPEZ-SOLER, C.; ROMERO MEDINA, A. **TDAH y trastornos del comportamiento en la infancia y la adolescencia: clínica, diagnóstico, evaluación y tratamiento** (Ediciones). Madrid, 2013.

MANSOUR, R. et al. ADHD Severity as it Relates to Comorbid Psychiatric Symptomatology in Children with Autism Spectrum Disorders (ASD). *Res Dev Disabil*, *60*(713), 52–64, 2017.

MONTIEL-NAVA, C.; PEÑA, J. A. Déficit de atención e hiperactividad en los trastornos del espectro autista. *Investigación Clínica*, *52*(2), 195–204, 2011.

OTTERMAN, D. L et al. Executive functioning and neurodevelopmental disorders in early childhood : a prospective population - based study. *Child and Adolescent Psychiatry and Mental Health*, *13*(38), 1–12, 2019.

POLANCZYK, G. et al. The worldwide prevalence of ADHD: A systematic review and metaregression analysis. *American Journal of Psychiatry*, *164*(6), 942–948, 2007.

PONDÉ, M. P.; NOVAES, C. M.; LOSAPIO, M. F. Frequency of symptoms of attention deficit and hyperactivity disorder in autistic children. *Arquivos de Neuro-Psiquiatria*, *68*(1), 103–106, 2010.

RAO, P. A.; LANDA, R. J. Association between severity of behavioral phenotype and comorbid attention deficit hyperactivity disorder symptoms in children with autism spectrum disorders. *Autism*, *18*(3), 272–280, 2013.

RICO–MORENO, J.; TÁRRAGA-MÍNGUEZ, R. Comorbilidad de TEA y TDAH: Revisión sistemática de los avances en investigación. *Anales de Psicologia*, *32*(3), 810–819, 2016.

RONALD, A.; LARSSON, H.; ANCKARSARTER, H. Symptoms of Autism and ADHD : A Swedish Twin Study Examining Their Overlap. *Journal of Abnormal Psychology*, *123*(2), 440–451, 2014.

RUSSO, F. B. *Manual do Transtorno do Espectro do Autismo – TEA*. **Neuroconecta**. Julho, 2019.

SADOCK, B. J.; SADOCK, V. A.; RUIZ, P. **Compêndio de psiquiatria: ciências do comportamento e psiquiatria clínica** (11 ed.). Porto Alegre: Artmed, 2016.

SAUCEDA, G. J. M. Trastorno por déficit de atención con hiperactividad : un problema de salud pública. *Revista de La Facultad de Medicina de La UNAM*, *57*(5), 14–19, 2014.

SCHWARTZMAN, J. S. Autismo e outros transtornos do espectro autista. **Revista Autismo**. São Paulo, ano I, n. 0, p. 04, set. 2010.

SILVA, M.; MULICK, J. A. Diagnosticando o transtorno autista: aspectos fundamentais e considerações práticas. *Psicologia: Ciência e Profissão*, v.29, n.1, p.116-131, 2009.

SOKOLOVA, E. et al. A causal and mediation analysis of the comorbidity between attention deficit hyperactivity disorder (ADHD) and autism spectrum disorder (ASD). *Journal of Autism and Developmental Disorders*, *47*(6), 1595–1604, 2017.

TURECK ET AL. Externalizing and tantrum behaviours in children with ASD and ADHD compared to children with ADHD. *Developmental Neurorehabilitation*, *16*(February), 52–57, 2013.

WAGNER, F.; ROHDE, L. A. In: HUTZ, C.S ET Al. **Psicodiagnóstico**. Porto Alegre: Artmed, 2016. cap.25, p.323-330.

ZABLOTSKY, B., BRAMLETT, M. D.; BLUMBERG, S.J. The Co-Occurrence of Autism Spectrum Disorder in Children With ADHD. *Journal of Attention Disorders*, 1–10, 2017.

Capítulo 13

TDAH E SLUGGISH (TEMPO COGNITIVO LENTO)

Rita Thompson

O comportamento infantil difere em muito em relação ao do adulto, sob o ponto de vista cognitivo, no caso aqui tratado. Normalmente, a criança é mais impulsiva e criativa, apresenta maior nível de agitação motora e é mais dispersa. Entretanto, quando esses traços ultrapassam determinados limites, tornando-se frequentes e mais intensos e assumindo um quadro de características patológicas, podem sugerir a manifestação de algum transtorno. Tais dificuldades, em geral, determinam, na criança, baixa autoestima, cognições e crenças disfuncionais sobre ela mesma e sobre seu futuro, bem como dificuldades nas suas relações interpessoais, visto que, a todo instante, ela sofre punições e reforços negativos, devido aos seus comportamentos inadaptados.

A atividade motora de uma criança não ocorre no vácuo, nem é independente do resto de sua personalidade; pelo contrário, o gesto motor é parte de um estilo de conduta, que, por sua vez, resulta das diferentes coordenadas biológicas, psicológicas e sociais, por meio das quais se abrem janelas e perspectivas para o mundo. Na concepção desenvolvimentista, a finalidade buscada é a adaptação do indivíduo ao meio – processo que, para ser compreendido, remete a dois importantes conceitos: a assimilação, que caracteriza a incorporação de elementos do meio à estrutura do indivíduo; e a acomodação, que caracteriza as modificações da estrutura do indivíduo em função das modificações do meio (Piaget; Kamii, 1978).

A relação da criança com as experiências, as sucessivas aproximações e ajustes de comportamento e as consecutivas representações mentais dos comportamentos produzidos resultarão em conceitos automatizados, por um lado, mas suscetíveis de serem transformados, por outro. À medida que o sistema nervoso se modifica, modificam-se também as formas de comportamento. Segundo Guardiola (2006, p. 285), "o sistema nervoso (SN) é responsável por assegurar a integração dos estímulos externos e internos, endereçando aos efetores, de forma coordenada, as ordens necessárias à vida do indivíduo", ou seja, recebe as informações do mundo exterior e do próprio organismo (sistema aferente), envia ordens (sistema eferente) e, ao mesmo tempo, assegura a conexão entre as aferências e eferências, uma vez que coordena as informações.

As considerações supracitadas, de grande importância para a educação, refletem os processos de autorreferência da atividade mental, assim como os de atenção e integração do meio ambiente. Diante dessa realidade, como ficam, então, as crianças que: evitam ou relutam envolver-se em tarefas que exijam esforço mental? Apresentam dificuldade de organizar tarefas e atividades? Têm a atenção oscilante? Não conseguem se concentrar em tarefas escolares? Lutam para acompanhar a fala do professor? Parecem estar devaneando a maior parte do tempo, com dificuldade de deliberação reflexiva, com tenacidade diminuída, com desajuste para atingir os objetivos propostos?

Dentre os vários fatores que podem prejudicar a atenção de um aluno em sala de aula, encontram-se: falta de interesse, complexidade da tarefa, número de estímulos simultâneos, método pedagógico inadequado ou inconsistente, imaturidade neurológica, integridade das vias sensoriais alteradas, funções cognitivas alteradas, rebaixado nível de consciência, processos volitivos, possível presença dos chamados transtornos de atenção. Tais alterações irão comprometer a aprendizagem de crianças com o estipulado potencial adequado.

Sem atenção não há aprendizagem, nem memória explícita, nem conhecimento; ela é o mecanismo cerebral necessário que mantém os indivíduos conscientes dos acontecimentos ao redor. A atitude consciente dirigida à observação de algo, a um objeto, a um processo, a uma ideia, dá lugar à percepção, ou seja, a atenção é como um foco de luz que ilumina o que se vai aprender e memorizar. Caso esse foco de luz seja retirado, tudo se transforma em sombra e penumbra, e o pensamento coerente é impossível. Dessa forma, a atenção é uma faculdade especial, imbricada em toda a vida psíquica e intervém, facilitando todos os processos neuropsicológicos como memória, percepção e linguagem, além de atribuir ao indivíduo recursos cognitivos que lhe permitirão realizar as tarefas de maneira eficaz. É uma habilidade cognitiva indissociável de um conjunto mais amplo de funções mentais superiores e complexas, de modo a capacitá-lo ao desempenho de ações orientadas a metas, denominadas de executivas.

Dentre os problemas cognitivos que afetam as crianças, os transtornos do déficit de atenção constituem importante aspecto em suas relações com seu meio familiar, social e, principalmente, o escolar. As falhas de atenção dificultam a diferenciação analítica dos elementos necessários ao trabalho mental e, por isso, dificultam os processos de abstração, sem os quais a criança não passa da etapa de pensamento concreto para a de pensamento abstrato e de seleção do material perceptivo. Instauram-se, nesse espaço, um déficit de pensamento conceptual e de atitude categorial e uma dificuldade para captar situações em conjunto.

Alguns modelos que integram aspectos neurobiológicos e cognitivos e que buscam dar conta do funcionamento normal da atenção, assim como de suas disfunções, foram propostos por alguns estudiosos, tais como:

ALEXANDER LURIA (1981)

Luria considerava a existência de dois sistemas atencionais diferenciados:

a) a atenção passiva, reflexa, involuntária e sem esforço, disparada pela chegada de um estímulo novo inserido no ambiente;
b) a atenção voluntária, ativa (implicando um esforço do indivíduo), guiada pela interpretação cognitiva que realiza sobre a informação, a situação, e sua intenção a respeito dela.

Luria notou que a reação a estímulos novos pode ser observada nos primeiros meses do desenvolvimento da criança. A atenção dirigida pelos processos cognitivos leva mais tempo para se desenvolver.

MARCEL MESULAM (2000)

De acordo com Mesulam, a atenção normal depende da interação de dois sistemas funcionais:

a) os sistemas cerebrais, que compõem a matriz atencional e que compreendem e regulam a capacidade de processamento geral, a detecção de eficiência, a resistência a distratores. Esse conjunto de funções se relaciona, em geral, com a atenção tônica e está influenciado pelo sistema reticular ativador;
b) a função vetor, que se relaciona com a atenção seletiva, quer de natureza sensitiva, quer motora.

De acordo com esse modelo, a atenção se forma pela junção de quatro componentes:

a) sistema reticular – encarregado de manter o nível de alerta e vigilância.
b) sistema límbico e giro cingulado – proporcionam a motivação dos processos atencionais.
c) sistema parietal – realiza a representação ou mapa sensorial da atenção.
d) sistema frontal – responsável por coordenar os programas motores para alcançar os objetivos propostos.

MICHAEL POSNER (1990)

Este modelo consta de três redes diferenciais que cumprem as funções de adquirir e manter:

a) rede de alerta, implicada em estabelecer um estado de vigilância, mantendo o indivíduo em um estado de prontidão para a resposta;
b) rede de orientação, responsável pela localização espacial dos estímulos;
c) rede executiva, relacionada com o controle da conduta dirigida a um objetivo, à detecção de erros, à resolução de conflitos e inibição de respostas automáticas.

ALLAN MIRSKY (1996)

Para Mirsky, a atenção pode ser subdividida em várias funções diferentes:

- Função de manutenção: habilidade de manter a atenção durante certo período.
- Focalização-execução: habilidade de concentrar os recursos atencionais em uma tarefa específica.
- Codificação: habilidade de registrar inicialmente a informação (se superpõe com o conceito de memória de trabalho).
- Mudança de foco que se relaciona com a flexibilidade mental de transitar a atenção de um aspecto do estímulo a outro de maneira flexível e eficiente.
- Estabilidade: habilidade de manter de forma estável o esforço atencional, sem excessiva variabilidade na velocidade e qualidade das respostas em tarefas que não sejam novas ou exijam complexidade.

Segundo Stenberg (2000), são quatro as principais formas da atenção:

a) Atenção seletiva => quando se escolhe prestar atenção a alguns estímulos e/ou ignorar outros.
b) Vigilância => espera atenta a fim de detectar o aparecimento de um estímulo específico.
c) Sondagem => procura ativa por estímulos particulares.
d) Atenção dividida => distribui a atenção de forma a coordenar, simultaneamente, mais de uma tarefa.

Se forem considerados os tipos, os componentes, as funções e as formas do ato de prestar atenção em algo ou alguma tarefa e mantê-la pelo tempo necessário, é possível compreender o quanto os déficits de atenção significativos comprometem o rendimento escolar, visto que a atenção seletiva é condição fundamental para a aprendizagem, em geral.

O Transtorno do Déficit de Atenção e Hiperatividade (TDAH) é de caráter neurobiológico, de causa multifatorial, caracterizado por sintomas de desatenção, hiperatividade e impulsividade, com forte participação genética, que aparece na infância e frequentemente acompanha o indivíduo por toda sua vida (Rhode; Dorneles; Costa, 2006).

Uma questão fundamental é se a presença ou ausência de sintomas da SCT altera o perfil de comprometimento de crianças e adolescentes com TDAH. Especificamente, jovens com sintomas de TDAH e SCT exibem maior prejuízo no funcionamento social ou acadêmico ou, o SCT em crianças com TDAH está associado a tipos qualitativamente diferentes de comprometimento? Essa é uma pergunta importante porque, se a resposta for positiva, a implicação é que abordagens de intervenção diferentes ou complementares podem ser necessárias para tratar crianças que apresentam sintomas de TDAH e SCT.

Os primeiros relatos sobre o fenômeno do que mais tarde viria a ser chamado transtorno do déficit de atenção/hiperatividade foram descritos no período de transição do século XIX ao século XX. Desde os trabalhos originais de Still em 1902, que propunha um transtorno de atenção como um déficit no controle da moral, se buscaram as bases neurobiológicas do TDAH. George Still apresentou uma casuística de vinte crianças onde fez a primeira descrição de um quadro que apontaria para danos cerebrais, hereditariedade, disfunção ou problemas ambientais, cujos sintomas mais destacados seriam a falta de atenção, a hiperatividade e impulsividade, pouco controle dos impulsos, dificuldade em aceitar regras – comportamentos que foram associados a um defeito no controle moral, numa crença de que essas crianças deveriam ser institucionalizadas (Benczik, 2000). Foi William James que considerou a possibilidade desses distúrbios serem decorrentes ou de falhas na função inibitória do cérebro em relação aos estímulos, ou de problemas no córtex cerebral que afetavam a conduta social do indivíduo (Barkley, 1998).

Ao longo da história, o conceito de TDAH tem sofrido sucessivos ajustes na sua nomenclatura, tendo por base a provável etiologia do TDAH, assim como o reconhecimento pelo meio científico de que o transtorno representa um déficit no controle dos impulsos e na persistência da atenção.

O interesse nas pesquisas sobre o transtorno se mantém até os dias de hoje, tanto sobre o *quantum* de prejuízo envolvido na vida de relação dos portadores do transtorno, como sobre os mecanismos que estariam na base da sintomatologia, e sob a influência de quais fatores se desenvolveria.

Estima-se que 3 a 6% de crianças apresentem o TDAH em todo o mundo, sendo que, no Brasil, esta taxa fica em torno de 5,8% das crianças. Há uma prevalência maior em meninos do que em meninas. Os dados apontam que, em relação ao gênero, meninas tendem a apresentar mais sintomas de desatenção, enquanto meninos, mais sintomas de hiperatividade.

Para Rohde et Mattos (2003), o TDAH é um problema bastante comum e se caracteriza por inquietude acentuada (por vezes hiperatividade), dificuldade para manter a atenção e impulsividade. Em muitos casos, o transtorno acompanha o indivíduo na vida adulta, embora os sintomas sejam mais brandos, quando comparados aos que manifestava no período infantil.

A origem do transtorno se deve a razões de ordem genética e a problemas ambientais. Os fatores ambientais funcionam como gatilhos, tais como problemas médicos na hora do nascimento e problemas na vida familiar da criança, que disparam mais sintomas de desatenção. Rohde; Dorneles; Costa (2006) alertam sobre a necessidade de uma avaliação de cada sintoma de forma criteriosa e não apenas a apresentação de uma listagem deles. É importante que sejam observadas a dinâmica familiar e escolar e a compreensão dos limites.

Trata-se de um transtorno de desenvolvimento do autocontrole, que consiste em problemas relacionados com o período de atenção, com o controle do impulso e com o nível de atividade, ou seja, é a resultante de uma cadeia cognitiva cujos portadores possuem dificuldade de manter a atenção, ficam inquietos, não conseguem permanecer parados por muito tempo, são impulsivos no dia a dia, vivem trocando de interesses e têm dificuldade de levar as coisas até o fim. Quando o indivíduo não direciona sua atenção e se interessa por múltiplos estímulos simultaneamente, advém uma dificuldade para integrá-las em um todo, prejudicando o processo de compreensão. Da mesma forma, uma criança constantemente em movimento, incapaz de inibir sua agitação psicomotora, em perpétua busca por estímulos novos e com dificuldade em realizar um esforço constante, como consequência seu rendimento torna-se insuficiente durante o trabalho prolongado. Em relação à impulsividade, pela urgência de ter seus desejos atendidos de imediato, sem a necessária reflexão para agir, ela acaba produzindo comportamentos inoportunos e pouco convenientes.

Apesar de os sintomas serem comuns, os problemas dos portadores do TDAH diferem no seu dia a dia. Em outras palavras, cada portador é um indivíduo com determinado histórico pessoal, personalidade diferente, estilo de vida diferente, contexto familiar diferente.

Para Barkley (1998), o TDAH constitui uma deficiência no domínio de si em todos os campos. O indivíduo carece da habilidade de perceber os equívocos que comete na resolução dos problemas que se apresentam. O autor prioriza a falta de regulação do controle da conduta, ocasionada pela dificuldade na capacidade inibitória, selo distintivo do TDAH. Segundo o autor, o déficit central do transtorno consiste em uma disfunção nas chamadas funções executivas, definidas como habilidades necessárias na realização de tarefas dirigidas para um fim.

A maioria dos critérios diagnósticos para o TDAH não sofreu modificações em relação aos critérios do DSM-IV-TR (American Psychiatric Association, 2002), à exceção da idade, ampliada da faixa dos 7 para 12 anos, e da oficialização quanto à classificação do TDAH em: Leve, Moderado e Grave ou Severo, de acordo com o grau de comprometimento que os sintomas causam na vida do indivíduo (Bridi Filho; Bridi; Salgueiro, 2016). Além disso, deu-se o acréscimo da opção de TDAH com Remissão Parcial nos casos em que houve diagnóstico pleno, porém com um menor número de sintomas atuais, na nova edição do DSM-5 (American Psychiatric Association, 2014).

Sobre a presença dos critérios para identificação do TDAH, há os seguintes e diferentes tipos:

a) Transtorno do Déficit de Atenção/Hiperatividade, apresentação combinada.
b) Transtorno do Déficit de Atenção/Hiperatividade, apresentação desatenta.
c) Transtorno do Déficit de Atenção/Hiperatividade, apresentação hiperativa/impulsiva.

Dentro das formas clínicas, a mais frequente é a apresentação combinada, onde as manifestações variam de acordo com a idade. Nos pré-escolares interferem as condutas de hiperatividade motora. Na etapa escolar as dificuldades atencionais irão afetar a atividade acadêmica. Na adolescência, pode-se observar a impulsividade.

No TDAH apresentação desatenta, a atenção sustentada se encontra alterada na focalização da atenção, especialmente em tarefas rotineiras ou pouco estimulantes, e fundamentalmente no sistema supervisor atencional, ou controle atencional, o qual permite coordenar a resposta entre conflitos novos ou exigentes e controlar os impulsos prepotentes.

Além do TDAH, outro transtorno associado à desatenção tem sido objeto de estudos desde os anos 80: o *Sluggish Cognitive Tempo* (SCT), cujos sintomas começaram a ser identificados a partir das investigações de profissionais na tentativa de compreenderem os perfis dos sintomas de desatenção do Transtorno do Déficit de Atenção/Hiperatividade, bem como das deficiências frequentemente associadas ao distúrbio. O *Sluggish Cognitive Tempo* se manifesta em crianças desatentas, com a presença de respostas lentas e sonhadoras.

Em 1798, Alexander Crichton postula um distúrbio de atenção, descrito como uma "diminuição mórbida de energia", explorando possíveis causas "corporais" e "mentais" para o quadro. Pesquisas recentes sugerem que pode haver diferenças qualitativas nos tipos de comportamentos e problemas de atenção que sublinham esses subtipos (Barkley, 2012).

Lahey et al. (1988) foram os primeiros estudiosos a entenderem o SCT como um problema de atenção, de tipo diferente de atenção representado pelo TDAH (apresentação predominantemente desatenta). As tentativas iniciais em definir o fenótipo da SCT sugeriam que as crianças com SCT compunham um subconjunto de portadores de TDAH tipo desatento com altas taxas de desatenção, mas poucos sintomas hiperativo-impulsivos (Carlson & Mann, 2002). Crianças com TDAH tipo desatento podem não apresentar déficits na inibição comportamental, e outras com TDAH tipo desatento podem evidenciar dificuldades subjacentes relacionadas a uma nebulosidade mental, que inclui comportamentos como sonhar acordado e responder de maneira apática ou lenta (Capdevila-Brody et al., 2012). Essa compilação de sintomas com a hipótese de identificar um subconjunto distinto de crianças com TDAH do tipo desatento é que foi denominada SCT.

Vários estudos adicionais sobre SCT foram realizados desde então; entretanto, vale dizer que, dada a necessidade de mais bem entender a relação entre SCT e TDAH, ainda não foram criadas medidas com procedimentos psicométricos tradicionais que deem conta do desenvolvimento de uma avaliação e da identificação de comportamentos representativos do SCT.

As pesquisas evoluíram no intuito de explorarem-se as possíveis relações dos sintomas do SCT com sintomas psiquiátricos (depressão e ansiedade), além dos domínios de funcionamento (sono, funcionamento executivo). Atualmente, a SCT é reconhecida em distúrbios diferentes do TDAH, mas, apesar do interesse e da crescente literatura que investiga o SCT, pouco ainda se sabe sobre sua apresentação clínica. É uma síndrome ainda pouco compreendida, sendo os debates sobre sua natureza bastante polêmicos. Embora medidas importantes tenham sido recentemente incluídas na validação de uma escala de classificação da SCT (Barkley, 2013; Lee et al., 2013; McBurnett et al., 2014; Penny et al., 2009), as mesmas ainda não oferecem um significado clinicamente consistente. Por outro lado, pesquisas têm demonstrado a relevância dos sintomas da SCT no campo da psiquiatria clínica de crianças e adolescentes, visto o impacto negativo no funcionamento cotidiano desses indivíduos.

Segundo Barkley (2013), metade dos pacientes diagnosticados com SCT, também apresentam também o TDAH. Estudos sugerem que de 30 a 63% dos pacientes com TDAH do tipo desatento também apresentam altos níveis de SCT. Os dois únicos estudos aplicados em adultos replicaram esses dados, corroborando a necessidade de se ampliarem as investigações, a fim de saber se o SCT é, de fato, uma condição distinta do TDAH.

O SCT e o TDAH tipo desatento possuem maior probabilidade de estarem ligados a comorbidades internalizantes, tais como sintomas de ansiedade e depressão. Em contrapartida, os comportamentos pertubadores de oposição, ou sintomas anti-sociais, parecem mais associados a comorbidades externalizantes, tão comumente observados no TDAH tipo combinado (Becker, 2014).

Embora a SCT ainda não seja bem conhecida, as evidências sugerem tratar-se de um transtorno de ordem genética. Como em outros transtornos, a história da família é bem explorada durante a avaliação e o diagnóstico é baseado no quadro clínico.

A denominação *Sluggish Cognitive Tempo* (SCT), ainda sem tradução para o português, gera incômodo para vários profissionais, por se considerar de caráter pejorativo os rótulos "lentidão cognitiva/lentidão mental/aprendizado lento". Não se conhecem ainda os reais prejuízos cognitivos envolvidos, pois as evidências são variadas em relação à extensão do que está associado ao transtorno, e ao quão lenta é a velocidade do processamento de informações mentais. Barkley (2013), propõe a mudança do nome para Transtorno de Déficit de Concentração, a fim de não ser confundido com o Transtorno do Déficit de Atenção/Hiperatividade, de apresentação predominantemente desatenta.

O SCT representa um estilo cognitivo-emocional comumente descrito por uma constelação de sintomas que se assemelha a do TDAH. Nos casos com suspeita do SCT, é fundamental avaliar cuidadosamente não apenas o TDAH, mas também a presença de outras comorbidades que possam explicar os comportamentos relacionados à SCT, especialmente sintomas internalizantes e problemas de sono. Na opinião de Barkley, estes comportamentos podem ser parte do que ele chama de "segundo distúrbio de atenção".

Penny et al. (2009) observaram uma associação exclusivamente negativa entre o SCT e o Transtorno Opositivo Desafiador (TOD), enquanto, nos critérios do DSM-IV, a desatenção tende a exibir forte associação positiva.

Mikami et al (2007) verificaram maior nível de isolamento e menor nível de agressividade em jovens com SCT.

Em 2012, Barkley desenvolveu sua própria escala de classificação de SCT para adultos e seguiu-a com uma escala de 12 itens de sintomas de SCT para crianças.

Com o propósito de levantar as características do SCT, Becker (2016), em uma metanálise e através de relatos dos pais, professores e dos próprios pacientes, encontrou alguns sintomas, que foram aqui comparados com os do TDAH tipo desatento.

Tabela 1 – Características diferenciais entre TDAH e SCT

TDAH apresentação desatenta	SCT
• Deixa de prestar atenção a detalhes ou comete erros por descuido; • Tem dificuldades para manter a atenção em tarefas ou atividades lúdicas;	• Sonolência, mesmo quando teve boa noite de sono; • Cansaço / Letargia (pouca energia); • Lentificação motora / Hipoatividade (último a terminar as atividades); • Dispersão / Distração (tão absorvido no próprio pensamento que não se envolve com a tarefa que está realizando);

TDAH apresentação desatenta	SCT
• Parece não escutar quando lhe dirigem a palavra; • Não segue instruções e não termina suas tarefas; • Tem dificuldade para organizar tarefas e atividades; • Evita se envolver em tarefas que exijam esforço mental constante; • Perde coisas; • É distraído por estímulos alheios à tarefa; • Esquece seus compromissos.	• Devaneios (perde-se em seus pensamentos; olha para o espaço durante as atividades; sonha acordado; olhar inexpressivo, vago) • Confusão (confunde-se tentando seguir as instruções de uma atividade); • Perda da linha do pensamento (esquece o que ia dizer; ou o que estava procurando; ou o que ia fazer); • Desaceleração do pensamento (leva mais tempo do que o esperado para responder às perguntas, mesmo quando está atento; demora para tomar decisões ou escolhas); • Atenção flutuante (prontidão mental muda de momento a momento; breves lapsos de atenção durante as atividades); • Apatia / Desmotivado (precisa ser pressionado ou muito incentivado para realizar a atividade; facilmente entediado); • Baixa iniciativa (dificuldade para iniciar as tarefas; desiste rapidamente da tarefa, principalmente se a mesma apresenta alguma dificuldade).

Fonte: Elaborada pela própria autora

Achenbach (1987), em pesquisa para avaliar os sintomas do SCT, teve como amostra um grupo de crianças e jovens, variando a idade entre 6 e 18 anos; a partir do relato dos pais, encontrou os seguintes resultados:

1) Parece estar sempre nas nuvens;
2) Perde-se em seus pensamentos;
3) Está sempre olhando para o vazio;
4) Falta energia, é pouco ativo, é lento, está sempre sonolento.

Capdevila-Brophy et al (2012) e Carlson & Mann (2002) constataram que jovens com TDAH tipo desatento exibem altos níveis de SCT, enquanto os outros tipos de TDAH apresentam baixos níveis de SCT, ou mesmo ausência.

Em relação aos problemas sociais em jovens com TDAH tipo combinado, Hoza et al (2005) e Wheeler e Carlson (1994) coletaram, junto a eles, relatos de dificuldades em serem aceitos pelos pares, em manterem as amizades e em desenvolverem habilidades sociais. Os comportamentos variam, podendo ser mais disruptivos ou intrusivos, o que leva à rejeição de colegas. Ao contrário, os sintomas de passividade e evitação, comuns no TDAH tipo desatento e no SCT, levam à negligência entre pares (Milich et al, 2001). Não se pode deixar de mencionar que dificuldades no desempenho acadêmico ou mesmo a presença de comportamentos impulsivos ou agressivos, de sérias implicações sociais.

Avaliando uma amostra grande de crianças hospitalizadas, Becker et al (2013) descobriram que, embora o SCT tenha sido positivamente associado a problemas sociais gerais, em relação a comportamentos disruptivos ou à regulação emocional, a associação foi negativa.

Quanto ao funcionamento acadêmico, os jovens com TDAH correm um grande risco de dificuldades, insucessos, reprovação e, até mesmo, abandono escolar. A desatenção parece ser um forte preditor de problemas acadêmicos no TDAH, muito embora, até esse momento pouco se conheça sobre o funcionamento acadêmico no SCT. Carlson e Mann (2002) verificaram que crianças do tipo desatento com níveis baixos ou altos de SCT não diferiram nas medidas dos problemas de aprendizagem. Walstedt e Bohlin (2010), em uma amostra comunitária de crianças do ensino fundamental, avaliada por professores, não encontraram uma relação significativa entre o SCT e o desempenho acadêmico.

Em amostra clínica, Jacobson et al. (2012) verificaram maior incidência no SCT em problemas com a matemática, entretanto, Bauermeister et al. (2012) verificaram associação negativa em relação às habilidades de leitura. Testes neuropsicológicos evidenciaram memória de trabalho prejudicada, dificuldades na atenção sustentada, latência na velocidade de processamento, rebaixamento no score geral de inteligência.

Ainda não existem estudos ligando medicamentos estimulantes ou não estimulantes à melhora significativa dos sintomas. Neste momento, tem sido utilizada a Atomoxetina que parece reduzir os sintomas do SCT.

Uma questão fundamental é se a presença ou ausência de sintomas da SCT altera o perfil de comprometimento de crianças e adolescentes com TDAH. Especificamente, se jovens com sintomas de TDAH e SCT exibem maior prejuízo no funcionamento social ou acadêmico, isto está associado a tipos qualitativamente diferentes de comprometimento? Essa é uma pergunta importante porque, se a resposta for positiva, a implicação é que abordagens de intervenção diferentes ou complementares podem ser necessárias para tratar crianças que apresentam sintomas de TDAH e SCT.

Intervenções terapêuticas específicas ainda não foram criadas, contudo a terapia cognitiva comportamental pode auxiliar bastante, visto que objetiva minimizar os sintomas associados ao TDAH e a comorbidades. Consequentemente, o portador do SCT poderá beneficiar-se bastante, principalmente em relação à ansiedade e à depressão.

Finalizando, vale ressaltar que as pesquisas apontam o TDAH e o SCT como distúrbios distintos, com diferentes padrões de déficits funcionais, porém comórbidos. Não se trata de um subtipo dentro de um distúrbio comum. É importante determinar se a SCT possui marcadores biológicos diferentes do TDAH, proporcionando, assim, uma melhor compreensão das diferenças e das semelhanças entre SCT, TDAH tipo desatento e TDAH tipo combinado.

REFERÊNCIAS

APA (American Psychiatric Association). *Manual diagnóstico e estatístico dos transtornos mentais.* DSM IV-TR. Porto Alegre: Artmed, 2002.

APA (American Psychiatric Association). *Manual diagnóstico e estatístico dos transtornos mentais.* DSM 5. Porto Alegre: Artmed, 2014.

ACHENBACH, T. M., MCCONAUGHY, S. H,; HOWEE, C. T. (1987) *Child/adolescente behavioral and emotional problems: implications of cross-informant correlations for situational specificity.* **Psychological bulletin** 101.2:213.

BARKLEY, R. A. *Attention-deficit hyperactivity disorder: a handbook for diagnosis and treatment.* 2nd ed. New York: Guilford Press, 1998.

BARKLEY, R. A. (2012). *Distinguishing Sluggish Cognitive Tempo from Attention--Deficit?Hyperactivity Disorders in adults.* **Journal of Abnormal Psychology**, 121, 978-990.

BARKLEY, R. A. (2013). *Distinguishing sluggish cognitive tempo from TDAH in children and adolescentes: executive functioning, impairment and comorbidity.* **Journal Clinical Child & Adolescent Psychology**. 42(2): 161-73.

BAUERMEISTER, J. J. et al. (2012). *Validity of the sluggish cognitive tempo, inattentio and hyperactivity symptons dimensions: neuropsychological and psychosocial correlates.* **Journal of abnormal child psychology**, 40, 5: 683-697.

BECKER, S. P. & LANGBERG, J. M. (2012). *Sluggish cognitive tempo among yuong adolecents with TDAH: relations to mental health, academic, and social functioning.* **Journal of Attention Didorders.** doi:10.1177/1087054711435411.

BECKER, S. P. et al. (2013). *Sluggish cognitive tempo in psychiatrically hospitalized children: fator structure and relations to internalizing symptoms, social problems, and observed behavioral dysregulation.* **Journal of Abnormal Child Psychology.** Advance online publication. doi: 10.1007/sl0802-013-9719-y.

BECKER, S. P.; MARSHALL, S. A.; MC BURNETT, K. *Sluggish cognitive tempo in abnormal child psychology* 42(1): 1-6, 2014.

BECKER, S. P. *The internal, external and diagnostic validity of sluggish cognitive tempo: a meta-analysis and critical review.* **Journal of the American Academy of Child & Adolescent Psychiatry**, 55: 3: 163-178, 2016.

BENCZIK, E.B.P. *Transtorno de déficit de atenção/hiperatividade*: atualização diagnóstica e terapêutica. São Paulo: Casa do Psicólogo, 2000.

BRIDI FILHO, C.A.; BRIDI, F.R. DE S; SALGUEIRO, M.C.A. *Elementos neuropsicológicos do transtorno do déficit de atenção/hiperatividade.* In: ROTTA, N.; BRIDI FILHO, C.A.; BRIDI, F.R. de S. *Neurologia e aprendizagem: abordagem multidisciplinar.* Porto Alegre: Artmed, 2016.

CAPDEVILA-BROPHY et al. (2012). *ADHD predominantly inattentive subtype with high sluggish cognitive tempo: a new clinical entity? Journal of Attention Disorders. doi:10.1177//1087054712445483.*

CARLSON, C. L. & MANN, M. (2002). *Sluggish cognitive tempo predicts a diferente pattern of impairment in the attention déficit hyperactivity disorder, predominantly inattentive type.* **Journal of the Clinical Child and Adolescent Psychology,** 31, 123-1299999. doi: 10.1207/153744202753441738.

GUARDIOLA, A. *Transtorno de atenção: aspectos neurobiológicos.* In: ROTTA, N. T.; OHLWEILER, L.; RIESGO, R. R. *Transtornos da aprendizagem: abordagem neurobiológica e multidisciplinar.* Porto Alegre: Artmed, 2006.

HOZA, B. et al. (2005). *What aspects of peer relationships are impaired in children with attention-deficit/hyperactivity disorder?* **Journal of Abnormal Child Psychology**, 40, 1327-1337. doi: 10.10.1037/0022-006X.73.3.411.

LAHEY, B. B., PELHAM, W. E., STEIN, M. A. et al (1998). *Validity of DSM-IV attention-deficit/hiperactivity disorder for younger child.* **Journal of American Acadeym Child and Adolescent Psychology,** 27(7): 695-702.

LEE, S. Y. et al. *Validity of the sluggish cognitive tempo symptom dimensión in children: Sluggish Cognitive Tempo and ADHD-inattention as distinct symptom dimensions.* Journal of Abnormal Child Psychology, 2013.

LURIA, A. *Fundamentos de neuropsicologia.* Rio de Janeiro: Livros Técnicos Científicos; São Paulo: EDUSP, 1981.

MESULAM, M. *Principles of behavioral neurology.* 2ª ed, New York: Oxford University Press. 2000.

MC BURNETT, K; PFIFFNER, LI. *Sluggish Cognitive Tempo (SCT Scale).* San Francisco: University of California, 2005.

MC BURNETT, K et al. (2001). *Symptom properties as a function of ADAH type: an argument for continued study of sluggish cognitive tempo.* **Journal of Abnormal Child Psychology,** 29, 207-213.

MIKAMI, A. Y. et al. (2007). *Social skills differences among attentio-deficit/hyperactivity disorder types in a chat room assessment task.* **Journal of Abnormal Child Psychology.**35, 509-521.

MILICH, R. et al. (2001) *ADHD/combined type and ADHD/predominantly inattentive type are distinct and unrelated disorders.* **Clinical Psychology: Science and Practice**, 8, 463-488.

MIRSKY, A. (1996) *Disorders of attention.* In: R.G. LYON & N.A. KRASNEGOR (Eds), *Attention, memory, and executive function (pp. 71-96). Baltimore: Paul H. Brookes.*

PENNY, A. M. et al (2009). *Developing a measure of sluggish cognitive tempo for children: content validity, fator structure, and reliability.* **Psychological assessment**, 21, 380-389.

PIAGET, J. & KAMII, C. (1978). What is psychology? American Psychologist, 33(7), 648–652. https://doi.org/10.1037/0003-066X.33.7.648.

POSNER, M. (1990) *The atention system of the human brain.* Annual Review Neurosciense, 13, 25-42.

ROHDE, L A.; MATTOS, P. & col. (2003). *Princípios e práticas em TDAH.* Porto Alegre: Artmed,1996.

RHODE, L. A.; DORNELES, B. V.; COSTA, A. C. *Intervenções escolares no transtorno do déficit de atenção/hiperatividade.* In: ROTTA, N. T.; OHLWEILER, L.; RIESGO, R. R. *Transtornos da aprendizagem: abordagem neurobiológica e multidisciplinar.* Porto Alegre: Artmed, 2006.

STENBERG, R. *Psicologia cognitiva.* Porto Alegre: Artmed, 2000.

WALSTEDT, C. & BOHLIN, G. (2010). *DSM-IV defined inattention and sluggish cognitive tempo: independent and interactive relations to neuropsychological factors and comorbity.* **Child Neuropsychology**, 16, 350-365.

Capítulo 14

TRANSTORNO DE DÉFICIT DE ATENÇÃO/ HIPERATIVIDADE E AS MANIFESTAÇÕES EM LEITURA, EM ESCRITA ORTOGRÁFICA E EM ESCRITA MANUAL: REVISÃO DA LITERATURA

Simone Aparecida Capellini
Isabela Pires Metzner

INTRODUÇÃO

O Transtorno do Déficit de Atenção e Hiperatividade (TDAH) é um transtorno de base neurobiológica que ocasiona alterações em mecanismos cognitivos que estão associados com a aprendizagem, tais como atenção sustentada, funções executivas e déficit de inibição motora (Cardo, 2011; Van de Voorde, Reeyers, Wiersema, 2010).

Ygual-Fernández, Miranda-Casas e Cervera-Mérida (2010); Miranda-Casas e cols. (2005) descreveram as características linguísticas de escolares com TDAH: escassos recursos linguísticos, omissão de palavras, informações fragmentadas, que no geral ocasionam fala incoerente, alterações na ordem da oração, produção de discursos confusos, desorganização sequencial e temporal dos sons na palavra, dificuldade na regulação da intensidade e velocidade da fala. Segundo os autores citados, estas dificuldades impactam negativamente o processo de aprendizagem acadêmica.

Dentre as dificuldades acadêmicas, destacam-se as alterações quanto aos aspectos fonológicos, sintáticos e pragmáticos, sendo provavelmente causadas pela dificuldade de atenção e de controle inibitório dos estímulos irrelevantes do que pela incapacidade específica para manejar os aspectos linguísticos (Mulas et al., 2006; Gräf et al., 2019).

Além destas alterações, os escolares com TDAH apresentam alterações motoras relacionadas à hiperatividade, à falta de atenção, à disfunções executivas e às alterações de memória operacional e de planejamento, que são responsáveis pelo desempenho práxico-produtivo das habilidades motoras que se encontram alteradas nesta população de escolares e que compromete a atividade motora fina mais refinadas, como a escrita (Vasquerio-Madrid, Estévez-Dias, Dias-Maílo, 2006; Gräf et al., 2019).

Apesar dos apontamentos acima realizados, o desenvolvimento motor e o desenvolvimento cognitivo, durante anos, foram estudados separadamente, como se houvesse pouca relação entre eles, porém a motricidade e a cognição estão muito mais relacionadas do que se pensava, principalmente na etapa de alfabetização (Viholainen et al., 2002).

Diante do exposto o objetivo deste capítulo é apresentar uma revisão de literatura dos estudos realizados no Laboratório de Investigação dos Desvios da Aprendizagem (LIDA) – FFC/UNESP-Marília-SP sobre as manifestações em leitura, escrita ortográfica e escrita manual de escolares com transtorno do déficit de atenção e hiperatividade.

DESEMPENHO DO TRANSTORNO DO DÉFICIT DE ATENÇÃO E HIPERATIVIDADE EM HABILIDADES METALINGUÍSTICAS, LEITURA E COMPREENSÃO LEITORA

Na literatura, encontramos estudos que referiram que na leitura, os escolares com TDAH apresentam dificuldades referentes à decodificação, tais como erros de leitura por falhas na correspondência grafema-fonema, falhas na sequencialização de grafemas na leitura, erros por omissão e por substituição de grafemas e/ou palavras. Essas dificuldades se devem a problemas de atenção e ao uso da memória operacional para o gerenciamento das informações necessárias ao processamento fonológico dos itens e essenciais para a formação de representações ortográficas corretas das palavras (Barkley et al., 2014; Miranda, Soriano, 2011; Brock, Knapp, 1996).

Além disso, estudos descreveram que escolares com TDAH possuem desempenho inferior em tarefas que envolvem habilidades de organização e de planejamento (Barkley et al., 2014; Miranda, Soriano, 2011; Cunha, Silva, Lourencetti, Pádula, 2013) bem como em habilidades de compreensão de leitura quando comparados com escolares com bom desempenho acadêmico (Miranda-Casas, Fernández, Robledo, García-Castellar, 2010).

No quadro 1 estão descritos os estudos realizados no laboratório LIDA-FFC/UNESP-Marília-SP que apresentam os achados do desempenho em habilidades metalinguísticas, leitura e compreensão leitora em escolares com TDAH

Quadro 1 – Estudos realizados no Laboratório LIDA-FFC/UNESP-Marília-SP

Autores (ano)	Descrição dos achados
Cunha et al. (2013)	- desempenho inferior em tarefas metalinguísticas consideradas mais complexas, como a manipulação de sílabas e fonemas. - desempenho inferior em leitura de palavras irregulares.
Oliveira et al. (2013)	- diferença estatisticamente significativa em todas as provas do PROLEC, com exceção das provas igual-diferente e decisão lexical, indicando que os escolares com TDAH apresentaram desempenho inferior quando comparados aos escolares com bom desempenho acadêmico. - diferença estatisticamente significativa nos processos léxico, sintático, semântico e na prova som e letra, com exceção da prova igual-diferente do processo de identificação de letras.
Uvo, Germano e Capellini (2017)	- desempenho inferior em habilidades de identificação de fonema inicial e final, subtração e adição de sílabas e de fonemas, bem como de segmentação de fonemas, leitura e de repetição de não palavras. - desempenho inferior em decodificação leitora.

Fonte: Elaborado pelas autoras

Segundo Silva, Cunha e Capellini (2011), Cunha et al. (2013) e Uvo, Germano e Capellini (2017), os escolares com TDAH apresentam desempenho inferior nas tarefas metalinguísticas consideradas mais complexas, as quais exigem atenção, retenção, análise e recuperação de informação, além de memória operacional que podem ser atribuídas não a um déficit primário, mas como um fenômeno secundário à desatenção que interfere de forma direta em seu desempenho

No estudo realizado por Uvo, Germano e Capellini (2017), os escolares com TDAH não apresentaram dificuldades na compreensão leitora de textos narrativos e expositivos. Este dado não corroborou estudos realizados por Cunha et al. em 2012 e Liotti et al. em 2010, que descreveram que escolares com TDAH apresentam falhas em compreensão de leitura, as quais podem ser relacionadas a déficits dos componentes das funções executivas. Devido às dificuldades em suprimir informações irrelevantes, defasagem de atenção sustentada e de memória de trabalho, escolares com TDAH falham em desenvolver uma representação coerente do texto, pois não conseguem recuperar, de modo eficaz, as informações lidas anteriormente. Desse modo, a compreensão do texto pode ser caracterizada pela perda de informações relevantes. Autores também relataram que os escolares com TDAH realizam menor número de inferências e, consequentemente, apresentam dificuldades para identificar as inconsistências do texto (Miranda-Casas, Fernández, Robledo, García-Castellar, 2010; Cunha, Silva, Capellini, 2012; Liotti, Pliszka, Higgins, Perez, 2010).

Segundo as autoras do estudo realizado no ano de 2017, a ausência das dificuldades na compreensão leitora dos escolares com TDAH no estudo pode ser decorrente das condições de ensino desta habilidade no contexto de sala de aula, uma vez que os escolares com a condição do TDAH apresentaram os mesmos resultados que os escolares com bom desempenho acadêmico. Como estratégias de compreensão de leitura não são contempladas de forma sistemática no currículo acadêmico, não foi possível estabelecer a diferença de desempenhos entre os grupos de escolares.

Quanto aos processos leitores, o estudo realizado por Oliveira et al. (2013) revelou que as dificuldades evidenciadas nos escolares com TDAH são decorrentes do fator atencional que compromete o funcionamento das funções cognitivas, prejudicando a aquisição e desenvolvimento dos processos necessários para o aprendizado da leitura.

DESEMPENHO DO TRANSTORNO DO DÉFICIT DE ATENÇÃO E HIPERATIVIDADE EM ESCRITA ORTOGRÁFICA

Não há muitos estudos na literatura nacional que investiguem as características da escrita ortográfica em escolares com TDAH. Entretanto, na literatura internacional é consenso que a falta de atenção e a hiperatividade influenciam nos problemas de aprendizagem, nas alterações da função executiva, memória operacional e na planificação. Tais alterações comprometem a organização e sequenciamento da informação na memória de curto prazo e na manutenção e focalização da atenção, isto quer dizer que as mesmas interferem na velocidade de processamento da informação e isto ocasiona maior erros em tarefas de escrita realizados por escolares com TDAH (Alloway, Gathercole, Elliott, 2010; Burgess, Depue, Willcutt, 2010).

Estudo realizado por Capellini et al. (2011) revelou que os escolares com TDAH apresentam maior frequência de erros de ortografia natural do que arbitrária. Os erros de ortografia natural encontrados foram: erros de correspondência fonema-grafema unívocas, omissão e adição de segmentos, separação e junção indevida das palavras, que são caracterizados como erros de processamento de linguagem. Quanto aos erros de ortografia arbitrária, destacam-se os erros de correspondência fonema-grafema independente de regras, ou seja, erros decorrentes de alterações de memória visual, além disso, foram evidenciados erros de acentuação.

Os achados deste estudo revelaram que os escolares com TDAH apresentam dificuldades quanto ao uso das regras de ortografia como resultado da falta de atenção que compromete diretamente a memória operacional fonológica e a planificação da escrita ortográfica (Alloway, Gathercole, Elliott, 2010; Ygual-Fernández, Cervera-Mérida, Cunha, Batista, Capellini, 2010).

DESEMPENHO DO TRANSTORNO DO DÉFICIT DE ATENÇÃO E HIPERATIVIDADE EM ESCRITA MANUAL

A aquisição da escrita manual exige uma combinação de coordenação de habilidades viso-motoras com o planejamento motor, cognitivo e habilidades perceptuais. A integração viso-motora é definida como a habilidade em coordenar informações visuais com a programação motora, sendo uma importante variável no desempenho da escrita. Por meio dela, o escolar consegue realizar cópia ou transposição de textos, letra cursiva, reprodução de letras e números isolados e em sequência (Brown, Rodger, 2008; Brown, Unsworth, Lyons, 2009).

A percepção visual requer a conjugação da atenção voluntária e da capacidade de programação e reprogramação dos órgãos que irão realizar a atividade motora. Assim, a eficácia da velocidade de programação ocorre à medida em que as informações tátil-perceptivas se ajustam às informações visuais (Feder, Majnemer, 2007; Rosenblum, Aloni, Josman, 2010; Capellini, Giaconi, Germano, 2017), devido à integridade de estruturas corticais (Huberle, Driver, Karnath, 2010).

Dentre as manifestações clínicas fonoaudiológicas apresentadas pelos escolares com TDAH, encontra-se o déficit da percepção viso-espacial, relacionado com disfunções executivas, agitação psicomotora e qualidade da escrita alterada, conhecida como escrita ininteligível ou disgrafia. Assim, devido a essas manifestações, o escolar com TDAH apresenta déficits de integração da percepção viso-motora que podem ser devido às alterações atencionais e às dificuldades da percepção viso-espacial, da função executiva, da organização perceptiva, do sincronismo, do atraso da maturação da coordenação e da dispraxia construtiva (Racine, 2008; Vidarte, Ezquerro, Giráldez, 2009).

Na literatura, Vidarte, Ezquerro e Giráldez (2009) e Cardo et al. (2011), descreveram que uma das condições neurológicas que compromete a integração viso-motora é o Transtorno do Déficit de Atenção e Hiperatividade (TDAH).

No quadro 2 estão descritos os estudos realizados no laboratório LIDA-FFC/UNESP-Marília-SP que apresentam os achados do desempenho em habilidades de coordenação motora fina e percepção viso-motora em escolares com TDAH

Quadro 2 – Estudos realizados no laboratório LIDA-FFC/UNESP-Marília-SP

Autores (ano)	Descrição dos achados
Okuda et al. (2011)	- alterações motoras finas, sensoriais e perceptivas que dificultam a coordenação bimanual, a destreza manual, a dissociação e precisão motora para a escrita manual.
Okuda et al. (2011)	- dificuldades em atividades de preensão e pressão de objetos e coordenação visuo-espacial que podem ser justificadas pela idade motora fina aquém do esperado para idade e escolaridade.
Germano et al. (2013)	- alterações em percepção viso-motora: percepção de motricidade reduzida como posição no espaço, figura-fundo, closura visual e constância de forma. - alterações em integração viso-motora: coordenação viso-motora, cópia, relação espacial e velocidade viso-motora.

Fonte: Elaborado pelas autoras

CONSIDERAÇÕES GERAIS

Para a realização de atividades como leitura de palavras isoladas ou texto, é necessário um processamento visual refinado dos sinais gráficos para que se dê a realização de varredura textual para identificação das partes constituintes da palavra, sendo necessário considerar que esse processamento visual está relacionado com o processamento linguístico da leitura, responsável pela identificação da palavra mediante o processo de decodificação fonológica. Tal processo permite a conversão dos sinais gráficos em representações fonológicas. Os escolares que apresentam falhas atencionais terão dificuldade para acionar um processamento visual refinado, o que comprometerá o acesso fonológico exigido para a realização da leitura e escrita de um sistema alfabético (Cardo et al, 2011; Capellini, Ferreira, Salgado, Ciasca, 2007).

A habilidade da escrita é uma atividade complexa (Chang, Yu, 2013) que integra diferentes zonas cerebrais (Schrimer, Fontoura, Nunes, 2004), habilidades percepto visuais (Tsai, Wilson, Wu, 2008), habilidades motoras e habilidade cognitivas (Anderson et al., 2001), as quais são fundamentais, conjuntamente com a propriocepção táctil e a memória de trabalho, para a aquisição e aprimoramento da escrita (Stevenson; Just, 2014; Vinci-Booher, JAmes, 2016). Ou seja, nota-se que a habilidade de escrita não é inata ao nascimento (Cardoso, Capellini, 2016), sendo fundamental o período de alfabetização para o desenvolvimento e aprimoramento de todas essas habilidades (Coppede, Okuda, Capellini, 2012).

A partir do momento em que a criança começa a ler, ela passa a reconhecer as letras isoladamente e compreende que essas letras fazem o registro de um conteúdo, sendo, então, capaz de aprender a registrar as formas da letra. No entanto, para que o escolar possa produzir as formas das letras de modo preciso são necessários o controle motor fino, a integração viso-motora, o planejamento motor, a propriocepção, a percepção visual, a atenção sustentada e a consciência sensorial dos dedos (Martins et al., 2013; Schneck, Amundson, 2010; Germano, Capellini, 2019).

Como o TDAH é um transtorno com manifestações heterogêneas que provoca amplo prejuízo no funcionamento cognitivo e interpessoal, tendo como queixas principais alterações comportamentais e de baixo rendimento escolar, é esperado que apresentem alterações de leitura, compreensão leitora, escrita ortográfica e escrita caligráfica.

Entretanto, é necessário entender, como demonstrando neste capítulo, que as manifestações apresentadas nos escolares com TDAH, seja nas habilidades de leitura ou nas habilidades de escrita, são decorrentes da alteração atencional. Tal alteração compromete diretamente componentes de função executiva como controle inibitório, flexibilidade cognitiva, memória operacional fonológica, planejamento e organização necessários para o acionamento do processamento visual refinado exigido para a captura, identificação, reconhecimento (decodificação e codificação) dos sinais gráficos necessários para a ocorrência da leitura e da escrita.

Este capítulo não pretendeu esgotar as discussões a cerca das manifestações linguístico-cognitivas dos escolares com TDAH em fase de alfabetização, mas sim apresentar estudos nacionais realizados em um laboratório interdisciplinar que se propõe a estudar os problemas de aprendizagem em uma população ainda pouco estudada em suas manifestações acadêmicas, apenas por meio de estudos sistemáticos que promovem evidência científica que será possível melhorar a qualidade de vida acadêmica e social destes escolares, bem como diminuir o impacto das manifestações do TDAH no contexto de sala de aula.

REFERÊNCIAS

ALLOWAY, T. P., GATHERCOLE, S., ELLIOTT, J. Examining the link between working memory behavior and academic attainment in children with ADHD. **Developmental Medice & Child Neurology.** v. 7, n. 52, p. 632-636, 2010.

AMERICAN PSYCHIATRIC ASSOCIATION – APA. **Diagnostic and Statistical Manualof Mental Health Disorders**. 5th ed. Arlington, VA: American Psychiatric Publishing; 2013.

ANDERSON, V. A. et al. Development of executive functions through late childhood and adolescence in an Australian sample. **Developmental neuropsychology**, v. 20, n. 1, p. 385-406, 2001.

BARKLEY, R. Attention-deficit hyperactivity disorder: a handbook for diagnosis and treatment. **Guilford Publications**, 2014.

BARNETT, A. L. et al. **Detailed Assessment of Speed of Handwriting** (DASH). United Kingdom: Person, 2007.

BROCK, S., KNAPP, P. K. Reading comprehension abilities of children with attention-deficit/hyperactivity disorder. **J Attent Disord.** v. 1, n. 3, p. 173-185, 1996.

BROWN, T., RODGER, S. Validity of the developmental test of visual-motor integration supplemental developmental test of visual perception. **Perceptual and motor skills**, v. 106, n. 3, p. 659-678, 2008.

BROWN, T., UNSWORTH, C., LYONS, C. Factor structure of four visual–motor instruments commonly used to evaluate school-age children. **American Journal of Occupational Therapy**, v. 63, n. 6, p. 710-723, 2009.

BURGESS, G., DEPUE, B., WILLCUTT, E. Attentional Control Activation Relates to Working Memory in Attention- Deficit/Hyperactivity Disorder. **Biological Psychiatry** v. 7, n. 67, p. 632-640, 2010.

CAPELLINI, S. A. et al. Função motora fina de escolares com dislexia, distúrbio e dificuldades de aprendizagem. **Pró-fono revista de atualização científica**. v. 22, n. 3, p. 201-208, 2010.

CAPELLINI, S. A., FERREIRA, T. L., SALGADO, C. A., CIASCA, S. M. Desempenho de escolares bons leitores, com dislexia e com transtorno do déficit de atenção e hiperatividade em nomeação automática rápida. **Revista Sociedade Brasileira de Fonoaudiologia.** v. 12, n. 2, p. 114-119, 2007.

CAPELLINI, S. A., GIACONI, C., GERMANO, G. D. Relation between Visual Motor Integration and Handwriting in Students of Elementary School. **Psychology**, v. 08, p. 258-270, 2017.

CARDO, E. et al. Influencia de los diferentes criterios diagnósticos y la cultura en la prevalencia del trastorno por déficit de atención/hiperactividad. **Revista de Neurología**, v. 52, n. 1, p. 109-17, 2011.

CARDOSO, M. H.; CAPELLINI, S. A. Identificação e caracterização da disgrafia em escolares com dificuldades e transtornos de aprendizagem. **Distúrbios da Comunicação**, São Paulo, v. 28, n.1, p. 27-37, 2016.

CASAS, A. M., CASTELLAR, R. G., FERRER, M. S. Habilidad narrativa de los niños con trastorno por déficit de atención con hiperactividad. Psicothema, v. 17, n. 2, p. 227-232, 2005.

CHANG, Shao-Hsia; YU, Nan-Ying. Handwriting movement analyses comparing first and second graders with normal or dysgraphic characteristics. **Research in developmental disabilities**, v. 34, n. 9, p. 2433-2441, 2013.

CHENG-LAI, Al. et al. Writing to dictation and handwriting performance among Chinese children with dyslexia: Relationships with orthographic knowledge and perceptual-motor skills. **Research in developmental disabilities**, v. 34, n. 10, p. 3372-3383, 2013.

COPPEDE, A. C., OKUDA, P. M. M., CAPELLINI, S. A. Desempenho de escolares com dificuldades de aprendizagem em função motora fina e escrita. **Journal of Human Growth and Development**, v. 22, n. 3, p. 297-306, 2012.

CUNHA, V. L. O., SILVA, C., CAPELLINI, S. A. Correlação entre habilidades básicas de leitura e compreensão de leitura. **Estudos de Psicologia.** v. 1, n. 29, p. 799-807, 2012.

CUNHA, V. L. O., SILVA, C., LOURENCETTI, D. M., PÁDULA, N. A. M. R., CAPELLINI, S. A. Desempenho de escolares com transtorno de déficit de atenção e hiperatividade em tarefas metalinguísticas e de leitura. **Revista CEFAC.** v. 15, n. 1, p. 40-50, 2013.

FEDER, K. P., MAJNEMER, A. Handwriting development, competency, and intervention. **Developmental Medicine & Child Neurology**, v. 49, n. 4, p. 312-317, 2007.

GERMANO, G, D., CAPELLINI, S. A. Use of technological tools to evaluate handwriting production of the alphabet and pseudocharacters by Brazilian students. **Clinics**, v. 74, p. 1-7, 2019.

GERMANO, G. D., PINHEIRO, F. H., OKUDA, P. M. M., CAPELLINI, S. A. Percepção viso-motora de escolares com transtorno do déficit de atenção com hiperatividade. **Revista CoDAS**. v. 25, n. 4, p. 337-341, 2013.

GRÄF, C. et al. Mental health problems and school performance in first graders: results of the prospective cohort study ikidS. **European child & adolescent psychiatry**, p. 1-12, 2019.

HUBERLE, E., DRIVER, J., KARNATH, Hans-Otto. Retinal versus physical stimulus size as determinants of visual perception in simultanagnosia. **Neuropsychologia**, v. 48, n. 6, p. 1677-1682, 2010.

LIOTTI, M., PLISZKA, S., HIGGINS, K., PEREZ, R., Evidence for specificity of ERP abnormalities during response inhibition in ADHD children: A comparison with reading disorder children without ADHD. **Brain in Cognition.** v. 2, n. 72, p. 228-237, 2010.

MARTINS, M. R. I. et al. Screening for motor dysgraphia in public schools. **Jornal de Pediatria** (Versão em Português), v. 89, n. 1, p. 70-74, 2013.

MARTLEW, M. Handwriting and spelling: Dyslexic children's abilities compared with children of the same chronological age and younger children of the same spelling level. **British Journal of Educational Psychology**, v. 62, p. 375–390, 1992.

MIRANDA, J. A., SORIANO, M. Investigación sobre Dificultades en el Aprendizaje en los Trastornos por Déficit de Atención con Hiperactividad en España. **Revista electrónica de dificultades de aprendizaje**, v. 1, n. 1, p. 1- 5, 2011.

MIRANDA-CASAS, FERNÁNDEZ, M. I., ROBLEDO, P., GARCÍA-CASTELLAR, R. Comprensión de textos de estudiantes con trastorno por déficit de atención/ hiperactividad: ¿qué papel desempeñan las funciones ejecutivas?. **Revista de Neurología.** v. 30, n. 50, p. 135-142, 2010.

MULAS, F. et al. Trastornos neuropsicológicos de los adolescentes afectos de trastorno por déficit de atención con hiperactividad. **Revista de Neurologia**, v. 43, n. 1, p. 71-81, 2006.

OKUDA, P. M. M., LOURENCETTI, M. D., SANTOS, L. C. A., PÁDULA, N. A. M. R., CAPELLINI, S. A. Coordenação motora fina de escolares com transtorno do déficit de atenção e hiperatividade. **Revista Cefac**, v.13, n.5, p.876-885, 2011.

OKUDA, P. M. M., PINHEIRO, F. H., GERMANO, G. D., PÁDULA, N. A. M. R., LOURENCETTI, M. D., SANTOS, L. C. A., CAPELLINI, S. A. Função motora fina, sensorial e perceptiva de escolares com transtorno do déficit de atenção com hiperatividade. **Jornal da Sociedade Brasileira de Fonoaudiologia**, v. 23, n. 4, p. 351-357, 2011.

RACINE, M. B. et al. Handwriting performance in children with attention deficit hyperactivity disorder (ADHD). **Journal of Child Neurology**, v. 23, n. 4, p. 399-406, 2008.

ROSENBLUM, S., ALONI, T., JOSMAN, N. Relationships between handwriting performance and organizational abilities among children with and without dysgraphia: A preliminary study. **Research in developmental disabilities**, v. 31, n. 2, p. 502-509, 2010.

SCHIRMER, C. R., FONTOURA, D. R., NUNES, M. L. Distúrbios da aquisição da linguagem e da aprendizagem. **Jornal de pediatria**, v. 80, n. 2, p. 95-103, 2004.

SCHNECK, Colleen M. et al. Prewriting and handwriting skills. **Occupational therapy for children**, v. 6, p. 555-580, 2010.

SILVA, C., CUNHA, V. L. O., CAPELLINI, S. A. Performance cognitive-linguistic and reading of students with Attention Deficit and Hyperactivity Disorder. **Journal of Human Growth and Development.** v. 3, n. 21, p. 849-858, 2011.

STEVENSON, N. C., JUST, C. In early education, why teach handwriting before keyboarding? **Early Childhood Education Journal**, v. 42, n. 1, p. 49-56, 2014.

TSAI, Chia-Liang; WILSON, P. H., WU, S. K. Role of visual–perceptual skills (non-motor) in children with developmental coordination disorder. **Human movement science**, v. 27, n. 4, p. 649-664, 2008.

VAN DE VOORDE, S., ROEYERS, H., WIERSEMA, J. R. Error monitoring in children with ADHD or reading disorders: An event-related potential study. **Biol Psychol**, v. 2, n. 84, p. 176-185, 2010.

VIDARTE, J. A.; EZQUERRO, M.; GIRÁLDEZ, M. A. Perfil psicomotor de niños de 5 a 12 años diagnosticados clínicamente de trastorno por déficit de atención/hiperactividad en Colombia. Revista de neurología, v. 49, n. 2, p. 69-75, 2009.

VIHOLAINEN, H. et al. Development of early motor skills and language in children at risk for familial dyslexia. **Developmental Medicine and Child Neurology**, v. 44, n. 11, p. 761-769, 2002.

YGUAL-FERNÁNDEZ, A., CERVERA-MÉRIDA, J. F., CUNHA, V. L. C., BATISTA, A. O., CAPELLINI, S. A. Avaliação e intervenção da disortografia baseada na semiologia dos erros: revisão da literatura. **Revista CEFAC**. v. 12, n. 3, p. 499-504, 2010.

Capítulo 15

TDAH E AS HABILIDADES MATEMÁTICAS

Angelo Rezende

É uma grande responsabilidade escrever sobre dois temas tão importantes e fascinantes: aritmética e TDAH. Infelizmente, em congressos internacionais, raramente vistos juntos. Não deveria ser assim pelos impactos que ambos exercem na vida das pessoas, separadamente e em conjunto, como poderá ver ao longo desse capítulo.

De início na infância, o Transtorno do Déficit de Atenção/Hiperatividade (TDAH) é uma desordem neuropsiquiátrica caracterizada por níveis funcionalmente prejudiciais de desatenção, hiperatividade e impulsividade (Polanczyk, G., De Lima, M. S., Horta, B. L., Biederman, J., & Rohde, 2007; Rohde; Halpern, 2004).

Alterações neurobiológicas têm sido identificadas em indivíduos com TDAH, tanto do ponto de vista funcional quanto estrutural, em áreas como a região pré-frontal dorso-lateral, giro do cíngulo em sua porção ligada à cognição, núcleos da base, lobo parietal, cerebelo, e seus respectivos circuitos (Shaw et al., 2007a; Valera et al., 2007).

É significativa a comorbidade de distúrbios do aprendizado da matemática com o TDAH, variando de 10 a 60% (Barkley, 2006a; Shalev; Manor; Gross-Tsur, 2005). Já a estimativa da sobreposição entre TDAH e Discalculia é menor, cerca de 11% (Monuteaux et al., 2005). Os indivíduos com TDAH apresentam mais dificuldades em matemática do que a população em geral (Shalev, 2004), contudo, os mecanismos subjacentes responsáveis por tal sobreposição ainda são pouco conhecidos.

Neste texto, considera-se dificuldade como algo passível de melhora sem abordagem específica. Já transtorno ultrapassa este conceito de dificuldade, pois medidas gerais de suporte não são suficientes para corrigir o problema, fazendo-se necessária a instituição de suporte específico, sendo que mesmo assim o problema ainda pode persistir.

Antes de prosseguir, faz-se necessário esclarecer alguns termos e aspectos taxonômicos ligados aos distúrbios do aprendizado da matemática. Diferenciação entre Matemática e Aritmética. O termo Matemática se refere a ampla disciplina na qual um grupo de ciências relacionadas (ex., álgebra, cálculo, geometria analítica, teoria do caos, etc...) englobam o estudo dos números, quantidades, forma e espaço, bem como suas interrelações através de regras e noções específicas. O termo Aritmética se refere a um ramo dentro da Matemática, que por sua vez aborda os cálculos numéricos (Tannock; Brown, 2009). Habilidades Aritméticas envolvem conhecimentos ligados a transcodificação numérica (transformar numerais em números arábicos), representação semântica de quantidades numéricas (do inglês: *numerosity*), compreensão da sintaxe dos números (formação de linha mental numérica) e cálculos aritméticos (adição, subtração, multiplicação e divisão). Estes conhecimentos, por sua vez, fazem parte da base para o aprendizado de conceitos matemáticos mais complexos (; Shalev, 2007).

Com relação aos sistemas classificatórios mais conhecidos, DSM-5 (American Psychiatric Association, 2013) e CID-10 (ICD-10, 1992), ambos têm diferentes conceitos e nomenclaturas para os distúrbios do aprendizado da matemática. O primeiro foi modificado em 2013 e, desde então, passou a adotar o termo: Transtornos Específicos de Aprendizagem, englobando debaixo de um grande guarda-chuvas todos os transtornos de aprendizagem e adotando critérios "A", "B", "C", "D". Sendo que o critério "A" traz descritores quanto à natureza da dificuldade de aprendizagem por meio de 6 itens onde os 2 últimos se referem especificamente às substanciais dificuldades em matemática (sim, matemática, e não apenas aritmética) que vão desde problema no entendimento do senso numérico até severas dificuldades em aplicar conceitos matemáticos no raciocínio de problemas. Note que esta definição é mais ampla e agrega também transtornos da aritmética, além de permitir a presença concomitante de transtornos da linguagem e da leitura. Por outro lado, considerada mais restrita é a definição adotada pelo CID-10 que como a própria nomenclatura "Transtorno Específico das Habilidades Aritméticas" sugere, ou seja, apenas os transtornos ligados às habilidades aritméticas, sem fazer menção à matemática, além de adotar como fator de exclusão a presença concomitante de distúrbio de linguagem e leitura (ICD-10, 1992).

Nesta seara de nomenclaturas, existe ainda outro termo: "Discalculia do Desenvolvimento" ou simplesmente "Discalculia". Frequentemente empregado como sinônimo das nomenclaturas descritas acima, e apesar de conceitualmente se aproximar da classificação empregada pelo CID-10, a Discalculia guarda suas diferenças e, portanto, é inapropriado considerá-la como sinônimo de "Transtorno Específico de Aprendizagem" ou de "Transtorno Específico das Habilidades Aritméticas". A Discalculia representa a porção inferior de um contínuo da capacidade de aprender (Shalev et al., 1993) e atualmente é compreendida como um distúrbio de função cerebral que se manifesta como um déficit inesperado nas bases do processamento neural numérico, tal como processamento automatizado ou implícito de quantidades ou números (Butterworth, 2005; Rubinsten; Henik, 2005). Sua identificação clínica é tipicamente baseada em um resultado de desempenho aritmético menor do que o percentil 5 em teste padronizado, refletindo habilidades aritméticas muito pobres (Shalev; Manor; Gross-Tsur, 2005). Sendo assim, o diagnóstico de discalculia fica delimitado a apenas um subgrupo de indivíduos com diagnóstico de "Transtornos Específicos de Aprendizagem" ou "Transtorno Específico das Habilidades Aritméticas", já que estes dois últimos permitem também a inclusão de indivíduos com problemas em procedimentos aritméticos (ex., "emprestar", multiplicar, longas divisões).

E como o cérebro aprende a aritmética?

Existem alguns modelos que se propõe a explicar o desenvolvimento da cognição numérica. Um deles é descrito pelo Dr. Michael von Aster e Dra. Ruth Shalev (Von Aster; Shalev, 2007), renomados pesquisadores na área de processamento neural numérico. Esse modelo é dividido em 4 etapas:

1) sistema central de magnitude (cardinalidade);
2) sistema verbal numérico;
3) sistema arábico numérico;
4) linha mental numérica (ordinalidade).

Cada qual distribuída por faixa-etária em que as habilidades tanto herdadas quanto desenvolvidas são descritas. Esse modelo (Von Aster e Shalev, 2007) postula que na Etapa 1, herdamos o "senso numérico" (Tall; Dehaene, 1998), habilidade de representar e manipular magnitude numérica não-verbal (cardinalidade) numa linha numérica interna. Desse modo, o "senso dos números" é a base para o entendimento numérico, que, por sua vez, é pré-requisito para criança aprender a associar uma determinada quantidade de objetos ou eventos aos seus referidos números, inicialmente falados (numeral) e depois representados como na forma arábica (★★★ → três → 3). O processo linguístico (etapa 2) e arábico (etapa 3) são fundamentais para o desenvolvimento da linha mental numérica (etapa 4) na qual a sintaxe numérica (o porque de um número ser vizinho do outro) se estabelecerá. Ou seja, a ordinalidade numérica, melhor dizendo, a ordem da posição dos números na linha mental numérica. Portanto, a ordinalidade é uma habilidade adquirida, e constitui o segundo núcleo de entendimento numérico. Lembrando que o primeiro núcleo é o da cardinalidade numérica que é herdado.

É muito importante destacar que todo esse processo de desenvolvimento da cognição numérica é mediado pela capacidade de memória operacional que evolui à medida que a criança típica cresce. O termo "criança típica" foi mencionado, pois na criança com TDAH a capacidade de memória operacional não se desenvolve conforme o esperado, ocasionando prejuízo no processo de desenvolvimento da aquisição numérica.

Figura 1 – Esquema de Aquisição Numérica baseado no modelo de Von Aster; Shalev, 2007

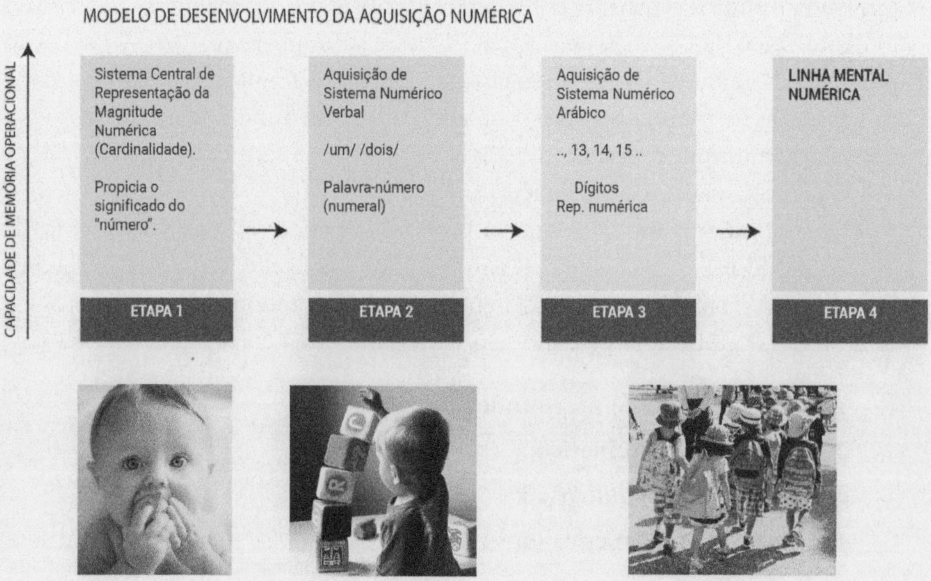

TRANSTORNO ESPECÍFICO DE APRENDIZAGEM, TRANSTORNO ESPECÍFICO DAS HABILIDADES ARITMÉTICAS, DISCALCULIA E DIFICULDADES ARITMÉTICAS

Certos sistemas classificatórios definem os transtornos da matemática (que também incluem os da aritmética) como uma dificuldade inesperada em adquirir proficiência em matemática (particularmente em aritmética), que produz interferência negativa no âmbito acadêmico e nas atividades cotidianas que requerem estas habilidades. O termo dificuldade inesperada pode ter conotação ampla, mas habitualmente é usado como uma discrepância entre o desempenho em teste padronizado de aritmética ou matemática quando comparado com o nível intelectual do indivíduo em questão (Tannock; Brown, 2009).

Outro ponto a ser ressaltado é o fato de que teste padronizado geralmente avalia a destreza em diversas áreas, incluindo habilidades verbais e espaciais, e em seguida tudo isso é compilado em um único escore global de aquisições matemáticas, assim, há risco substancial de ocorrência de Erro Tipo I (Landerl; Bevan, 2004) que consiste em rejeitar a hipótese nula quando a mesma é verdadeira (falso positivo). Em outras palavras, o fato de ter havido resultado ruim (discrepante) em relação ao esperado em um teste matemático não pode ser justificado unicamente com um déficit restrito ao campo desta ciência. Neste raciocínio citamos o exemplo a seguir. É sabido que crianças com desenvolvimento adequado das habilidades matemáticas geralmente trocam a estratégia manual ou mental de contagem por uma estratégia de recuperação dos números pela memória por volta da quarta série (Ashcraft; Fierman, 1982). Em contrapartida, crianças com TDAH continuam a usar a estratégia imatura de contagem com o auxílio dos dedos mesmo na sexta série (Benedetto-Nasho; Tannock, 1999). A continuidade do uso dos dedos poderia ser inicialmente relacionada a um déficit restrito às habilidades numéricas básicas. Contudo, este argumento é rejeitado pela melhora destas habilidades após o uso de metilfenidato que diminui a utilização dos dedos nas estratégias de contagem das crianças com TDAH, além de elevar a acurácia de suas respostas. Isto sugere que as habilidades de contagem estariam intactas, mas ineficazes num contexto de demanda contínua de esforço mental acelerado (Benedetto-Nasho; Tannock, 1999). Deste modo, após uma avaliação mais criteriosa, a primeira hipótese foi revista, e então considerada nula.

Contudo, ao se suspeitar da presença de dificuldades aritméticas, é necessário lançar mão de testes padronizados, pois atualmente esta ainda é a única maneira disponível para avaliar as habilidades aritméticas, e sua utilização constituem método aceitável para tal finalidade (Shalev, 2004). Porém, apesar dos vários testes disponíveis, não há consenso na literatura sobre qual seja o melhor, e nem qual o ponto de corte em relação ao desempenho que deve ser adotado para categorizar a presença (ou ausência) de dificuldades aritméticas (Rubinsten; Bedard; Tannock, 2008a).

Além do exposto, acrescente-se que em nível global a forma como cada teste padronizado pretende avaliar os "conhecimentos matemáticos" pode variar muito, não havendo, inclusive, consenso sobre a definição do que são conhecimentos matemáticos (Landerl; Bevan, 2004).

Além dos termos previamente ressaltados neste texto que se referem aos distúrbios da matemática, vale a pena citar resumidamente alguns outros e seus respectivos critérios. Como por exemplo, Geary e colaboradores usam o termo "transtornos matemáticos" e nele incluem todas as crianças que ficam abaixo do percentil 30 (Geary; Hoard; Hamson, 1999) ou do percentil 35 (Geary; Hamson; Hoard, 2000) no *Woodcock-Johnson Mathematics reasoning test*. Jordan e colaboradores se referem a "dificuldades matemáticas" e incluem todas as crianças abaixo do percentil 35 na *Woodcock-Johnson Broad Mathematics Composite Score*.

Pelos motivos expostos nos últimos parágrafos, acaba se tornando uma tarefa difícil para pesquisadores apontarem com precisão os mecanismos responsáveis pelos déficits no aprendizado da matemática.

A aritmética está presente em nosso dia-a-dia através da utilização de conceitos numéricos e procedimentos de contagem. As pessoas administram seu tempo, seu saldo bancário, datas de aniversário, números ligados às atividades diárias, localizam endereços, etc. Entretanto apesar de sua importância, ainda as habilidades aritméticas não têm sido tão pesquisadas quanto os outros transtornos da aprendizagem (Gersten; Chard, 1999).

Alguns autores atribuem os relevantes atrasos nas habilidades aritméticas em crianças com TDAH à desatenção e ao déficit em memória operacional ou em outras funções executivas, necessárias para execução de cálculos (Geary, 2012). Especialmente em cálculos numéricos, pequenos detalhes como posição dos dígitos e diferença de sinais nas operações são cruciais para correta execução dos mesmos (Geary, 1993). Porém, nem todas as dificuldades aritméticas se explicam por déficits nestas funções cognitivas gerais provenientes dos sintomas do TDAH. Na outra ponta, temos crianças com TDAH que apresentam mecanismos diferentes para suas dificuldades aritméticas, incluindo déficits específicos de processamento numérico básico (ex., capacidade de entender e manipular quantidades numéricas), manifestações estas também presentes em crianças com discalculia (, 2005; Rubinsten; Bedard; Tannock, 2008b; Rubinsten; Henik, 2005).

Dois importantes avanços em relação ao desenvolvimento das habilidades aritméticas merecem ser destacados. O primeiro provém de estudos neuropsicológicos associados à neuroimagem realizados em adultos saudáveis que reportam a existência de pelo menos duas redes neurais distintas em termos de representação e processamento numéricos (Dehaene et al., 2003; Eger et al., 2003). A primeira rede neural tem a participação do lobo frontal inferior esquerdo e do giro angular bilateral, áreas envolvidas na representação linguística (símbolos numéricos, conceitos e regras) que são ativadas durante tarefas de cálculos exatos e funcionam de suporte no gerenciamento de operações aritméticas sucessivas que envolvem a participação de memória operacional e rotinas de memória verbal. A outra via envolve uma parte específica do lobo parietal, o sulco intraparietal, que desempenha papel crucial na representação básica da quantidade numérica e magnitude dos números. Esta função ocorre independentemente da linguagem.

Dentro dos princípios acima um estudo mostrou a importância da linguagem para se estabelecer noções de cálculos exatos (Pica et al., 2004).

Contudo, sob uma perspectiva clínica, é importante ter em mente que os mecanismos centrais da discalculia parecem estar envolvidos com grave déficit na representação de quantidades, na noção de magnitude numérica, e em operações mais simples de aritmética que envolvem estes conceitos. Por outro lado, os problemas envolvendo funções executivas, em especial memória operacional, contam mais a favor de déficits ligados a procedimentos aritméticos mais complexos (ex., "emprestar" números) e ao sequenciamento de etapas na resolução de um problema matemático (Shalev, 2004; Tannock; Brown, 2009; ; Shalev, 2007).

Não há um tratamento específico para os distúrbios da matemática, porém um primeiro passo é verificar se o distúrbio realmente existe, tentar classificá-lo clinicamente e daí traçar uma estratégia de abordagem que poderá variar do simples reforço escolar ao uso de medicação específica (se, por exemplo, houver um TDAH subjacente), ou até realizar treinamento para tentar adquirir noções de magnitude numérica.

TRANSTORNO DO DÉFICIT DE ATENÇÃO/HIPERATIVIDADE (TDAH)

Polanczyk et al. encontraram prevalência de 5,25% de TDAH por meio de revisão sistemática de estudos de prevalência e análise de meta-regressão. Esta prevalência é independente de variações culturais e geográficas e alguns poucos estudos com cifras maiores são facilmente justificados pelo emprego de diferenças metodológicas (Polanczyk et al., 2007).

Mais frequente em meninos do que em meninas na ordem de 2,4 a 2,5:1 (Polanczyk; Jensen, 2008), diversos motivos são propostos para explicar tal proporção: um residiria no fato dos meninos apresentarem mais sintomas hiperativos e impulsivos do que as meninas, facilitando-lhes o diagnóstico. Em contrapartida, as meninas (que são mais prevalentes no subtipo desatento) passariam desapercebidas pois seu comportamento interfere menos no universo alheio.

As causas exatas ainda não são conhecidas. Entretanto, fatores genéticos e ambientais participam da gênese desse transtorno. Os efeitos genéticos e ambientais que levam ao desenvolvimento dos sintomas de TDAH não são independentes. Muito pelo contrário, interagem entre si, corroborando os diferentes fenótipos encontrados nesse transtorno.

Frequentemente, TDAH é a primeira desordem neuropsiquiátrica a aparecer enquanto outras comorbidades surgem na infância tardia, adolescência ou vida adulta.

O diagnóstico é clínico, tendo suas bases fundamentadas no DSM-V (American Psychiatric Association, 2013) ou no CID-10 (ICD-10, 1992).

O quadro clínico se baseia na presença de níveis inapropriados de desatenção, hiperatividade e impulsividade, prejudiciais à funcionalidade.

Além das variações de apresentação decorrentes da idade, o reconhecimento e diagnóstico do TDAH é frequentemente complicado pela presença de outros transtornos comórbidos (Spencer; Biederman; Mick, 2007). Muitos profissionais não estão aptos a identificar essas importantes variáveis pela escassez de treinamento formal na área de saúde mental.

Pacientes com TDAH enfrentam dificuldades frequentes tanto na esfera acadêmica como social e ocupacional.

Existem ferramentas utilizadas para complementar o diagnóstico, mas que não são essenciais para o mesmo, consideradas reforçadoras de diagnóstico. Por exemplo, determinadas escalas de comportamento e/ou testagem neuropsicológica.

Existem três tipos identificados de TDAH descritos pelo DSM-IV:

- TDAH tipo combinado: preenche critérios para desatenção e hiperatividade/impulsividade durante os últimos seis meses.
- TDAH tipo predominantemente desatento: preenche apenas os critérios de desatenção durante os últimos seis meses.
- TDAH tipo predominantemente hiperativo/impulsivo: preenche apenas os critérios de hiperatividade/impulsividade durante os últimos seis meses.

O tipo Desatento de TDAH que obedece aos critérios para desatenção e não para hiperatividade/impulsividade, está presente em 20-30% dos relatos de casos clínicos e sua prevalência parece aumentar com a idade (Parens; Johnston, 2009).

Já o tipo Hiperativo/Impulsivo que tem prevalência menor do que 15% em relatos de crianças. Nesse tipo, os critérios caracterizam hiperatividade/impulsividade, mas não desatenção (Barkley, 2006b).

Finalmente, o tipo mais comum de TDAH é o Combinado, presente em até 50-75% dos casos. Preenche critérios tanto para hiperatividade/impulsividade quanto para desatenção. É o subtipo mais estudado (, 2017).

Apesar dos excelentes resultados da terapêutica medicamentosa, a melhor opção de tratamento é o tratamento combinado (Arnold et al., 2015): intervenção medicamentosa associada à intervenção não medicamentosa. A escolha desta última dependerá da demanda de cada paciente naquele referido momento de vida

De modo geral, as intervenções não medicamentosas podem ser divididas em várias frentes, como por exemplo: psicoeducação dos familiares e do paciente com TDAH, abordagem na escola e fora da escola.

Os estimulantes, metilfenidato e lisdexanfetamina, por apresentarem maior tamanho de efeito e poucas reações indesejáveis, são considerados de primeira escolha para a terapêutica do TDAH e, de modo geral, apresentam resultados semelhantes (Faltinsen et al., 2019).

As particularidades dos diferentes tipos de estimulantes determinam uma considerável heterogeneidade, não apenas na farmacocinética, como na farmacodinâmica. Além disto, existem características específicas para cada paciente no tocante ao tipo de resposta para cada apresentação. As diferentes formulações apresentam vantagens e desvantagens em relação à rapidez de ação, momento de pico plasmático e duração da ação. O profissional deve optar por uma das formulações disponíveis de acordo com as particularidades de cada paciente no que tange às suas atividades, que implicam em diferentes padrões de necessidade de cobertura dos sintomas.

Outros tipos de medicamentos podem ser empregados, de acordo com a resposta individual e as diferentes comorbidades.

Em relação à neuroimagem, pesquisas têm revelado alterações anatômicas, por exemplo, demonstrando diminuição do volume de certas áreas cerebrais, mais especificamente o cíngulo, a área pré-frontal dorsolateral, gânglios da base, cerebelo e lobo parietal (Ellison-Wright; Ellison-Wright; Bullmore, 2008; Valera et al., 2007)

Os primeiros estudos nesse sentido mostraram uma redução volumétrica global nos indivíduos com TDAH. Sete dentre 12 estudos evidenciaram redução total do volume cerebral, especialmente do hemisfério direito, comparado aos controles (Quintero et al., 2009).

Posteriormente, os estudos mudaram de foco, concentrando-se em áreas especificas que poderiam ter correlação clínico-biológica com o TDAH, tais como cerebelo, corpo caloso e núcleos da base (Quintero et al., 2009).

Medidas cerebelares apontaram redução de volume dos lóbulos da região póstero-inferior do vérmis cerebelar, assim sugerindo possível participação do cerebelo no processo atencional.

Em indivíduos com TDAH, alterações morfométricas são também detectadas nas zonas anterior e posterior do corpo caloso.

O córtex pré-frontal pode ser subdividido em cinco sub-regiões: região pré-frontal (orbital, dorsolateral e mesial), região pré-motora e região motora. Todos os estudos que mediram pelo menos uma dessas sub-regiões constataram reduções volumétricas nos indivíduos com TDAH comparados a seus controles (Quintero et al., 2009).

Nas últimas décadas, estudos de neuroimagem funcional tem avançado rapidamente, provendo luz no que se refere à neurobiologia e aos efeitos dos diferentes tratamentos empregados em indivíduos com TDAH.

Para melhor compreender como se organiza a atividade cerebral durante determinada tarefa cognitiva, técnicas de neuroimagem funcional são associadas à magnetoencefalografia, a fim de integrar alta resolução espacial (da primeira) à alta resolução temporal (da segunda).

Os estudos de ressonância magnética funcional (RMf) envolvendo TDAH têm se focado em tarefas inibitórias, já que a dificuldade de controlar a inibição seria um dos déficits primários do transtorno. Tais estudos revelam hipoativação do córtex pré-frontal direito e do núcleo caudado (Castellanos et al., 2003; Dickstein et al., 2006).

Destaca-se, ainda, o estudo de Shaw (Shaw et al., 2007b) que avaliou a espessura cortical de pacientes com TDAH, em relação a controles normais. Alterações da maturação cerebral dos portadores deste distúrbio foram encontradas, principalmente nas áreas pré-frontais, com destaque para a região pré-frontal dorsolateral e o cíngulo.

Apesar dos avanços das técnicas de neuroimagem (estrutural e funcional), seu papel atual se restringe ao campo das pesquisas, ou seja, o diagnóstico continua baseado na avaliação clínica do especialista.

ESTUDOS DE RMF: DISCALCULIA, DIFICULDADES ARITMÉTICAS E TDAH

Os estudos de neuroimagem funcional relacionados à Discalculia e às dificuldades aritméticas ainda são muito escassos.

Crianças normais (faixa etária de 8 a 12 anos) diferem dos adultos no padrão de ativação neural em tarefas aritméticas simples. Enquanto os adultos apresentam ativação essencialmente no sulco intraparietal (Ansari et al., 2005; Rivera et al., 2005), domicílio da linha mental numérica (Tall; Dehaene, 1998), as crianças apresentam fraca ativação nesta área, ao contrário do que pode ser notado em regiões frontais (áreas responsáveis pela atenção e memória operacional) que apresentam grande ativação durante tarefas aritméticas simples. Com o decorrer dos anos, nota-se o fenômeno de especialização do lobo parietal ao executar este mesmo tipo de tarefa, pois o decréscimo da ativação em regiões pré-frontais é nitidamente constatado (Ansari et al., 2005; Rivera et al., 2005).

O relatado acima foi constatado em indivíduos sadios. Por outro lado, em crianças com discalculia foi demonstrada menor ativação neural durante tarefas de cálculos de adição, com resposta aproximada no sulco intraparietal e no giro frontal bilateral em suas porções mediais e inferiores quando comparadas a um grupo controle (Kucian et al., 2006).

Kucian et al. (Kucian et al., 2011) relataram os benefícios do ponto de vista clínico e de neuroimagem funcional em um grupo de crianças com discalculia submetidas a um treinamento intensivo de cinco semanas com o intuito de otimizar aspetos referentes à linha mental numérica. Após as cinco semanas de treinamento, houve melhora nos dados comportamentais (maior número de acertos nas tarefas) e menor recrutamento de áreas envolvidas no processamento numérico, o que pode ser atribuído à automatização dos processos cognitivos necessários para o raciocínio matemático. Todavia, não se sabe o quão duradouro será este efeito.

Também vale ressaltar um importante estudo de RMf em que crianças com TDAH foram avaliadas em dois momentos distintos (sem metilfenidato e com metilfenidato). Os resultados demonstraram melhora do padrão de ativação, durante tarefa de inibição, no córtex pré-frontal esquerdo em regiões dorsomedial e ventrolateral, além de no tálamo, cíngulo e regiões parietais quando em uso do metilfenidato (Rubia et al., 2011).

Entretanto, não existem estudos publicados (até onde pudemos rever) com as seguintes variáveis juntas: TDAH, dificuldades aritméticas, crianças e RMf.

Rezende et al. (Rezende et al., 2020) compararam diferentes testes psicométricos disponíveis no Brasil para se avaliar as habilidades aritméticas em crianças com TDAH e também verificou a sensibilidades dos mesmos ao tratamento com metilfenidato. Neste estudo, a razão para o uso do metilfenidato foi checar o quanto os testes psicométricos escolhidos estariam alinhados em relação aos conhecidos efeitos do metilfenidato sobre a memória operacional e atenção na melhora de habilidades aritméticas (Benedetto-Nasho; Tannock, 1999; Grizenko et al., 2013; Pelham, 1985)

Foram escolhidos três testes: Teste de Bastos (Bastos, 2003), Teste de Desempenho Escolar (TDE) – Aritmética (Stein, 1994) e WISC-III – Subteste de Aritmética (Wechsler, 2002), pois na visão dos autores, estes testes possuem características exploratórias complementares no que se refere à avaliação das habilidades aritméticas.

Quarenta e duas crianças (9-12 anos) participaram deste estudo: 20 eram crianças com TDAH e 22 no grupo controle. Foi utilizado um critério de classificação para cada teste separadamente e outro para a combinação entre eles, visando detectar a presença de dificuldades aritméticas em dois momentos: início (tempo 1) e quando as crianças com TDAH estavam usando metilfenidato (tempo 2).

A identificação das dificuldades aritméticas de acordo com cada teste foi analisada separadamente e em combinação. Desse modo, separadamente: o Teste de Bastos e TDE – Aritmética conseguiram identificar diferenças entre crianças com TDAH (sem medicação) e grupo controle, o que está de acordo com a literatura (Shalev, 2004). Mas, o WISC-III – Subteste de Aritmética não conseguiu detectar essa diferença. Os resultados foram estatisticamente semelhantes entre os controles e as crianças com TDAH quando as crianças foram medicadas. Esta melhora foi relacionada ao metilfenidato, porque nenhuma dessas crianças teve outra intervenção, exceto pelo uso do metilfenidato. No grupo TDAH, os testes não mostraram melhores resultados separadamente nem antes nem com o uso do metilfenidato.

No entanto, ao se fazer o uso combinado desses três testes (Rezende et al., 2020), foram encontrados os seguintes resultados: houve pior desempenho em crianças com TDAH não medicadas do que no grupo controle. Melhor desempenho foi associado ao tratamento com metilfenidato, e nenhuma diferença significativa foi observada entre as crianças com TDAH medicadas e o grupo controle.

Esses resultados podem ser explicados pelo fato de nenhum dos testes cumprir individualmente os princípios de McCloskey (McCloskey; Caramazza; Basili, 1985): estudar o conhecimento aritmético (compreensão de números, produção de números e processamento de cálculos). No entanto, a combinação desses três testes foi capaz de detectar a presença de dificuldades aritméticas e expandir a sensibilidade do processo.

Neste estudo, os autores não tiveram a intenção de validar um novo teste, mas sim de mostrar que a combinação de testes já existentes pode aumentar a sensibilidade na detecção de dificuldades aritméticas, o que poder ser especialmente útil em estudos ou situações com amostras menores.

REFERÊNCIAS

AMERICAN PSYCHIATRIC ASSOCIATION. DSM-5 Diagnostic Classification. In: **Diagnostic and Statistical Manual of Mental Disorders.** [s.l.] American Psychiatric Association, 2013.

ANSARI, D. et al. Neural correlates of symbolic number processing in children and adults. **NeuroReport**, v. 16, n. 16, p. 1769–1773, nov. 2005.

ARNOLD, L. E. et al. Effect of Treatment Modality on Long-Term Outcomes in Attention-Deficit/Hyperactivity Disorder: A Systematic Review. **PLOS ONE**, v. 10, n. 2, p. e0116407, 25 fev. 2015.

ASHCRAFT, M. H.; FIERMAN, B. A. Mental addition in third, fourth, and sixth graders. **Journal of Experimental Child Psychology**, v. 33, n. 2, p. 216–234, abr. 1982.

BARKLEY, R. A. The Nature of ADHD. In: **Attentiondeficit hyperactivity disorder A handbook for diagnosis and treatment**. [s.l: s.n.].

BARKLEY, R. A. The Nature of ADHD. In: BARKLEY, R. A. (Ed.). **Attentiondeficit hyperactivity disorder A handbook for diagnosis and treatment.** [s.l.] Guilford Publications, 2006b. v. 1p. 3–75.

BASTOS, J. A. Evaluation of the children's methematics abilities from final elementary cycles of public and private schools in São José do Rio Preto SP, Brazil. **Arquivos de Neuro-Psiquiatria**, v. 61, n. 3A, p. 699–699, set. 2003.

BENEDETTO-NASHO, E.; TANNOCK, R. Math computation, error patterns and stimulant effects in children with Attention Deficit Hyperactivity Disorder. **Journal of Attention Disorders**, v. 3, n. 3, p. 121–134, 26 out. 1999.

BROWN, T. E. **Outside the box: Rethinking ADD/ADHD in children and adults: A practical guide.** [s.l: s.n.].

BUTTERWORTH, B. The development of arithmetical abilities. **Journal of Child Psychology and Psychiatry and Allied Disciplines**, v. 46, n. 1, p. 3–18, 2005.

CASTELLANOS, F. X. et al. Anatomic Brain Abnormalities in Monozygotic Twins Discordant for Attention Deficit Hyperactivity Disorder. **American Journal of Psychiatry**, v. 160, n. 9, p. 1693–1696, set. 2003.

DEHAENE, S. et al. THREE PARIETAL CIRCUITS FOR NUMBER PROCESSING. **Cognitive Neuropsychology**, v. 20, n. 3–6, p. 487–506, 9 maio 2003.

DICKSTEIN, S. G. et al. The neural correlates of attention deficit hyperactivity disorder: an ALE meta-analysis. **Journal of Child Psychology and Psychiatry**, v. 47, n. 10, p. 1051–1062, nov. 2006.

EGER, E. et al. A Supramodal Number Representation in Human Intraparietal Cortex. **Neuron**, v. 37, n. 4, p. 719–726, fev. 2003.

ELLISON-WRIGHT, I.; ELLISON-WRIGHT, Z.; BULLMORE, E. Structural brain change in Attention Deficit Hyperactivity Disorder identified by meta-analysis. **BMC Psychiatry**, v. 8, n. 1, p. 51, 30 dez. 2008.

FALTINSEN, E. et al. Updated 2018 NICE guideline on pharmacological treatments for people with ADHD: a critical look. **BMJ Evidence-Based Medicine**, v. 24, n. 3, p. 99–102, jun. 2019.

GEARY, D. C. Mathematical disabilities: Cognitive, neuropsychological, and genetic components. **Psychological Bulletin**, v. 114, n. 2, p. 345–362, 1993.

GEARY, D. C. Learning Disabilities and Persistent Low Achievement in Mathematics. **J Dev Behav Pediatr.**, v. 32, n. 3, p. 250–263, 2012.

GEARY, D. C.; HAMSON, C. O.; HOARD, M. K. Numerical and Arithmetical Cognition: A Longitudinal Study of Process and Concept Deficits in Children with Learning Disability. **Journal of Experimental Child Psychology**, 2000.

GEARY, D. C.; HOARD, M. K.; HAMSON, C. O. Numerical and Arithmetical Cognition: Patterns of Functions and Deficits in Children at Risk for a Mathematical Disability. **Journal of Experimental Child Psychology**, 1999.

GERSTEN, R.; CHARD, D. Number Sense. **The Journal of Special Education**, v. 33, n. 1, p. 18–28, 18 abr. 1999.

GRIZENKO, N. et al. Effects of Methylphenidate on Acute Math Performance in Children with Attention-Deficit Hyperactivity Disorder. **The Canadian Journal of Psychiatry**, v. 58, n. 11, p. 632–639, nov. 2013.

ICD-10. Tenth Revision of the International Classification of Diseases, Chapter V (F): Mental and Behavioural Disorders. Clinical descriptions and diagnostic guidelines. **WHO 1992; Geneva: 182/184.**, 1992.

KUCIAN, K. et al. Impaired neural networks for approximate calculation in dyscalculic children: A functional MRI study. **Behavioral and Brain Functions**, v. 2, p. 1–17, 2006.

KUCIAN, K. et al. Mental number line training in children with developmental dyscalculia. **NeuroImage**, v. 57, n. 3, p. 782–795, ago. 2011.

LANDERL, K.; BEVAN, A.; BUTTERWORTH, B. Developmental dyscalculia and basic numerical capacities: a study of 8–9-year-old students. **Cognition**, v. 93, n. 2, p. 99–125, set. 2004.

MCCLOSKEY, M.; CARAMAZZA, A.; BASILI, A. Cognitive mechanisms in number processing and calculation: Evidence from dyscalculia. **Brain and Cognition**, v. 4, n. 2, p. 171–196, abr. 1985.

MONUTEAUX, M. C. et al. ADHD and Dyscalculia. **Journal of Learning Disabilities**, v. 38, n. 1, p. 86–93, 18 jan. 2005.

PARENS, E.; JOHNSTON, J. Facts, values, and Attention-Deficit Hyperactivity Disorder (ADHD): an update on the controversies. **Child and Adolescent Psychiatry and Mental Health**, v. 3, n. 1, p. 1, 19 dez. 2009.

PELHAM, W. E. Methylphenidate and Children With Attention Deficit Disorder. **Archives of General Psychiatry**, v. 42, n. 10, p. 948, 1 out. 1985.

PICA, P. et al. Exact and approximate arithmetic in an Amazonian indigene group. **Science**, v. 306, n. 5695, p. 499–503, 2004.

POLANCZYK, G. et al. The Worldwide Prevalence of ADHD: A Systematic Review and Metaregression Analysis. **American Journal of Psychiatry**, v. 164, n. 6, p. 942–948, jun. 2007.

POLANCZYK, G., DE LIMA, M. S., HORTA, B. L., BIEDERMAN, J., & ROHDE, L. A. PSYCHIATRY. The worldwide prevalence of ADHD: a systematic review and metaregression analysis. American journal of psychiatry. **American Journal of Psychiatry**, 2007.

POLANCZYK, G.; JENSEN, P. Epidemiologic Considerations in Attention Deficit Hyperactivity Disorder: A Review and Update. **Child and Adolescent Psychiatric Clinics of North America**, v. 17, n. 2, p. 245–260, abr. 2008.

QUINTERO, J. et al. Advances in attention deficit hyperactivity disorder. What does neuroimaging provide us with? **Actas Espanolas de Psiquiatria**, v. 37, n. 6, p. 352–358, 2009.

REZENDE, A. R. T. et al. Combining neuropsychological tests to improve the assessment of arithmetic difficulties in children with ADHD. **Arquivos de Neuro-Psiquiatria**, v. 78, n. 04, 2020.

RIVERA, S. M. et al. Developmental changes in mental arithmetic: Evidence for increased functional specialization in the left inferior parietal cortex. **Cerebral Cortex**, 2005.

ROHDE, L. A.; HALPERN, R. Recent advances on attention deficit/hyperactivity disorder. **Jornal de Pediatria**, v. 80, n. 7, p. 61–70, 1 abr. 2004.

RUBIA, K. et al. Methylphenidate Normalizes Frontocingulate Underactivation During Error Processing in Attention-Deficit/Hyperactivity Disorder. **Biological Psychiatry**, v. 70, n. 3, p. 255–262, ago. 2011.

RUBINSTEN, O.; BEDARD, A.-C.; TANNOCK, R. Methylphenidate has Differential Effects on Numerical Abilities in ADHD Children with and without

Co-Morbid Mathematical Difficulties. **The Open Psychology Journal**, v. 1, n. 1, p. 11–17, 2008a.

RUBINSTEN, O.; BEDARD, A.-C.; TANNOCK, R. Methylphenidate has Differential Effects on Numerical Abilities in ADHD Children with and without Co-Morbid Mathematical Difficulties. **The Open Psychology Journal**, v. 1, n. 1, p. 11–17, 2008b.

RUBINSTEN, O.; HENIK, A. Automatic activation of internal magnitudes: A study of developmental dyscalculia. **Neuropsychology**, 2005.

SHALEV, R. et al. THE ACQUISITION OF ARITHMETIC IN COGNITIVE MODEL OF DYSCALCULIA. **Developmental Medicine & Child Neurology**, 1993.

SHALEV, R. S. Developmental Dyscalculia. **Journal of Child Neurology**, v. 19, n. 10, p. 765–771, 2 out. 2004.

SHALEV, R. S.; MANOR, O.; GROSS-TSUR, V. Developmental dyscalculia: A prospective six-year follow-up. **Developmental Medicine and Child Neurology**, v. 47, n. 2, p. 121–125, fev. 2005.

SHAW, P. et al. Attention-deficit/hyperactivity disorder is characterized by a delay in cortical maturation. **Proceedings of the National Academy of Sciences of the United States of America**, v. 104, n. 49, p. 19649–19654, 2007a.

SHAW, P. et al. Attention-deficit/hyperactivity disorder is characterized by a delay in cortical maturation. **Proceedings of the National Academy of Sciences**, v. 104, n. 49, p. 19649–19654, 4 dez. 2007b.

SPENCER, T. J.; BIEDERMAN, J.; MICK, E. Attention-Deficit/Hyperactivity Disorder: Diagnosis, Lifespan, Comorbidities, and Neurobiology. **Journal of Pediatric Psychology**, v. 32, n. 6, p. 631–642, 28 maio 2007.

STEIN, L. M. **TDE – Teste de desempenho escolar: Manual para aplicação e interpretação.** [s.l: s.n.].

TALL, D.; DEHAENE, S. The Number Sense: How the Mind Creates Mathematics. **The Mathematical Gazette**, v. 82, n. 495, p. 528, nov. 1998.

TANNOCK, R.; BROWN, T. E. ADHD with language and/or learning disorders in children and adolescents. In: BROWN, T. E.; BROWN, T. E. (ED) (Eds.). . **ADHD comorbidities: Handbook for ADHD complications in children and adults.** Arlington, VA, US: American Psychiatric Publishing, Inc., 2009. p. 189–231.

VALERA, E. M. et al. Meta-Analysis of Structural Imaging Findings in Attention-Deficit/Hyperactivity Disorder. **Biological Psychiatry**, v. 61, n. 12, p. 1361–1369, jun. 2007.

VON ASTER, M. G.; SHALEV, R. S. Number development and developmental dyscalculia. **Developmental Medicine and Child Neurology**, v. 49, n. 11, p. 868–873, 2007.

WECHSLER, D. **WISC-III: Escala de Inteligência Wechsler para Crianças: Manual.** 3. ed. São Paulo: Casa do Psicólogo, 2002.

Capítulo 16

TDAH E O TRANSTORNO DE APRENDIZAGEM NÃO VERBAL

Alessandra Bernardes Caturani Wajnsztejn
Rubens Wajnsztejn

ASPECTOS GERAIS

O conceito de Transtorno de Aprendizagem Não Verbal (TANV) surge em 1967 na publicação americana de *Princípios e Práticas Educacionais relacionadas aos Distúrbios de Aprendizagem* da educadora Doris J. Johnson e do psicólogo e educador Helmer R. Myklebust "caracterizando crianças como tendo um deficit na percepção social, o que leva a uma inabilidade da aquisição do significado de aspectos não-verbais básicos da vida diária, embora seu nível de inteligência verbal se apresente dentro ou acima da média". (Johnson & Myklebust, 1967). A partir de 1971, o neuropsicólogo canadense Byron P. Rourke passou a se interessar e estudar o quadro (Rourke, 1971) visando desenvolver critérios consistentes com uma teoria e um modelo de funcionamento cerebral que estabeleceria o TANV como uma síndrome distinta (Rourke, 1989).

Em 2014, Irene C. Mammarella e Cesar Cornoldi do Departamento de Psicologia de Pádua, Itália, publicaram uma revisão de literatura de 35 estudos publicados entre janeiro de 1980 até fevereiro de 2011 definindo os critérios diagnósticos para o TANV (Mammarella & Cornoldi, 2014), passando a ser uma das referências para o estudo do TANV, juntamente com Margaret Semrud-Clikeman Neuropsicóloga da Universidade de Minnesota que estuda aspectos neuropsicológicos e de neuroimagem (Semrud-Clikeman et al., 2014).

O TANV é um transtorno específico de aprendizagem caracterizado por dificuldades nas seguintes áreas: coordenação motora e percepção somatossensorial; cognição viso espacial; inferências indutivas; aritmética; cognição e habilidades sociais (Rourke, 1978). Uma área controversa no TANV tem sido os critérios diagnósticos necessários e suficientes para sua consolidação como entidade independente dos outros Transtornos de Aprendizagem.

O termo Transtorno de Aprendizagem (TA) ou transtorno específico de aprendizagem, encontrados no Manual Diagnóstico e Estatístico de Transtornos Mentais, Quinta Edição (DSM-5) da Associação Psiquiátrica Americana (APA – American Psychiatric Association, 2013) tem sido usado para descrever crianças com dificuldades em aprender e usar habilidades acadêmicas relacionadas à decodificação da leitura, compreensão de leitura, ortografia, expressão escrita, cálculo e raciocínio matemático em crianças com inteligência média ou acima da média associada a um mau desempenho escolar.

Um subgrupo separado e menos estudado de crianças com TA compreende casos com um perfil neuropsicológico caracterizado por habilidades não-verbais deficitárias – um distúrbio não reconhecido nos sistemas de classificação atuais como o DSM-5 e a CID-10 (WHO-Organização Mundial da Saúde, 1992), conhecido como transtorno de aprendizagem não verbal (TANV) conforme estudos de Rourke (1995) e Mammarella & Cornoldi (2014).

Embora a maioria dos autores concorde que o perfil do TANV existe claramente, alguns pesquisadores (ver Spreen, 2011), discordam da necessidade de uma categoria clínica específica. Muitos estudos utilizam a abordagem em que a criança precisa atender a uma seleção de sinais e sintomas diante um leque de possibilidades para se qualificar para o diagnóstico de TANV.

O TANV é atualmente caracterizado por três grandes áreas de disfunção incluindo habilidades motoras e viso-espaciais, competências organizacionais e habilidades sociais (Semrud-Clikeman, 2007). Crianças e adolescentes com TANV muitas vezes mostram excelentes habilidades de leitura e capacidade de ortografia, mas têm dificuldade com o pensamento inferencial, compreensão de leitura complexa, e matemática (Semrud-Clikeman; Glass, 2008).

O funcionamento executivo para essas crianças em geral tende a ser comprometido, pois muitas vezes ocorre a dificuldade em compreender as situações que envolvem causa-efeito, raciocínio, soluções para os problemas, e aprender o novo que é complexo ou abstrato (Rourke, 1995). Semrud-Clikeman em 2007 inferiu que as crianças com TANV têm dificuldade em perceber corretamente as relações sociais e o julgamento social. Rourke, em 2000, havia publicado que essas dificuldades sociais seriam secundárias à dificuldade do desenvolvimento viso-espacial, enquanto outros estudos sugerem que existem problemas significativos de percepção, que contribuem com a compreensão de expressões faciais, entonação de voz, e a intenção do falante (Semrud-Clikeman et al., 2008; Semrud-Clikeman, 2007; Forrest, 2004; Pennington, 1996).

Na idade pré-escolar, as crianças com TANV habitualmente apresentam mais transtornos externalizantes associados: hiperatividade e dificuldades disciplinares (similares aos sintomas observados em TDAH). A partir do final da infância e início da adolescência começam a surgir transtornos internalizantes, como ansiedade e depressão. É muito frequente confundir o TANV com quadros de Deficiência

Intelectual (DI), Transtorno de Déficit de Atenção e Hiperatividade (TDAH) e Transtorno do Espectro Autista (TEA) (Metsala et al., 2017; Fletcher, Lyon, Fuchs, e Barnes, 2007; Barkley, 2002).

Comparando características psicológicas dos transtornos internalizantes de crianças com diferentes perfis de dificuldades de aprendizagem, com idades entre 8 e 11 anos, frequentando a terceira à sexta série, encontrou-se diferenças significativas. Divididas em 3 grupos: Transtorno de Aprendizagem Não-Verbal (TANV), Transtorno de Leitura (TL) ou Desenvolvimento Típico (DT), ao todo, 45 crianças, 15 em cada grupo, foram administrados questionários de autorrelato para avaliar diferentes tipos de sintomas de ansiedade e depressão. As crianças TANV e TL relataram experimentar ansiedade mais generalizada e social que a DT, as crianças TANV relataram ansiedade mais severa sobre a escola e a separação do que a DT, e as crianças com TL apresentaram sintomas depressivos mais acentuados do que aquelas com TANV ou DT (Mammarella et al., 2016).

Habitualmente, a principal manifestação responsável pelo encaminhamento das crianças para uma avaliação é a desatenção, pois esta é a preocupação presente na realidade dos educadores e terapeutas envolvidos com os indivíduos que apresentam algum distúrbio no seu neurodesenvolvimento. Conhecer os quadros clínicos de TDAH e TANV com suas características específicas evita diagnósticos errôneos e, consequentemente, orientações e intervenções equivocadas (Wajnsztejn, ABC & R, 2017).

ASPECTOS NEUROBIOLÓGICOS

Discutindo sobre os mecanismos neurológicos envolvidos no TANV, como um dos vários subtipos de transtornos de aprendizagem, vamos encontrar diferenças significativas dos distúrbios da linguagem escrita e da leitura, tais como distúrbios da linguagem oral (Bishop & Clarkson, 2003) e do TDAH (Barkley, 2002). Outros preferem se referir ao TANV como "Distúrbio de Aprendizagem do Hemisfério Direito" (Semrud-Clikeman, 2008; Shields, 1991). Os déficits de desempenho motor vistos nas provas específicas sugerem o envolvimento bilateral do cérebro com ambas as mãos direita e esquerda, determinando dificuldades na coordenação motora, porém com pior desempenho para o hemisfério direito do que no esquerdo, pois avaliando crianças com TANV, elas se mostraram desajeitadas, descoordenadas e distúrbios em habilidades viso-espaciais eram fortemente presentes, mesmo quando os problemas motores não são acentuados. A diferença entre as habilidades verbais (QI Verbal) e de execução (QI não verbal) foi observada especificamente para crianças com TANV ainda que os critérios de seleção não exigem tal característica em todos os casos (Rourke, 1988).

Não podemos descartar que os sinais ou os sintomas de desatenção podem desempenhar um papel importante nas crianças e adolescentes com TANV. Por se tratar de um sintoma cardinal, as pesquisas sobre funções e desenvolvimento cerebral em crianças com quadros desatencionais e TDAH, isoladamente, são mais abundantes.

Os estudos de imagem em indivíduos com TDAH sugeriram déficits estruturais e funcionais na área motora suplementar, no córtex cingulado anterior e no córtex frontal inferior direito (Hart, Radua, Nakao, Mataix-Cols, & Rubia, 2013; KAsparek, Theiner, & Filova, 2013; Cortese, 2012), bem como o circuito cerebelo-fronto-estriatal. Esses déficits estão associados à diminuição do funcionamento executivo e dos processos de inibição no cérebro (Christakou et al., 2013; Emond, Joyal & Poissant, 2009; Spencer, Biederman & Mick, 2007).

Já crianças com TANV, em estudo recente de neuroimagem, mostraram conectividade reduzida entre as regiões do sistema nervoso (ínsula anterior ao cingulado anterior e ao córtex pré-frontal rostral), enquanto crianças com TEA apresentaram maior conectividade entre as regiões do giro supra-marginal ao córtex pré-frontal em relação aos outros grupos. Ambos os grupos clínicos apresentaram níveis mais altos de problemas sociais relatados pelos pais. Os déficits sociais são comuns em crianças com TANV e TEA e podem resultar de alterações distintas na conectividade dentro do sistema nervoso. Tais achados representam o primeiro passo para identificar um marcador neurobiológico do TANV (Margolis et al., 2019).

Inicialmente, acreditou-se que as dificuldades dos indivíduos com TANV poderiam ser explicadas como uma disfunção do hemisfério direito, em analogia ao que é observado em crianças e adultos com lesões adquiridas e congênitas do hemisfério direito. Utilizando métodos de neuroimagem ficou claro, entretanto, que as lesões do hemisfério direito são relativamente raras como causa de TANV, enquanto os comprometimentos da substância branca são muito mais frequentes, tais como observados na hidrocefalia congênita, síndrome fetal alcoólica e muitas síndromes genéticas onde ocorre disgenesia do corpo caloso e de outras estruturas da substância branca (Rourke, 1987).

Embora este modelo, relacionando o TANV a uma deficiência da substância branca, as anormalidades estruturais não podem ser responsáveis por toda a gama ou a gravidade dos déficits que podem ser observados (Fine et al., 2014). Estes pesquisadores investigaram as diferenças morfológicas no corpo caloso em crianças de 8 a 18 anos com Transtorno de Aprendizagem Não-Verbal (TANV n = 19), Autismo de Alto Funcionamento (AAF n = 23), TDAH apresentação desatenta (TDAH: AD n = 23), e combinado TDAH (TDAH: C n = 25), bem como as que demonstram o Desenvolvimento Típico (DT n = 57). Área sagital mediana do corpo caloso e cinco segmentos sagitais médios e anteroposteriores ao corpo caloso foram examinados usando ressonância magnética (RNM). Comparando a área cerebral sagital mediana com idade, não há diferenças entre os grupos foram encontrados para área total do corpo caloso.

Este resultado indica que as crianças de alto funcionamento no TEA não apresentam corpo caloso menor, como foi relatado em pesquisas anteriores com amostras heterogêneas. Após a segmentação do corpo caloso, no grupo TANV foi constatado que o esplênio do corpo caloso se mostrou significativamente menor comparado a todos os outros grupos. Esplênio menor no grupo TANV foi associado com menores escores do QIE na avaliação neuropsicológica. Crianças com AAF e TANV demonstraram sintomas comportamentais de desatenção e hiperatividade semelhante aos grupos de TDAH que indicam que as diferenças do corpo caloso não estão relacionadas com esses comportamentos. Adicionalmente o padrão específico pode ser constatado em outras condições tais como as sequelas de tratamento profilático para leucemia, nas quais sabidamente ocorrem comprometimento da substância branca.

A partir destas observações foi desenvolvido o modelo da substância branca cerebral, o qual postula que o comprometimento desta substância é condição suficiente para a ocorrência das manifestações de TANV. Como no hemisfério esquerdo predominam as fibras de conexão córtico-cortical de curta distância (fibras arciformes ou fibras em U), tal hemisfério pode se caracterizar por um estilo mais analítico de processamento de informação. O hemisfério direito, por sua vez, funciona de modo mais holístico em decorrência do maior volume de fibras de conexão córtico-cortical de longa distância. Lesões ou disfunções da substância branca podem, portanto, repercutir mais sobre as funções do hemisfério direito.

Uma das doenças em que o modelo da substância branca encontra mais apoio empírico é a leucodistrofia metacromática, na qual as fibras arciformes são seletivamente poupadas. Um padrão típico de TANV tem sido observado tanto em crianças quanto adultos com leucodistrofia metacromática (Rourke et al., 1987). A correlação entre a síndrome de deleção 22q11.2, que é uma doença genética relativamente comum e o TANV tem sido estudada por vários autores que compararam os resultados de crianças e adolescentes com 22q11.2 com o TANV (Pimenta, 2019). Os resultados refletiram uma base neurológica comum com déficits de memória visual-espaciais e visuais nos dois grupos da amostra, além de discrepância entre os quocientes de inteligência verbal e não-verbal com redução deste último.

O TANV constitui o fenótipo cognitivo de muitas síndromes genéticas e não-genéticas, tais como síndrome fetal alcoólica, hidrocefalia obstrutiva congênita, síndrome de Turner, síndrome do sítio frágil do cromossoma X em mulheres, hipotireoidismo congênito tratado, síndrome velo-cárdio-facial, síndrome de Sotos, síndrome de Joubert, síndrome de Costello, síndrome de Aarskog etc. Muitas dessas entidades nosológicas apresentam como denominador comum o comprometimento da substância branca (Rourke, 1987).

Hamartoses (HM) são definidas como distúrbios que envolvem o crescimento excessivo de tecido no neoplásico. Foram examinados os perfis neuropsicológicos de crianças com HM, como a neurofibromatose tipo 1. Duas formas de HM a Síndrome Osteocondromatose (OS) e Síndrome de KlippelTrenaunay (KTS) foram estudadas como tentativa de definir os fenótipos cognitivos de dois meninos com OS e KTS. Os resultados revelaram significativamente maiores déficits sensório-motores e habilidades viso-espaciais, enquanto memória e as habilidades de linguagem se mostraram relativamente preservadas. Problemas neurocomportamentais significativos e as dificuldades sociais foram evidentes. Estes resultados sugerem que essas síndromes estão em um contínuo com o Transtorno de Aprendizagem Não-Verbal (TANV), com diferentes graus de severidade (Lajiness-O'Neill & Beaulieu, 2002).

Nesta mesma linha de pesquisa encontramos relato de um caso familiar, com pai e filho portadores de heterotopia nodular periventricular bilateral e déficits viso-espaciais, consistente e semelhantes com TANV. A heterotopia nodular periventricular é uma malformação comum do desenvolvimento cortical em que a migração de neurônios em desenvolvimento, destinados para o córtex cerebral, é reduzida. Comumente é uma doença ligada ao X que envolve mutações no gene filamina A, mas uma forma recessiva autossômica e formas esporádicos foram identificados. Não há relatos de transmissão autossômica dominante de heterotopia nodular periventricular que tem um fenótipo heterogêneo, associado geralmente com convulsões e, mais recentemente, com alterações de leitura e déficits viso espaciais em alguns pacientes (McCann et al., 2008).

PREVALÊNCIA E DIAGNÓSTICO

Não existem estudos populacionais sobre a prevalência do TANV, mas é possível estimar que as crianças com transtornos de aprendizagem correspondam a 10% da população em idade escolar e que ao menos 1% destas apresente o TANV (Rourke, 1987), o que poderia corresponder a 10% dos motivos de consulta por dificuldades de aprendizagem, que procuram os serviços especializados. Em nosso meio, os resultados mostraram uma prevalência de 1,72%, sendo que, em relação à avaliação da iniciativa de encaminhamento, a pesquisa demonstrou que 64,28% dos encaminhamentos eram de iniciativa dos profissionais de saúde, especificamente médicos. Em relação à hipótese inicial dos 14 casos diagnosticados de TANV, revelamos que apenas 14,28% eram suspeitos de ter TANV, o que corresponde a 12 falsos negativos, especialmente o TDAH e nenhum falso positivo em comparação com a amostra geral de 810 casos (Wajnsztejn et al., 2016).

Toda criança que apresentam dificuldades escolares significativas, pode ou não apresentar um transtorno de aprendizagem, específico ou não, juntamente com comorbidades como o TDAH. No TANV, apesar de habitualmente conseguir se comunicar razoavelmente bem, foram identificados sinais e sintomas de outros distúrbios. As dificuldades viso-espaciais, de comportamento e de socialização são frequentemente observadas e relatadas pelos pais e educadores, mas estas não são valorizadas e raramente constituem o motivo da consulta. Pode haver história prévia de dificuldades de desenvolvimento na primeira infância, inclusive certo atraso na aquisição da linguagem, apesar de habitualmente apresentarem comunicação adequada, havendo posterior compensação deste aspecto. Na maioria das vezes não existe queixa de dificuldades com a alfabetização inicial. As dificuldades de leitura se referem, quase sempre a dificuldades de interpretação de textos (Harnadek & Rourke, 1994).

As crianças e adolescentes com TANV são descritos como desajeitados ou descoordenados, apresentam dificuldades para aprender a andar de bicicleta, para amarrar os cadarços dos sapatos e com atividades esportivas. As dificuldades de representação gráfica podem ser evidenciadas em tarefas de desenhos. De um modo geral, os desenhos são imaturos, simplificados e as relações espaciais não são adequadamente preservadas. Além da interpretação de textos, a aritmética é a área de aprendizagem mais comprometida (Semrud-Clikeman, 2014).

Os indivíduos com TANV apresentam dificuldades para decorar a tabuada, bem como para realizar operações aritméticas mais complexas, principalmente para dominar o algoritmo da subtração, multiplicação e divisão de números maiores do que a dezena. Podem ser descritos como tímidos, ingênuos e sem malícia. Apresentam dificuldades para compreender os aspectos implícitos na interação social e na linguagem, principalmente a linguagem metafórica, a ironia e o sarcasmo. O pensamento é concreto onde os indivíduos com TANV tem um déficit ou apresentam dificuldade acentuada sobre o pensamento intuitivo, com muita limitação para aprender com a experiência. A aprendizagem exige instrução explícita e prática exaustiva (Rourke, 1988).

Até a publicação do DSM 5, em 2013, existia a sobreposição do TANV com os Transtornos Invasivos do Desenvolvimento (TID), (DSM IV TR, APA – American Psychiatric Association, 2000), com alterações qualitativas na socialização – estranheza, socialização intrusiva (Paula, Ribeiro, Fombonne, Mercadante, 2011). Esta desordem, mutuamente exclusiva com TEA (ou seja, as crianças que preencheram os critérios para TEA são descartadas), é definida por dificuldades observadas nas aplicações sociais da comunicação verbal e não-verbal em contextos naturais (DSM 5, 2013). Vários sintomas do TEA se sobrepõem aos do TANV, daí a importância de pesquisas com estes indivíduos. A história familiar de Transtorno do Espectro Autista, Transtorno de Aprendizagem ou Transtorno de Linguagem é muito importante no momento da anamnese. Sua trajetória é variável, podendo haver melhora substancial ao longo do tempo, enquanto alguns casos continuam com problemas similares na vida adulta (DSM 5, 2013).

As mudanças no DSM 5 de 2013 foram aprovadas em resposta às críticas de longa data da confiabilidade e robustez dos subtipos de diagnóstico DSM-IV-TR de

2000 e uma ênfase na objetividade do diagnóstico ao invés de julgamento clínico (McPartland et al., 2012). Dado o curto período de tempo em que estes atuais subtipos diagnósticos existem, as construções destas categorias diagnósticas podem somente ser resolvidas em futuras publicações. Também foi consistentemente argumentado que, apesar das limitações em termos da confiabilidade já conquistada, subtipos diagnósticos permanecem clinicamente úteis e, neste sentido, os critérios de diagnóstico devem ser refinados para melhor caracterizar, ao invés de ignorar, as distinções sutis em motivação social, a natureza dos interesses circunscritos, estilo comunicativo e maturidade da criança e do adolescente.

Omissão de subtipos de diagnóstico, como o TANV podem ser pragmaticamente e socioemocionalmente prejudiciais para os indivíduos que se enquadram neste diagnóstico e o universo ao seu redor, como familiares, educadores e profissionais envolvidos (McPartland et al., 2012). Finalmente, como tem sido o caso em revisões anteriores do DSM, diagnósticos emitidos de acordo com os atuais critérios que, em alguns casos, são diferentes daqueles com base em critérios propostos, podem reduzir a comparabilidade dos estudos futuros com a pesquisa anterior. Estes tem o potencial para complicar a interpretação da enorme quantidade de pesquisa sobre o Autismo e condições relacionadas publicado de acordo com o DSM-IV e CID-10. No entanto, em nossa opinião, os dados apresentados não justificam, nem manchetes alarmantes, nem conclusões dramáticas sobre as dificuldades dos critérios do DSM 5 para identificar adequadamente os indivíduos com TEA (Swedo et al., 2012).

O modelo neuropsicológico do TANV considera a existência de pontos fortes e pontos fracos no perfil de habilidades. O modelo também considera que alguns déficits (ou habilidades) são mais fundamentais, enquanto outros são derivados. Os déficits subjacentes dizem respeito ao esquema corporal, psicomotricidade, processamento viso espacial e processos inferenciais (principalmente capacidade de indução). As manifestações secundárias e terciárias se manifestam como: dificuldades com a caligrafia; dificuldades com a prosódia, pragmática e interpretação de textos, dificuldades com matemática; déficits na exploração do ambiente e adaptação à novidade; incompetência social; e instabilidade emocional. Da mesma forma, as habilidades mais fundamentais preservadas se relacionam com a fonologia, o vocabulário e a memória auditiva e verbal. As habilidades derivadas podem ser identificadas nas áreas da mecânica da leitura e da habilidade de decorar (Rourke, 1988).

No processo diagnóstico, é consenso que o diagnóstico dos transtornos de aprendizagem deve ser realizado por uma equipe multidisciplinar ou interdisciplinar, uma vez que o quadro pode ser acompanhado por alterações, em funções diversas, que comprometam a aprendizagem, assim como por comorbidades (Rotta, 2006). A responsabilidade e a qualidade do diagnóstico são fundamentais. Em muitos casos, pode se tornar motivo de preconceito, limitador, determinando o sucesso ou sacramentando o fracasso de uma criança, dependendo da maneira como os transtornos de aprendizagem são encarados pela família, pela escola e pelos profissionais envolvidos (Gasquez, 2018).

CRITÉRIOS DIAGNÓSTICOS

O diagnóstico de TANV é realizado clinicamente a partir da presença de uma série de critérios:

1) Déficits bilaterais na percepção tátil, geralmente mais acentuados à esquerda do corpo. A percepção tátil simples pode se normalizar com o tempo, mas a interpretação de estímulos táteis mais complexos permanece alterada;
2) Déficits bilaterais na coordenação psicomotora, geralmente mais acentuados à esquerda do corpo. Habilidades motoras simples e repetitivas podem se normalizar com a idade, mas habilidades motoras mais complexas permanecem alteradas ou tendem a piorar em relação às normas;
3) Habilidades organizacionais viso espaciais extremamente comprometidas. Discriminações visuais simples podem se normalizar com a idade. Com a idade, os déficits viso espaciais tendem a piorar comparativamente às normas;
4) Dificuldades importantes para lidar com situações ou informação nova ou complexa. Forte tendência a confiar em estratégias rotineiras, reações e respostas decoradas (frequentemente inapropriadas para a situação). Dificuldade para adequar as respostas de acordo com o feedback recebido. Frequentemente também: uso de respostas verbais apesar de a situação requisitar um outro enfoque. Essas tendências persistem ou tendem a piorar com a idade;
5) Déficits importantes na solução não-verbal de problemas, formação de conceitos e testagem de hipóteses;
6) Distorções na percepção e orientação temporal;
7) Habilidades verbais decoradas bem desenvolvidas (vocabulário, facilidade para decorar);
8) Verbosidade rotineira e repetitiva, com alterações no conteúdo da linguagem e dificuldades nos aspectos pragmático-comunicacionais;
9) Déficits importantes na mecânica aritmética e na compreensão de leitura comparativamente às habilidades adequadas de leitura de palavras isoladas;
10) Déficits importantes na percepção, juízo e interação social, frequentemente levando a isolamento social. Frequentemente estressados em situações de novidade social, com ansiedade extrema, chegando a pânico em tais situações. Alta probabilidade de desenvolver psicopatologias internalizantes, como depressão, a partir da pré-adolescência.

Uma análise do tamanho do efeito foi usada para investigar a força dos critérios para o diagnóstico de TANV, considerando 35 estudos empíricos publicados de janeiro de 1980 a fevereiro de 2011. No geral, nossos resultados mostraram que os critérios mais importantes para distinguir crianças com TANV dos controles foram os seguintes: uma baixa inteligência viso espacial com uma inteligência verbal relativamente boa, comprometimentos viso construtivos e de coordenação motora fina, boa decodificação de leitura e baixo desempenho matemático. Déficits na memória viso espacial e habilidades sociais também estavam presentes.

Em resumo:

a) baixa inteligência viso espacial;
b) discrepância entre inteligência verbal e viso espacial;
c) habilidades de coordenação viso construtiva e motora fina;
d) tarefas de memória viso espacial;
e) ler melhor do que resultados matemáticos; e
f) habilidades socioemocionais.

Concluiu-se, no entanto, que, embora exista algum consenso, mais pesquisas são necessárias para estabelecer definitivamente critérios de diagnóstico compartilhados para crianças com TANV (Mammarella & Cornoldi, 2014).

AVALIAÇÃO NEUROPSICOLÓGICA

A avaliação neuropsicológica deve compreender os domínios da inteligência, desempenho escolar, habilidades sensório-motoras, processamento viso espacial, aritmética e funcionamento psicossocial.

Em muitos pacientes, é possível observar no WISC III um padrão de dissociação inverso ao da dislexia: QI de execução muito inferior ao QI verbal. Nas escalas verbais do WISC é típico déficit no desempenho no subteste aritmética (Wechsler, 2003). O TANV é uma das raras situações em que o teste das Matrizes Progressivas de Raven (Colored Progressive Matrices – COM, Raven, 1960) não é um procedimento adequado e aconselhável como rastreio isolado. O Raven subestima a inteligência dos pacientes com TANV uma vez que se baseia justamente nos processos de raciocínio que estão mais comprometidos na síndrome: raciocínio indutivo por analogia em função de padrões visuais. O subteste Vocabulário do WISC é melhor.

O desempenho escolar pode ser avaliado por meio do Teste de Desempenho Escolar – TDE (Knijnik, Giacomoni & Stein, 2013), no qual o desempenho deve se situar na faixa da normalidade para a leitura de palavras isoladas. A avaliação psicomotora deve incluir tarefas que avaliem orientação direita-esquerda, topognosia, gnosias digitais, estereognosia, grafoestesia, ritmo, persistência motora, tarefas motoras cronometradas como ou Nine-Hole Peg Test (NHPT – Jebsen, Taylor, Trieschmann, Trotter, & Howard, 1969) ou similar, diadococinesia coordenação recíproca das mãos, sequências de Luria, instruções conflitantes, vai – não vai, perseveração, paratonia, sincinesias etc.

IMPACTO PSICOSSOCIAL

Como as crianças e adolescentes apresentam um desempenho linguístico aparentemente normal, criam-se expectativas de desempenho acima da capacidade real da criança, as quais são inevitavelmente frustradas. O impacto psicossocial é agravado ou potencializado pelas comorbidades com transtornos externalizantes na idade pré-escolar e transtornos internalizantes a partir da pré-adolescência.

Os casos de TANV apresentam aquisição do processo de alfabetização e rendimento ortográfico dentro da faixa etária esperada, no entanto, conclui-se que os TANV apresentam dificuldade na aquisição do uso e domínio da tabuada, na resolução de problemas de raciocínio lógico, no uso do algoritmo, dificuldade de coordenação motora fina quanto a caligrafia, a independência para amarrar cordões e cardarços, dificuldade na coordenação global ou ampla expressas nos esportes, na dificuldade para adquirir a habilidade de andar de bicicleta e dificuldade visoconstrutiva, visomotora, visoespacial, tátil, somatosensorial e dificuldade de socialização, comunicação, interpretação, ingenuidade, ansiedade, desatenção, comportamento de estranheza e dificuldades de compreender os aspectos implícitos da comunicação social.

A constatação continua que os estudos mostram quanto a existência do quadro de TANV merece maior atenção dos profissionais de saúde e educação, visto que indivíduos com dificuldades de aprendizagem e de comunicação, passam por um processo árduo na aquisição do conhecimento. A informação competente e qualificada sobre o TANV, poderá certamente promover menos falhas de diagnósticos uma vez que os sinais e sintomas de TANV se sobrepõem e se assimilam com possíveis outros quadros como da TCSP e TEA e promover melhor direcionamento na qualidade de vida do indivíduo com TANV e de seus familiares.

O estudo da trajetória ao longo da vida e o impacto que o quadro poderá desencadear é um tema de extrema relevância para futuros estudos visando auxiliar na prevenção de aparecimento de quadro associados como ansiedade e depressão. Estudar a presença de Bullying na vida dos indivíduos com TANV nos parece primordial uma vez que tal sofrimento é também um desencadeador de quadros de ansiedade, depressão, fobias, isolamento social e queda de desempenho acadêmico. Estudar a relação entre os métodos de ensinagem, as modalidades de aprendizagem, as formas de avaliação diferenciadas no sistema acadêmico, pode apontar estratégias alternativas e adaptativas coerentes, necessárias e construtivas, visto que o TANV parece aprender mais com a repetição do que com a experiência intuitiva ou indutiva.

Promover pesquisas sobre o histórico familiar de acometimentos de outras doenças associadas, sobre o acompanhamento pré-natal, perinatal e pós-natal da gestora do indivíduo que possui TANV poderá aludir marcadores biológicos, fatores hereditários, genéticos, nortear o processo de intervenção e prognostico dos indivíduos com TANV e favorecer menos impactos socioeconômico quanto ao sistema de saúde pública e particular se pudermos elencar em pesquisas dados e ações que atuem prevenção da incidência de TANV (Wajnsztejn, ABC & R, 2017).

REFERÊNCIAS

AMERICAN PSYCHIATRIC ASSOCIATION. Diagnostic and Statistical Manual of Mental Disorders – DSM-IV-Tr. 4th ed., ed Washington DC; 2000.

AMERICAN PSYCHIATRIC ASSOCIATION. Diagnostic and Statistical Manual of Mental Disorders – DSM-5. 5th ed. Washington, DC; 2013.

BARKLEY, R. A. et al. The persistence of attention-deficit/hyperactivity disorder into young adulthood as a function of reporting source and definition of disorder. **Journal of Abnormal Psychology**, May 2002, 111(2): 279-89.

CHRISTAKOU, A., MURPHY, C. M., CHANTILUKE, K., CUBILLO, A. I., SMITH, A. B., GIAMPIETRO, V., RUBIA, K. Disorder-specific functional abnormalities during sustained attention in youth with attention deficit hyperactivity disorder (ADHD) and with autism. **Molecular Psychiatry**, 2013, 18 (2), 236– 244.

CORTESE, S. The neurobiology and genetics of attention-deficit/hyperactivity disorder (ADHD): What every clinician should know. **European Journal of Paediatric Neurology**, 16(5), 2012, 422– 433.

EMOND, V., JOYAL, C., & POISSANT, H. Structural and functional neuroanatomy of attention-deficit hyperactivity disorder (ADHD). **Encephale**, 2009, 35(2), 107– 114.

Fine JG, Musielak KA, Semrud-Clikeman M. Smaller Splenium in Children with Nonverbal Learning Disability compared to controls, high-functioning autism and ADHD. **Child Neuropsychol**, 2014, 20(6): 641-61.

FLETCHER, J. M., LYON, G. R., FUCHS, L. S., BARNES, M. A. Learning Disabilities: From Identification to Intervention. New York: The Guilford Press. 2007, pp. 272-274.

FORREST, B. J. The utility of math difficulties, internalized psychopathology, and visual-spatial deficits to identify children with the nonverbal learning disability syndrome: Evidence for a visuospatial disability. **Child Neuropsychology**, Aug 2004, 10 (2): 129–46.

GASQUEZ, V. M. Estado da arte sobre transtorno do déficit de atenção e hiperatividade (TDAH) na aprendizagem: Duas cartografias interativas. 2018. Dissertação.

HARNADEK, M. C. S., ROURKE, B. P. Principal Identifying Features of the Syndrome of Nonverbal Learning Disabilities in Children. **J Learn Disabil**, Mar 1994, 27 (3): 144-54.

HART, H., RADUA, J., NAKAO, T., MATAIX-COLS, D., & RUBIA, K. Meta-analysis of functional magnetic resonance imaging studies of inhibition and attention in attention-deficit/hyperactivity disorder: Exploring task-specific, stimulant medication, and age effects. **JAMA Psychiatry**, 2013, 70(2), 185– 198.

JEBSEN, R. H., TAYLOR, N. E. A. L., TRIESCHMANN, R. B., TROTTER, M. J., & HOWARD, L. A. An objective and standardized test of hand function. **Archives of physical medicine and rehabilitation**, 1969, *50*(6), 311-319.

JOHNSON, D. J., MYKLEBUST, H. R. Learning disabilities: Educational principles and remedial approaches. Grune & Stratton, New York, 1967, 272-306 ISBN 978-0-8089-0219-5

KASPAREK, T., THEINER, P., & FILOVA, A. Neurobiology of ADHD from childhood to adulthood: Findings of imaging methods. **Journal of Attention Disorders**, 2013, 19, 931– 943.

KNIJNIK, L. F., GIACOMONI, C., & STEIN, L. M. Teste de Desempenho Escolar: um estudo de levantamento. *Psico-USF*, 2013, *18*(3), 407-416.

LAJINESS-O'NEILL R., BEAULIEU I. Neuropsychological findings in two children diagnosed with hamartoses: evidence of a NLD phenotypic profile. **Child Neuropsychology**, v. 8, n. 1, p. 27-40, 2002.

MAMMARELLA, I. C., CORNOLDI, C. An analysis of the criteria used to diagnose children with Nonverbal Learning Disability (NLD). **Child Neuropsychol**, May 2014, 20 (3): 255-80.

MAMMARELLA, I. C. et al. Anxiety and depression in children with nonverbal learning disabilities, reading disabilities, or typical development. **Journal of learning disabilities**, 2016 v. 49, n. 2, p. 130-139.

MARGOLIS, A. E., PAGLIACCIO, D., THOMAS, L., BANKER, S., MARSH, R. Salience network connectivity and social processing in children with nonverbal learning disability or autism spectrum disorder. **Neuropsychology**, 2019, 33(1), 135.

MCCANN, M. V., PONGONIS, S. J., GOLOMB, M. R., EDWARDS--BROWN, M., CHRISTENSEN, C. K., SOKOL, D. K. Like father, like son: periventricular nodular heterotopia and nonverbal learning disorder. **Journal of child neurology**, 2008, 23(8), 950-953.

MCPARTLAND, J. C., REICHOW, B., VOLKMAR, F. R. Sensitivity and specificity of proposed DSM-5 diagnostic criteria for autism spectrum disorder. **Journal of the American Academy of Child & Adolescent Psychiatry**, 2012 51(4), 368-383.

METSALA, J. L. et al. Emotion knowledge, emotion regulation, and psychosocial adjustment in children with nonverbal learning disabilities. **Child Neuropsychology,** Vol 23, 2017 – Issue 5

PAULA, C. S., RIBEIRO, S. H., FOMBONNE, E., MERCADANTE, M.T. Brief report: prevalence of pervasive developmental disorder in Brazil: a pilot study. **Journal of autism and developmental disorders**, 2011, 41(12), 1738-1742.

PENNINGTON, B. F., OZONOFF, S. Executive Functions and Developmental Psychopathology. **Journal of Child Psychology and Psychiatry**, 1996, 37(1): 51–87.

PIMENTA, L. S. E. Avaliação do fenótipo neurocognitivo e comportamental da síndrome da deleção 22q11. 2. 2019. Tese de Doutorado. Universidade de São Paulo.

RAVEN, J. C. Guide to the Standard Progressive Matrics. London, H.K., Lewis. Raven JC. The Progressive Matrices and Mill Hill Vocabulary Scale in Western societies. In S.H. Irvine & J. W. Berry (Eds.), Human Assessment and Cultural Factors. New York, Plenum; 1960/1983, pp. 107-114

ROHDE, L. A., SZOBOT, C., POLANCZYK, G., SCHMITZ, M., MARTINS, S., TRAMONTINA, S. Attention-deficit/hyperactivity disorder in adverse culture: do research and clinical findings support the notion of a cultural construct for the disorder? **Biol Psychiatry**. 2005;57(11):1436-41.

ROURKE, B. P., TELEGDY, G. A. Lateralizing significance of WISC verbal--performance discrepancies for older children with learning disabilities. **Perceptual and Motor Skills**. 1971, 33: 875–83.

ROURKE, B. P., FINLAYSON, A. J. Neuropsychological significance of variations in patterns of academic performance: Verbal and visuo-spatial abilities. **Journal of Abnormal Child Psychology**, 1978, 6, 121–133.

ROURKE, B. P. The syndrome of nonverbal learning disabilities: The final common pathway of white-matter disease/dysfunction? **Clinical Neuropsychologist**. Volume 1, Issue 3, 1987 pages 209-234

ROURKE, B. P. The syndrome of nonverbal learning disabilities: Developmental manifestations in neurological disease, disorder, and dysfunction. **Clinical Neuropsychologist**, Dec 1988, 2 (4): 293–330.

ROURKE, B. P. Nonverbal Learning Disabilities: The Syndrome and the Model. Guilford Press, 1989 ISBN 978-0-89862-378-9.

ROURKE, B. P. Syndrome of nonverbal learning disabilities: Neurodevelopmental manifestations. New York, NY: Guilford, 1995,

ROURKE, B. P., Tsatsanis, KD. Nonverbal learning disabilities and Asperger syndrome. In: Klin, A., Volkmar, F. R., Sparrow, S. S. (Eds.), Asperger syndrome, New York, NY: Guilford, 2000, pp. 231–254.

SEMRUD-CLIKEMAN, M. Social Competence in Children. **Journal for Educational Research Online**, 2007, Vol. 4 Issue 1, p158.

SEMRUD-CLIKEMAN, M., GLASS, K. Comprehension of humor in children with nonverbal learning disabilities, reading disabilities, and without learning disabilities. **Annals of Dyslexia.** Dec 2008, 58 (2): 163–80.

SEMRUD-CLIKEMAN, M., FINE, J. G., BLEDSOE, J. Comparison Among Children with Children with Autism Spectrum Disorder, Nonverbal Learning Disorder and Typically Developing Children on Measures of Executive Funcioning. **J Autism Dev Disord** 2014, 44: 331-42.

SEMRUD-CLIKEMAN, M., WALKOWIAK, J., WILKINSON, A., CHRISTOPHER, G. Neuropsychological Differences Among Children With Asperger Syndrome, Nonverbal Learning Disabilities, Attention Deficit Disorder, and Controls Developmental. **Neuropsychology**, 2010, 35 (5): 582-600.

SHIELDS, J. Semantic-pragmatic disorder: A right hemisphere syndrome? **British Journal of Disorders of Communication**, 1991, 26, 383-392.

SPENCER, T. J., BIEDERMAN, J., & MICK, E. Attention-deficit/hyperactivity disorder: Diagnosis, lifespan, comorbidities, and neurobiology. **Journal of Pediatric Psychology**, 2007, 32 (6), 631– 642.

SPREEN, O. Nonverbal learning disabilities: A critical review. **Child Neuropsychology**, 2011, 17, 418–443.

SWEDO, S. E., BAIRD, G., COOK, E. H., HAPPÉ, F. G., HARRIS, J. C., KAUFMANN, W. E., SPENCE, S. J. Commentary from the DSM-5 workgroup on neurodevelopmental disorders. **Journal of the American Academy of Child & Adolescent Psychiatry**, 2012, 51(4), 347-349.

WAJNSZTEJN, A. B. C., BIANCO, B., BARBOSA, C. P. "Prevalence of inter-hemispheric asymmetry in children and adolescents with interdisciplinary diagnosis of non-verbal learning disorder." **Einstein** (São Paulo) 2016 14.4: 494-500.

WAJNSZTEJN, A. B. C., WAJNSZTEJN, R. Dificuldades escolares: um desafio superável. 3 ed. São Paulo: Ártemis, 2017.

WECHSLER, D. Wechsler Intelligence Scale for Children –Fourth Edition (WISC IV). San Antonio, TX: Pearson, 2003.

WORLD HEALTH ORGANIZATION. ICD-10, International Statistical Classification of Diseases and Related Health Problems, 10th revision. Geneva, Switzerland, 1992.

Capítulo 17

A FONOTERAPIA E POSSIBILIDADES DE INTERVENÇÃO NO TRANSTORNO DE DÉFICT DE ATENÇÃO/HIPERATIVIDADE – TDAH

Maria Isabel Vicari

O fonoaudiólogo é:

> o profissional da saúde de atuação autônoma e independente, que exerce suas funções nos setores público e privado. É responsável pela promoção da saúde, avaliação e diagnóstico, orientação, terapia (habilitação e reabilitação) e aperfeiçoamento dos aspectos fonoaudiológicos da função auditiva periférica e central, função vestibular, linguagem oral e escrita, voz, fluência, articulação da fala, sistema miofuncional orofacial, cervical e deglutição. Exerce também atividades de ensino, pesquisa e administrativas. (CRF[a]. 2ª Região)

DEFINIÇÃO

O TDAH é um transtorno de desenvolvimento do autocontrole que consiste em problemas com os períodos de atenção, controle do impulso e com o nível de atividade. Esses problemas são refletidos em prejuízos na vontade da criança ou em sua capacidade de controlar seu próprio comportamento relativo à passagem do tempo – em ter em mente futuros objetivos e consequências. Não é causado por falta de disciplina ou controle parental, assim como não é sinal de algum tipo de "maldade" da criança. É um transtorno real, um problema real e, frequentemente, um obstáculo real (Barkley, 2002).

IMPACTO DO TDAH

O TDAH é um transtorno heterogêneo e multifatorial (Miranda, 2013). Clinicamente, é considerado como um grande desafio para pais, professores e especialistas, em função da ampla variedade de comportamentos decorrentes deste transtorno (Benczik e Casella, 2015; Biederman, 2004). As dificuldades decorrentes do TDAH acarretam sérias consequências em diferentes contextos. Muitas vezes, o indivíduo com o TDAH não consegue se adaptar de maneira adequada ao meio em que vive, tem poucos amigos, às vezes é impopular e não corresponde às expectativas de sua família, da escola ou do ambiente de trabalho. Também demonstra baixa tolerância à frustração e baixa autoestima em consequência das repetidas frustrações vividas (Barkley, 2002). Em algumas situações os pais chegam a desistir de corrigi-los, realizando algumas tarefas por eles, desistindo de outras tantas e permitindo que façam tão somente o que desejam. Enfim, quando esses pais já estão em um alto grau de estresse e cansaço já não mais conseguem que os filhos tenham uma adequada e firme orientação/supervisão (Benczik, 2000; Campbell, 1982).

O nível de satisfação e realização dos pais precisa estar baseado na constatação de que seus filhos poderão melhorar. Porém, convém lembrar, que algumas dessas crianças e adolescentes poderão não atingir uma faixa característica de desenvolvimento, se comparados a seus pares (Dupau, 2007). Diante dos impactos negativos apresentam problemas emocionais por se sentirem incapazes, inseguros e sem autonomia para executar suas atividades ou tarefas, em função do grande número de erros cometidos e da constatação de suas dificuldades. Mesmo diante dessas dificuldades e adversidades, os pais de crianças e adolescentes com o TDAH precisam ser persistentes, controlar sua impaciência, serem otimistas e não desanimarem diante dos inúmeros obstáculos que enfrentam (Barkley, 2002). Pode ocorrer que o aluno com o TDAH passe a brigar, reclamar e ter acentuada a sua falta de autocontrole. Por não conseguir lidar com as consequências de seus atos vai ficando socialmente cada vez mais isolado gerando um círculo de perpetuação de comportamentos inadequados e agressivos (Rohde, 2003).

Schwartzman (2001), com relação a agitação e dispersão de crianças que apresentam um bom rendimento escolar e sem problemas de ordem familiar ou social, tem orientado pais e escolas no sentido de não interferir ou tentar modificar o padrão de comportamento de seus filhos e alunos uma vez que não há um impacto negativo do transtorno nas suas vidas e em seus desempenhos de ordem social, escolar e familiar.

TRATAMENTO

Segundo a Associação Brasileira de Déficit de Atenção (ABDA): "O tratamento do TDAH deve ser multimodal, ou seja, uma combinação de medicamentos, orientação aos pais e professores, além de técnicas específicas que são ensinadas ao portador".

O fonoaudiólogo tem um importante papel e em muito pode colaborar com os pacientes com o transtorno. Para isso, é fundamental que o profissional conheça os sinais e sintomas do TDAH, a fim de poder fazer o devido encaminhamento para diagnóstico e tratamento junto ao profissional especializado e para que a sua fonoterapia possa obter sucesso.

O tratamento com o fonoaudiólogo é indicado em casos específicos onde existem, simultaneamente, alterações fonoaudiológicas, como por exemplo, o Transtorno de Leitura (Dislexia) ou Transtorno da Expressão Escrita (Disortografia).

O TDAH não é um problema de aprendizado, como a Dislexia e a Disortografia, mas sim uma dificuldade em manter a atenção, dificuldade com a desorganização e a inquietude que em muito atrapalha o rendimento nos estudos. Dados do *Interagency Committee on Learting Disabilities* (1987), relatam que de 5% a 10% de crianças em idade escolar apresentam dificuldades de aprendizagem. Vicari (2002), constatou a relação entre problemas de aprendizagem e déficit de atenção. Diante desses dados constatamos a real necessidade do apoio pedagógico e fonoaudiológico para auxilio nas dificuldades apresentadas.

A FONOTERAPIA DO TDAH

Em muitos casos de crianças e adolescentes com o TDAH, a intervenção fonoaudiológica se faz necessária para que haja um menor impacto dos sintomas decorrentes desse transtorno e de comorbidades relacionadas as alterações fonoaudiológicas, as quais devem ser trabalhadas em conjunto com os aspectos de comportamento e atitudes decorrentes do TDAH.

O fonoaudiólogo terá como objetivo o aumento do tempo de atenção e concentração nas atividades, orientação e aconselhamento a pais e escolas com relação aos aspectos fonoaudiológicos e de aprendizagem trabalhados, das habilidades sociais, informação sobre o TDAH e suas implicações na vida acadêmica, social e emocional da criança ou adolescente.

Assim, alguns aspectos serão considerados na Fonoterapia do TDAH tais como a Atenção, a Memória e as Funções Executivas, processos cognitivos de alta complexidade. Aqui abordaremos suscintamente alguns aspectos desses processos cognitivos e que consideramos relevantes ao fonoaudiólogo.

ATENÇÃO

A atenção é um dos requisitos necessários para o processamento da linguagem oral. Se a atenção estiver comprometida, o desenvolvimento da linguagem também estará. Não apenas do ponto de vista linguístico, ou seja. dos aspectos:

fonológico (informações sonoras); morfológico (regras de formação de palavras); sintático (regras para a formação de sentenças); semântico- lexical (significados e vocabulário); pragmático (regras para o adequado uso contextual da linguagem), mas também a habilidade comunicativa necessária a uma boa socialização como manutenção de um diálogo, contar um fato ou até mesmo recontar uma história.

A atenção é um conjunto de mecanismos neurais que nos garantem selecionar um ou mais entre vários estímulos, nos permite ainda selecionar os mais adequados e possíveis comportamentos diante de uma situação em particular e a habilidade de tornar consciente um determinado estímulo. A atenção pode ser subdivida em: voluntária, que exige um esforço consciente (físico e mental) e nos permite administrar as mudanças que nos cercam a todos os momentos e a contextualizar as nossas ações automáticas para adequá-las às situações de presente. A atenção voluntária pode ter vários aspectos: atenção dividida onde vários estímulos ambientais necessitam ser atendidos ao mesmo tempo; atenção seletiva quando, diante de diferentes estímulos, devemos nos concentrar em apenas um deles; atenção sustentada quando é preciso manter a atenção em uma mesma atividade por um longo período de tempo, mesmo em situações que não são do nosso interesse ou vontade. Se a atenção sustentada não for acionada não será possível concluir uma tarefa. E a automática, quando realizamos uma tarefa da qual não estamos envolvidos de uma forma inteiramente consciente (Schwartzman, 2001).

MEMÓRIA

As memórias de curto e longo prazo e a memória de trabalho também são processos necessários à aquisição da linguagem e aprendizagem. A memória de curto prazo é aquela que permanece temporariamente em nosso cérebro e por um breve período de tempo, podendo dar lugar a memórias de médio prazo ou serem simplesmente esquecidas. Para passar para a memória de longo prazo dependerá de alguns fatores, como a importância e repetição da informação e a adequada codificação na memória de longo prazo.

A memória de longo prazo é um sistema ou sistemas que servem de base à capacidade de armazenar informação por longos períodos de tempo. Podem ser armazenadas por horas, anos ou por toda a vida. A sua formação necessita de modificações funcionais e estruturais dos neurônios.

A memória de trabalho é fundamental para a aprendizagem e para a aquisição da leitura, mesmo não produzindo armazenamento. Ela é responsável pela continuidade dos nossos atos do dia a dia e faz o reconhecimento da informação nova com aquelas pré-existentes, comparando e fazendo associações. O que diferencia a memória de curto prazo e a memória de trabalho é que, na memória de curto prazo, a informação é armazenada por um curto espaço de tempo e de uma forma passiva. Já a memória de trabalho faz todo o gerenciamento da informação de uma maneira ativa durante o seu processamento, armazenando, transformando ou descartando a informação, de acordo com o que for preciso (Izquierdo, 2001; Braddeley, 2011).

FUNÇÕES EXECUTIVAS

São as funções executivas que nos permitem usar nossas percepções, conhecimento e objetivos para influenciar a seleção de ações e pensamentos. Nos dão flexibilidade cognitiva, permitindo-nos pensar e agir de uma maneira inovadora e criativa. Portanto, nos fazem capazes de suprimir alguns pensamentos, ativar outros, simular e considerar as consequências desses planos dentro de uma grande gama de potencialidades.

As funções executivas nos permitem planejar o futuro e solucionar eventuais problemas, sendo essencial para o comportamento orientado a objetivos e a tomada de decisões (Gazzaniga, 2014). A alteração em tais funções está relacionada ao comprometimento de alguns aspectos no TDAH (Capovilla, 2007). Uma porção do córtex cerebral é dedicada às estruturas frontais. Essa região do cérebro é a mais recente no desenvolvimento evolucionário e é a última a se desenvolver e amadurecer em um indivíduo. Os lobos frontais são fundamentais para as funções executivas de antecipação, seleção de objetivos, planejamento, auto monitoramento, uso de feedback e conclusão de atividades com propósito. Danos nos lobos frontais levam a déficits comportamentais, emocionais e problemas cognitivos, em especial com funções executivas diminuídas, lógica, estratégia, planejamento, solução de problemas e raciocínio. Vale lembrar que o prejuízo de qualquer uma ou de todas essas funções executivas pode estar presente, apesar de fortes habilidades intelectuais e capacidade de linguagem não serem afetadas.

A pessoa com deficiência de função executiva tem dificuldade de planejamento e organização, normalmente é desatenta e desorganizada, perde com frequência prazos, atrasa-se para compromissos, demonstra dificuldade com iniciação de tarefas e quando as iniciam pode ter problemas para manter a atenção na tarefa ou de persistir ou até de concluí-la. Para essa pessoa o auto monitoramento e a auto regulação se torna uma tarefa árdua, costuma ser inconsistente em seu desempenho e tem problemas para integrar feedback ou sugestões.

Portanto, temos que os distúrbios de função executiva se caracterizam pelos fatores em: planejamento e organização; identificar o que precisa ser feito; executar a tarefa de forma ordenada; iniciar tarefas; avaliar como estão se saindo em uma tarefa; dificuldade em receber feedback ou sugestões; problemas que determinam a sequência de realização; problemas para manter a atenção (Keeley, 2003).

Dentre as funções executivas, destacam-se a atenção seletiva, memória de trabalho, flexibilidade, capacidade de planejamento e auto regulação do comportamento, inibição de impulsos e respostas inadequadas, tomada de decisões e antecipação de consequências futuras e monitoramento da atenção (Ciasca, 2010). Segundo Barkley (2002), as funções executivas "alimentam a persistência do indivíduo e constrói uma ponte em direção a gratificações futuras".

ALTERAÇÕES FONOAUDIOLÓGICAS

Sabemos que o indivíduo com o TDAH poderá enfrentar dificuldades escolares devido a sua falta de atenção e excesso de agitação, poderá ainda apresentar uma maior predisposição para alterações com atrasos de linguagem, alterações fonológicas, sintáticas, pragmáticas, lexicais, na capacidade de compreensão de ordens complexas, organização temporal, na capacidade de recontagem de histórias entre outras dificuldades.

Uma vez que comorbidades com o TDAH são observadas, é necessário um bom diagnóstico diferencial para que não sejam confundidos os transtornos de aprendizagem, os transtornos de leitura e escrita, e outros mais como o distúrbio do processamento auditivo central. Alguns estudos mostram que de 16% a 37% de crianças com distúrbios específicos de linguagem também apresentam o TDAH. Guedes (1997), citando Van Riper em 1972, comenta que 75% dos problemas de fala são distúrbios articulatórios. Em estudos de Baker & Cantwell (1987) e Panhoca (1996) verificaram que crianças com o TDAH têm apresentado altos índices de distúrbios articulatórios. Shaywitz (2006), relata que 36% de crianças com TDAH também têm distúrbios de leitura e escrita.

Em pesquisa com meninos de 8 a 11 anos de idade provenientes de escolas particulares, Vicari (2002) encontrou um maior grau de desvio e alteração vocal em crianças com sinais e sintomas do TDAH. A comorbidade entre TDAH e distúrbios do processamento auditivo é comentada por Gail e Musiek (1997). Os estudos realizados têm encontrado uma maior relação entre crianças com TDAH e que também apresentam disfluência de fala, quando comparadas com crianças sem o diagnóstico do TDAH (Zental, 1983). Uma revisão sistemática de literatura (Nascimento, 2015) sobre estudos de produções científicas acerca das relações do TDAH e a Fonoaudiologia, revela que as alterações fonoaudiológicas mais encontradas foram os Distúrbios de Leitura e Escrita (*DLE*), seguidas do Distúrbio do Processamento Auditivo Central (*DPAC*), o qual ainda apresenta poucas publicações a respeito da sua relação com o TDAH e com poucos estudos sobre a atuação do fonoaudiólogo na avaliação e tratamento dessas crianças.

Falaremos, brevemente, sobre as alterações mais comuns encontradas na clínica fonoaudiológica com os pacientes já com diagnóstico, ou que apresentam os sinais e sintomas do TDAH.

TRANSTORNO FONOLÓGICO (TF)

Dentre as dificuldades observadas em crianças com o TDAH estão os transtornos fonológicos e o aprendizado das habilidades metalinguísticas (quando o objetivo da mensagem é falar sobre a própria linguagem). A revisão de 2015, anteriormente citada, relata que os déficits na relação entre memória de trabalho e o desempenho em atividades prejudicam a consciência fonológica podendo acarretar dificuldades no aprendizado da leitura. Nessa revisão, os autores relatam estudo realizado no Brasil onde as dificuldades apresentadas por crianças com o TDAH podem estar relacionadas às características de hiperatividade, desatenção e desorganização e não a uma desordem de linguagem de base fonológica (Nascimento, 2015). A fonologia envolve a percepção, a produção e a organização dos fonemas da língua, integrando-os e associando-os, salientando inter-relações com a linguagem e a audição que são inerentes nesse processo.

O TF se caracteriza por uma alteração no sistema fonológico onde são observadas omissões; substituições e distorções dos sons da fala (Wertzner, 2007). Este transtorno, que também já foi conhecido como Distúrbio Articulatório, caracteriza-se por trocas de sons na fala, por exemplo: ao falar *bala* a criança falará *pala*, para *vovó* falará *fofó*, para *pera* falará *pela*. A dificuldade ao produzir sons da fala poderá gerar dificuldades de comunicação podendo também levar a dificuldades de ordem social. O que se observa é que se essa dificuldade persistir, problemas de ordem emocional também poderão ocorrer. Se a criança em fase pré-escolar está com sua fala inadequada e, portanto, não mais condizente com a sua idade cronológica, normalmente sofrerá pressões dos seus pares.

Se essas trocas persistirem será necessária uma intervenção precoce para prevenir maiores consequências, uma vez que estas crianças poderão ser fortes candidatas a terem dificuldade de leitura e/ou escrita e, por conseguinte, terem seu rendimento escolar comprometido. O transtorno fonológico não tem uma causa definida sendo sua etiologia bastante discutida. Porém alguns fatores poderão prejudicar o desenvolvimento da fala, tais como: otite média, hereditariedade e estimulação social.

DISTÚRBIO DE LEITURA E ESCRITA (DLE)

O Distúrbio de Leitura e Escrita se refere ao desenvolvimento da linguagem e se manifesta quando a criança apresenta um déficit de decodificação fonológica, de compreensão da linguagem oral e/ou escrita. É um distúrbio que afeta um grande número de crianças levando-as ao fracasso escolar. Antigamentes achava-se que o DLE afetava mais os meninos do que as meninas e estudos recentes indicaram que não há diferenças significativas na incapacidade de leitura entre meninos e meninas (Shaywitz, 1990).

O DLE é um distúrbio que pode ter origem hereditária ou familiar. Em um grande número de crianças que apresentam o DLE há relato de pais que também tiveram a mesma dificuldade. Estudos evidenciam a necessidade de reconhecer palavras escritas com precisão e rapidez e a de compreender conteúdos orais, duas importantes competências para o aprendizado da leitura (Fiorit, 2011).

Em crianças com o DLE, a falha na compreensão da leitura poderá ocorrer por uma inadequada decodificação e reconhecimento de palavras, por déficits relacionados às habilidades de linguagem oral, como pobre vocabulário, sintaxe, semântica e ao processo fonológico, os quais poderão estar envolvidos tanto na compreensão da leitura como na função executiva. Em média, crianças de famílias de baixo nível socioeconômico ingressam nas escolas com um inadequado nível de vocabulário, de regras gramaticais, de compreensão oral gerando dificuldades no desenvolvimento das competências linguísticas. Geralmente essas são crianças onde o nível cultural e educacional das famílias também é precário com pouca, e às vezes nenhuma, exposição a livros, revistas, internet e demais possibilidades de desenvolvimento cultural e educacional o que leva a uma situação de empobrecimento na comunicação. O atraso de linguagem decorrente dessa situação poderá resultar no prejuízo das competências linguísticas, de maior possibilidade de fracasso no aprendizado da leitura e escrita e, consequentemente, a um fracasso escolar.

É na leitura onde melhor percebemos a interferência da desatenção no desempenho linguístico. A competência linguística se baseia no conhecimento da estrutura da língua quando produzimos ou compreendemos informações, sentenças e textos tanto orais como escritos. A maior exposição a leitura, e sua consequente ampliação de vocabulário e de estímulo, à curiosidade de conhecimento do mundo e, também, de uma maior compreensão da leitura, propiciarão a essas crianças maiores chances de sucesso escolar e de vida.

O TDAH apresenta uma correlação com os distúrbios de leitura e escrita (Shaywitz, 1994) sendo mais comum nos tipos predominantemente desatento e combinado. Durante a leitura é preciso ter uma boa atenção para selecionar informações e estímulos relevantes e ignorar os não pertinentes a atividade. Crianças com o diagnóstico do TDAH apresentam maior dificuldade relacionada a memória prejudicando as habilidades necessárias para a leitura (Oliveira, 2011).

As dificuldades de leitura estão associadas à consciência fonêmica, ao raciocínio verbal e à memória de trabalho, enquanto no TDAH estão associadas ao controle inibitório e as alterações nos processos de leitura se devem ao comprometimento da interação entre os processamentos visuais, linguístico, de atenção e auditivo (Nascimento, 2015; Oliveira, 2011). No TDAH, a fluência e a velocidade de leitura em crianças podem estar reduzidas tanto na leitura silenciosa como na leitura em voz alta. Stanovich, citado por Siegel (1993), relata que os déficits no processamento fonológico estão na base dos problemas de leitura e constitui uma função modular que opera automaticamente e deve ser relativamente independente do desempenho em testes de inteligência (QI). Com relação ao TDAH, tanto o DPAC como o DLE precisam ser considerados como diagnóstico diferencial, para que não sejam confundidos, embora possam coexistir no TDAH.

TRANSTORNOS DE LINGUAGEM (*TL*)

A linguagem pode ser classificada como receptiva (ouvir e ler) ou expressiva (falar e escrever). Em alguns casos, a comunicação alternativa pode ser necessária para indivíduos que demonstrem deficiências nas modalidades gestual, falada e/ou escrita. *American Speech-Hearing and Language Association* (Asha, 1993). A linguagem é um sistema de comunicação onde observamos diferentes elementos relativos à sintaxe, à fonologia e à semântica.

TL são desvios no padrão normal da aquisição da linguagem desde suas etapas iniciais. Crianças normais variam na idade na qual iniciam a aquisição da linguagem falada e também no ritmo das habilidades de linguagem a serem estabelecidas. A habilidade da linguagem é uma das bases para o aprendizado da comunicação escrita (Ciasca, 2010). A linguagem oral é a ferramenta fundamental da comunicação humana, influenciando fortemente a nossa socialização. É através da linguagem que são formados os vínculos.

Para a aprendizagem das palavras a criança dependerá das interações comunicativas que terá com os adultos que a rodeiam, momento em que poderá manifestar seus desejos e compreender o que dela desejam. Se isto não ocorrer o aprendizado estará prejudicado pois a criança apresentará um baixo rendimento acadêmico, problemas de relacionamento interpessoal e isolamento social o que ocasionará prejuízos no seu desenvolvimento psicológico os quais poderão gerar transtornos de conduta ou emocionais.

O atraso na aquisição da linguagem poderá ser indício de um quadro denominado Distúrbio Específico de Linguagem (DEL). A criança parece possuir todas as condições de desenvolver linguagem e a fala, mas este desenvolvimento não ocorre de acordo com o esperado. Algumas crianças não falam ou demoram para iniciar a produção das primeiras palavras, são mais lentas para aprender novas palavras, possuem um vocabulário restrito e não conseguem formar frases. Essas dificuldades poderão ser variadas e dependendo da gravidade do quadro poderão persistir até a idade adulta. Em alguns casos de DEL, dificilmente conseguirão desenvolver uma fala adequada e em casos mais leves a dificuldade poderá estar em adquirir os sons da língua apresentando trocas de fonemas. O diagnóstico inicial é feito por exclusão, ou seja, primeiramente tem que ser investigado se existe algum problema auditivo; se a dificuldade é específica da área da linguagem; se outros aspectos do desenvolvimento da criança também estão alterados, como o

Autismo e a Deficiência Intelectual; se existe algum problema emocional grave; se em casa está faltando estímulos para o desenvolvimento da fala e da linguagem. O diagnóstico precoce e correto é fundamental para que seja trabalhada a dificuldade específica apresentada pela criança e, também, para que a família e escola tomem conhecimento do distúrbio e recebam as devidas orientações. O Distúrbio Específico de Linguagem (DEL) pode gerar consequências para o processo de aprendizagem da escrita e leitura (Bishop, 1987).

Crianças que apresentam este distúrbio geralmente não conseguem se alfabetizar na idade prevista e possuem sérias dificuldades para acompanhar as atividades em sala de aula. Não conseguem compreender a relação entre o som e a escrita. Os transtornos de linguagem tanto receptivos como expressivos em conjunto com o TDAH surgem nos anos pré-escolares e podem perdurar durante a vida escolar, sendo fundamental o seu diagnóstico e a respectiva intervenção durante essa fase.

PROCESSAMENTO AUDITIVO CENTRAL (PAC)

De acordo com a definição proposta pela ASHA, 1993:

> Os distúrbios do processamento auditivo central (*DPAC*) são déficits no processamento de informações de sinais sonoros não atribuídos à sensibilidade auditiva periférica prejudicada ou ao comprometimento intelectual. Esse processamento de informações envolve funções perceptivas, cognitivas e linguísticas que, com interação apropriada, resultam em comunicação receptiva eficaz dos estímulos apresentados auditivamente. Especificamente o *DPAC,* refere-se a limitações na transmissão, análise, organização, transformação, elaboração, armazenamento, recuperação e uso de informações, contidas em sinais sonoros. O *DPAC* pode envolver a capacidade ativa e passiva do ouvinte, por exemplo, consciente e inconsciente, mediada e não mediada, controlada e automática de fazer o seguinte: assistir, discriminar e identificar sinais acústicos; transformar e transmitir continuamente informações através dos sistemas nervoso periférico e central; filtrar classificar e combinar informações em níveis perceptivos e conceituais apropriados; armazenar e recuperar informações com eficiência; restaurar, organizar e usar as informações recuperadas; segmentar e decodificar estímulos acústicos usando conhecimento fonológico, semântico, sintático e pragmático; e atribuir significado a um fluxo de sinais acústicos através do uso de contextos linguísticos e não linguísticos. (ASHA, 1993)

No DPAC, verificamos um baixo rendimento escolar e alguns comportamentos inadequados que repercutem em problemas de ordem social e acadêmica.

Quando este distúrbio está presente juntamente com o TDAH é um fator significativo no desempenho de crianças com dificuldades de leitura nas tarefas psicoacústicas (relação entre as características do som e a sensação auditiva que ele provoca). Algumas vezes o DPAC é confundido e diagnosticado como Dislexia ou TDAH e, quanto mais cedo for diagnosticado, melhores chances terá a criança no seu aprendizado escolar.

Crianças diagnosticadas com o TDAH normalmente apresentam dificuldades em realizar tarefas que desafiam o sistema nervoso auditivo central. Apesar de uma criança apresentar uma audição normal poderá estar ouvindo de uma forma inadequada. Recebe as ondas sonoras, mas apresenta falhas ao enviar essas informações recebidas para as áreas do cérebro relacionadas às habilidades auditivas, responsáveis por analisar, interpretar e dar significado aos sons que a orelha recebe. Assim, ao receber o som de uma forma inadequada, terá dificuldades de processamento das informações captadas pelas vias auditivas. Portanto, ela ouvirá o que falarem com ela, mas terá dificuldades em interpretar a mensagem recebida. Frequentemente pedem por repetições, dizendo "o que?", "am?" e demonstram desatenção auditiva e dificuldade em prestar atenção. Geralmente são distraídos, não compreendem a mensagem dada, têm dificuldade em seguir instruções e comandos auditivos complexos e localizar os sons.

A relação entre TDAH e o DPAC é examinada sob a perspectiva da audiologia, neurociência cognitiva e a neuropsicologia. A evidência acumulada fornece uma base para os perfis clínicos sobrepostos e ainda os diferencia como entidades clinicamente distintas. A incapacidade de manter atenção suficiente aos estímulos auditivos pode causar déficits no processamento auditivo, ou seja, de cima para baixo (top down). Já o inverso, o processamento auditivo deficiente, ou seja, de baixo para cima (bottom up) pode prejudicar a atenção (Gail, 1997). Compreender a relação entre o TDAH e o DPAC depende da interação entre a percepção e o processamento cognitivo de alto nível.

O mais pertinente é saber se um déficit do processamento auditivo causa algum déficit de atenção ou se um déficit de atenção mais global impede o processamento auditivo (Chermak, 1999). As causas mais comuns do DPAC podem ser de natureza genética; distúrbios neurológicos; vias auditivas do Sistema Nervoso Central (SNC) com atraso maturacional; lesões cerebrais causadas por anoxia ou traumatismo craniano; otites de repetição, as quais podem causar perda auditiva temporária ou permanente; envelhecimento natural do cérebro; origem neurológica, por exemplo, Esclerose Múltipla, tumor e doença de Alzheimer).

A reabilitação do DPAC é realizada por treinamento auditivo. Na fonoterapia, com um conjunto de tarefas acústicas para ativar ou modificar o sistema auditivo e em cabine acústica por treinamento com controle dos estímulos acústicos a serem trabalhados.

TRANSTORNOS DE APRENDIZAGEM (TA)

Os Transtornos Específicos da Aprendizagem, no mais recente Manual Diagnóstico e Estatístico de Transtornos Mentais da Associação Psiquiátrica Americana (DSM V, 2014) deixaram de ser subdivididos em transtorno de leitura, cálculo, escrita e outros, pois a Associação acredita que com esses transtornos frequentemente se apresentam mais déficits na aprendizagem (Araújo, 2014). Os transtornos da aprendizagem, entre eles os de Leitura e da Escrita, Discalculia e TDAH, precisam ser considerados como diagnóstico diferencial para que não sejam confundidos com o DPAC, embora possam coexistir (Miranda, 2013). O TDAH algumas vezes é confundido com o transtorno de aprendizagem pois ambos podem causar dificuldades no desempenho escolar do estudante, mas ambos apresentam causas distintas.

Para Ciasca,

> (...) o distúrbio de aprendizagem é como uma perturbação no ato de aprender, isto é, uma modificação dos padrões de aquisição, assimilação e transformação, sejam por vias internas ou externas ao indivíduo. E acrescenta "é uma disfunção do SNC relacionada a uma "falha" no processo de aquisição ou desenvolvimento, tendo, portanto, caráter funcional, um distúrbio não caracteriza uma ausência, mas sim uma perturbação dentro de um processo (Carvalho, 2007).

Dessa maneira a aprendizagem será vista como um processo de aquisição individual, evolutiva e constante, que reúne características tanto orgânicas como ambientais. Fonseca (2007), relata que crianças ou jovens que apresentam Dificuldade de Aprendizagem não aprendem normalmente, mas não são portadores de deficiência visual, auditiva, mental, motora ou socioemocional. Também observa que a Dificuldade de Aprendizagem não resulta de um contexto de privação afetiva, miséria, de abandono ou desvantagem socioeconômica ou socioafetiva.

Nos parece importante ressaltar a distinção entre o Distúrbio de Aprendizagem das Dificuldades de Aprendizagem. A Dificuldade de Aprendizagem é uma condição passageira que ocorre quando influências externas dificultam o processo de aprendizagem, tais como ambiente inadequado, problemas de ordem emocional e/ou familiar e até uma alimentação inadequada, estando relacionada à problema de ordem e origem pedagógica. Como se observa, realmente difere dos Distúrbios de Aprendizagem os quais apresentam uma condição neurológica com prejuízo no processamento de informações e da aprendizagem, implicando assim em uma desordem na maneira de adquirir, utilizar e armazenar informações ou mesmo na habilidade para solucionar problemas. São esses os alunos que apresentam déficit de atenção; problemas de memória; dificuldades de percepção, problemas na linguagem oral, escrita ou da leitura; dificuldades de cálculo matemático e dificuldades de comportamento social (Carvalho, 2007; Zorzi, 2004).

A seguir, comentaremos alguns problemas de aprendizagem com causas na atividade cerebral, mas que muitas vezes não são valorizados por alguns profissionais. Estes problemas estão relacionados à dificuldade do aluno com relação a vida escolar e não são causados pelo aspecto da educação. Precisam ser avaliados por profissionais da área da saúde e a presença do professor é fundamental pois é ele que irá orientar e propiciar ao aluno a adequação de suas necessidades podendo assim levá-lo a um bom e adequado progresso. Relembrando, na nova edição do DSM V os problemas de aprendizagem se encontram dentro dos Transtornos de Aprendizagem. Antes dessa quinta edição os problemas de aprendizagem eram mais detalhados e descritos.

Em seguida, discutiremos alguns desses problemas de aprendizagem, como estavam anteriormente classificados. Disgrafia, uma dificuldade na escrita: normalmente com queixas de dor ao escrever; traçado inelegível onde podemos encontrar erros ortográficos; trocas e omissão de letras; dificuldade com a fluência da escrita caracterizada, por exemplo, por aglutinações; pressionamento excessivo do lápis. Muitas vezes, também, observamos dificuldade de ordem psicomotora.

Discalculia, desordem neurológica específica para habilidades matemáticas que causa dificuldade de compreender e manipular os números e pode ser causada por déficit de percepção visual. Há algumas dificuldades como: cálculos onde o aluno não consegue realizar as operações matemáticas e identificar a função dos sinais; consciência numérica; situações que envolvam noções matemáticas; conceito de tempo e espaço; volume; quantidade, não conseguindo inter-relacionar estes conceitos. Mesmo apresentando uma boa maturidade, boa escolarização e aprendizagem escolar a criança não consegue adquirir esses conhecimentos adequadamente.

Dislalia foi um termo utilizado para a dificuldade na fala caracterizada por alterações da formação normal dos chamados órgãos fonadores, o que impede a criação de determinados sons. Em substituição a este termo o mais comum é a terminologia Distúrbio Articulatório e atualmente Transtorno Fonológico.

Dislexia, por ser esta uma condição muito comum e com grande impacto na capacidade de leitura, faremos abaixo uma explanação um pouco mais detalhada.

DISLEXIA

De acordo com a Associação Brasileira de Dislexia (ABD), a Dislexia do desenvolvimento é considerada um transtorno específico de aprendizagem de origem neurobiológica, caracterizada por dificuldade no reconhecimento preciso e/ou fluente da palavra, na habilidade de decodificação e em soletração. Essas dificuldades normalmente resultam de um déficit no componente fonológico da linguagem e são inesperadas em relação à idade e outras habilidades cognitivas (definição adotada pela IDA – *International Dyslexia Association,* em 2002. Essa também é a definição usada pelo *National Institute of Child Health and Human Development* – NICHD).

A Dislexia é um dos tipos de transtorno de aprendizagem que afeta habilidades básicas de leitura e linguagem e não existindo nenhuma outra alteração (neurológica, sensorial, cognitiva ou motora) que justifique as dificuldades observadas. Caracteriza-se por dificuldades na decodificação de palavras isoladas, normalmente refletindo insuficiência do processamento fonológico (que estuda os sons do ponto de vista funcional como elementos que integram um sistema linguístico determinado).

A Dislexia se manifesta por dificuldades linguísticas e quase sempre, além das alterações de leitura, um problema com a aquisição da proficiência da escrita e da soletração (Mousinho, 2016). É uma dificuldade específica de leitura vivenciada tanto por crianças como por adultos que possuem capacidade cognitiva e motivação para realizarem uma leitura precisa e fluente. Dentre as dificuldades de aprendizagem, a Dislexia é a mais comum e mais estudada e afeta 80% dos indivíduos com problemas de aprendizagem. É tanto familiar como hereditária e as influências ambientais e genéticas afetam a sua expressão. Para ler é preciso desenvolver a percepção de que as palavras faladas podem ser separadas em fonemas e que as letras de uma palavra escrita representam esses sons. Em grande parte de crianças e adultos disléxicos essa consciência fonêmica está ausente. Os resultados de populações estudadas com incapacidade de leitura confirmam que, tanto em crianças como em adolescentes, um déficit na fonologia é o mais alto correlato de Dislexia. Outros subtipos também podem ser responsáveis por alguns casos de Dislexia, tais como déficits na velocidade de nomeação além de déficits fonológicos, chamados de hipótese de déficit duplo.

A leitura é composta por dois processos: decodificação e compreensão. No disléxico, um déficit fonológico prejudica a capacidade de segmentar a palavra escrita em seus componentes fonológicos subjacentes. Dessa maneira o leitor terá dificuldades, primeiro em decodificar e, depois, em identificar a palavra (Shaywitz, 2007).

Vários estudos sobre o TDAH e a Dislexia têm colaborado para a compreensão geral sobre estas funções propiciando estratégias mais específicas e eficazes de intervenção.

Sendo a atenção a porta de entrada da informação, ela selecionará o que é relevante e fará o controle do seu processamento pelo cérebro. A atenção facilita a percepção, a memória e a resposta motora, tendo papel central no aprendizado. O TDAH e a Dislexia acometem cerca de 5% das crianças, são conhecidos como predominantes na infância, apresentam grandes possibilidades de comorbidade e impactam tanto a vida familiar como a escolar e a social. Na comorbidade a dificuldade de leitura parece estar mais relacionada com a desatenção do que com outros sinais e sintomas do TDAH. Em algumas crianças com características de impulsividade, a adivinhação aparece como uma estratégia compensatória. Contudo, se a desatenção for mais prevalente durante os momentos de leitura, o diagnóstico do TDAH será menos provável (Martins, 2016).

Na clínica fonoaudiológica nos deparamos com pacientes encaminhados por outros profissionais, escolas, ou, diretamente pelas famílias e que nos procuram com outras queixas além das alterações fonoaudiológicas acima apontadas. A literatura demonstra e nós também observamos na nossa clínica, com uma menor incidência, a comorbidade com as queixas relacionadas a Fluência da Fala e a Alteração Vocal.

FLUÊNCIA DA FALA

O termo fluência se refere a um fluxo produzido de uma forma suave e contínua na hora de falarmos. A produção da fala está relacionada ao esforço e/ou a velocidade e continuidade com as quais a fala é produzida. As disfluências são caracterizadas pelas involuntárias rupturas ou pelo ritmo e/ou esforço demonstrado; suavidade e quebras no fluxo durante a fala. Dentre os distúrbios das disfluências da fala observamos a Taquifemia que é uma alteração da fluência caracterizada por uma velocidade de fala rápida, irregular, ou com estes dois aspectos e que deverá estar acompanhada por disfluências comuns e excessivas, omissões de sílabas e/ou pausas, estresse silábico ou ritmo de fala anormal.

A intervenção fonoaudiológica procurará melhorar a comunicação da pessoa que apresenta esse distúrbio com foco na redução da velocidade, redução das disfluências e aumento da inteligibilidade da fala. As disfluências podem se manifestar por repetições, bloqueios, prolongamentos e hesitações na fala. A depender do grau da emoção e do domínio sobre o tema a ser abordado elas poderão se manifestar em maior ou menor grau. A disfluência é um fenômeno comum na fase que as crianças estão estruturando sua linguagem. Porém, em alguns casos, ela poderá alertar para o início do processo da gagueira.

A Gagueira é a mais comum das disfluências da fala e conhecida como disfluência gaga onde os bloqueios, repetições e prolongamentos de sons e sílabas são observados. As disfluências comuns na infância que algumas crianças manifestam, são naturais ao período de estruturação linguística e podem ter um grau de deliberação e controle. Em geral, são esporádicas e com o tempo tendem a amenizar e desaparecer, aumentando a fluência da fala e é chamada de remissão espontânea; as disfluências na gagueira do desenvolvimento são mais frequentes e involuntárias, pois não dependem da vontade da criança gaguejar ou não, e é também intermitente.

Já as crianças com gagueira do desenvolvimento podem apresentar períodos de fala fluente, conhecida como remissão parcial, momento quando as famílias acreditam que seus filhos superaram essa fase. Na disfluência do desenvolvimento encontramos crianças onde após a remissão parcial o quadro pode se agravar com eventos de gagueira mais evidentes e persistentes. Atualmente, as teorias revelam que não existe um único fator constitucional ou ambiental suficiente para justificar a etiologia das gagueiras do desenvolvimento.

Na prática, observamos que o fonoaudiólogo que trabalha com crianças que apresentam a Gagueira em comorbidade com o TDAH precisará de um bom e efetivo treinamento e conhecimento em relação aos sinais e sintomas de atenção, impulsividade e hiperatividade para poder questionar como as características do transtorno podem impactar na sua fonoterapia, onde o treinamento de atenção poderá ser uma opção na reabilitação da fala na gagueira do desenvolvimento (Mercon, 2007; Oliveira, 2013).

A prevalência entre o TDAH e a Gagueira ainda não é muito conhecida, mas estudos preliminares sugerem que crianças em idade escolar apresentam entre 4-26%, (Ardnt & Healey, 2001; Conture, 2001; Donaher, 2001; Riley & Riley, 2000).

ALTERAÇÃO VOCAL

O desenvolvimento da voz acompanha e representa o desenvolvimento do indivíduo, tanto do ponto de vista físico, como psicológico e social (Behlau, 2001). A Alteração Vocal é um distúrbio da comunicação que dificulta a emissão e produção natural da voz, que é produzida na laringe, uma estrutura complexa, situada no pescoço e constituída por duas pregas vocais. A Alteração Vocal será considerada um problema se interferir ou causar desconforto no estilo de vida do falante (Fawcus, 2001). É conhecida como Disfonia Infantil e está relacionada a um conjunto de aspectos e tem aumentado nos últimos anos, provavelmente relacionada às pressões da vida moderna.

É por meio da voz que nos comunicamos, expressamos emoções, transmitimos mensagens verbais, nos identificamos e nos revelamos às pessoas. Crianças com o TDAH têm sido vistas como mais falantes, muitas vezes se comportando de uma forma inadequada e inapropriada em diversas situações de comunicação. Nas relações sociais, essas crianças geralmente querem ser ouvidas e gostam de impor suas ideias por meio de gritos, de falar em excesso e em alta intensidade, não conseguindo, de fato, falar baixo. Esta é uma atitude característica de um abuso e mau uso vocal, condição facilitadora da instalação de uma Alteração Vocal. Para que uma criança apresente uma voz com qualidade adaptada, ela precisará ter condições anatômicas suficientes e pré-requisitos de natureza cognitiva e comportamental, tais como: atenção adequada, controle de impulso, controle de comportamento e atitudes, respeito a alerta aos seus abusos e mau uso da voz.

A Disfonia Infantil tem como causa hábitos vocais inadequados. Há uma tendência em se classificar as Disfonias em Funcionais e Orgânicas. É caracterizada como Disfonia Funcional, quando é decorrente de um abuso vocal e nem sempre há algo errado com o mecanismo vocal estando o problema relacionado principalmente ao uso incorreto da voz. Pode se manifestar isolada ou em conjunto a outros problemas de comunicação. É caracterizada como Disfonia Organofuncional, quando apresenta alterações vocais acompanhadas de lesões benignas, decorrentes de comportamento vocal alterado e inadequado. Essas alterações poderão ser detectadas no exame otorrinolaringológico. Estatísticas mostram que pesquisas realizadas em escolas registram a incidência entre 6% a 9% de Disfonia Infantil e entre 3% a 6% de crianças com sintomas de TDAH (Mattos, 2001; Zentall, 1988). A faixa etária de maior incidência é a de 5 a 10 anos de idade podendo estar relacionada ao aumento natural do fluxo de agressividade (Behlau, 2001).

Temos observado que fracassos terapêuticos em terapias da Disfonia Infantil, podem ocorrer, na verdade, por se considerar exclusivamente os aspectos vocais da emissão e não os aspectos básicos de atenção, controle de impulso, controle de comportamento e atitudes. No atendimento em clínica particular e em pesquisa por nós realizada observamos que muitas crianças encaminhadas com Alteração Vocal apresentam também um comportamento caracterizado por impulsividade, falta de controle e agitação intensa, sinais e sintomas característicos do TDAH (Vicari, 2002).

A FONOTERAPIA DO PACIENTE COM O TDAH

Nesta parte do capítulo pretendemos mostrar de uma maneira transparente como realizamos nosso trabalho na clínica fonoterápica. Gostaríamos de enfatizar que a fonoterapia deve ser realizada com respeito, embasamento científico, comprometimento, seriedade, mas sem esquecermos que somos da área da Comunicação Humana e que nossa atuação também poderá ser leve, lúdica, alegre e amorosa sem perdermos o rigor científico. Abaixo serão expostas algumas estratégias desenvolvidas ao longo desses anos de atuação na clínica fonoaudiológica.

O tratamento da criança ou adolescente com o TDAH deverá ser traçado após aplicação de um cuidadoso diagnóstico. Os profissionais responsáveis por essa tarefa (pediatras, neurologistas, psiquiatras e outros especialistas), precisam ter profundo conhecimento sobre o transtorno para que os casos possam ser identificados o mais cedo possível. Para os pacientes que suspeitamos possam ter o transtorno, após um tempo de observação e acompanhamento, solicitamos informações aos pais e professores, sobre os sinais e sintomas do TDAH. Em caso positivo, ou seja, quando há a prevalência de seis ou mais sinais e sintomas de desatenção e/ou hiperatividade/impulsividade e, após uma reunião de esclarecimentos com a família, solicitamos o encaminhamento desse paciente ao profissional especializado para a devida avaliação. Aos pais e pacientes já diagnosticados com o TDAH fornecemos, em uma linguagem adequada, informações sobre o que é o TDAH e como será desenvolvida a fonoterapia. Mesmo que muitas vezes as famílias já tenham recebido orientação de seus médicos sobre o tratamento e medicação do TDAH é comum ainda restarem várias dúvidas e receios. Normalmente desconhecem que, para obter sucesso, a fonoterapia deverá trabalhar os aspectos de comportamento, de atitudes, de atenção, de impulsividade e hiperatividade, decorrentes do transtorno.

Com o passar das sessões algumas outras dúvidas e incertezas vão surgindo. Por isso o fonoaudiólogo precisa estar preparado para poder passar informações que os ajudem a esclarecer as suas incertezas, entrar em contato ou encaminhar a família a um profissional especializado para um auxílio e dirimir suas questões. Outro importante ponto é o fato de que o fonoaudiólogo deverá manter constante contato com os colégios para colher informações sobre o desempenho acadêmico, comportamento e rendimento escolar de seu paciente. Esse contato é importante para que o fonoaudiólogo possa fornecer orientação e esclarecimentos com relação ao manejo educacional, comportamental e cognitivo do aluno com o TDAH.

A escola precisa não apenas receber, mas sim acolher esse aluno com as suas dificuldades e necessidades. E, para isto, é fundamental que professores também tenham conhecimento sobre o TDAH e suas implicações. Quando necessário, precisaremos colaborar e nos disponibilizar no sentido de instrumentalizá-los a conhecer mais detalhadamente o transtorno, seja com reuniões ou encontros com os professores e demais membros da equipe. É comum esse aluno ter uma série de "rótulos", ser considerado de má índole, provocador, maldoso e mal-educado. As famílias e profissionais envolvidos devem colaborar para o esclarecimento, à própria criança e adolescente e às pessoas que convivem com eles, no sentido de eliminar esses "rótulos" que muito os fazem sofrer e colaboram para que seus comportamentos se tornem cada vez mais agressivos e antissocial.

Nessas reuniões com professores e coordenadores será importante alertar e enfatizar que esse aluno poderá apresentar comportamentos altamente heterogêneos e inconsistentes. Esse é um aspecto que também o fonoaudiólogo precisa estar bem consciente uma vez que, também na fonoterapia, observamos esse mesmo comportamento. Ciente desse fato, o fonoaudiólogo que já determinou os aspectos a serem trabalhados em sua sessão saberá que talvez precise fazer alterações de última hora no seu planejamento. É comum observarmos que em um dia o paciente responde e tem um bom rendimento. Porém, na sessão seguinte, este comportamento poderá ser o oposto uma vez que faz parte apresentarem comportamento e performance inconsistentes. Nessas situações pontuamos o que está ocorrendo com o intuito de conscientizá-los para que possam melhor se adequar.

A orientação a pais e escolas inclui informações para auxiliá-los a compreender as dificuldades apresentadas pela criança ou adolescente, aprender estratégias que ajudarão minimizar os problemas decorrentes do transtorno, entender a condição de seu filho ou aluno e, desta forma, poder de fato ajudá-lo. Lembrando, por exemplo, que apenas por relatar um fato ou acontecimento de seu interesse, a criança ou o jovem já manifesta uma grande agitação. Nesse momento pais e professores, que já sabem como lidar com esses comportamentos e atitudes, poderão melhor enfrentar a situação e demonstrar que estão disponíveis tanto para auxiliar na sua agitação como para ouvir o seu relato. Um outro importante aspecto a ser considerado é o de evitar situações que aumentem a agitação ou desencadeiem reações negativas. A modificação do ambiente da casa ou da escola precisa estar de acordo com as reais necessidades da criança (Benczik, 2000).

Como observado, será preciso estar sempre alerta ao fato de que a grande agitação e impulsividade manifestada pelas crianças são motivos para cuidados e atenção, tanto para os pais, como os professores e os fonoterapeutas.

ESTRATÉGIAS

As sessões fonoaudiológicas precisam manter algumas rotinas consistentes. Como já vimos, esta é uma das dificuldades dos portadores do TDAH. Logo no início da fonoterapia, deixamos claro que durante nosso trabalho teremos momentos de exercícios específicos, de jogos variados, entre outras propostas. Deixamos claro, também, que haverá uma rotina a ser seguida que implicará em deveres e obrigações. Até nos momentos em que não estão muito motivados, mas que sabemos, precisarão realizar.

Explicamos que em nossas sessões evitaremos tarefas repetitivas, complicadas e desinteressantes. Vamos sempre procurar por atividades nas quais se sintam envolvidos e motivados. Salientamos ao paciente que, sempre que for necessário, enfatizaremos novamente o porquê da atividade e "negociaremos" com ele. Aproveitamos essas ocasiões para comentar que aumentar e manter a atenção em tarefas cansativas é algo fundamental, uma vez que faz parte de diversas situações cotidianas durante toda a vida. Sempre que necessário, permitiremos que as tarefas propostas tenham um tempo maior e com um maior número de tentativas. Explicamos ainda que, mesmo diante de uma tarefa difícil, deverão continuar tentando realizá-la. É importante que desenvolvam a compreensão, a determinação e a paciência para o trabalho.

Se for necessário trabalhar com uma tarefa de baixo interesse, costumamos mesclar com outra de alto interesse. Exemplificando: se a criança tem dificuldade em falar de forma fluente palavras com / *tr* /, ao ter que repetir este fonema dentro de determinadas palavras, fazemos uma dramatização com um verso no estilo *rap*, comumente bem aceito por crianças e jovens. Após algumas tentativas, costumam se sentir mais confortáveis ao tentar usar as mesmas palavras na fala espontânea. Na fonoterapia, é importante a variedade de materiais e de estratégias. Porém, com o paciente com o TDAH esse é um aspecto fundamental. As atividades precisam estar dentro de um contexto, ser explicado com antecedência a razão e o porquê do trabalho proposto. Sempre procuramos ilustrar a explicação com uma variedade de materiais como fotos, textos, vídeos e aplicativos com foco específico ao nosso trabalho e ao que mais for preciso para que compreendam a importância de cumprirem o solicitado.

No momento que utilizamos determinada estratégia é importante que se explique onde e como ela poderá ser usada. Por exemplo, em uma atividade que queremos que o paciente, após ler um trecho de um livro ou uma pequena história, a reconte oralmente para depois realizar uma elaboração escrita. Poderemos solicitar que fique atento e observe qual é a ideia central, quem é o personagem principal e qual o assunto tratado. Muitas vezes será necessário um auxílio, para que se recorde de alguns aspectos. Nesse momento trabalhamos com associações, por exemplo, "animal fraco", para que resgate que a história é sobre um cão que ao ficar perdido por um período estava esfomeado; podemos falar "galho" para que lembre-se de que o garoto da história bateu a cabeça em uma árvore. Se o paciente nos contou que foi mal na avaliação de Estudos Sociais pois não lembrou os estados brasileiros e suas respectivas capitais podemos ensinar a como usar o recurso da associação para ajudar a se lembrar. Por exemplo, para a capital de Santa Catarina, lembrar do colega que se mudou para a cidade de..., para a capital de Rondônia (Porto Velho) lembrar de seu bisavô, que já está velhinho. Dessa maneira ele poderá criar outras associações. Sempre procuramos incentivar que criem um exemplo de associação e fazemos os devidos ajustes e correções. É também importante frisarmos que dessa forma estarão contribuindo para estimular a atenção e memória.

A linguagem usada precisa ser filtrada e adequada à faixa etária do paciente. Crianças pequenas se sentem mais confortáveis ao melhor entender o que lhes estamos falando ou solicitando. Algumas vezes relutam em fazer uma determinada tarefa. Mas ficará mais fácil convencê-las da necessidade de a cumprir, uma vez que entenderão exatamente o que foi solicitado e o porquê precisarão fazer. Se notamos que a criança ou jovem está muito agitado durante uma atividade se levantando muito, balançando as pernas, entregamos uma bola pequena de borracha flexível ou de espuma, para que a fique segurando. Sempre explicamos que ao ficar segurando e apertando essa bola, isso poderá ajudar a controlar sua agitação e a melhorar a sua atenção. Também nesse momento observamos que o paciente se sente mais confortável e apoiado pois constatam que estamos ao seu lado para detectar e ajudar com suas dificuldades. Em alguns momentos notamos que certas atividades físicas, como se movimentar pela sala ou mexer em algum objeto, pode ajudar os pacientes mais agitados e irrequietos. Assim, permitimos que andem pela sala como auxílio para que diminuam a agitação intensa. Se observamos uma intensa agitação, alertamos para o fato, dando instruções curtas e diretas, do tipo: deixe as mãos na mesa, em vez de "tire o dedo do nariz"; mantenha os pés no chão, em vez de "tire os pés da cadeira"; deixe a sua língua descansar, em vez de "feche a boca".

Na nossa fonoterapia também usamos o apoio do trabalho corporal com diferentes técnicas de relaxamento e massagens. Tanto as crianças como os jovens reagem muito bem a esse trabalho. Em várias ocasiões chegam para sessão e solicitam um trabalho corporal ou uma determinada técnica de relaxamento, comentando: "hoje estou muito agitado", "estou nervoso porque terei prova amanhã", ou "amanhã terei competição no colégio e estou ansioso". Falamos sobre essas situações procurando levantar alguns pontos que possam ajudá-los e damos início ao trabalho requisitado para, posteriormente, continuarmos com os demais exercícios ou atividades necessárias às suas dificuldades.

Ao solicitarmos uma tarefa, é necessário ter a certeza de que o paciente esteja apto a realizá-la, caso contrário poderá se opor. Sabemos que este é um comportamento conhecido em crianças em geral, mas no portador do TDAH ele é mais observado. Pode ser que um comportamento de birra que esteja ocorrendo porque eles não compreenderam como e porque precisam fazer determinada tarefa ou, ainda, porque realmente não sabem responder ou executar o que foi pedido. Como já mencionado, em muitas situações, eles não chegam a perceber as suas reais dificuldades. Quando essa situação se manifesta pontuamos o que de fato está ocorrendo. Na maioria das vezes não são capazes logo a princípio de reconhecer e aceitar as suas limitações. Geralmente, após uma conversa a respeito do seu comportamento e atitudes fazemos uma retrospectiva do que se passou. Assim conseguem perceber, aceitar e se sentem fortalecidos a "prestar mais atenção" às suas dificuldades e dizer quando não entenderam. E, se necessário, solicitar ajuda.

Lembramos que mesmo garantindo que estejam aptos a fazer o que solicitamos, é preciso garantirmos a sua atenção antes de iniciarmos ou propormos uma atividade. Assim, usamos algumas dicas antes de começarmos uma tarefa. Por exemplo, solicitamos que observem sua postura, sintam se estão com tensão em alguma região do corpo, verifiquem a sua posição na cadeira. Ao notarmos que estão desatentos, alertamos para o fato e pedimos a sua colaboração. Se notamos que não estão com disposição para executar o proposto, de uma forma objetiva perguntamos se não estão com vontade de realizar a atividade. Caso a resposta seja positiva propomos falar a respeito e chegarmos a um acordo o qual poderá até motivar o adiamento da tarefa. Muitas vezes sugerimos que descansem por alguns breves minutos lembrando e explicando que fizemos um combinado. A tarefa deverá ser efetuada mais tarde. Quando voltamos à atividade adiada geralmente a executam sem maiores objeções. Se mesmo assim se recusam, anotamos o ocorrido e combinamos que na próxima sessão começaremos pela tarefa adiada. Em várias circunstâncias em que essa situação ocorre, a criança ou o jovem percebe que não estamos sendo inflexíveis, comportamento muitas vezes comum e apresentado por eles mesmos.

Nas sessões de fonoterapia variamos a intensidade da voz, usamos gestos, linguagem de sinais, mímica, expressões faciais, entre outros. Asseguramos que o contato visual sempre esteja presente. Se notamos uma dispersão, podemos começar a cantar uma música fora do contexto, ou ficar totalmente em silêncio e imóvel até que eles notem o que está ocorrendo. Em seguida, comentamos a desatenção deles e retomamos os trabalhos. Demonstrar entusiasmo, comunicar-se bem e procurar o melhor em cada paciente é o que sempre devemos desenvolver em nossas sessões.

Crianças em geral, mas sobretudo crianças e jovens com o TDAH, gostam muito quando as sessões são dramatizadas. Por exemplo, ao trabalharmos com categorias, se pedimos a categoria das frutas e a criança não consegue resgatar uma determinada fruta, dramatizamos o que poderia ser dito: para banana, imitamos um macaco; para manga, seguramos na manga da sua camiseta. Uma outra forma é mostrar figuras de um macaco ou usar pistas fonêmicas e semânticas da palavra desejada, sempre com o apoio de gestos, sons, mímicas e outros. Se errar, em alguns momentos fazemos uma careta que só terminará quando acertar a resposta. Na maioria das vezes eles erram de propósito só para verem essa situação se prolongar. Esse é um ótimo momento de descontração e de possibilidade de voltarmos ao exercício a ser realizado de uma forma prazerosa e com atenção. Se observamos que a criança está muito agitada ou perseverando em uma dessas situações retomamos o tema trabalhado comentando que apesar do jogo, estamos de fato trabalhando uma dificuldade sua, que é, no caso, a possibilidade de resgatar vocábulos de uma outra maneira e manter o controle de sua atenção e da sua agitação.

O fonoterapeuta precisa manter o humor e fazer das suas sessões algo prazeroso e de muita alegria. Assim, o paciente chegará para sessão com disponibilidade e vontade, algumas vezes já indagando qual será a atividade. Em algumas situações querem propor uma tarefa. Devemos nesse caso procurar dar atenção a esses pedidos. Mesmo se observamos que há a intenção de "enganar" o fonoaudiólogo propondo uma atividade para, na verdade, não precisar fazer outra de que não gostam. Falamos sobre as suas reais intenções e combinamos qual será a melhor maneira de resolvermos aquela questão. Todos nós gostamos de ser elogiados por nossos progressos. Sempre que possível, devemos falar sobre o aspecto que está sendo trabalhado e mostrar os sucessos já alcançados. Quando em um jogo ou atividade dirigida a determinada dificuldade, o paciente comete menos erros do que anteriormente, registramos e mostramos os resultados obtidos. Para isso é sempre necessário anotar os dados, em cada sessão, para posterior comparação.

Sempre é bom relembrar que os pacientes com o TDAH costumam ter problemas de autoestima. Procuramos dar-lhes oportunidade de poder falar o que estão sentindo e como estão reagindo diante desse fato. Com atividades em que consigam obter sucesso na fonoterapia, na escola e em casa, poderão se beneficiar nesse aspecto. Quando necessário, entramos em contato com a família para discussão do caso e solicitação de um encaminhamento para um psicodiagnóstico.

CONCLUSÃO

Para a fonoterapia do paciente com diagnóstico do TDAH, é fundamental contarmos com a cooperação da família e da escola. Sempre que possível manter contato com ambas. Precisam estar cientes de como estão sendo desenvolvidos nossos trabalhos e receberem orientação no que se refere às dificuldades da criança ou do jovem.

A fonoterapia, em muitos dos casos, precisará ser simultânea à psicoterapia e psicopedagogia, propiciando assim à criança com o TDAH uma maior possibilidade de estruturação dos ambientes domiciliar, e escolar e, dessa forma, uma melhora na qualidade de sua vida social, acadêmica e emocional.

Estratégias desenvolvidas dentro da sala de aula pelos professores e, em casa, pela família, refletirão diretamente na fonoterapia. A queixa pela qual fomos procurados, relacionada ao Distúrbio de Comunicação, precisará ser trabalhada em conjunto com os aspectos de comportamento e atitudes decorrentes do TDAH.

É fundamental levarmos em conta que a fonoterapia deverá priorizar, entre outros aspectos, o desenvolvimento de seu autocontrole e, dessa maneira, ter sucesso no trabalho. A apresentação da correta informação a esses jovens tem um fundamental papel, podendo não só minimizar a confusão no seu processo de informação, como promover as suas funções cognitivas e implicar em uma aprendizagem com sucesso.

Geralmente indivíduos com o TDAH são ativos, espontâneos e sensíveis. Além disso, têm iniciativa e facilidade para tomar decisões. Os pacientes com o TDAH são heterogêneos e únicos. Não há estratégias ou atitudes generalizadas que possam ser implementadas indistintamente a todos. Simples e efetivas práticas e adaptações poderão fazer toda a diferença no comportamento desses pacientes. Precisam aprender aos poucos a ter mais eficiência na realização de suas tarefas. Mesmo que estas sejam muito cansativas. Dessa maneira atingirão um resultado mais satisfatório e que lhes proporcionará mais segurança e confiança para lidar com suas emoções e desafios. É importante salientarmos esses aspectos para eles próprios, para as suas famílias e a sociedade, já que são aspectos fundamentais para um adequado desenvolvimento e sucesso na vida.

REFERÊNCIAS

ARAÚJO, A. C. e NETO LOTUFO, F. A nova classificação Americana para os Transtornos Mentais- o DSM V. **Revista Brasileira de Terapia Comportamental**

e Cognitiva, vol 16, n° 1 São Paulo, 2014. Disponível em: http://pepsic.bvsalud.org/scielo.php?script=sci_arttext&pid=S1517-55452014000100007. . Acesso em ago, 2019.

ASHA, American Speech-Language-Hearing Association, 1993. Language, Disponível em: https://www.asha.org/Practice-Portal/Clinical-Topics/Spoken-Language-Disorders/Language-In--Brief/.. Acesso em ago. 2019. **Definitions of communication disorders and variations** [Relev Paper]. Disponível em: https://www.asha.org/policy/RP1993-00208.htm. Acesso em nov. 2019

BAKER, L. e CANTWEELL, D P. A prospective psychiatric follow-up of children with speech/language disorder. **Journal of the American Academy of Child and Adolescent Psychiatry**, 26 issue 4 p. 545-553, jul. 1987.

Disponível em: https://doi.org/10.1097/00004583-198707000-00015. Acesso em nov. 2019

BARKLEY, R. A. Transtorno de Déficit de Atenção/Hiperatividade: guia completo para pais, professores e profissionais da saúde. Porto Alegre: ArtMed, 2002.

BEHLAU, M. et al. Avaliação da Voz. In: Voz o livro do especialista. Rio de Janeiro: Revinter, vol 1 p. 85-245, 2001.

BENCZIK, E. B. P. Transtorno de déficit de atenção/hiperatividade: atualização diagnóstica e terapêutica. Um guia para profissionais. 4ª. ed. São Paulo: Casa do Psicólogo, 2000.

BENCZIK, E. B. P., CASELLA, E. B. Compreendendo o impacto do TDAH na dinâmica familiar e as possibilidades de intervenção. **Revista Psicopedagógica**, São Paulo, vol 32, ed. 97, mar. 2015. Acesso em 28 jul. 2019

BIEDERMAN, J., MONUTEAUX, M. C., DOYLE, A. E., SEIDMAN, L. J., WILENS, T. E., FERRERO, F., MORGAN, C. L., FARAONE, S. V. Impact of Executive Function Deficits and Attention-Deficit/Hyperactivity Disorder (ADHD) on Academic Outcomes in Children, **Journal of Consulting and Clinical Psychology**, vol 72(5), oct. 2004, p. 757-766. Acesso em ago. 2019.

BISHOP, D. V. M. et al. Language-impaired 4-years old: Distinguishing Transiente from Persistent Imparrment. **The Journal of Speech ane hearing disorders**, jun. 1987, 52(2): 156-73. Acesso em ago, 2019.

BRADLEY, C. The behavior of children receiving Benzedrine. **The American Journal of Psychiatry**. Published Online: 1 apr. 2006. Disponível em: https://doi.org/10.1176/ajp.94.3.577. Acesso em ago. 2019

BRADDELEY, A., EYSENCK, M., ANDERSON, M. Memória. Porto Alegre, ArMed, 2011.

CAMPBELL, S. B., SZUMOWSK, E. K., EWING, L. J., GLUCK, D. S., BREAUX, A. M. A multidimensional assessment of parent-identified behavior problem toddlers. **J Abnorm Child Psychol**, 1982, 10(4) 569-91. Acesso ago. 2019.

CAPOVILLA, A. G. S., ASSEF, E. C. dos S., COZZA, H. F. P. Avaliação Neuropsicológica das Funções Executivas e relação com desatenção e hiperatividade. **Aval. Psicol.** v. 6 número 1, Versão impressa ISSN 1677-0471, Instituto Brasileiros de Avaliação Psicológica. UFRGS, Porto Alegre, jun. 2007.

CARVALHO, F. B., CRENITTE, P. A. P., CIASCA, S. M. Distúrbios de aprendizagem na visão do professor. **Revista Pedagógica**, vol. 24, n° 75, 2007, São Paulo. Disponível em: http://pepsic.bvsalud.org/scielo.php?script=sci_arttextHYPERLINK "http://pepsic.bvsalud.org/scielo.php?script=sci_arttext&pid=S0103-84862007000300003"&HYPERLINK "http://pepsic.bvsalud.org/scielo.php?script=sci_arttext&pid=S0103=84862007000300003""pid-S0103-84862007000300003.Acesso em ago. 2019.

CENTRAL AUDITORY PROCESSING. Current status of research and implications of clinical. **ASHA**, 1995, Disponível em: https://pubs.asha.org/doi/10.1044/1059-0889.0502.41. Acesso em ago. 2019

CHERMAK, G. D., HALL, J. W., MUSIEK, F. E. Differential Diagnosis and Management of Central Auditory Processing Disorder and ADHD, **J Am Acad. Audiol.**, 1999, 10:289-303. Acesso em 05 ago. 2019.

CIASCA, S. M., RODRIGUES, S. D., SALGADO, C. A. **Transtorno de Déficit de Atenção e Hiperatividade**, Rio de Janeiro, Editora Revinter, 2010.

CRFa. CONSELHO REGIONAL DE FONOAUDIOLOGIA- 2ª Região. Disponível em: http://www.fonosp.org.br/fonoaudiologia. Acesso em ago. 2019.

DEFINITIONS OF COMMUNICATION DISORDERS AND VARIATIONS. Ad Hoc Committee on Service Delivery in the Schools. **ASHA**, 1992. Disponível em https://www.asha.org/policy/RP1993-00208.htm

DONAHER, J., HEALEY, C., SOFFER, S. Stuttering Foundation – ADHD and Stuttering, 2001. Disponível em https://www.stutteringhelp.org/adhd-and--stuttering. Acesso em ago. 2019.

DSM V- Manual Diagnóstico e Estatístico de Transtornos Mentais. Associação Brasileira de Psiquiatria (ABP), Porto Alegre, 5ª edição, Artmed, 2014.

DUPAU, C. J., STONER, G. TDAH nas escolas: estratégias de avaliação e intervenção. São Paulo, M. Books, 2007.

FAWCUS, M. **Disfonias, Diagnóstico e Tratamento**, Rio de Janeiro, 2ª. edição, Ed Revinter, 2001.

FIORIT, E, KATE, C. The Simple View of Reading: Is it Valid for Different Types of Alphabetic Orthographies? **Educational Psychology Review**, vol 23 nº. 4 p. 553-76, dec. 2011.

FONSECA, V. Dificuldades de Aprendizagem: Na busca de alguns axiomas. **Revista Psicopedagogia,** São Paulo, vol. 24, n° 74, p.135-48, versão impressa ISSN 0103-8486, 2007.

GAIL, D. C., MUSIEK, F.E. Central Auditory Processing Disorders: New Perspectives, San Diego- London, Singular Publishing Group, Inc., 1997.

GAZZANIGA, M. S., IVRY, R. B., MANGUN, G. R. Cognitive Neuroscience the biology of the mind, N. York, London, 4 ed, W.W. Norton & Company Inc., 2014. Disponível: http://docshare04.docshare.tips/files/29847/298473401.pdf. Acesso em jul. 2019.

GUEDES, Z. C. F. Tratado de Fonoaudiologia, Otacílio Lopes Filho, org. São Paulo, Ed. Roca Ltda., p. 861, 1997.

INTERAGENCY COMMITTE on LEARNING DISABILITIES, Academy for Educational Development and the Office of Special Education Programs, USA, 1987.

IZQUIERDO, I. Memória 2ª. ed. Porto Alegre, ArtMed, 2001.

KEELEY, S. P. The Source for Executive Function Disorders. LinguiSystems, Inc. Moline, IL. USA, 2003.

MARTINS, P. S. Déficit de Atenção e Dislexia na Escola, Associação Brasileira de Déficit de Atenção- ABDA, abril 2016. Disponível em: https://tdah.org.br/deficit-de-atencao-e-dislexia-na-escola/. Acesso em ago. 2019.

MATTOS, P. No mundo da Lua, Ed. Lemos, São Paulo, 2001.

MERCON, S. A. A., NEMR, K. Gagueira e disfluência comum na infância: análise das manifestações clínicas nos seus aspectos quantitativos e qualitativos, **CEFAC**, vol 9 n° 02, 174-179, abr-jun, 2007.

MIRANDA, M. C., MUSKAT, M., MELLO, C.B. Neuropsicologia do desenvolvimento: transtornos no neurodesenvolvimento, Rubio, Rio de Janeiro, 2013.

MOUSINHO, R., NAVAS, A L. Mudanças apontadas no DSM 5 em relação aos transtornos específicos da aprendizagem e em leitura e escrita, **Rev. Debates em Psiquiatria**, mai/jun., 2016. Disponível em https://www.researchgate.net/publication/306000108_MUDANCAS_APONTADAS_NO_DSM5_EM_RELACAO_AOS_TRANSTORNOS_ESPECIFICOS_DE_APRENDIZAGEM_EM_LEITURA_E_ESCRITA. Acesso ago. 2019.

NASCIMENTO, N. M., KUMMER, A. M., LEMOS, S. M. A. Alterações Fonoaudiológicas no Transtorno de Déficit de Atenção e Hiperatividade, Revisão Sistemática de literatura. **CoDAS**, 28(6) p. 833-42. DOI 10.1590/2317-1782/20162015270, 2015.

OLIVEIRA, A. M, CARDOSO, M. H., PINHEIRO, F. H., GERMANO, G. D., CAPELLINI, A. S. Desempenho de escolares com dislexia e transtorno de déficit de atenção e hiperatividade nos processos de leitura. **Rev. Bras. Crescimento Desenvolvimento humano**, vol 21 n° 2, São Paulo, 2011.

OLIVEIRA, C. M. C. de, FIORIN, M., NOGUEIRA, P. R., LAROZA, C. P. Perfil da fluência: análise comparativa entre gagueira desenvolvimental persistente familial e isolada. **Rev CEFAC,** vol 15 n° 6, nov/dez, São Paulo, 2013.

PANHOCA, I. Sobre o Distúrbio Articulatório e o Vozeamento de Consoantes Obstruintes. De quais crianças estamos falando? **Tópicos em Fonoaudiologia, Irene Q Marquesan, Jaime L Zorzi e Ivone C D Gomes, organizadores, CEFAC**, Ed. Lovise, 1996.

ROHDE, L. A; MATTOS, P. Princípios e Práticas em TDAH, Porto Alegre: ArtMed, 2003.

SCHWARTZMAN, J. S. Transtorno de Déficit de Atenção. São Paulo: Editora Mackenzie-Memnon, 2001.

SHAYWITZ, E. S. et. al. Prevalence of Reading Disability in Boys and Girls Results of the Connecticut Longitudinal Study. **JAMA**, 264 (8): 998-1002, aug. USA, 1990.

SHAYWITZ, E. S.; SHAYWITZ, B. A. The Neurobiology of Reading and Dyslexia. **The ASHA Leader**, set. 2007. Disponível em https://leader.pubs.asha.org/doi/10.1044/leader.FTR7.12122007.20. Acesso em ago. 2019.

SHAYWITZ, S. Entendendo a dislexia, Um novo e completo programa para todos os níveis de leitura, ArtMed, São Paulo, 2006.

SHAYWITZ, E. S. FLETCHER, J. M., SHAYWITZ, B. A. Issues in the definition and classification of attention deficit disorder. **Topics in Language Disorders**, 14 (4):1-25, agu. 1994.

SIEGEL, L. S. Phonological Processing Def. as the Basis of a Reading Desability. **Elsevier**, vol 13, Issue 3, sep. 1993. Disponível em: https://www.sciencedirect.com/science/article/pii/S0273229783710117. Acesso em sep. 2019.

VICARI, M. I. Relação entre Voz e o Transtorno de Déficit de Atenção/Hiperatividade. 2002. 80 fls. **Dissertação de Mestrado**. Universidade Mackenzie, São Paulo, 2002.

WERTZNER, H. F.; PAGAN, L. O.; GALEA, D. E. dos S; PAPP, A. C. C. S. Características fonológicas de crianças com transtorno fonológico com e sem história de otite média. **Rev. SBFa**, São Paulo, 12 (1). mar. 2007. Disponível em: http://www.scielo.br/scielo.php?script=sci_arttextHYPERLINK "http://www.scielo.br/scielo.php?script=sci_arttext&pid=S1516-80342007000100009"&HYPERLINK "http://www.scielo.br/scielo.php?script=sci_arttext&pid=S1516=80342007000100009""pid-S1516-80342007000100009. Acesso em set. 2019.

ZENTALL, GOHS, CULATTA, in: The link Between ADHD and Stuttering: A Closer look by E. Charles Healey and Robert Reid from Nebraska, 1983. Disponível em: https://www.mnsu.edu/comdis/ISAD3/papers/healey3.html. Acesso em set.2019.

ZENTALL, S. S. Production Deficiencies in Elicited Language but not in Spontaneous Verbalizations of Hyperactive Children. **J Abnormal Child Psychol**, USA, 16 (6). p. 657-673, 1988.

ZORZI, J. L. Os distúrbios de aprendizagem e os distúrbios específicos de leitura e da escrita. 2004, CEFAC. Disponível: https://www.academia.edu/1118284/Os_dist%C3%BArbios_de_aprendizagem_e_os_dist%C3%Bar bios_espec%C3%ADficos_de_leitura_e_da_escrita. Acesso em ago. 2019.

Módulo IV

VIDA ADULTA

Capítulo 18

O TRANSTORNO DE DÉFICIT DE ATENÇÃO/ HIPERATIVIDADE NA VIDA ADULTA

Edyleine Bellini Peroni Benczik

A literatura sobre o TDAH em adultos ainda é escassa, muito ainda, devido ao fato de que, na maior parte do século passado, o TDAH era considerado um transtorno estritamente infantil.

O novo entendimento do TDAH como condição vitalícia, tornou-se oficial com a publicação do Manual Estatístico e Estatístico de Transtornos Mentais da American Psychiatric Association, Quinta Edição (DSM-5, 2013) e a subsequente adição do TDAH adulto como um diagnóstico oficial que nem sempre é associado ao transtorno do déficit de atenção/hiperatividade na infância (Ptacek et al 2019).

Barkley, Murphy e Fischer (2013) descreveram a perspectiva histórica da presença do TDAH na vida adulta, por meio de artigos e pesquisas realizadas no meio científico que datam de mais de 50 anos atrás, quando ainda este transtorno tinha outra nomenclatura. George Still (1902) foi o primeiro a sinalizar a possibilidade de que adultos poderiam ter TDAH como resultado do seu curso crônico na infância, os primeiros artigos sobre adultos com o transtorno datam do final dos anos de 1960, época que em que o transtorno era chamado de Disfunção Cerebral Mínima (DCM). As três publicações de estudos de follow-up, demonstraram a persistência da hiperatividade/DCM em muitos casos até a fase adulta (Mendelson, Johnson e Stewart, 1971; Menkes, Rowe e Menkes, 1967). A segunda publicação, mostrou que os pais de crianças hiperativas tinham a probabilidade de eles mesmos, terem sido hiperativos e sofrerem na idade adulta de sociopatia, histeria e alcoolismo (Cantwell, 1975; Morrison e Stewart, 1973). A terceira publicação, foi de Horticollis (1968) e, enfocou os achados neuropsicológicos que sugeriam DCM de 15 pacientes, com idades de 15 a 25 anos, com sintomas de impulsividade, atividade acima do normal, falta de abstração, labilidade do humor, tendência à depressão e comportamento agressivo, sintomas esses consistentes, desde a infância, em alguns destes indivíduos.

Em 1969, Quitkin e Klein, descreveram duas síndromes que poderiam estar relacionadas a DCM. Estudaram 105 pacientes e selecionaram os casos que tinham histórico na infância que sugeria dano do SNC, comportamento hiperativo e impulsivo e os dividiram em três grupos (comportamentos: estranho/isolado; impulsivo/destrutivo e boderline). O histórico prematuro de comportamento hiperativo/impulsivo/desatento predizia a alta probabilidade de o adulto ser alocado no grupo impulsivo/destrutivo, o que sugeriu a persistência deste padrão comportamental até a idade adulta.

Em 1972, Shelley e Reister publicaram um artigo descrevendo um estudo com 16 indivíduos com idades entre 18 a 23 anos, observados na Clínica Psiquiátrica da base de treinamento da Força Aérea, em função da dificuldade deles em lidar com o treinamento militar básico. Estes pacientes mostravam irritabilidade, labilidade emocional, ansiedade, autodepreciação, dificuldade de concentração, temiam perder o controle de impulso, pouca habilidade motora, lentidão no tempo de resposta e de reação, demonstrando nos exames, sinais leves de distúrbios integrativos como coordenação motora precária, pouco equilíbrio, lateralidade confusa e eram desajeitados. Nos achados dos testes psicológicos apresentaram dificuldades perceptomotoras, falta de coordenação motora adequada e *timing* (percepção do tempo). No histórico, 14 dos 16 pacientes relataram explosões de raiva e baixa tolerância à frustração na infância e, 12 deles (75%), relataram comportamento hiperativo na infância.

Pontius (1973) estudou 100 pacientes adultos com DCM e observou que muitos deles apresentavam comportamento hiperativo e impulsivo, referindo uma disfunção no lobo frontal e caudado, hipótese confirmada décadas depois, sendo a rede pré-frontal caudal em crianças com TDAH de tamanho reduzido (Castellanos et al, 1996; Filipeck et al, 1997). As teorias posteriores sobre o TDAH refletem déficits nesta rede neural, envolvendo as funções executivas, tais como planejamento, memória operacional, controle do impulso, fluência nas respostas, flexibilidade mental, entre outras (Barkley, 1997).

Em 1981, Gomez et al, publicaram um estudo de 100 pacientes psiquiátricos adultos, dos quais 32% apresentavam sinais de hiperatividade, déficit de atenção e impulsividade na infância comparados a somente 4% de um grupo-controle. 20% ainda tinham sintomas de hiperatividade na vida adulta comparados a 0% do grupo controle. Esses achados mostraram que uma minoria de adultos em clínicas psiquiátricas tinha histórico de hiperatividade na infância, na proporção de uma para cada 5 pessoas.

Somente em meados dos anos 90, que a informação sobre o TDAH na vida adulta foi exposta à população com a publicação do livro "*Driven to Distraction*", publicado em 1994, nos Estados Unidos, pelos psiquiatras Edward Hollowell e John Ratey. No Brasil, o livro foi traduzido e publicado, em 1999, com o nome "*Tendência à Distração*", pela Editora Rocco. O objetivo dos autores, ambos médicos, assumidos com TDAH, foi o de reparar mal-entendidos e mitos a respeito do transtorno pouco conhecido na época, mas cujos sintomas acompanharam adultos e crianças no mundo todo. O que muitas vezes se supõe ser desleixo, fraqueza ou particularidade de temperamento é, na verdade, um distúrbio orgânico. Desorganização, agitação e impulsividade são alguns dos principais sintomas, frequentemente confundidos com falta de autodisciplina, e por isso, acarreta tantos aborrecimentos para a vida de quem tem TDAH.

A contribuição que Hallowell e Ratey prestaram à população leiga foi inestimável, visto que, popularizou informações, até então, restritas e exclusivas ao ambiente acadêmico-científico, possibilitando a consciência sobre o transtorno e, ao mesmo tempo, informando sobre possíveis tratamentos para o alívio dos sintomas, despertando assim, uma luz no fim do túnel para melhor qualidade de vida dos indivíduos com TDAH na vida adulta.

Felizmente, desde então, a literatura sobre o TDAH na vida adulta, embora modesta, está se tornando cada vez mais crescente, em âmbito internacional e nacional e, versa sobre as implicações clínicas, diagnóstico, tratamento farmacológico e manejo comportamental.

Estudos longitudinais demonstraram que o TDAH persiste na vida adulta em torno de 60% a 70% dos casos (Barkley, 2002). As estimativas de prevalência variam em função dos critérios utilizados, porém os estudos que utilizam diagnósticos rigorosos, medições claras dos prejuízos e diagnósticos diferenciais cuidadosos, demonstram uma prevalência entre 2 a 4% entre os adultos, e na mesma proporção entre homens e mulheres (Biederman e cols,, 1994; Barkley e Murphy, 2008; Angold et al, 1998).

A prevalência de TDAH em adultos foi interpolada, a partir de estudos longitudinais com crianças com TDAH acompanhadas até a idade adulta, atingindo aproximadamente 3,3 a 5,3% nos Estados Unidos. Estudos mais recentes e com grandes amostras populacionais mostraram uma prevalência de 5%, representando mais de 11 milhões de adultos americanos com o transtorno, somente nos Estados Unidos (Barkley, Murphy e Fischer, 2013).

Na Suécia, a prevalência do TDAH entre os adultos, com mais de 65 anos atinge uma faixa de 3,3% e, na Holanda, varia de 2,8 a 4,2% (Faraone et al, 2003; Kessler, 2006; Murphy & Barkley, 1996; Kooij, 2005; Fayyad, 2007; Michielsen, 2012; Guldberg-Kjär 2009). No Brasil, no entanto, ainda se desconhece estudos de prevalência entre os adultos com TDAH, incluindo adultos idosos.

O quadro de TDAH, raramente se manifesta sozinho e ele pode vir acompanhado de comorbidades. Em um estudo epidemiológico, Keesler (2007) revela que em 75%, pelo menos, ocorre com mais uma outra desordem mental, 33% dos casos vem acompanhado de 2 a 3 comorbidades, sendo que 1 em cada 5 transtornos do humor é comórbido com TDAH, e a depressão é comorbidade em 30% dos casos. O TDAH inicia mais cedo do que o Transtorno do humor e o Transtorno da ansiedade.

Segundo Biederman et al, (2006); Kooij, et al, (2005); De Graaf et al, (2008), o TDAH pode promover excesso de distração e baixo desempenho nas atividades laborais, ou seja, no trabalho, eles se mostram menos proativos, têm baixa produtividade, não terminam a tarefa, não cumprem prazos, procrastinam, sendo essas as maiores queixas por parte dos patrões e dos colegas de trabalho, também podem aparecer dificuldades em seguir regras, esquecer o que foi planejado ou combinado com a equipe, dificuldade para planejar, podem chegar atrasados, faltar por doença (com uma média de 22 faltas por ano no trabalho). Trocam e perdem o emprego porque tendem a falar o que pensam e na hora errada, possuem mais licenças por doença, mais mudanças de emprego (emprego mais longo de 5 anos, em média), apresentam duas vezes mais riscos para acidentes no trabalho, e a renda é mais baixa e aquém da sua capacidade de inteligência geral. Infelizmente, é provável que uma minoria de funcionários trate de seu TDAH (Barkley, 2002; Biederman et. al, 2006; Kooij et.al, 2001, 2005; Kooij, 2010).

O TDAH também exerce um impacto nos relacionamentos amorosos, eles tendem a se cansar muito rápido e a trocar de parceiros com facilidade, têm relacionamentos mais breves e curtos, muitas vezes, apresentam um comportamento sexual arriscado, começam cedo, e, pode ocorrer, gravidez indesejada e doenças sexualmente transmissíveis (DST), mais divórcios, mais violência doméstica, mais brigas entre o casal, e maior atração por parceiros que também apresentam TDAH. Os cônjuges se queixam que eles não são pontuais, esquecem o que combinam e perdem a hora (Kooij, 2015).

Barkley, Murphy e Fischer (2013) relatam que os achados mostram maiores níveis de insatisfação e descontentamento conjugal, pior qualidade de relacionamento entre os adultos com TDAH, os seus cônjuges se mostram menos satisfeitos no casamento, se comparados com pessoas sem o transtorno. Os pais com TDAH apresentam taxas mais altas de estresse parental e de estresse total em suas vidas familiares, mais do que os pais que não tem o transtorno. A diferença entre gêneros, revelou que mulheres com TDAH não diferem de homens na gravidade dos sintomas, na idade de início desses sintomas e na gravidade total dos comprometimentos.

As mulheres com TDAH apresentam uma vida caótica, marcada por falta de organização no tempo e no espaço, problemas alimentares, sentimentos de insegurança, baixa autoestima, tendência ao isolamento social, geralmente por vergonha do seu funcionamento. Sentem-se mentalmente esgotadas, com muito sono e uma fadiga crônica, cerca de quatro vezes mais frequente do que os homens com TDAH (Kooij, 2015).

Barkley e Fischer (2010) apontam a dificuldade na autorregulação emocional, com a presença de descontrole emocional e, cerca de 30 a 70% dos casos, marcada pela impaciência, sentimentos de raiva, frustração, humor excitável e instável, aborrecem-se facilmente, têm comportamento hiper-reativo e temperamento difícil.

(Kooij, 2015). Além disso, 90% dos adultos com TDAH sofrem com mudanças de humor (cerca de 5 vezes por dia) e explosões de raiva (APA 1994; Kooij et al, 2001; Conners 1996).

Na formação educacional, o TDAH também poderá exercer impacto negativo, como a evasão escolar, níveis mais baixos de escolaridade, baixo desempenho escolar, eles são menos graduados, mostram mais dificuldade para se decidir pelo curso de graduação, com possível instabilidade para se manter no mesmo curso até o final. Em amostras clínicas e epidemiológicas, adultos com TDAH apresentaram mais problemas de aprendizagem, em 60% dos casos (Biederman, et.al, 2006; Kooij et. al, 2001, 2005; Barkley 2002).

Morgan et. al (2017) examinaram os resultados de medidas de autorrelato de banda larga (sintomas nucleares e secundários do TDAH) e banda estreita (sintomas nucleares do TDAH) em estudantes universitários encaminhados para avaliação de TDAH em uma clínica universitária. Os achados mostraram correlações significativas entre os sintomas de TDAH e estresse social, ansiedade e sensação de inadequação, sugerindo que fatores alternativos ou comorbidades possam influenciar na apresentação dos sintomas e no comprometimento funcional do indivíduo.

Dois dos mais completos estudos sobre adultos com TDAH já realizados; o Estudo UMASS, nomeado pela Escola de Medicina da Universidade de Massachussetts, onde ele foi conduzido, foi composto por amostras de adultos diagnosticados com TDAH encaminhados por clínicos, um grupo-controle de adultos com outros transtornos e um grupo controle na comunidade, e os resultados, foram comparados exaustivamente, com os achados do Estudo de Milwaukee (cidade onde o estudo foi realizado), sendo um dos maiores estudos longitudinais de crianças hiperativas (com apresentação dos sintomas de desatenção e hiperatividade), que foram acompanhadas até a idade adulta (em média 27 anos de idade), envolvendo um grupo-controle na comunidade, com relação à várias medidas.

Dentre os mais variados achados com relação aos efeitos adversos que o TDAH pode promover, citados no Estudo de UMASS, estão: maior comprometimento com relação à educação, responsabilidades domésticas e funcionamento ocupacional e, em menor grau, relacionamentos/casamento e atividades sociais quando comparados ao grupo controle.

O Estudo de Milwaukee revelou também que, na idade de 27 anos, o adulto com TDAH tendia a ter maior comprometimento com as responsabilidades diárias e no gerenciamento de dinheiro (como poupar, comprar por impulso, deixar de fazer pagamentos, exceder o limite no cartão de crédito e não poupar para a aposentadoria). Os dois estudos sugeriram um estilo de vida menos saudável em adultos com TDAH, com implicações e riscos para doença cardiovascular, ferimento acidental e, possivelmente, uma expectativa de vida mais curta como consequência. O Estudo de Milwaukee, por exemplo, começou a documentar evidências de que o transtorno pode envolver riscos para doenças coronárias no futuro e expectativa de vida mais curta se, os achados atuais sobre uso de álcool e de tabaco, colesterol HDL mais baixo e falta de exercícios regulares, continuarem na próxima década de vida destes indivíduos.

O Estudo de Milwaukee encontrou níveis de comportamentos sexuais de maior risco, iniciação sexual precoce, propensão a engravidar, se forem mulheres, e de engravidar alguém, se forem homens, a terem filhos dos 21 a 27 anos e de contrair uma doença sexualmente transmissível antes dos 21 anos.

O grupo de crianças com TDAH apresentou um risco maior para ferimentos, hospitalizações não cirúrgicas, envenenamentos, doenças coronarianas, menos exercícios físicos, serem fumantes e consumidores de álcool, mais queixas de saúde associadas a somatização, como a depressão e a ansiedade fóbica e custos mais altos de assistência médica (mental) (Biederman et al, 2006; Kooij et al, 2001, 2005; Barkley, 2002).

Tanto o Estudo de Milwaukee, quanto o Estudo de UMASS revelaram uma relação clara e robusta do TDAH adulto com uma diversidade de problemas financeiros, problemas ao dirigir, com propensão a terem as suas habilitações suspensas ou revogadas, a terem dirigido sem habilitação, terem batido enquanto estavam dirigindo, terem culpa por tais batidas, terem sido multados por excesso de velocidade e direção perigosa.

Os dois estudos permitiram afirmar que adultos com TDAH cujo transtorno persistiu, desde a infância, são extremamente semelhantes aos adultos encaminhados por clínicos recentemente diagnosticados com o transtorno. Algumas diferenças evidentes notadas são de que, adultos com TDAH, encaminhados por clínicos são menos comprometidos, apenas com uma exceção, um risco maior de transtornos psiquiátricos comórbidos, especialmente, a ansiedade e depressão, enquanto que os indivíduos que cresceram com o transtorno, relataram riscos mais baixos para estes transtornos, mas relataram maior prejuízo em suas carreiras educacionais e funcionamento ocupacional, assim, como ocorre com adultos que apresentam TDAH encaminhados por clínicos. Os indivíduos que cresceram com TDAH parecem ter maiores dificuldades com comportamentos antissociais e uso de drogas. Ambos os grupos mostraram problemas de saúde, com o estilo de vida, no gerenciamento do dinheiro e em relação ao ato de dirigir (Barkley, Murphy e Fischer, 2013).

SINTOMAS DO TDAH AO LONGO DA VIDA

O transtorno do déficit de atenção e hiperatividade (TDAH) é o distúrbio psiquiátrico mais comum na infância e, atualmente é entendido, como um distúrbio ao longo da vida, com algumas diferenças nos sintomas e manifestações entre diferentes faixas etárias (DSM-5, 2013).

O Transtorno de Déficit de Atenção/Hiperatividade promove sintomas de desatenção e o indivíduo se mostra, frequentemente, distraído, caótico, esquecido, lento e procrastinador, com dificuldade para tomar decisões, para se organizar, para planejar e para ter noção adequada do tempo. Caso ele manifeste sintomas de hiperatividade, esta pode não ser tão evidente como na criança. A hiperatividade nos adultos é experimentada como uma sensação de "inquietação interior", (DSM-5, 2013), a razão pela qual pensavam, erroneamente, que o TDAH estaria superado com a idade adulta.

A hiperatividade também pode aparecer no indivíduo falante, que está sempre ocupado, fazendo várias coisas ao mesmo tempo, sendo incapaz de relaxar, mesmo quando pode fazê-lo, ou quando tem um trabalho agitado e cheio de mudanças, no excesso de prática esportiva ou nos esportes radicais, e comportamentos como abuso do álcool, drogas ou de tranquilizantes para "controlar", intuitivamente, a sua inquietação, seja para relaxar ou para dormir. Rohde et.al (2019) apontam também a incapacidade de parar de falar ou de se sacudir sem parar, não sendo incomum que os problemas de desatenção e de impulsividade sejam mais proeminentes na vida adulta do que os sintomas de hiperatividade, como por ex. sentir-se rapidamente impaciente ou irritado quando tem que esperar na fila ou no trânsito, renunciar a empregos intempestivamente, iniciar e finalizar relacionamentos, subitamente, e não adiar a satisfação das necessidades.

A impulsividade também pode ser marcada por agir sem reflexão anterior, agir sem pensar, fazer compras sem necessidade e ter compulsão alimentar (Kooij et al., 2018). A busca constante por novas sensações, mudanças e prazeres são evidenciados no ato de dirigir rápido demais ou em alta velocidade, assumir riscos no trânsito ou nos contatos sexuais, iniciar discussões, buscar e criar um ambiente com muita excitação e diversidade, muitas vezes, mudando de emprego, residência ou de parceiro(a) (Rohde et.al., 2019). Os sintomas do TDAH podem se manifestar em termos de intensidade, variando de um grau leve, moderado ou grave, conforme evidenciado no nível de seus prejuízos. (DSM-5, 2013).

Por outro lado, há um grupo de adultos com o transtorno, que não tiveram diagnóstico e que, no entanto, tem uma vida bem desenvolvida; começam e terminam cursos universitários, desenvolvem carreiras e casamentos sólidos, tem filhos e qualidade financeira estável, foram capazes de desenvolver estratégias para compensar suas dificuldades e para driblar o seu TDAH, por meio de estratégias de compensação, contaram com fatores protetores ou de resiliência, tais como: QI alto, situação socioeconômica privilegiada, possibilidade de ganhar a vida com atividades dinâmicas e estimulantes, entre outros. Ainda assim, é comum que tais adultos relatem "se sentirem aquém" do que poderiam, no entanto, ainda podem ser ajudados pelo tratamento (Carta de Saúde Mental de Harvard, 2009). Para adultos com diagnóstico tardio, ou seja, aqueles que nunca tiveram diagnóstico durante a infância e adolescência e que, portanto, já acumularam muitos prejuízos, em diferentes áreas da vida, como a perda de um emprego, devido à incapacidade de seguir as instruções e o endividamento, pelo não pagamento das contas, a primeira coisa a saber é que suas dificuldades têm um nome e têm tratamento.

DIAGNÓSTICO DO TDAH NA VIDA ADULTA

O processo diagnóstico deverá envolver a entrevista com o paciente e, se possível, com o seu cônjuge ou familiares, onde serão considerados os sintomas ao longo da vida, seu curso, persistência e cronicidade, a infância, as áreas de comprometimento, nível de prejuízo e possíveis comorbidades. De maneira geral, os clínicos usam uma combinação de entrevista, observação clínica e avaliação com medição padronizada para avaliar os sintomas, prejuízos e diagnóstico diferencial (Weiss et. al, 1999), sendo a cronicidade e a persistência dos sintomas um dos fatores importantes para o diagnóstico diferencial e para a exclusão de outros transtornos mentais como possível causa primária dos sintomas do transtorno nos adultos (Kooij, 2015). A avaliação do adulto com TDAH, deve ser abrangente, incluindo o funcionamento pessoal, educacional, ocupacional e social, e a avaliação de quaisquer condições coexistentes, especialmente abuso de drogas, transtornos de personalidade, problemas emocionais e dificuldades de aprendizagem. (NICE, 2018).

Os critérios oficiais para o diagnóstico do Transtorno do déficit de atenção e hiperatividade (TDAH) listados no *Manual Diagnóstico e Estatístico de Transtornos Mentais,* são comumente utilizados para a identificação do transtorno, uma vez que a última revisão dos manuais classificatórios dos transtornos mentais, *quinta edição* (DSM5) (2013) contemplou, pela primeira vez, o adulto com TDAH, por meio de sintomas exemplificados em situações que podem ocorrer na vida adulta e são operacionalizados por meios dos seguintes critérios:

a) se seis ou mais sintomas de desatenção que duraram pelo menos seis meses, e/ou, se seis ou mais sintomas de hiperatividade e impulsividade, persistiram pelo menos seis meses,
b) deverão estar presentes antes dos 12 anos de idade;
c) causar algum prejuízo em dois ou mais contextos (como casa, trabalho ou escola);
d) são significativos o suficiente para prejudicar o funcionamento em pelo menos uma das áreas da vida da pessoa; e
e) se os sintomas de desatenção, hiperatividade e impulsividade forem melhor explicados por outros transtornos mentais, o diagnóstico de TDAH não será efetivado.

Os sintomas do TDAH podem ser divididos em categorias ou manifestações, que incluem desatenção, hiperatividade e impulsividade (DSM-5, 2013).

Na tentativa de especificar os melhores sintomas que diferenciam adultos com e sem TDAH, Barkley, Murphy e Fischer (2013) analisaram um conjunto de 91 itens originalmente, propostos por Barkley (1997) que incluiam, principalmente, as funções executivas (FE) e os relacionou com os 18 sintomas descritos pelo DSM para diagnóstico do TDAH. As análises de regressão utilizadas, reduziram esse conjunto de itens para os 9 melhores sintomas com poder de discriminação significante do grupo de adultos com TDAH, do grupo clínico e do grupo de adultos da comunidade. Entre os quais citam-se: frequentemente,

1) É facilmente distraído por eventos externos (DSM) ou pensamentos irrelevantes (FE);
2) Toma decisões impulsivamente (FE);
3) Tem dificuldade em parar atividades e comportamentos quando deveria fazê-lo (FE);
4) Começa projetos ou tarefas sem ler ou ouvir as instruções com cuidado (FE);
5) Não cumpre promessas ou compromissos que tenha assumido com outros (FE);
6) Tem dificuldade de fazer as coisas na ordem ou na sequência correta (FE);
7) É mais propenso a dirigir um veículo muito mais rapidamente do que os outros – velocidade excessiva (FE), para adultos que não dirigem veículos, substituir o item por: tem dificuldade para brincar e se envolver calmamente em atividades de lazer (DSM);
8) Tem dificuldade para manter a atenção em tarefas ou atividades lúdicas (DSM); e
9) Tem dificuldade para organizar tarefas e atividades (DSM).

Estabeleceram um limiar de seis ou mais sintomas como uma pontuação de corte para diferenciar adultos com TDAH dos adultos sem o transtorno e definiram a idade do início dos sintomas que produziram o comprometimento, na faixa dos 14 a 16 anos de idade, no entanto, os nove sintomas descritos não substituem os critérios do DSM-5 (2013) e, não são considerados oficiais, mas podem valer como um recurso complementar qualitativo, a ser utilizado durante o processo de investigação do quadro.

Além dos critérios propostos pelo DSM-5(2013), em nosso meio, contamos com o instrumento denominado *Adult Self-Report Scale* (ASRS), o qual contém sintomas baseados no DSM-IV (1994) para o diagnóstico de crianças e adolescentes e que, foram adaptados para adultos, a partir de um estudo epidemiológico norte-americano. Mattos, et al (2006) fizeram uma adaptação transcultural do instrumento original em inglês para a língua portuguesa, e está disponibilizado para download. Esta escala pode ser útil como instrumento de rastreio inicial na investigação do TDAH em adultos, já que se propõe a investigar os sintomas nucleares do quadro e atende aos critérios A do DSM-IV. O avaliando, responde aos itens em uma intensidade de 0 a 4. Zero significa que nenhum sintoma estava presente nos últimos seis meses, enquanto 4 indica que todos os sintomas estavam presentes nos últimos seis meses, quanto maior for a pontuação, maior a probabilidade de se ter TDAH.

Kooij (2010), baseada nos sintomas listados pelo DSM-IV (1994), propõe um rastreio ultra-curto para a pesquisa inicial do TDAH, com 3 questões chaves:

1) Você costuma ficar inquieto?
2) Você costuma se distrair com facilidade e/ou é caótico/desorganizado?
3) Você costuma fazer as coisas sem pensar?

Se uma das 3 respostas for sim, deve-se incluir a quarta questão:

4) Você sempre foi assim em sua vida? Caso a resposta seja sim, prosseguir com uma avaliação diagnóstica adicional e mais aprofundada sobre a possível presença do TDAH.

Kooij e Francken (2010) desenvolveram na Holanda uma entrevista estruturada para auxiliar no diagnóstico do TDAH em adultos (DIVA 2.0 – Diagnostisch Interview Voor ADHD bij volwassenen, composta por três partes:

1) Critérios de Déficit de Atenção (A1);
2) Critérios de Hiperatividade/Impulsividade (A2); e
3) Idade de início e prejuízos provocados pelos sintomas do TDAH.

Para facilitar a pesquisa da presença ou ausência de cada um dos 18 sintomas de TDAH no DIVA, baseados nos critérios da DSM-IV, são utilizados exemplos concretos e realistas do comportamento em ambas as fases do desenvolvimento (infância e vida adulta). São utilizados exemplos de prejuízos em cinco contextos de vida, citam-se:

1) área profissional e acadêmica;
2) relacionamentos e vida familiar;
3) interação social;
4) tempo livre e hobbies; e
5) autoconfiança e autoimagem.

Sempre que possível, a DIVA 2.0 deve ser aplicada aos pacientes adultos na presença do parceiro(a) e/ou de familiares, para permitir que informações do paciente (anamnese subjetiva) e de terceiros (anamnese objetiva) sejam verificadas simultaneamente. A presença de 4 ou mais sintomas em cada sub área é suficiente para se determinar a presença dos subtipos de TDAH (Desatenção, Hiperatividade/Impulsividade ou ambos). O tempo de aplicação é de uma hora e meia. A DIVA 2.0 investiga os sintomas nucleares do TDAH, necessários para o diagnóstico, e não outros sintomas, ou transtornos mentais comórbidos. A adaptação da DIVA 2.0 para o Português, no Brasil, está disponível para download (Menezes, Gobbo e Louzã, 2010).

É inegável que os critérios utilizados pelo DSM foram e são fundamentais em termos de conhecimento universal do quadro clínico, em diversas instâncias e contextos, no entanto, é necessário considerar que eles não fazem jus, não cobrem a dinâmica complexa do quadro de TDAH e funcionam como a ponta de um grande iceberg (Benczik, 2013). Ptacek et al (2019) afirmam que é necessário que os clínicos vejam o TDAH em uma perspectiva mais ampla, além dos critérios do Manual Estatístico e Estatístico de Transtornos Mentais da Associação Psiquiátrica Americana, Quinta Edição (DSM-5).

Os métodos de avaliação para além dos critérios do DSM, incluem ferramentas, tais como escalas e questionários para adultos (Ptacek et al., 2019), permitindo que o diagnóstico possa ser realizado de modo confiável, quando são utilizados critérios bem definidos, tais como o uso de escalas de avaliação que apresentem estudos de validade e precisão (Barkley, 2011; Triolo & Murphy, 1996).

Ao avaliar o TDAH em adultos, as medidas de autorrelato são comumente usadas para orientar o diagnóstico clínico. As medidas de autorrelato podem ser de banda larga, cobrindo uma variedade de comportamentos ou banda estreita e específicas para os sintomas associados ao TDAH (Morgan et al., 2017).

A avaliação do comportamento humano para fins clínicos e de pesquisa (Barkley, 2011), com a utilização de escalas e inventários já é consagrada na literatura internacional, constituindo-se uma importante tradição durante a avaliação e diagnóstico do TDAH (Barkley, 1990), bem como os questionários que visam levantar os pontos fortes e as dificuldades, são também complementos valiosos no processo diagnóstico do transtorno (Nice, 2018) e podem trazer maior aprofundamento na compreensão do caso (Benczik 2018).

A abordagem de uma avaliação diagnóstica multimodal (vários instrumentos e procedimentos) e multinível (estágios diferentes) nos parece mais sensata e criteriosa, embora seja mais trabalhosa e demande mais tempo do profissional avaliador. Por ex. no momento de identificação do problema é comum fazer uso de escalas mais breves ou *screenings,* que descrevem os sintomas nucleares do TDAH e, durante a fase de análise de problema, recomenda-se a utilização de escalas mais completas e abrangentes que possam investigar além dos sintomas nucleares, os sintomas secundários e decorrentes do TDAH (Burcham de Mers, 1995).

Há uma centena de escalas para avaliar o TDAH desenvolvidas por pesquisadores, principalmente nos Estados Unidos. Wender (1995) foi o primeiro a oferecer uma abordagem para o diagnóstico do TDAH em adultos, onde pacientes e um dos pais eram entrevistados para avaliar, retrospectivamente, os sintomas de hiperatividade e de desatenção na infância, somados aos prejuízos provenientes destes sintomas. Sete sintomas foram propostos para identificar o quadro de TDAH na vida adulta, a saber:

1) desatenção;
2) hiperatividade;
3) mudanças de humor;
4) irritabilidade;
5) intolerância à frustração;
6) desorganização; e
7) impulsividade.

Essas diretrizes diagnósticas ficaram conhecidas como critérios de Utah. Wender desenvolveu uma escala de autopreenchimento para auxiliar no diagnóstico retrospectivo de TDAH na infância, a qual chamou de Wender Utah Rating Scale – WURS (Ward, Wender e Reimherr, 1993). Os critérios de Utah caíram em desuso em função da falta de normas e pontos de cortes, em favor do desenvolvimento de novas escalas mais bem construídas, contendo normas para adultos e alinhadas com os sintomas propostos pelo DSM (McGough e Barkley, 2004).

Na tentativa de cobrir uma lacuna em nosso meio, Benczik (2013) desenvolveu um instrumento padronizado e validado para a população brasileira, envolvendo uma amostra de 641 sujeitos de 12 aos 87 anos de idade. A Escala do Transtorno de Déficit de Atenção/Hiperatividade – Versão para adolescentes e adultos – ETDAH-AD, tem o objetivo de auxiliar no processo diagnóstico do transtorno, investigando cinco fatores, entre os quais, podem-se citar: 1) Desatenção, 2) Impulsividade, 3) Aspectos Emocionais, 4) Autorregulação da Atenção, da Ação e de Motivação e 5) Hiperatividade.

A ETDAH-AD é do tipo Likert de 6 pontos, considerando a ocorrência dos comportamentos no momento atual e, nos últimos seis meses, a opção que mais se adequar à opinião do respondente e indicando o grau em que o comportamento ocorre, variando de *Nunca (0); Muito Raramente (1); Raramente (2); Geralmente (3); Frequentemente (4); Muito Frequentemente (5).*

Os dados normativos foram relacionados em percentis e, quanto mais alto o percentil (percentil >=65), maior será o prejuízo nos fatores avaliados. Percentis classificados entre 1 a 60, estão fora da faixa de classificação que possa sugerir alguma dificuldade ou prejuízo.

As análises estatísticas realizadas compreenderam análise fatorial, validade de critério concorrente, grupo clínico, grupo controle, teste/reteste, correlação item-total, índices de precisão (Alfa de Cronbach), *Post Hoc de Tukey, Teste t de Student* e Análise de Variância *(ANOVA)* para complementar os estudos normativos. Os resultados demonstraram que a variável escolaridade apresentou diferenças significantes entre os grupos, não havendo diferença entre sexo e idade. O índice de coeficiente *alpha* da escala total foi de 0,93, representando um ótimo grau de precisão, revelando que a ETDAH-AD consegue discriminar indivíduos com e sem TDAH, bem como as apresentações do transtorno, a intensidade e o nível de prejuízo existente (moderado, grave ou sem prejuízo).

A ETDAH-AD (Benczik, 2013) possui 69 itens, positivos e negativos ao TDAH, que cobrem os seguintes aspectos em cada fator:

- No fator 1 – **Desatenção:** investiga a capacidade de engajamento no cumprimento de tarefas que exijam atenção, persistência do esforço (projetos de longo prazo), habilidade para antecipar, prever e reter na mente informações importantes das quais necessita para guiar as suas ações futuras (memória de trabalho), memória prospectiva, esquecimentos, organização, velocidade e ritmo de trabalho.
- O fator 2 – **Impulsividade:** investiga a capacidade de inibição do impulso e de autocontrole (sistema inibitório), tolerância à frustração, autorregulação emocional, habilidades sociais, seguimento de regras e normas institucionais, bem como o nível do impacto no contexto familiar e social.
- O fator 3 – **Aspectos Emocionais:** avalia dificuldades emocionais, humor deprimido, sensação de fracasso, dificuldades de relacionamento interpessoal com atitude de isolamento, inadaptação social e inflexibilidade diante de mudanças.
- O fator 4 – **Autorregulação da atenção, da motivação e da ação:** avalia as habilidades de alguns subdomínios de funções executivas, tais como: a capacidade de autorregular a motivação e a vontade na presença de obstáculos, persistir no esforço, a fim de alcançar os objetivos, habilidade para fazer uso de estratégias e modificá-las, quando necessário (flexibilidade mental), estabelecendo prioridades, o controle de impulsos, habilidades de organização e de planejamento.
- O Fator 5 – **Hiperatividade:** avalia excesso de inquietação e agitação comportamental, ritmo acelerado que pode comprometer a qualidade do trabalho, instabilidade comportamental, como acidentar-se com facilidade (cair, tropeçar, esbarrar em móveis) e qualidade do sono.

Há disponível no Brasil, duas escalas que avaliam os prejuízos funcionais do TDAH em adultos, a saber:

A Escala de Prejuízos Funcionais do TDAH, desenvolvida por Oliveira e Nascimento (2017), conta com 67 itens e tem o objetivo de explorar os prejuízos funcionais relacionados ao transtorno em adultos com idades entre 18 a 76 anos, em nove importantes áreas do dia-a-dia: 1) acadêmica, 2) profissional, 3) social, 4) afetivo-sexual, 5) doméstica, 6) financeira, 7) saúde, 8) trânsito e 9) risco legal, sendo as três primeiras listadas como critério D no DSM-5. Ela pode ter grande utilidade para os contextos clínico e de pesquisa, constituindo-se em um recurso complementar para fins de diagnóstico, planejamento e acompanhamento do tratamento.

Kakubo, et al. (2018) traduziram e validaram no Brasil, o questionário de autorrelato BADDS – Brown para transtorno de déficit de atenção/hiperatividade, objetivando investigar os prejuízos funcionais em cinco áreas, a saber:

1) organizar e priorizar o trabalho e a ativação do trabalho;
2) focar nas tarefas, mantendo o foco e mudar a atenção para as tarefas;
3) regular a atenção e o esforço de sustentação, e a velocidade de processamento subsequente;
4) administrar a frustração e modular as emoções; e
5) usar a memória de trabalho e acessar a rechamada.

Conta com 40 perguntas, variando a intensidade das respostas de 1 a 4 pontos e, quanto maior a pontuação do cluster e a pontuação geral, maior o risco de o indivíduo ter TDAH. Os pontos de corte para classificação no questionário BADDS são classificados em três grupos:

a) possível, mas improvável que tenha TDAH, se a pontuação for menor que 40;
b) TDAH possível, mas não confirmado, se a pontuação estiver entre 40 e 54; e
c) TDAH altamente provável, mas não confirmado, se a pontuação for superior a 55.

O BADDS foi aplicado em adultos com idades entre 18 e 60 anos, que faziam parte de um grupo controle sem diagnóstico prévio de dependência de drogas (n = 100) e, em um grupo de usuário de drogas (n = 100), com diagnóstico de dependência. Não foi mencionado no estudo, a aplicação deste instrumento em amostras de pacientes com TDAH.

Kessler e Cols. (2010) concluíram que os problemas de disfunção executiva são os preditores mais específicos e consistentes entre adultos portadores de TDAH e sugerem que o número de sintomas de funções executivas seja ampliado nos próximos manuais estatísticos dos transtornos mentais.

As funções neuropsicológicas como distração, impulsividade, concentração ou persistência insatisfatória, problemas com a memória operacional e organização parecem ser os melhores constructos para identificar adultos com TDAH, somadas às queixas sobre as dificuldades com a tomada de decisões impulsivas, conseguir parar, começar e organizar atividades, persistência em relação a objetivos e planejamento de eventos futuros (Barkley, Murphy e Fischer, 2013).

Adler, et al. (2018) aponta que os clínicos considerem a inclusão da disfunção executiva e do controle emocional como recursos adicionais nas avaliações de pacientes adultos com TDAH, pois eles podem fornecer alvos para o tratamento com medicamentos ou terapia cognitivo-comportamental e, há aspectos do TDAH associados ao funcionamento executivo, incluindo a percepção do tempo, que são tão importantes para observar, quanto debilitantes para as pessoas com o transtorno (Ptacek ET al, 2019).

Sabe-se que o TDAH é um fator de risco para uma gama de problemas, comorbidades e distúrbios mentais, não sendo um transtorno ingênuo ou inofensivo (Kooij, 2015), pelo contrário, trata-se de um transtorno altamente oneroso, que traz importantes prejuízos funcionais, podendo comprometer gravemente as diversas áreas da vida do indivíduo.

Embora o conceito de que o déficit de atenção e a hiperatividade (TDAH) não serão facilmente superados no final da adolescência e no início da vida adulta, ainda hoje, existe uma consciência limitada da existência do transtorno ao longo da vida, desconhecendo-se as suas consequências e tratamentos apropriados, necessitando assim de mais colaboração entre os profissionais para identificar melhor a condição e permitir tratamentos mais eficazes (Feifel D, et al. 2008, Zalsman e Shilton, 2016).

A fim de evitar desfechos mais graves do TDAH na vida adulta, é essencial o diagnóstico precoce, o tratamento e o manejo adequado do transtorno, com o objetivo de diminuir a suscetibilidade e garantir melhor qualidade de vida.

POSSIBILIDADES DE TRATAMENTO

- **Medicamentoso:** Os estimulantes são considerados medicamentos de primeira linha para adultos com TDAH, embora outras opções estejam disponíveis. Cerca de 20% a 50% dos adultos com o transtorno não respondem ao tratamento medicamentoso. Mas, mesmo aqueles que respondem à medicação, a psicoterapia é frequentemente um complemento essencial, já que auxilia os pacientes a adquirir as habilidades necessárias para compensar os sintomas e melhorar sua capacidade de funcionar em casa, no trabalho e em atividades sociais (Knouse, L E, et al. 2008). Brown e Kennedy (2019) explanam que o melhor tratamento para o TDAH é a combinação de medicação e tratamento psicossocial, no entanto, se a intervenção medicamentosa não for acompanhada por uma educação competente do paciente e da família, e de outros suportes psicossociais, o tratamento será não apenas menos efetivo, mas tem chance maior do medicamento ser descontinuado pelo paciente, apesar do TDAH ser, geralmente, uma condição crônica. Para maiores informações sobre o tratamento farmacológico do TDAH, consultar capítulo referente ao tema.

- **Terapia cognitiva comportamental:** pode ajudar os pacientes a quebrar o ciclo autodestrutivo de falha, ansiedade e culpa e ajudar a desfazer as crenças limitantes, já instaladas, quanto às suas habilidades e capacidades. Pode-se promover o desenvolvimento das habilidades sociais, de autocontrole, técnicas de solução de problemas, gerenciamento do tempo, habilidades organizacionais e estratégias compensatórias, como a criação de um sistema de lembretes para combater o esquecimento. Tem o objetivo também de melhorar a autoestima e desenvolver habilidades de autorregulação emocional (controle sobre as emoções).
- **Psicoeducação:** As informações sobre o TDAH podem ajudar pacientes, cônjuges e membros da família a manterem as expectativas realistas, encontrar opções de tratamento sensatas e estabelecer objetivos e metas alcançáveis.
- **Estratégias de autogestão e enfrentamento de dificuldades para adultos com TDAH:** Ramsay e Rostain (2014), apud Brown e Kennedy (2019), propõem uma série de estratégias para o adulto lidar com os problemas crônicos do TDAH, tais como a desorganização, procrastinação, distração e o esquecimento. Entre as estratégias propostas, citam-se: a) Dedicar dez minutos do dia para fazer uma lista de coisas a serem realizadas, b) agendar compromissos, horários, tarefas, lazer e autocuidado (exercício físico, ir ao dentista, médico, salão de beleza, etc), c) revisar a agenda no início do dia ou na noite anterior, d) evitar as distrações que possam impedir de realizar o trabalho, e) introduzir atividades físicas, pausas para descanso e horário das refeições, f) acreditar que vai conseguir realmente fazer as tarefas, mesmo sendo desconfortável de fazê-las, g) usar o débito automático para o agendamento das contas e avisos eletrônicos como lembretes para as tarefas, h) antes de assumir um novo projeto, analisar se ele é viável, ou se pode recusá-lo, i) verificar as correspondências e descartar o que não for necessário, j) começar uma tarefa, as vezes, é a parte mais difícil de ser realizada. Dedicar dez minutos às tarefas que promovem a evitação, podendo dar sequência caso esteja pronto.
- **Adaptações necessárias no local de trabalho:** As diretrizes da liga canadense para pesquisa do TDAH (CADDRA, 2018), orientam sobre a

necessidade de se definir as adaptações para o indivíduo com TDAH para que ele obtenha sucesso no ambiente de trabalho. Pessoas com TDAH geralmente, preferem não expor sobre o seu transtorno no local de trabalho, dado o estigma associado, o medo de serem julgadas incompetentes e penalizadas com práticas discriminatórias e demissões. Brown e Kennedy (2019) também enfatizam a necessidade de adaptações no local de trabalho, a fim de compensar o prejuízo de funções executivas e para garantir condições de trabalho adequadas às suas necessidades, tendo o objetivo de trabalharem com mais eficiência. De acordo com a legislação de cada país, o funcionário com TDAH poderá solicitar suporte e acomodações, por meio de uma carta emitida pelo profissional sobre a situação do seu paciente. É possível solicitar reuniões regulares e frequentes com o chefe/gerente direto, por meio de uma abordagem colaborativa. Dentre as possibilidades de ações no contexto de trabalho, citam-se:

- Estabelecer metas, aprender a priorizar e analisar o progresso regularmente;
- Identificar técnicas de gerenciamento de tempo que funcionam para indivíduos (por exemplo, usando um planejador e aplicativos);
- Organizar e criar um ambiente favorável ao trabalho;
- Usar aplicativos organizacionais (Evernote, Omnifocus, Todoist);
- Explorar sites de produtividade (por exemplo, 43folders.com, zenhabits.net);
- Obter a assistência de um treinador de TDAH; e
- As estratégias e acomodações do local de trabalho estão disponíveis para download em www.caddac.ca.

• Uso de aplicativos para downloads gratuitos no celular
  - **COGNI**: Para registro dos Pensamentos/Emoções/Comportamento
  - **TREINO COGNITIVO** da atenção, memória de trabalho, velocidade de processamento, flexibilidade mental, entre outras habilidades.
  - **FOCUS** (desenvolvido pela Shire e PRODAH) tem o objetivo de auxiliar as pessoas adultas com TDAH, consta de avaliação dos sintomas pelo SNAP-IV e pelo ASRS-18, psicoeducação, uso de medicação com lembretes e dicas, relata eventos adversos, tarefas e recompensas.
  - **LIFE COACH:** auxilia as pessoas com TDAH a viverem melhor!
  - **RECURSO:** Baralho TDAH-Adulto (Benczik, 2019): Identificando, Dimensionando e Intervindo. Contém 160 cartas. O baralho é distribuído em dois capítulos, sendo o primeiro referente

aos sintomas do TDAH com uma carta intensidade, para a verificação dos sintomas e como parte do trabalho de psicoeducação. E, no segundo capítulo, constam as cartas interventivas, relacionadas ao funcionamento nas áreas: comportamental, educacional, emocional, familiar, social e ocupacional/trabalho. O baralho foi desenvolvido a partir do embasamento teórico, fundamentado na psicologia, neuropsicologia e na neurociência sobre a área do TDAH.

REFERÊNCIAS

AMERICAN PSYCHIATRIC ASSOCIATION. Diagnostic and statistical manual of mental disorders. 4th ed. Arlington, VA: **American Psychiatric Publishing**, 1994.

AMERICAN PSYCHIATRIC ASSOCIATION. Diagnostic and statistical manual of mental disorders. 5th ed. Arlington, VA: **American Psychiatric Publishing**, 2013.

ADLER, L. A., FARAONE, S. V. SPENCER T. J., BERGLUND P., ALPERIN S., KESSLER. R. C. The Structure of Adult ADHD. Int J Methods Psychiatr Res. Author manuscript; available in PMC 2018 Mar 1. Published in final edited form as: Int J **Methods Psychiatr Res.** 2017 Mar; 26(1): 10.1002/mpr.1555. Published online 2017 Feb 17. doi: 10.1002/mpr.1555

ANGOLD, A., COSTELLO, E. J., WORTHMAN, C. M. Puberty and depression: the roles of age, pubertal status and pubertal timing. **Psychol Med.** 1998 Jan;28(1):51-61.

BARKLEY, R. A. Major life activity and health outcomes associated with Attention-Deficit/Hyperactivity Disorder. Journal of Clinical Psychiatry, 63, 10-15. Barkley, R. A. (2006). **Driving risks in adults with**, 2002

BARKLEY, R. A. Attention Deficit Hiperactivity Disorder. A handbook for diagnostic and treatment. New York: Guilford Press, 1990

BARKLEY, R.A (2011). Excecutive Functioning and Self-Regulation in Adults with ADHD: Nature, Assessment and Treatment. CHADD. Orlando.Fl.

BARKLEY RA, FISCHER M.The unique contribution of emotional impulsiveness to impairment in major life activities in hyperactive children as adults. **J Am Acad Child Adolesc Psychiatry.** 2010 May;49(5):503-13.

BARKLEY, R. A., MURPHY, K. R (2008). Transtorno de Déficit de Atenção/Hiperatividade. Artmed. p. 182.

BARKLEY, A., MURPHY, K. R., FISCHER, M. (2013). TDAH EM ADULTOS – O QUE A CIÊNCIA DIZ. ED, ROCA LTDA. 552 p. 1ª. Edição

BARKLEY, R. A. Behavioral inhibition, sustained attention, and executive functions: constructing a unifying theory of ADHD. **Psychol Bull**. 1997 Jan;121(1):65-94. doi: 10.1037/0033-2909.121.1.65.

BENCZIK, E. B. P. Escala de Avaliação de Comportamentos Infantojuvenis no Transtorno do Déficit de Atenção/Hiperatividade no ambiente Familiar TDAH-Versão Para Pais (ETDAH-Pais). São Paulo: Memnon, 2018.

BENCZIK, E. B. P. Escala de Transtorno do Déficit de Atenção/Hiperatividade –Versão Adolescentes e Adultos. Ed Vetor. SP, 2013.

BENCZIK, E. B. P. Escala de Transtorno do Déficit de Atenção/Hiperatividade – Versão Adolescentes e Adultos. Ed Vetor. SP, 2013.

BENCZIK, E. B. P. Baralho TDAH: Identificando, Dimensionando e Intervindo – Versão Versão para Adultos, 2019. Casa do Psicopedagogo Liv e Editora.

BIEDERMAN, J., MONUTEAUX, M., MICK, E., SPENCER, T., WILENS, T., SILVA, J., . . . FARAONE, S. (2006). Young adult outcome of attention deficit hyperactivity disorder: A controlled 10-year follow-up study. **Psychological Medicine,** *36*(2), 167-179. doi:10.1017/S0033291705006410

BIEDERMAN, J., FARAONE, S. V., MICK, E., SPENCER, T., WILENS, T., MICK, E., & LAPEY, K. et al. (1994). Gender diferences in adults with attention-deficit/hyperactivity disorder. Psychiatry Research, 53, 13-29

BURCHAM, B.G. & DE MERS, S. (1995). Comprehensive Assessment of Children and Youth with ADHD. **Intervention in School and Clinic.** 30, 211-220.

BROWN, T. E., KENNEDY, R. J. Estabelecendo um plano psicossocial para o controle do TDAH. IN: ROHDE, L.A; BUITELAAR, J.K; GERLACH, M, FARAONE, S.V. **Guia para compreensão e manejo do TDAH da Word Federation of ADHD**, cap. 4, p. 67-87. Artmed. Porto Alegre, RS, 2019.

CANADIAN ADHD RESOURCE ALLIANCE (Internet). Canadian ADHD practice guidelines. 4th ed. Toronto: **CADDRA**, 2018. (capturado em 11 jan.2020). Disponível em: https://www.caddra.ca/wp-content/uploads/CADDRA-Guidelines-4th-Edition_-Feb2018.pdf

CANTWELL, D. P. (1975). GENETICS OF HYPERACTIVITY. **Journal of Child Psychology and Psychiatry**, 16: 261-264. doi:10.1111/j.1469-7610.1975.tb01275.x

CARTA DE SAÚDE MENTAL DE HARVARD. **Reconhecendo e gerenciando o TDAH em adultos** Publicado: novembro de 2009. https://www.health.harvard.edu/newsletter_article/recognizing-and-managing-adhd-in-adults

CASTELLANOS, F. X., GIEDD, J. M., MARSH, W. L., et al. (1996). Quantitative brain magnetic resonance imaging in ADHD. Archives of General Psychiatry, 53, 607-616. Aylward, E.H., Reiss, A.L., Reader, M.J., et al. (1996). Basal ganglia volumes in children with ADHD. Journal of Child Neurology, 11, 112-115. Filipek, P.A., Semrud-

CONNERS 1996 HALE, J.B., HOW, S.K., DEWITT, M.B. *et al.* Discriminant validity of the Conners' scales for ADHD subtypes. **Curr Psychol** 20, 231–249 (2001). https://doi.org/10.1007/s12144-001-1009-0

CLIKEMAN, M., STEINGARD, R. J., et al. (1997). Volumetric MRI analysis comparing subjects having ADHD with normal controls. Journal of Neurology, 48, 589-601.

DE GRAAF, R., KESSLER, R. C., FAYYAD, J. et al. The prevalence and effects of adult attention-deficit/hyperactivity disorder (ADHD) on the performance of workers: results from the WHO World Mental Health Survey Initiative. **Occupational and Environmental Medicine** 2008;65:835-842.

FARAONE, S. V., SERGEANT, J., GILLBERG, C., BIEDERMAN, J. The worldwide prevalence of ADHD: is it an American condition? World Psychiatry. 2003 Jun;2(2):104-13. PMID: 16946911; PMCID: PMC1525089.

FAYYAD, J., DEGRAAF, R., KESSLER, R., ALONSO, J., ANGEERMEYER, M., DEMYTTENAERE, K., et al. (2007). Cross-national prevalence and correlates of adult attention-deficit hiperactivity disorder. British Journal Of Psychiatry, 190, 402-409.

FEIFEL, D. et al. "Transtorno de déficit de atenção / hiperatividade em adultos: reconhecimento e diagnóstico dessa condição frequentemente negligenciada", Pós-Graduação em Medicina (setembro de 2008): vol. 120, n. 3, pp. 39–47.

FILIPEK, P. A., SEMRUD-CLIKEMAN, M., STEINGARD, R. J., RENSHAW, P. F., KENNEDY, D. N., BIEDERMAN, J. Volumetric MRI analysis comparing subjects having attention-deficit hyperactivity disorder with normal controls. **Neurology.** 1997 Mar;48(3):589-601.

TAINA GULDBERG-KJÄR & BOO JOHANSSON. Old people reporting childhood AD/HD symptoms: Retrospectively self-rated AD/HD symptoms in a population-based Swedish sample aged 65–80, **Nordic Journal of Psychiatry,** 63:5, 375-382, 2009. DOI: 10.1080/08039480902818238

GOMEZ, R. L., JANOWSKY, D., ZETIN, M., HUEY, L., & CLOPTON, P. L. (1981). Adult psychiatric diagnosis and symptoms compatible with the hyperactive syndrome: A retrospective stdy. **Journal of Clinical Psychiatriy,** 42, 389-394.

HALLOWELL, E. M, RATEY, J.J. Driven to Distraction: Recognizing and Coping with Attention Deficit Disorder from Childhood to Adulthood. New York: Simon and Schuster, 1994.

HALLOWELL, E. M, RATEY, J.J. Tendência à Distração. Identificação e Gerência do Distúrbio do Déficit de Atenção da Infância à vida adulta. Editora Rocco. 354p. 1999.

HARTOCOLLIS, P. (1968). The syndrome of minimal brain dysfunction in young adult patients. **Bulletin of the Menninger Clinic,** *32*(2), 102–114.

KAKUBO, S. M. et al. Tradução e validação da escala de transtorno de déficit de atenção de Brown para uso no Brasil: identificação de casos de transtorno de déficit de atenção / hiperatividade em amostras de usuários e não usuários de substâncias. Estudo de validação transcultural. **São Paulo Med. J.** São Paulo, v. 136, n. 2, p. 157-164, março de 2018. Disponível em <http://www.scielo.br/scielo.php?script=sci_arttext&pid=S1516-31802018000200157&lng=en&nrm=iso>. acesso em 28 dez. 2019. Epub 16 abr 2018. http://dx.doi.org/10.1590/1516-3180.2017.0227121217.

KESSLER, R. C., ADLER, L., BARKLEY, R. A., BIERDEMAN, J., CONNERS, C. K., DEMLER, O., et al. The prevalence and correlates of adult ADHD in the United States; Results from the National Comorbidity Survey replication. American Journal of Psychiatry, 163, 716-723. 2006.

KESSLER, R. C. Comorbidity patterns in a community sample of adults with ADHD: results from the National Comorbidity Survey Replication. **APA** 160th Annual Meeting. 2007.

KESSLER, R. C., GREEN, J. G., ADLER, L. A., BARKLEY, R. A., CHATTERJI, S., FARAONE, S. V., FINKELMAN, M., GREENHILL, L. L., GRUBER, M. J., JEWELL, M., RUSSO, L. J., SAMPSON, N. A., VAN BRUNT, D. L. Structure and diagnosis of adult attention-deficit/hyperactivity disorder: analysis of expanded symptom criteria from the Adult ADHD Clinical Diagnostic Scale. **Arch Gen Psychiatry.** 2010 Nov;67(11):1168-78. doi: 10.1001/archgenpsychiatry.2010.146.

KOOIJ, J. J. S., AECKERLIN, L. P., BUITELAAR, J. K. Functioning, comorbidity and treatment of 141 adults with attention deficit hyperactivity disorder (ADHD) at a Psychiatric Outpatients' Department. [Dutch] Nederlands Tijdschrift voor Geneeskunde. 2001;145(31):1498–1501. [PubMed] [Google Scholar]

KOOIJ, J. J. S., BUITELAAR, J. K., VAN DEN OORD, E. J., FURER, J. W., RIJNDERS, C. A. T., HODIAMONT, P. P. G. Internal and external validity of Attention-Deficit Hyperactivity Disorder in a population-based sample of adults. Psychol Med. 2005;35(6):817–827. doi: 10.1017/S003329170400337X. [PubMed] [CrossRef] [Google Scholar]

KOIIJ, S., ASHERSON, P. ROSLER M. **ADHD in adults: assessment issues.** In: Banaschewki, T., Coghil, D., Zuddas, A. Oxford textbook of attention déficit hyperactivity disorder. Oxford: Oxford University Press, 2018.

KOIIJ, S. Curso Transtorno de Déficit de Atenção/Hiperatividade no adulto. Instituto de Psiquiatria da Faculdade de Medicina do Hospital das Clínicas de São Paulo, 2 de outubro, 2015

KOOIJ SJ, BEJEROT S, BLACKWELL A, CACI H, CASAS-BRUGUÉ M, CARPENTIER PJ, EDVINSSON D, FAYYAD J, FOEKEN K, FITZGERALD

M, GAILLAC V, GINSBERG Y, HENRY C, KRAUSE J, LENSING MB, MANOR I, NIEDERHOFER H, NUNES-FILIPE C, OHLMEIER MD, OSWALD P, PALLANTI S, PEHLIVANIDIS A, RAMOS-QUIROGA JA, RASTAM M, RYFFEL-RAWAK D, STES S, ASHERSON P. European consensus statement on diagnosis and treatment of adult ADHD: The European Network Adult ADHD. **BMC Psychiatry.** 2010 Sep 3;10:67. doi: 10.1186/1471-244X-10-67.

KOOIJ, J. J. S., FRANCKEN, M. H. (2010) **DIVA 2.0. Diagnostic Interview Voor ADHD in Adults bij volwassenen** [DIVA 20 Diagnostic Interview ADHD in Adults]. DIVA Foundation.

KNOUSE, L. E., et al. "Desenvolvimentos Recentes no Tratamento Psicossocial do TDAH em Adultos", **Expert Review of Neurotherapeutics** (outubro de 2008): vol. 8, n ° 10, pp. 1537–48.

MCGOUGH, J. J., & BARKLEY, R. A. Diagnostic controversies in adult attention deficit hyperactivity disorder. **Am J Psychiatry,** *161*, 1948-1956, 2004.

MATTOS, P.; SEGENREICH, D.; SABOYA, E.; LOUZÃ, M.; DIAS, G. & ROMANO, M. ASRS-18 – Adaptação transcultural para o português da escala Adult Self-Report Scale para avaliação do transtorno de déficit de atenção/hiperatividade (TDAH) em adultos. **Rev. Psiq. Clin.** 33 (4); 188-194, 2006.

MURPHY, K., & BARKLEY, R. A. (1996). Prevalence of DSM-IV symptoms of ADHD in adult licensed drivers: Implications for clinical diagnosis. **Journal of Attention Disorder***s*, *1*(3), 147–161

MENDELSON, W., JOHNSON, N., & STEWART, M. A. (1971). Hyperactive children as teenagers: A follow-up study. **Journal of Nervous and Mental Disease,** *153*(4), 273–279. https://doi.org/10.1097/00005053-197110000-00005

MENEZES, GOBBO E LOUZÃ (2010). http://www.divacenter.eu/Content/VertalingPDFs/DIVA_2_BRAZIL_FORM.pdf

MENKES, M. M., ROWE, J. S., MENKES, J. H. A twenty-five year follow-up study on the hyperkinetic child with minimal brain dysfunction. **Pediatrics.** 1967 Mar;39(3):393-9.

MICHELSON, D., ADLER, L., SPENCER, T., REIMHERR, F., WEST, S., ALLEN, A., ET AL. Atomoxetine in adults with ADHD: two randomized, placebo-controlled studies. Biological Psychiatry, 53, 112-120. 2003.

MORGAN, B., DRAKE, C. A., RICCIO, N. S. H. **Assessment of Adult ADHD With College Students.** Published March 29, 2017 Research Article Find in PubMed. https://doi.org/10.1177/1087054717698222

MORRISON, J. R., STEWART, M. A. The psychiatric status of the legal families of adopted hyperactive children. **Arch Gen Psychiatry.** 1973 Jun;28(6):888-91. DOI:10.1001/archpsyc.1973.01750360098015

National Institute for Healthy and Care Excellence – NICE (2018). Transition to adult services for young people with ADHD. https://pathways.nice.org.uk/pathways/attention-deficit-hyperactivity-disorder#content=view-node%3Anodes-transition-to-adult-services

OLIVEIRA, A. P. A., NASCIMENTO, E. (2017). Escala de Prejuízos Funcionais – TDAH. Ed. Hogrefe. São Paulo – SP.

PONTIUS, A. A. Dysfunction patterns analogous to frontal lobe system and caudate nucleus syndromes in some group of minimal brain dysfunction. **Journal American Medical Women's Association**, 1973, 28, 285–292.

PTACEK, R., WEISSENBERGER, S., BRAATEN, E., et al. Clinical Implications of the Perception of Time in Attention Deficit Hyperactivity Disorder (ADHD): A Review. **Med Sci Monit.** 2019;25:3918–3924. Published 2019 May 26. doi:10.12659/MSM.914225

QUITKIN, F., KLEIN, D. F. Two behavioral syndromes in young adults related to possible minimal brain dysfunction. **J Psychiatr Res.** 1969 Dec;7(2):131-42. DOI:10.1016/0022-3956(69)90018-1

RAMSAY E ROSTAIN (2014), **Estratégias de autogestão e enfrentamento de dificuldades para adultos com TDAH.** apud BROWN E KENNEDY (2019).

ROHDE, L. A., COGHILL, D., ASHERSON, P., BANASCHEWSKI, T. (2019). Avaliando o TDAH ao longo da vida. IN: Rohde, L.A., Buitelaar, J.K., Gerlach, M. Faraone, S.V. Guia para compreensão e manejo do TDAH da Word Federation of ADHD. CAP 3. 44-66. Ed. Artmed. Porto Alegre. RS.

SHELLEY, E. M., RIESTER, A. (1972). Syndrome of minimal brain damage in Young adults Diseases of the nervous system, 33, 335-339.

STILL, G. Some abnormal psychical conditions in children, The Lancet, 1008-1012, 1077-1082, 113-1168. 12 de abril, 1902.

TRIOLO, S. J. & MURPHY, K. R. Attention Déficit Scales for Adults – ADSA. New York: Brunner/Mazel Publishers. 1996.

WEISS, M., HECHTMAN, L. T., & WEISS, G. ADHD in adulthood: A guide to current theory, diagnosis, and treatment. Johns Hopkins University Press, 1999.

WARD, M. F., WENDER, P. H, REIMHERR. The Wender Utah Rating Scale: An aid in the retrospective d The American Journal of Psychiatry; Jun 1993; 150, 6; Health Module pg. 885

WENDER, P. H. 1995. Attention-Deficit Hyperactivity Disorder in Adults. Oxford University Press. New York.

ZALSMAN, G., SHILTON, T. Adult ADHD: A new disease? **Int J Psychiatry Clin Pract.** 2016;20(2):70-6. doi: 10.3109/13651501.2016.1149197. Epub 2016 Apr 7.

Capítulo 19

TRANSTORNO DE DÉFICIT DE ATENÇÃO/ HIPERATIVIDADE (TDAH) E AS PRINCIPAIS COMORBIDADES NA VIDA ADULTA

Daniel Segenreich

INTRODUÇÃO – POR QUE O ESTUDO DE COMORBIDADES EM PACIENTES COM TDAH É TÃO IMPORTANTE?

A importância do estudo das comorbidades em pacientes adultos com Transtorno do Déficit de Atenção e Hiperatividade (TDAH) pode ser dimensionada a partir de dois achados fundamentais. O primeiro achado diz respeito a elevada frequência de comorbidades em pacientes com TDAH. Adultos com TDAH que não foram diagnosticados e tratados na infância são especialmente mais vulneráveis e apresentam mais chances de ter comorbidades. Desta forma, o reconhecimento da comorbidade, além do diagnóstico do próprio TDAH, é de suma importância e também um grande desafio para o profissional de saúde. O desafio, neste caso, deve-se ao fato de que muitos sintomas de TDAH podem ocorrer em outras comorbidades psiquiátricas e vice e versa. A presença de comorbidades também pode modificar a expressão clínica do TDAH e dificultar assim um diagnóstico inicial mais preciso.

O segundo achado é o fato de que o tratamento do TDAH em adultos é bastante influenciado pela presença de comorbidades. Ou seja, o diagnóstico e tratamento destas comorbidades são dois passos importantíssimos no tratamento de adultos com TDAH. Pode-se discutir muito sobre quais os melhores protocolos de tratamentos de comorbidades nesta população. Alguns profissionais sempre iniciam o acompanhamento desses pacientes tratando inicialmente as comorbidades e em seguida o TDAH. Outros avaliam qual a comorbidade presente e sua gravidade para então decidirem qual a melhor ordem de tratamento. Um terceiro grupo de profissionais prefere iniciar o tratamento tanto do TDAH quanto das comorbidades de forma concomitante.

Novos achados de pesquisas clínicas, aliados a experiência crescente de consultório de cada profissional, terão sempre impacto nas decisões de tratamento e em sua remodelação. Desta maneira, podemos apenas ter duas certezas. A primeira é de que não existe apenas uma forma correta de se tratar e acompanhar o paciente adulto com TDAH e comorbidades. E a segunda certeza é da necessidade de que se construa um tratamento tanto para o TDAH quanto para a comorbidade em questão.

Este capítulo, em sua primeira parte, tem como objetivo trazer informações relevantes sobre o diagnóstico de comorbidades em adultos com TDAH. Em sua segunda parte, o objetivo é focar em discussões de condutas terapêuticas. Existe uma vasta literatura científica sobre o tema. As informações científicas mais relevantes serão abordadas, bem como diversas experiências clínicas. O foco será sobre as comorbidades psiquiátricas, porém comorbidades clínicas também serão citadas em uma seção especial. Por último, é importante esclarecer que não será possível abordar todas as possíveis comorbidades. Por este motivo, a escolha de quais as comorbidades discutidas recai sobre quais são as mais frequentes. Serão assim abordados os transtornos de ansiedade, os transtornos de humor (especialmente Transtorno Depressivo Unipolar e Transtorno Bipolar de Humor), e ainda os transtornos de uso de substâncias e transtornos alimentares.

O DIAGNÓSTICO DO PACIENTE ADULTO COM TDAH E COMORBIDADES

A prevalência do TDAH em adultos é estimada em 2,5% (Simon, Czobor, Bálint, Bitter, 2019). Entretanto, esta frequência pode aumentar entre familiares, uma vez que é comum observarmos agregação de sintomas de TDAH em famílias de pacientes com o diagnóstico (Segenreich et al. 2015). Esta observação impulsionou o questionamento sobre quais as razões para este fenômeno, e, subsequentemente, às pesquisas sobre o coeficiente de herdabilidade (CH) do TDAH. Recente revisão sobre estes estudos confirmou um valor bastante alto e significativo de 74% e apontou mais uma vez para a importância do componente genético na etiologia do TDAH (Faraone, Larsson, 2019).

Como já citado previamente, a frequência de comorbidades em pacientes com TDAH é bastante alta. Especialmente entre os transtornos de ansiedade, transtornos de humor e os transtornos de uso de substâncias (Kessler et al. 2006). Com os dados acima citados, surgem ao menos duas perguntas: É possível que haja um componente genético comum entre TDAH e comorbidades mais frequentes? Ou o TDAH, de origem na infância, que pode trazer tantos comprometimentos desde cedo, aumenta as chances de o paciente desenvolver comorbidades na vida adulta?

Diversos estudos demonstraram que existem razões diferentes para a frequência aumentada de comorbidades e não apenas uma explicação. Estudos sobre genética em pacientes com TDAH e transtornos de humor, especialmente com a comorbidade transtorno bipolar de humor, sugeriram que é possível haver um componente genético em comum entre ambos os transtornos (Klassen, KAtzman, Chokka, 2010). Porém, outros estudos com uma perspectiva maior sobre aspectos do neurodesenvolvimento, sugerem que o próprio diagnóstico de TDAH e muitos dos desfechos negativos de vida associados ao diagnóstico podem aumentar risco para comorbidades na vida adulta (Franke et al. 2018).

De um ponto de vista clínico, estes achados científicos apontam para a necessidade de sempre investigar comorbidades em pacientes adultos com TDAH. Também sugerem o quão difícil é se fazer um diagnóstico diferencial correto. O entendimento de que em fases diferentes de vida existe um perfil de transtornos comórbidos que precisa ser avaliado é possivelmente o maior mérito dos estudos neurodesenvolvimentais. O que ocorreu na infância de um indivíduo vai influenciar o que acontecerá em sua adolescência e, em seguida, em sua vida adulta. Um adulto que não foi diagnosticado com TDAH na infância, e assim não foi tratado, terá um desenvolvimento com diversos prejuízos e provavelmente um significativo aumento de chance de desenvolver comorbidades.

DESAFIOS NO DIAGNÓSTICO CLÍNICO DE TDAH E COMORBIDADES PSIQUIÁTRICAS

Existe uma diferença importante entre os conceitos de diagnóstico diferencial e diagnóstico de comorbidades. Para se fazer o diagnóstico de uma comorbidade, é necessário que se tenha a maior certeza possível do diagnóstico de base do paciente e que existe, geralmente de forma concomitante, um outro quadro clínico (sintomas, sinais, síndromes...) que não pode ser atribuído ao diagnóstico de base. Ou seja, para se fazer corretamente o diagnóstico de uma comorbidade em um paciente com TDAH, é necessário que o profissional saiba fazer primeiro o diagnóstico correto de TDAH. Corretamente diagnosticar TDAH envolve saber diferenciá-lo de outros transtornos que podem trazer sintomas parecidos ou mesmo semelhantes. Este exercício diagnóstico é frequentemente chamado de diagnóstico diferencial.

Entre os próprios critérios clínicos para o diagnóstico de TDAH pela DSM 5 existe um que define que os sintomas observados não ocorrem exclusivamente durante o curso da esquizofrenia ou outro transtorno psicótico, e também não são mais bem explicados por outro transtorno mental (critério E) (APA, 2013).

Em termos práticos, iniciamos a investigação diagnóstica fazendo o correto diagnóstico diferencial. Apenas quando corretamente realizado, passamos para a investigação e definição das comorbidades. Muitos profissionais experientes conseguem chegar à hipótese diagnóstica de TDAH e comorbidades ainda na primeira consulta com bastante precisão. Porém, o nível de conhecimento e experiência clínica do profissional devem ser bastante altos. Em casos mais complexos, é comum que se construa o diagnóstico durante as consultas subsequentes. Nesses casos, a observação do curso clínico, evolução além da coleta de informações através do contato com familiares são absolutamente necessárias. Desta forma, o diagnóstico diferencial e o diagnóstico de comorbidades em um paciente adulto com TDAH pode demorar algumas consultas para ser adequadamente realizado.

Devemos também nos lembrar dos possíveis vieses de indicação de pacientes. Profissionais especialistas em acompanhamento de pacientes com TDAH devem pensar em outros possíveis transtornos psiquiátricos, enquanto especialistas em outras áreas devem lembrar de pesquisar para TDAH. Olhe a figura 1 abaixo.

Figura 1 – A busca do paciente pelo profissional e os possíveis vieses

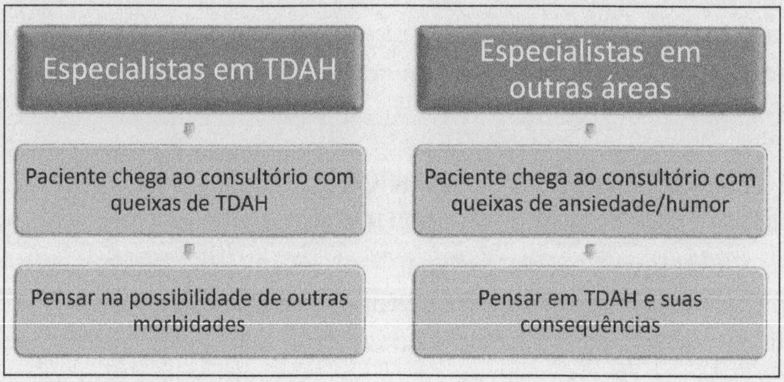

Fonte: Elaborada pelo autor.

Desafios no diagnóstico da comorbidade TDAH e transtornos ansiosos

O diagnóstico diferencial entre TDAH e ansiedade em adultos talvez seja o mais difícil de ser feito. A dificuldade em se fazer este diagnóstico diferencial já foi investigada anteriormente em estudo que mostrou que o uso de escalas como a *Conners Adult ADHD Rating Scale* (para sintomas de TDAH) e a *State Trait Anxiety Inventory scales* (para sintomas de ansiedade) não são suficientes para separar com precisão os dois diagnósticos (Grogan et al. 2018).

Existem algumas razões para esta dificuldade. A primeira se deve ao fato de que pacientes ansiosos costumam ter queixas que remetem às dificuldades cognitivas também presentes em paciente com TDAH. Em especial, estes pacientes destacam desatenção, prejuízo em capacidade decisória, comprometimento de memória recente e disfunção executiva como muito comuns (Alexander, Harrison, 2013;

Jarret, 2016). Em contraponto, muitos pacientes com TDAH reportam sintomas ansiosos quando tomam consciência dos prejuízos trazidos pelo TDAH (Combs et al. 2015). A segunda razão está relacionada ao curso de ambos os transtornos. Diferente daqueles que costumam se apresentar de forma episódica, muitos transtornos ansiosos (especialmente o transtorno de ansiedade generalizada) e também o TDAH possuem curso crônico. Desta forma, ambos podem estar presentes, de forma concomitante, durante boa parte da vida do paciente. O que ainda torna mais difícil diferenciá-los.

Outra razão relevante é a elevada frequência da comorbidade TDAH e ansiedade na população. Em estudo publicado por Kessler, em 2006, um total de 47% de pacientes com TDAH também apresentavam critérios para o diagnóstico de ansiedade (Kessler et al. 2006). Por último, como a agregação de sintomas de TDAH e ansiedade em famílias é significativa (Segenreich et al. 2015), é possível que haja um componente genético comum a ambos os transtornos.

Então como podemos fazer o diagnóstico diferencial TDAH *versus* ansiedade e o diagnóstico da comorbidade TDAH e ansiedade? Inicialmente, deve se dar atenção à detalhada coleta da história clínica do paciente. A presença de sintomas de TDAH desde infância, antes mesmo dos sintomas de ansiedade, pode ser um valioso dado para o diagnóstico diferencial de TDAH. Colher a história familiar também pode contribuir para o diagnóstico. A presença de TDAH em familiares pode ser uma pista valiosa para a investigação clínica.

Ainda assim, muitas vezes é difícil fazer o diagnóstico diferencial correto na primeira consulta. Pacientes que apresentam muitos sintomas ansiosos e referem também ter TDAH costumam atribuir a origem dos sintomas ansiosos apenas à presença do TDAH. O que frequentemente não é verdade. Nestes casos, o tratamento inicial de ansiedade e, em seguida, uma reavaliação clínica mais livre de vieses pode ser a melhor conduta clínica. Em casos contrários, quando o paciente ansioso não tem informações sobre o que é TDAH, porém há suspeita do diagnóstico evidenciada pela história clínica, a investigação deve ser proposta pelo próprio profissional e também pode ocorrer em seguida ou concomitante ao próprio tratamento do transtorno ansioso.

Desafios no diagnóstico da comorbidade TDAH e transtornos de humor

Os transtornos depressivos de maior gravidade, e, em especial, o episódio depressivo maior (EDM), não costumam ser difíceis de serem diagnosticados em pacientes com TDAH. A frequência desta comorbidade também é muito elevada, porém o curso episódico do quadro depressivo, bem como a natureza e qualidade dos sintomas depressivos, facilita o diagnóstico diferencial e também o diagnóstico da comorbidade TDAH e depressão. Entretanto, o diagnóstico de TDAH em pacientes com atual episódio depressivo maior foi associado a maior risco destes pacientes apresentarem uma evolução clínica com maior flutuação de sintomas, presença sintomas mistos de humor, e mesmo o diagnóstico de transtorno bipolar de humor no futuro (Vannucchi et al. 2019).

Em termos práticos, o clínico deverá redobrar sua atenção quando fizer o diagnóstico de TDAH em um paciente com EDM. O inverso também é verdadeiro. Pacientes que já foram previamente diagnosticados com TDAH e apresentarem durante seu acompanhamento clínico um episódio depressivo maior, devem ser observados com maior cuidado.

O diagnóstico de distimia em comorbidade com TDAH pode ser mais difícil de ser feito. O curso crônico e sem oscilações tão significativas podem trazer dificuldade para a avaliação de comprometimento funcional. Os desfechos negativos são consequentes ao TDAH ou à distimia?

A descrição de que um grupo de pacientes adultos com TDAH também possui um quadro clínico de desregulação emocional dificulta ainda mais o diagnóstico diferencial. Entretanto, como será discutido em seguida, este grupo de pacientes pode se assemelhar ainda mais ao grupo de pacientes com a comorbidade TDAH e transtorno bipolar de humor.

O quadro clássico de mania é bastante diferente dos sintomas centrais de TDAH. Não é descrito em pacientes com TDAH sintomas como humor eufórico, hipersexualidade, diminuição da necessidade de sono ou pensamento acelerado com fuga de ideias. Desta forma, a distinção de pacientes com TDAH e transtorno bipolar de humor (TB) tipo 1 é relativamente fácil de ser feita. O curso episódico do TB com apresentação mais clássica também ajuda na distinção. O desafio, entretanto, é maior em pacientes com quadros ciclotímicos ou com transtorno bipolar de apresentação menos típica, em que irritabilidade, temperamento explosivo, impulsividade e labilidade afetiva são muito presentes.

Irritabilidade e labilidade afetiva podem estar presentes tanto em pacientes com TDAH e desregulação emocional quanto em pacientes com transtorno bipolar. Recente pesquisa focada em investigar estas semelhanças mostrou que pacientes com TDAH com desregulação emocional possuem maior reatividade afetiva mensurada através do *40-item Affect Intensity Measure (AIM)* que pacientes com TB (Richard-Lapouriel et al. 2016). A pergunta em seguida é: quando diferenciar um do outro e quando chamar de comorbidade?

Embora esta pergunta seja cientificamente muito estimulante, em termos práticos ela pode ser muito difícil de ser respondida. A melhor sugestão aqui é focar nos sintomas mais comprometedores e criar uma estratégia terapêutica para tratá-los. A diferenciação será mais possível durante a evolução do acompanhamento, no que costuma ser chamado de diagnóstico evolutivo.

Desafios no diagnóstico da comorbidade TDAH e transtornos de uso de substâncias (TUS)

A frequência de TUS em pacientes adultos com TDAH é muito elevada. Em meta-análise publicada a partir de estudos com amostras de pacientes com TUS, a frequência de sintomas de TDAH se mostrou muito alta e relevante (Van Emmerik et al. 2012). Estudo com pacientes com TDAH primariamente mostrou que maior intensidade de sintomas de TDAH foi associada a maior risco de dependência de álcool, uso de múltiplas drogas e também uso de nicotina (Capusan, Bendsten, Marteinsdottir, Larsson, 2019). A frequência alta desta comorbidade pode ter muitas razões. Entretanto, recentes achados no campo da genética reforçam a hipótese de uma vulnerabilidade genética compartilhada (Wimberley et al. 2019) que assim contribui para a frequência elevada TDAH em pacientes com TUS e vice-versa.

Mais uma vez, o diagnóstico diferencial deve se basear em uma história clínica bem colhida e detalhada. Muitos sintomas associados a déficits cognitivos, especialmente em domínios de atenção, memória e funcionamento executivo, podem estar presentes em pacientes com TUS. Desta forma, fica por vezes difícil separar o que é consequente ao uso de substâncias e o que é atribuído ao TDAH. Neste caso, é ainda mais fundamental a coleta de informações sobre a infância. A história do diagnóstico de TDAH na infância, antes do início de uso de substâncias, pode ajudar no diagnóstico diferencial e mesmo em estabelecer o diagnóstico de TDAH e TUS.

A investigação ativa de uso de substâncias psicoativas em pacientes com TDAH nunca pode ser assim esquecida. Em pacientes com diagnóstico inicialmente de TUS, encaminhados para o tratamento de TDAH, esta observação pode parecer óbvia. Porém, pacientes com queixas iniciais de TDAH podem não achar relevante falarem sobre consumo de álcool, tabaco e outras substâncias. Ou podem mesmo evitar falar sobre o assunto imaginando que o consumo destas substâncias impediria seu tratamento. Assegurar que o tratamento de ambas as morbidades será realizado é o melhor caminho para uma relação positiva e transparente entre o profissional de saúde e o paciente.

Desafios no diagnóstico da comorbidade TDAH e transtornos alimentares (TA)

O primeiro estudo reportando a maior frequência de transtornos alimentares e pacientes com TDAH foi publicado em 2004 pelo grupo de estudos em déficit de atenção da Universidade Federal do Rio de Janeiro. Houve associação significativa demonstrada entre compulsão alimentar e TDAH (Mattos et al. 2004). Nos anos seguintes, diversos estudos foram conduzidos apontando para a importância da comorbidade TDAH e TA (Nazr et al. 2016). Entre os mais recentes, Ziobrowski e cols. questionaram alguns achados anteriores sobre a importância da associação de TDAH e todos os transtornos alimentares, porém reforçaram a associação entre TDAH e bulimia nervosa (Ziobrowski, Brewerton, Ducan, 2018).

Existem diversas hipóteses pensadas com intuito de explicar esta associação. Desde a possibilidade de pacientes com TDAH terem maior frequência de sintomas de impulsividade e isso se associar a determinados comportamentos alimentares (Steadman, Knouse, 2016) até a possibilidade de achados genéticos serem comuns à ambos os transtornos (Capusan et al. 2017).

Na prática clínica, ambos os transtornos devem ser tratados com o mesmo cuidado. O diagnóstico de transtornos alimentares não é aqui especialmente complicado, porém sempre deve ser feito e confirmado por especialistas na área. Diferente dos transtornos de uso de substâncias, que costumam ser mais comuns entre adolescentes e adultos jovens, os transtornos alimentares podem ter início ainda na infância. Desta forma, é importante avaliar qual o impacto em longo prazo destes transtornos na cognição do paciente. Pode ser particularmente difícil fazer o diagnóstico de TDAH em pacientes com longa história de anorexia nervosa e privação alimentar. Qual será a repercussão de grave privação alimentar no desenvolvimento cognitivo do indivíduo?

Talvez nestes casos o TDAH seja um diagnóstico bastante secundário e a anorexia nervosa deva ser sempre priorizada. Especialmente levando em consideração que medicamentos para TDAH podem trazer hiporexia como efeito colateral significativo.

TDAH E COMORBIDADES CLÍNICAS

A presença de comorbidades clínicas também é muito significativa em pacientes com TDAH. Em extensa revisão por Instanes e cols. em 2018, o TDAH foi associado a obesidade, transtornos do sono e asma. Alguns achados desta revisão também apontam para a possível associação entre TDAH e enxaquecas ou mesmo doença celíaca (INSTANES et al. 2018).

A obesidade teve associação relevante em pacientes adultos com TDAH. Esta associação, entretanto, não foi significativa em crianças e adolescentes (Nigg et al. 2016). Muitas hipóteses para explicar este fenômeno são levantadas, porém os resultados das pesquisas neste campo ainda não trouxeram conclusões mais certeiras (Hanć, Cortese, 2018).

Diabetes tipo 2 e hipertensão também foram descritas como mais frequentes em pacientes com TDAH (Chen et al. 2018). É possível, entretanto, que a presença de obesidade possa representar um viés, ou mesmo um fator de mediação desta relação.

A relevância destes achados para o clínico aponta para a necessidade de se fazer uma investigação clínica mais detalhada, frequentemente com endocrinologistas, cardiologistas e clínicos gerais, para as comorbidades clínicas mais comuns. Pacientes com TDAH podem ser mais suscetíveis a doenças metabólicas, por exemplo, que quando não tratadas podem aumentar risco cardiovascular e morte prematura. O acompanhamento clínico correto nestes casos pode ter efeito preventivo e diminuir mortalidade nestes pacientes.

DESAFIOS NO TRATAMENTO DE TDAH COM COMORBIDADES

Existem algumas linhas gerais iniciais importantes no tratamento do TDAH com comorbidades e diversas particularidades que serão discutidas em função de cada comorbidade específica apontada.

Linhas gerais de tratamento	Quando feito o diagnóstico de TDAH, ele deve ser sempre tratado. Estratégias não farmacológicas podem ser iniciadas assim que feito o diagnóstico.
	O tratamento com psicoestimulantes é indicado para o tratamento do TDAH. Porém, em alguns casos, a medicação pode ser proscrita ou então seu início adiado.
	Em muitas ocasiões, o tratamento medicamentoso de comorbidades deve ser iniciado antes. A estabilização do quadro comóbido ajudará no tratamento farmacológico do TDAH.
	O tratamento do TDAH também será de extrema relevância para a manutenção do tratamento da comorbidade.

Fonte: Elaborada pelo autor.

Particularidades no tratamento farmacológico da comorbidade TDAH e transtornos de ansiedade

Quando corretamente feito o diagnóstico da comorbidade TDAH e transtorno ansioso, é bastante discutido entre profissionais de saúde qual a melhor ordem de tratamento. A literatura médica também é bastante controversa neste assunto. A grande preocupação é com o questionamento sobre a possibilidade do uso de psicoestimulantes agravar os sintomas de ansiedade.

Na prática clínica observamos que alguns pacientes com TDAH (e não necessariamente com ansiedade comórbida) descrevem aumento de sintomas de ansiedade com o uso de psicoestimulantes enquanto outros descrevem uma resposta contrária. Por este motivo, é comum que se tenha a preocupação com pacientes com ansiedade como comorbidade. Geralmente, a avaliação de qual a ordem de tratamento se baseia em qual transtorno é o mais grave. Quadros graves de ansiedade são assim inicialmente tratados e, em seguida, o tratamento de TDAH é associado. Em casos em que a ansiedade parece ser consequência do prejuízo trazido pelo TDAH, muitos profissionais optam por iniciar o tratamento pelo controle dos sintomas de TDAH.

Estudo recente sobre o tratamento de adultos com esta comorbidade não apontou piora dos sintomas de ansiedade nestes pacientes, quando tratados com psicoestimulante (Reimherr et al. 2017). Porém, os autores fizeram uma ressalva: todos seus pacientes tinham sintomas de ansiedade do tipo tensão e inquietude. Nesta amostra, não havia pacientes com sintomas como medos e preocupações excessivas. Para estes pesquisadores, é possível haver diferença entre pacientes com ansiedades qualitativamente diferentes. Aqueles com sintomas fóbicos e com preocupações excessivas podem assim ter resposta negativa com o uso inicial de psicoestimulante. Sugere-se assim cautela. Pacientes adultos com transtorno de ansiedade generalizada, fobia social ou específica, e também pacientes com transtorno obsessivo compulsivo e transtorno de estresse pós-traumático precisam ter suas comorbidades tratadas previamente.

De uma forma geral, o tratamento da comorbidade ansiosa deve seguir as linhas gerais de tratamento desta comorbidade. Recente revisão (D'Agati, Curatolo, Mazzone, 2019) sobre o tema mostrou que o uso de inibidores seletivos de recaptura de serotonina (ISRS) em crianças com TDAH não apresentam a mesma eficácia que em crianças com ansiedade e sem TDAH. Possivelmente porque os sintomas de TDAH também precisam ser tratados concomitantemente.

Os autores apontaram para os resultados positivos do uso de atamoxetina (para sintomas de TDAH e ansiedade) e aripiprazol (para sintomas de ansiedade). Embora estas medicações possam ser consideradas em pesquisa, é importante lembrar que a atamoxetina tem apenas indicação em bula para o tratamento de TDAH (atamoxetina não é comercializada no Brasil) e o aripiprazol não tem em bula a indicação de tratamento de TDAH ou dos transtornos de ansiedade.

Particularidades no tratamento farmacológico da comorbidade TDAH e transtornos de humor

Os desafios do tratamento da comorbidade TDAH e transtornos de humor são especialmente voltados ao tratamento de pacientes com TDAH e desregulação emocional e pacientes com TDAH e transtorno bipolar de humor (TB). Pacientes que apresentam episódio depressivo unipolar e TDAH devem ter seu tratamento iniciado pelo tratamento do transtorno de humor ou, se já estiverem em tratamento de TDAH, deve ser iniciado o tratamento do episódio depressivo. Como citado anteriormente, o acompanhamento do paciente deve ser mais próximo já que existe chances aumentadas de sintomas mistos nesta população.

Pouco se tem estabelecido quanto ao tratamento de desregulação emocional em pacientes adultos com TDAH. Em revisão sobre o tema (Perugi et al. 2019), o uso de estimulantes mostrou resultados controversos. Alguns estudos mostraram resultados positivos com uso de metilfenidato e outros não. O uso de anfetaminas também não mostrou resultados positivos específicos para controle de desregulação emocional. Entretanto, em pacientes com TDAH que não apresentem transtorno bipolar de humor, mas apenas desregulação emocional, o uso de estimulantes não foi contraindicado.

O tratamento de pacientes com a comorbidade TDAH e TB pode ser particularmente difícil. O uso de estimulantes para o tratamento de sintomas depressivos em pacientes com depressão bipolar já foi sugerido, porém não suficientemente comprovado em eficácia e segurança. Nestes casos, o uso de estimulantes é apenas para o tratamento de TDAH. Porém, ele só deve ser iniciado após o tratamento do TB e quando o paciente estiver bem estabilizado (Perugi et al. 2017).

Quando indicado, o uso de estimulantes para estes pacientes só deve ser feito em associação ao uso de estabilizadores de humor. Pacientes com transtorno bipolar 2, pacientes sem histórico de psicose ou mania grave, podem se beneficiar do tratamento conjugado. Em pacientes com transtorno bipolar mais grave, o uso de estimulantes é mais controverso e pode aumentar chance de piora do quadro de base. A piora da qualidade do sono e a desregulação do ciclo de sono e vigília são especialmente danosas, e uma preocupação maior nestes pacientes.

Particularidades no tratamento farmacológico da comorbidade TDAH e transtornos de uso de substâncias (TUS)

Pacientes com a comorbidade TDAH e TUS devem ser tratados para ambos os transtornos. O tratamento farmacológico do TDAH na infância pode diminuir as chances do paciente com TDAH desenvolver TUS na adolescência ou na vida adulta. Entretanto, quando já estabelecida a comorbidade, ela deve ser corretamente tratada.

O tratamento farmacológico do TDAH em pacientes com TUS mostrou resultados moderados. Mesmo assim ele deve ser feito. Deve-se certificar de que o paciente já esteja em tratamento adequado, e com bons resultados, para o controle de TUS. O uso de estimulantes não está indicado para o tratamento de TUS, mas apenas para o tratamento de TDAH, quando o TUS estiver em remissão. Revisão sobre o tema indica o uso de atamoxetina em pacientes com TDAH e transtornos associados ao uso de álcool. Quando os estimulantes forem ser utilizados, prefere-se as formulações de longa ação. O tratamento farmacológico deve ser próprio para cada transtorno e deve ser feito para ambos concomitantemente. Em pacientes com indicação, pode ser feito, por exemplo, uso de atamoxetina em associação a naltrexona (Crunelle et al. 2018).

Particularidades no tratamento farmacológico da comorbidade TDAH e transtornos alimentares (TA)

Da mesma forma que em outras comorbidades, o tratamento dos transtornos alimentares precisa ocorrer de forma independente e frequentemente concomitante. Pacientes com anorexia nervosa devem ser tratadas por especialistas com transtornos alimentares primeiro. O tratamento de TDAH nesta população pode ser especialmente desafiador, uma vez que estimulantes tem como efeito colateral a redução de apetite.

Pacientes com TDAH e compulsão alimentar podem ser beneficiados com o tratamento correto com estimulantes. Estudos com lisdexanfetamina em doses de 50 a 70mg por dia mostraram resultados positivos tanto para o controle de sintomas de TDAH quanto também para o controle de sintomas de compulsão alimentar (Heo, Duggan, 2017).

Entretanto, em termos práticos, o tratamento da comorbidade TDAH e transtorno alimentar é preferencialmente multidisciplinar. O tratamento deve ser iniciado tendo como o foco o transtorno alimentar. Os sintomas de TDAH serão abordados assim que possível, quando o paciente estiver mais bem controlado dos sintomas do transtorno alimentar. Isso é especialmente importante em pacientes com anorexia e bulimia. Pacientes com transtorno compulsivo alimentar podem ter melhor resultado com uso de lisdexanfetamina.

CONSIDERAÇÕES FINAIS

O tratamento adequado de pacientes com TDAH e comorbidades se inicia com um diagnóstico bem realizado. Neste capítulo foram abordados os principais desafios para o diagnóstico correto, levando em conta aspectos importantes para o diagnóstico diferencial e também para o diagnóstico de comorbidades. A melhor forma de conduzir a investigação diagnóstica é através da entrevista clínica e coleta de história pretérita, especialmente de infância, bem com o de história familiar. Exames complementares ajudam muito pouco nas investigações descritas neste capítulo. A evolução clínica também é fundamental na confirmação da hipótese diagnóstica inicial. O exercício constante de reavaliação diagnóstica define o que chamamos de diagnóstico evolutivo. Este exercício e o subsequente aprimoramento do tratamento é o cerne da boa prática clínica psiquiátrica. Veja a figura 2 abaixo.

Figura 2 – Diagnóstico evolutivo e aprimoramento do tratamento

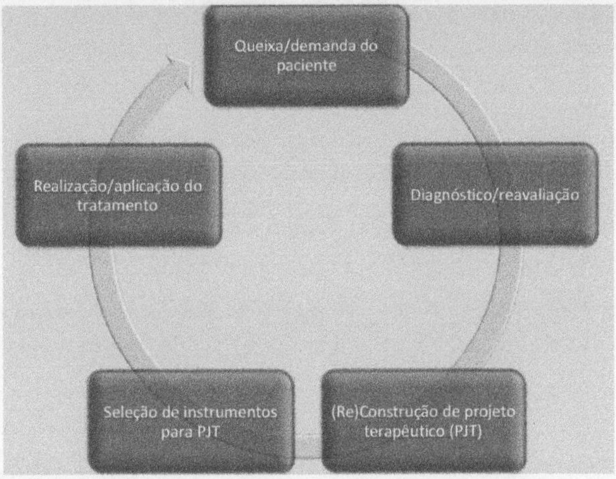

Fonte: Elaborada pelo autor.

O tratamento do TDAH e de comorbidades deve levar em conta as linhas gerais de tratamento do próprio TDAH e de comorbidades. Particularidades no tratamento das principais comorbidades de adultos foram detalhadas. Ainda assim, existem muitas perguntas não respondidas pelas pesquisas clínicas atuais. E possivelmente novas perguntas serão formuladas nos próximos anos.

REFERÊNCIAS

ALEXANDER, S. J., HARRISON, A. G. Cognitive responses to stress, depression, and anxiety and their relationship to ADHD symptoms in first year psychology students. **J Atten Disord.** 2013; 17(1):29-37.

AMERICAN PSYCHIATRIC ASSOCIATION. Diagnostic and Statistical Manual of Mental Disorders: *DSM-5*, 5th ed.; **American Psychiatric Association**: Washington, DC, USA, 2013.

CAPUSAN, A. J., YAO, S., KUJA-HALKOLA, R., BULIK, C. M., THORNTON, L. M., BENDTSEN, P., MARTEINSDOTTIR, I., THORSELL, A., LARSSON, H. Genetic and environmental aspects in the association between attention-deficit hyperactivitydisorder symptoms and binge-eating behavior in adults: a twin study. **Psychol Med**. 2017; 47(16):2866-2878.

CHEN, Q., HARTMAN, C. A., HAAVIK, J., HARRO, J., KLUNGSØYR, K., HEGVIK, T. A., WANDERS, R., OTTOSEN, C., DALSGAARD, S., FARAONE, S. V., LARSSON, H. Common psychiatric and metabolic comorbidity of adult attention-deficit/hyperactivity disorder: A population-based cross-sectional study. **PLoS One.** 2018 26; 13(9):e0204516.

COMBS, M. A., CANU, W. H., BROMAN-FULKS, J. J., ROCHELEAU, C. A., NIEMAN, D. C. Perceived stress and ADHD symptoms in adults. **J Atten Disord**. 2015; 19(5):425-34.

D'AGATI, E., CURATOLO, P., MAZZONE, L. Comorbidity between ADHD and anxiety disorders across the lifespan. **Int J Psychiatry Clin Pract.** 2019; 23(4):238-244.

FARAONE, S. V., LARSSON, H. Genetics of attention deficit hyperactivity disorder. **Mol Psychiatry**. 2019; 24(4):562-575.

FRANKE, B., MICHELINI, G., ASHERSON, P., BANASCHEWSKI, T., BILBOW, A., BUITELAAR, J. K., CORMAND, B., FARAONE, S. V., GINSBERG, Y., HAAVIK, J., KUNTSI, J., LARSSON, H., LESCH, K. P., RAMOS-QUIROGA, J. A., RÉTHELYI, J. M., RIBASES M, REIF A. Live fast, die young? A review on the developmental trajectories of ADHD across the lifespan. **Eur Neuropsychopharmacol.** 2018; 28(10):1059-1088

GROGAN, K., GORMLEY, C. I., ROONEY, B., WHELAN, R., KIISKI, H., NAUGHTON, M., BRAMHAM, J. Differential diagnosis and comorbidity of ADHD and anxiety in adults. **Br J Clin Psychol**. 2018; 57(1):99-115.

HANĆ, T., CORTESE, S. Attention deficit/hyperactivity-disorder and obesity: A review and model of current hypotheses explaining their comorbidity. **Neurosci Biobehav Rev**. 2018;92:16-28.

HEO, Y. A., DUGGAN, S. T. Lisdexamfetamine: A Review in Binge Eating Disorder. **CNS Drugs**. 2017; 31(11):1015-1022.

KESSLER, R. C., ADLER, L., BARKLEY, R., BIEDERMAN, J., CONNERS, C. K., DEMLER, O., FARAONE, S. V., GREENHILL, L. L., HOWES, M. J., SECNIK, K., SPENCER, T., USTUN, T. B., WALTERS, E. E., ZASLAVSKY, A. M. The prevalence and correlates of adult ADHD in the United States: results from the National Comorbidity Survey Replication. **Am J Psychiatry.** 2006; 163(4):716-23.

KLASSEN, L. J., KATZMAN, M. A., CHOKKA, P. Adult ADHD and its comorbidities, with a focus on bipolar disorder. **J Affect Disord.** 2010;124(1–2):1–8.

MATTOS, P., SABOYA, E., AYRÃO, V., SEGENREICH, D., DUCHESNE, M., COUTINHO, G. Comorbid eating disorders in a Brazilian attention-deficit/hyperactivity disorder adult clinical sample. **Braz J Psychiatry.** 2004; 26(4):248-50.

NAZAR, B. P., BERNARDES, C., PEACHEY, G., SERGEANT, J., MATTOS, P., TREASURE, J. The risk of eating disorders comorbid with attention-deficit/hyperactivity disorder: A systematic review and meta-analysis. **Int J Eat Disord.** 2016; 49(12):1045-1057.

NIGG JT, JOHNSTONE JM, MUSSER ED, LONG HG, WILLOUGHBY MT, SHANNON J. Attention-deficit/hyperactivity disorder (ADHD) and being overweight/obesity: New data and meta-analysis. **Clin Psychol Rev.** 2016; 43:67-79.

PERUGI, G., VANNUCCHI, G., BEDANI, F., FAVARETTO, E. Use of Stimulants in Bipolar Disorder. **Curr Psychiatry Rep.** 2017; 19(1):7.

RICHARD-LEPOURIEL, H., ETAIN, B., HASLER, R., BELLIVIER, F., GARD, S., KAHN, J. P., PRADA, P., NICASTRO, R., ARDU, S., DAYER, A., LEBOYER, M., AUBRY, J. M., PERROUD, N., HENRY, C. Similarities between emotional dysregulation in adults suffering from ADHD and bipolar patients. **J Affect Disord.** 2016 1; 198:230-6.

SEGENREICH, D., PAEZ, M. S., REGALLA, M. A., FORTES, D., FARAONE, S. V., SERGEANT, J., MATTOS, P. Multilevel analysis of ADHD, anxiety and depression symptoms aggregation in families. **Eur Child Adolesc Psychiatry.** 2015;24(5):525-36

STEADMAN, K. M., KNOUSE, L. E. Is the Relationship Between ADHD Symptoms and Binge Eating Mediated by Impulsivity? **J Atten Disord**. 2016; 20(11):907-912.

VAN EMMERIK-VAN OORTMERSSEN, K., VAN DE GLIND, G., VAN DEN BRINK, W., SMIT, F., CRUNELLE, C. L., SWETS, M., SCHOEVERS, R. A. Prevalence of attention-deficit hyperactivity disorder in substance use disorder patients: a meta-analysis and meta-regression analysis. **Drug Alcohol Depend.** 2012 1;122(1-2):11-9.

VANNUCCHI, G., MEDDA, P., PALLUCCHINI, A., BERTELLI, M., ANGST, J., AZORIN, J. M., BOWDEN, C., VIETA, E., YOUNG, A. H., MOSOLOV, S., PERUGI, G.; BRIDGE-II-Mix Study Group. The relationship between attention deficit hyperactivity disorder, bipolarity and mixed features in major depressive patients: Evidence from the BRIDGE-II-Mix Study. **J Affect Disord.** 2019 1; 246:346-354.

WIMBERLEY, T., AGERBO, E., HORSDAL, H. T., OTTOSEN, C., BRIKELL, I., ALS, T. D., DEMONTIS, D., BØRGLUM, A. D., NORDENTOFT, M., MORS, O., WERGE, T., HOUGAARD, D., BYBJERG-GRAUHOLM, J., HANSEN, M. B., MORTENSEN, P. B., THAPAR, A., RIGLIN, L., LANGLEY, K., DALSGAARD, S. Genetic liability to ADHD and substance use disorders in individuals with ADHD. **Addiction.** 2019 Dec 5. doi: 10.1111/add.14910. [Epub ahead of print]

ZIOBROWSKI, H., BREWERTON, T. D., DUNCAN, A. E. Associations between ADHD and eating disorders in relation to comorbid psychiatric disorders in a nationally representative sample. **Psychiatry Res.** 2018; 260:53-59.

CAPUSAN, A. J., BENDTSEN, P., MARTEINSDOTTIR, I., LARSSON, H. Comorbidity of Adult ADHD and Its Subtypes With Substance Use Disorder in a Large Population-Based Epidemiological Study. **J Atten Disord.** 2019; 23(12):1416-1426.

CRUNELLE, C. L., VAN DEN BRINK, W., MOGGI, F., KONSTENIUS, M., FRANCK, J., LEVIN, F. R., VAN DE GLIND, G., DEMETROVICS, Z., COETZEE, C., LUDERER, M., et al. International Consensus Statement on Screening, Diagnosis and Treatment of Substance Use Disorder Patients with Comorbid Attention Deficit/Hyperactivity Disorder. **Eur Addict Res**. 2018; 24(1):43-51.

INSTANES JT, KLUNGSØYR K, HALMØY A, FASMER OB, HAAVIK J. Adult ADHD and Comorbid Somatic Disease: A Systematic Literature Review. **J Atten Disord**. 2018; 22(3):203-228.

JARRETT, M. A. Attention-deficit/hyperactivity disorder (ADHD) symptoms, anxiety symptoms, and executive functioning in emerging adults. **Psychol Assess.** 2016; 28(2):245-50.

PERUGI, G., PALLUCCHINI, A., RIZZATO, S., PINZONE, V., DE ROSSI, P. Current and emerging pharmacotherapy for the treatment of adult attention deficit hyperactivity disorder (ADHD). **Expert Opin Pharmacother.** 2019; 20(12):1457-1470.

REIMHERR, F. W., MARCHANT, B. K., GIFT, T. E., STEANS, T. A. ADHD and Anxiety: Clinical Significance and Treatment Implications. **Curr Psychiatry Rep**. 2017 20;19(12):109.

SIMON, V., CZOBOR, P., BÁLINT, S., MÉSZÁROS, A., BITTER, I. Prevalence and correlates of adult attention-deficit hyperactivity disorder: meta-analysis. **Br J Psychiatry.** 2009;194(3):204–11.

Capítulo 20

TRANSTORNO DE DÉFICIT DE ATENÇÃO/HIPERATIVIDADE (TDAH) E RELACIONAMENTO ENTRE CASAIS

Edyleine Bellini Peroni Benczik

Maria Cristina Barrionuevo Bromberg

Estudos mostram que o Transtorno de Déficit de Atenção/Hiperatividade (TDAH) favorece dificuldades nos relacionamentos afetivos decorrentes de seu funcionamento neuropsicológico. Barkley (1997), uma das maiores autoridades americanas em TDAH, lembra que a atividade cerebral que comanda a inibição do comportamento, a auto-organização, o autocontrole e a habilidade de inferir o futuro está prejudicada por metabolismo deficiente dos neurotransmissores, levando à incapacidade de administrar eficazmente os aspectos críticos do dia a dia.

Outros componentes neuropsicológicos relacionados ao TDAH foram pesquisados em diversos estudos, como os componentes de Função Executiva "Fria" – planejamento, sequenciamento, inibição e flexibilidade cognitiva, organização para realizar planos, entre outros, e os componentes de Função Executiva "Quente" – envolvendo diretamente a regulação de comportamentos sociais, resoluções de conflitos que envolvem fatores emocionais e interpessoais e comportamentos em que reforços e punições estão claramente em jogo (Chan et al., 2008). Segundo Seargent (2005), há dificuldade na capacidade de regulação do esforço e da motivação.

Durston et al. (2011) acreditam que, além do baixo controle inibitório e a dificuldades nos mecanismos de recompensa, pessoas com TDAH também podem ter prejuízos com o processamento processamento temporal, responsável pela habilidade de perceber e representar o tempo e permitir a organização sequencial de eventos e ações, antecipando ou predizendo eventos futuros.

Esses componentes neuropsicológicos comprometidos promovem uma inadequação do indivíduo com TDAH na vida, de um modo geral, evidenciada no comportamento e funcionamento diário, impactando, assim, na relação conjugal. No cerne dos problemas de relacionamento afetivo, estão as muitas dimensões do transtorno: neurológica, fisiológica, psicológica e comportamental (Ratey; Hallowell; Miller, 1995).

Uma relação conjugal equilibrada permite a possibilidade de crescimento e facilita o desenvolvimento pessoal. O funcionamento conjugal, portanto, está baseado no compromisso contínuo de comunicabilidade das emoções, não-aceitação de papéis e habilidade de distanciamento do *self* (Biscaia; Kelmo, 2013). Esses autores explicam que a comunicação das emoções direciona a expressão dos sentimentos e é uma abertura a experimentar e aceitar a totalidade do indivíduo. Essa conduta é referência no processo de aprendizagem de modulação do afeto, facilitando a adequação da frustração. Os pressupostos neurobiológicos permeiam a visão biopsicossocial do indivíduo, fazendo-se necessária a compreensão para aprender e apreender a adaptar as habilidades da pessoa com TDAH para que ela possa se adaptar no cotidiano.

Pesquisas relatam o impacto que o TDAH pode exercer nos relacionamentos conjugais e no casamento. Eakin et al. (2004) compararam o ajuste conjugal e o funcionamento familiar de 33 adultos casados com TDAH e seus cônjuges com 26 participantes não-TDAH e seus cônjuges. Os resultados revelaram que adultos casados com TDAH relataram pior ajuste conjugal e mais disfunção familiar do que os adultos do grupo controle. Os cônjuges de adultos com TDAH não diferiram dos cônjuges de controle quanto a ajuste conjugal geral e disfunção familiar, embora uma proporção maior de seus escores de ajuste conjugal tenham ficado dentro da faixa desajustada. As percepções dos adultos com TDAH sobre a saúde de seus casamentos e famílias foram mais negativas do que as percepções de seus cônjuges. Os cônjuges de adultos com TDAH tentam compensar as dificuldades de seus parceiros. Os resultados desse estudo enfatizam a necessidade de avaliações e tratamentos para abordar o funcionamento conjugal e familiar de adultos com TDAH. Wymbs et al. (2012) documentaram a disfunção social de jovens com TDAH. Utilizando dados do Estudo Longitudinal sobre TDAH de Pittsburgh, foi comparado o nível de agressão verbal e violência relatado por adultos jovens (18 a 25 anos) do sexo masculino, diagnosticados na infância, com relatos demográficos. Os resultados mostraram que homens com TDAH infantil, principalmente os que apresentavam problemas de conduta recorrentes desde cedo, foram mais propensos a serem verbalmente agressivos e violentos com parceiros românticos do que homens sem histórico de TDAH ou problemas de conduta. Miller et al. (2011) realizaram pesquisas populacionais sobre transtornos mentais em 19 países. Foi incluída a avaliação da idade do primeiro casamento (n = 46 128) e idade do primeiro divórcio em 12 países (n = 30 729). Os resultados de associações entre transtornos mentais e casamento/divórcio mostraram que 14 dos 18 transtornos mentais pré-conjugais, incluindo o TDAH, estão associados a uma menor probabilidade de se casar, mas essas associações variam entre as idades do casamento. Todos os 18 transtornos mentais estão associados positivamente ao divórcio. Três distúrbios, Fobia Específica, Depressão Maior e Abuso de Álcool, estão associados às maiores proporções de risco, tanto para o casamento quanto para o divórcio. Essa evidência se soma a pesquisas que demonstram efeitos adversos dos transtornos mentais ao longo da vida, afetando aspectos socioeconômicos e culturais.

Outras pesquisas mostraram que adultos com TDAH, em relação aos sem, têm 4 a 5 vezes mais probabilidade de estarem em relacionamentos de moderados a ruins, mais que o dobro em relacionamentos conjugais de baixa qualidades, bem como maior probabilidade de se engajarem em casos extraconjugais (Barkley, 2011).

Entre os múltiplos problemas de origem neurológica ou psiquiátrica, é possível que o TDAH seja o que mais ocasione dificuldades no relacionamento afetivo (Bromberg, 2006). A incapacidade fundamental de prestar atenção leva a um comportamento considerado tipicamente masculino: não ouvir, não perceber os sentimentos dos outros, não lembrar de acontecimentos ou datas importantes, não lembrar de fazer os pequenos trabalhos da casa, esquecer o horário da festa das crianças, etc. Essa atitude pode parecer falta de amor e consideração. Juntando-se a isso, certa dificuldade em estabelecer intimidade, pois a hiperatividade impede de engajar tempo suficiente para criar essa intimidade, resulta em um adulto facilmente rotulado de frio, insensível e egoísta, características nada desejáveis em relacionamentos amorosos. A impulsividade contribui para aumentar ainda mais as dificuldades, com decisões tomadas sem consulta à companheira, "cabeça quente" e grande rotatividade no trabalho profissional (Bromberg, 2006). Quanto ao comportamento considerado tipicamente feminino, as queixas se referem ao constante "sonhar acordada", depressão e frustração em nunca conseguir desenvolver o próprio potencial, além da sensação permanente de estar presa numa armadilha (Hallowell; Ratey, 1994).

Como, em ambos os casos, esses sintomas são comuns à vida de todo e qualquer casal, poucas pessoas levam em consideração a possibilidade de o TDAH estar na base dos problemas de um casamento (Bromberg, 2006). As características destrutivas em um relacionamento não são exclusividade dos sintomas do transtorno, mas consequências de um padrão de relacionamento que incluem esses sintomas e as respostas equivocadas que eles provocam estão na origem de muitas crises conjugais, frequentemente insolúveis. Esse padrão é conhecido como ciclo sintoma-resposta, que é a base da má comunicação que se instala no casamento de pessoas com TDAH (Orlov, 2010).

Para Wender (1995), as áreas de maior dificuldade no funcionamento familiar do TDAH são o envolvimento afetivo, a comunicação e a resolução de problemas.

A impulsividade apresentada nos atos cotidianos pode ser um fator de desequilíbrio na relação conjugal, podendo, até mesmo, tornar a comunicação agressiva. Alguns portadores têm o pavio curto e são explosivos, impacientes, irritadiços e inconstantes. Muitas vezes, mostram-se mal-educados, intrometendo-se nos assuntos alheios, interrompendo conversas, tecendo comentários impulsivos e inadequados. Quando estão de mau humor, podem não controlar a raiva e reagir de maneira desproporcional a situações. Problemas com o controle emocional propiciam o agir impetuoso, tolo ou melodramático, mas é a raiva descontrolada que mais ameaça os relacionamentos (Barkley, 2011).

A desatenção característica do TDAH, muitas vezes, leva à impressão de uma atitude individualista. A incapacidade básica de prestar atenção costuma gerar uma gama de comportamentos mal vistos dentro de um relacionamento, como parecer não ouvir o outro, não perceber os sentimentos do outro, não lembrar datas ou acontecimentos importantes do casal, não dividir as tarefas da casa e não se lembrar de encontros previamente agendados com o parceiro. Frequentemente, há esquecimento em comunicar algo importante, por achar que já foi feito.

Visto se tratar de disfunção executiva, o TDAH promove um estado deficitário nas ações voluntárias de modo geral, especialmente na memória, planejamento, organização, gerenciamento do tempo e emoções. A presença de tais características na mesma pessoa costuma dar a impressão de falta de amor e consideração para com o parceiro sem TDAH. A cabeça sempre cheia de pensamentos desorganizados dificulta o engajamento e o estabelecimento de intimidade, destinando tempo suficiente à relação, mantendo-a no foco principal pelo tempo necessário.

Pessoas com TDAH são 30% mais imaturas e sensíveis e, na maioria das vezes, agem de modo infantil e pirracento, dando ao parceiro a sensação de estar lidando com um filho e não com um adulto, de quem se espera um compartilhamento dos ônus e bônus da relação. Pelo jeito "avoado" de ser, esgotam seus parceiros (Vinocur, 2013). Como discorre essa autora, seus atos estão na dependência da motivação e sensação de prazer e recompensa imediata, por isso costumam se comportar de maneira passional e inconstante. No início de um relacionamento ou de uma atividade, tudo é regado a mimo, atenção e paixão. Em pouco tempo, uma sensação de fastio, tédio e intransigência se sobrepõe, associada à sensação de entorpecimento e indiferença, até que uma nova atração traga mais estímulo e adrenalina, obrigando ao engajamento da capacidade de sedução e prazer.

Além desses empecilhos nas relações em geral, é interessante evidenciar a instabilidade sexual na interferência da vida conjugal. Hipossexualidade e hipersexualidade estão presentes na vida de pessoas com TDAH. O parceiro portador tanto pode exibir distração durante os momentos de intimidade, por razões tão prosaicas como o som do relógio na mesinha de cabeceira ou a lista de compras do dia seguinte, como ficar extremamente envolvido por uma atividade sexual excessiva (Bromberg, 2006). São acusados por seus amantes de "frígidos" ou "pouco sexualizados", ou ainda, de estarem envolvidos com outra pessoa. Apresentam a mesma dificuldade de se concentrar no sexo comparada à dificuldade que têm de se concentrar em qualquer outra atividade. Por outro lado, voltam-se para o sexo como forma de alta estimulação para se livrar do tédio, não apenas para encontrar o prazer do orgasmo, mas também pelo prazer de estar absorvido. Essa atitude é similar ao envolvimento em atividades e esportes perigosos, como correr em alta velocidade de carro ou de moto, escalar altas montanhas, praticar ioiô humano ou saltar de paraquedas. De certo modo, para essas pessoas, o sexo tem um papel igual ao álcool, ao fumo e às drogas quando utilizados inconscientemente como automedicação (Bromberg, 2006).

O trabalho também se mostra um grande inimigo (Castro; Lima, 2018). As situações podem ser extremas, indo desde as pessoas que não conseguem se firmar no emprego e que estão sempre trocando de trabalho (alta rotatividade profissional) às que permanecem no emprego, mas de modo deficitário, sempre chegando atrasadas, levando advertência do chefe e com os compromissos sempre fora do prazo. Em geral, pessoas com TDAH têm menos anos de escolaridade, trabalham menos horas e têm um salário menor, não persistem em cargos de dia todo e nem suportam serviços burocráticos. Como funcionários, têm dificuldade com figuras de autoridade e buscam trabalhos autônomos para evitar a situação de hierarquia. Outros, são *workaholics*, hiperfocados no trabalho, ficando horas e dias debruçados em relatórios, geralmente acordados até a madrugada, relegando o relacionamento a segundo plano. Ambas os extremos geram efeito negativo sobre a convivência conjugal.

O descompasso entre os cônjuges começa a ficar evidente. Por um lado, o parceiro com TDAH tem um comportamento difícil, às vezes combativo, teimoso e contestador, outras vezes, autocentrado (só pensa em si, só faz o que lhe interessa), não conversando e nem escutando. É superficial nas ações, interessa-se por tudo, mas não se aprofunda em nada. Por outro lado, tem a constante sensação de nunca conseguir corresponder às expectativas do parceiro. Não importa o esforço despendido, nunca consegue satisfazer plenamente as expectativas do outro, respondendo sempre com desempenho inferior ao esperado. A sensação que experimenta é viver, continuamente, um interminável ciclo de cobranças (Orlov, 2010).

Todas as dificuldades apresentadas pelo adulto com TDAH, como irritar-se e perder a calma facilmente, expressando a raiva de forma inapropriada; a busca de satisfação imediata, não esperando nada e ninguém; dificuldade em lidar com prazos e horário, dizendo que vai chegar em dez minutos e chega depois de duas horas; humor oscilante; falta de planejamento para o futuro; improvisação e mudança de planos sem aviso prévio, com o passar do tempo, pode assumir uma cronicidade, onde a sintonia entre o casal é substituída por solidão e, muitas vezes, raiva. Um dos parceiros torna-se queixoso e "reclamão" e o outro não entende o porquê de tanto mau humor e insatisfação, tornando a comunicação minada, cada um utilizando uma linguagem, sem possibilidade de acordo diante de tantos conflitos (Benczik, 2011).

Os cônjuges sem TDAH sentem-se ressentidos, queixando-se da distribuição desigual das responsabilidades familiares e da ausência de apoio emocional

(Eakin et al., 2004; Orlov, 2011). Reclamam de falta de sensibilidade, teimosia, incapacidade para ouvir o outro e ausência de consideração pelos sentimentos alheios (Wender, 1995). Frequentemente, sentem-se depressivos e frustrados com o casamento, e com a sensação permanente de estarem aprisionados a uma armadilha (Hallowell; Ratey, 1994). Também relatam solidão e não desfrutam a vivência de compromisso e cumplicidade, essenciais para um relacionamento saudável. Interpretam o fracasso do parceiro em cumprir os compromissos, a falta de comunicação e o descontrole emocional como prova de ausência de amor (Robin; Payson, 2002). Com os anos, a relação costuma ficar fria e desgastada. Ressentimento, mágoa e maus tratos são constantes (Erel; Burman, 1995).

Benczik (2011), Hallowell e Ratey (1994) levantaram algumas razões pelas quais o parceiro de uma pessoa com TDAH vive estressado:

- Tenta manter todas as coisas em seus lugares.
- Tenta evitar que a família desmorone.
- Tem que assumir a responsabilidade de cuidar da saúde financeira e emocional da família.
- Sente-se injustiçado; necessita ser cuidado, valorizado e receber a devida atenção.
- Considera que seu parceiro mais parece um filho que também precisa ser cuidado.
- Percebe que o parceiro vive em uma nuvem autocentrada, acelerada e distraída.
- Tem um olhar crítico e só espera o pior do cônjuge; sente-se raivoso, irritado e cansado.
- Torna-se excessivamente cobrador; tem que lembrar tudo, avisar tudo, verificar se fez, repetidas vezes.

Algumas falas reportadas são exemplos constantes nas vidas dos parceiros de adultos com TDAH:

- "Só consigo as coisas na 'pressão', 'cobrando'; é muito desgastante viver assim!"
- "Se comporta como um/a garoto/a irresponsável! Ele/a tem que assumir sua parte da responsabilidade pela família e pelo casamento."
- "É incapaz de guardar as coisas, ou de lembrar onde elas estão, esquece de datas importantes e nunca chega no horário combinado!"
- "Quero que ele passe a me conhecer, que divida comigo as preocupações sobre os filhos e a nossa casa, e que não se limite a concordar!"
- "Sinto que tenho que espremer tudo que tenho que falar nos cinco minutos de atenção que me concede por dia."

- "É ruim me sentir casado/a com uma pessoa imatura, que ainda está tentando se encontrar!"
- "Será que ele/a não pode simplesmente crescer?"
- "Ele/a muda o canal da TV, mesmo quando eu estou gostando do programa; aliás, nem pergunta!"
- "Age como se eu não existisse, como se eu não estivesse uma vida íntima, sequer desconfia que tenho uma; nem me conhece, depois de anos casados, é muita desatenção, age como se eu fosse um robô que deve cuidar de tudo e de todos!"
- "É muito autocentrado, egoísta, verdadeiro narcisista!"

Figura 1 – Ciclo de conflitos no relacionamento entre casais em que um membro tem TDAH

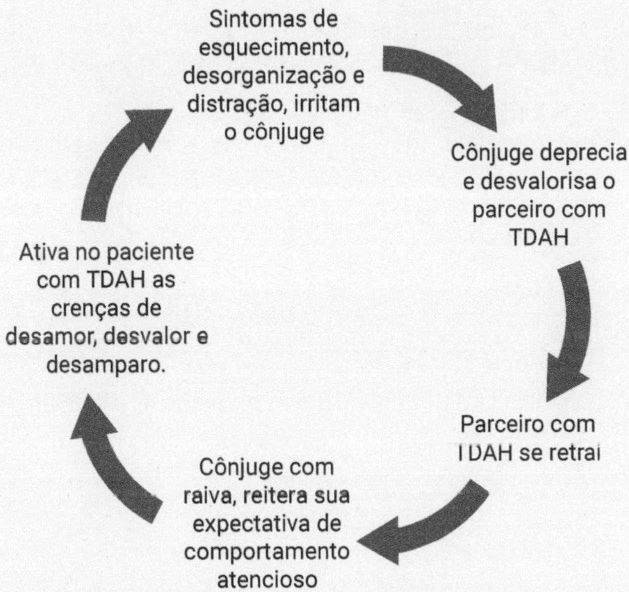

Fonte: Benczik, 2011

EM BUSCA DE TERRA FIRME, TENTANDO SUPERAR AS DIFICULDADES...

Hallowell e Ratey (1994) consideram que, entre os cuidados que o casal deve tomar para superar as dificuldades, é primordial ambos aceitarem o desafio do preço que um distúrbio de atenção pode cobrar da vida conjugal. O fato de saber que o TDAH é real não faz com que antigos ressentimentos e rancores desapareçam subitamente, ao contrário, pode até piorar a situação – "Quer dizer, todo o sofrimento era desnecessário? É uma condição médica e poderia ter sido tratada?". O portador tem dificuldades em entender como seu comportamento afeta os demais, o parceiro sem TDAH teme que o diagnóstico sirva de pretexto para a falta de colaboração, lembrando que TDAH não é uma desculpa, embora seja uma explicação (Dupar, 2011). Embora o diagnóstico possa causar sentimentos de ansiedade, confusão e até raiva, essa identificação do transtorno e a subsequente psicoeducação têm peso significativo na diminuição da inquietação que permeia o comportamento de portadores. O tratamento de adultos com TDAH tem mostrado que a medicação para o transtorno, melhorando os sintomas clínicos, melhora também o relacionamento entre parceiros afetivos (Barkley, 2011).

É importante assimilar que o transtorno não tratado afeta o comportamento do portador e promove sofrimento nos membros da família, alterando, por sua vez, o comportamento do cônjuge. Os sentimentos do parceiro, acumulados, às vezes durante anos, são compreensíveis; devem ser admitidos, expressados e vistos em perspectiva. No entanto, reconstruir com sucesso um casamento prejudicado pela presença do TDAH requer, primeiramente, que ambos os cônjuges estejam dispostos a buscar tratamento especializado e a fazer mudanças. A responsabilidade por um casamento gratificante não pode recair somente sobre o parceiro com TDAH. A forma com que o casal interage emocionalmente é que pode provocar a mudança na qualidade do relacionamento (Orlov, 2010).

Ao entender qual o papel desempenhado pelo TDAH na dinâmica da relação, é possível, principalmente com a ajuda de profissional especializado, melhorar a comunicação entre o casal e evitar que as mesmas respostas que levaram ao conflito permanente continuem se repetindo.

Toda a família deve se envolver no tratamento e paciência, persistência e dedicação mútuas são qualidades que serão postas à prova durante o processo.

EVITAR OS ESTEREÓTIPOS

Muitas vezes, o diagnóstico serve para direcionar a um rótulo estigmatizante. De acordo com Biscaia (2013), a criação de rótulos distancia os sentimentos, desejos e possibilidades da pessoa que apresenta desajuste de cunho neurobiológico.

Vários rótulos permeiam a relação entre adultos com TDAH, como "preguiçoso, volúvel, egoísta, relaxado, irresponsável". Como mencionado anteriormente, os maridos se queixam que as esposas vivem "sonhando", sempre "no mundo da lua", sem trabalhar e sem desenvolver seu potencial. As esposas reclamam da falta de comprometimento no cuidado da casa e dos filhos, dos esquecimentos de datas e fatos relevantes para o casal e por terem a sensação de terem mais um filho que necessita de constante reforço.

Algumas sugestões para evitar o duelo dos opostos:

Bagunceiro x Organizado: Procurar ser o mais organizado possível, livrando-se de objetos que não utiliza mais, deixar à vista e disponível apenas o que vai ser utilizado. Há uma série de aplicativos gratuitos que ajudam no processo de organização e, para quem precisar contar com ajuda extra na organização, poderá contar com um especialista (*personal organizer*) que auxilie na organização da casa, guarda-roupa e escritório.

Rabugento x Desligado: De modo a evitar que o parceiro fique resmungando e ralhando para que preste atenção, coordenar os próprios atos, parar de ler o jornal, negociar com antecedência um tempo de manutenção para recarregar as baterias, não deixar que isso vire motivo de discussão.

Vítima x Algoz: Evitar a situação onde um parceiro se torna vítima indefesa nas mãos impiedosas do outro; tentar agir com apoio e estrutura, evitar que a relação se torne uma dinâmica irritante de submissão e subjugação.

Senhor x Escravo: Um não deve se sentir escravo do outro, distanciando-se do principal do relacionamento – a ligação afetiva.

Guerra Sadomasoquista: Evitar a interação de ataque e contra-ataque, onde há prazer secreto em punir o outro, promover o sofrimento e instilar a raiva; tentar dirigir raiva ao TDAH e não à pessoa.

ENFIM, UM ACORDO CONJUGAL...

Entre os passos que podem colaborar para um acordo conjugal, estão: melhorar a comunicação, resolver a questão da luta pelo poder e decidir tudo em parceria (Benczik, 2011; Hallowell; Ratey, 1994).

Mesmo que o transtorno possa abalar a intimidade de uma relação e deixar os parceiros exaustos com o esforço de mantê-la, é possível equilibrar a situação de modo que ambos possam trabalhar juntos, ao invés de estar, constantemente, um contra o outro (Bromberg, 2006). Uma compreensão correta a respeito do TDAH, bem como das comorbidades que frequentemente o acompanham, ajuda a distinguir comportamentos atribuídos à falta de amor de comportamentos característicos do transtorno (Kravetz, 2011). O diagnóstico deve ser usado para compreender o relacionamento.

Benczik (2011) sugere algumas estratégias que possibilitam a portadores de TDAH e seus parceiros terem um controle melhor sobre conflitos e situações decorrentes do TDAH.

- Reservar um tempo para conversar (mas não nos intervalos da TV) sobre como os sintomas do TDAH afetam a vida do casal, o que cada um pensa a respeito, quais são os sentimentos em relação a isso.

- Abrir o jogo, esclarecer o que de fato irrita o outro, o que gostam e o que pretendem mudar, sem se exaltar.
- Conversar sobre como estão sentindo a sexualidade e como podem melhorar.
- Registrar o que deseja que o parceiro faça, no sentido de colaboração e não de ditadura nem de competição (problemas de controle, dominação e submissão ficam ocultos como pano de fundo da relação).
- Traçar um plano juntos, pensar maneiras e meios para alcançar as metas do casal; se possível, procurar a ajuda de especialistas.
- Perseverar, seguindo firme com o plano acordado.
- Tentar não adotar o comportamento dos diversos estereótipos.
- Não usar o diagnóstico de TDAH como desculpa para se isentar de qualquer responsabilidade, mas também não o usar para agredir o outro: "Você é transtornado mesmo, é um tarja preta, um doente!".
- Evitar os comentários negativos e corrosivos, que inibem o romantismo: "Você é burro!" "Não vai dar certo!" "Você é um perdedor nato!". As críticas constantes do parceiro sem TDAH podem resultar em relação pai-criança, com resultados desastrosos para o relacionamento.
- Usar elogios para os acertos e para as habilidades da pessoa.
- Aprender a lidar com as variações de humor, sentindo o momento correto de falar ou de esperar.
- Descobrir quais as tarefas que podem ser assumidas, considerando as habilidades de cada um (controle do talão de cheques, pagamento das contas, compras, supermercados, entre outros).
- Passar um tempo juntos, tentar sair da rotina, comunicando-se claramente, expressando afetos, divertindo-se juntos.
- Quando estiver na encruzilhada psicológica, em que as opções, em uma fração de segundos, são enlouquecer de raiva, chorar ou rir, parar e respirar fundo.
- Manter o bom humor!

Muitos relacionamentos terminam por conta de um mal que pode ser tratado. Os problemas de saúde mental ainda são pouco conhecidos em nossa sociedade, sendo encarados com uma grande carga de preconceito. Portadores e familiares sofrem as consequências desse desconhecimento. Quanto ao TDAH, faz-se necessária uma maior compreensão da ligação entre o comportamento característico decorrente do transtorno e o comprometimento neurobiológico.

A falta de informação é, sem dúvida, fator de grande contribuição para desentendimentos entre um casal. Sem a correta informação, o TDAH jamais será incluído entre as hipóteses diagnósticas em casos de sofrimento conjugal. Ignorar que o modo de agir do parceiro está ligado ao fato de haver um problema neurobiológico faz toda a diferença. O processo de conhecimento do TDAH satisfaz a ambos os cônjuges, trazendo fortalecimento dos vínculos afetivos da relação (Vinocur, 2013).

Diagnóstico, conhecimento e tratamento medicamentoso são estratégias com probabilidade de resultados bastante positivos no curto prazo. A qualidade da interação entre o casal e a vivência no dia a dia são impactadas de forma surpreendente, possibilitando a diminuição dos sentimentos de culpa, baixa autoestima, irritação e exaustão. Estratégias para outras mudanças no longo prazo devem ser efetivadas, de modo a modificar a dinâmica conjugal anterior, necessária para o enfrentamento das dificuldades originadas do TDAH, mas perniciosa para um bom relacionamento (Ratey; Hallowell; Miller, 1995). Dessa forma, há uma verdadeira oportunidade de recuperação e manutenção de uma relação afetiva mais gratificante para o casal.

REFERÊNCIAS

BARKLEY, R. A. **ADHD and the nature of self-control.** New York: Guilford Press, 1997.

BARKLEY, R. A; BENTON, C. M. **Vencendo o TDAH adulto.** Porto Alegre: Artmed, 2011.

BENCZIK, E. B. P. Casamento, TDAH e Personalidade. V Congresso Internacional da ABDA e 4o. **Encuentro Latinoamericano del TDAH.** Sheraton Rio Hotel & Resort Rio de Janeiro. Rio de Janeiro. 4 e 5 de agosto, 2011.

BISCAIA, G., KELMO, F. As Implicações do TDAH na Relação Conjugal: Estudo de Caso Exploratório. **Rev Neurocienc,** v. 21, n. 3, p. 396-401, 2013.

BRESLAU, J. ET AL. A multinational study of mental disorders, marriage, and divorce. **Acta Psychiatrica Scandinavica**, v. 124, p. 474-486, 2011.

BROMBERG, M. C. **A influência do TDAH na vida afetiva de adultos portadores.** Curitiba: Grupo de Orientação sobre o TDAH, 2006.

CASTRO, C. X. L.; LIMA, R. F. Consequências do transtorno do déficit de atenção e hiperatividade (TDAH) na idade adulta. **Rev Psicopedag**, v. 35, n.106, 2018.

CHAN, R. C. K.; SHUM, D.; TOULOPOULOU, T.; CHEN, E. Y. H. Assessment of executive functions: review of instruments and identification of critical issues. **Archives of Clinical Neuropsychology,** *23(2),* 201-216, 2008.

DUPAR, L. ET AL. **The ADHD awareness book project**: 365 ways to succeed with ADHD. Granite Bay: Laurie Dupar, 2011.

EAKIN, L. et al. The marital and family functioning of adults with ADHD and their spouses. **J Atten Disord**, v. 8, n. 1, p. 1-10, *2004.*

EREL, O.; BURMAN, B. Interrelatedness of marital relations and parent-child relations: a meta-analytic review. **Psychological Bulletin,** v. 118, n.1, p. 108-132, 1995.

HALLOWELL, E. M.; RATEY, J. J. **Driven to distraction**: recognizing and coping with Attention Deficit Disorder through adulthood. New York: Pantheon Books, 1994.

JOHNSTON, C; MASH, E. J. Families of children with attention-deficit/hyperactivity disorder: review and recommendations for future research. **Clinical Child and Family Psychology Review**, v. 4 (3), p. 183-207, 2001.

KRAVETZ, R. How to stop ADHD from standing between you and your partner. In: DUPAR, L. *et al.* **The ADHD awareness book project**: 365 ways to suceed with ADHD. Granite Bay: Laurie Dupar, 2011.

MILLER, M.; HANFORD, R. B.; FASSBENDER, C.; DUKE, M., SCHWEITZER, J. B. Affect recognition in adults with ADHD. **J Atten Disord.** Aug; v. 15(6), p. 452-60. 2011. doi: 10.1177/1087054710368636.

ORLOV, M. The ADHD effect on marriage: understand and rebuild your relationship in six steps. Florida: **Specialty Press**, 2010. Disponível em: https://tdah.org.br/o-efeito-do-tdah-no-casamento/ Acessado em 22/01/2020.

RATEY, J. J.; HALLOWELL, E. M.; MILLER, A. C. Relationship dilemmas for adults with ADD: the biology of intimacy. In: NADEAU, K. G. **A comprehensive guide to Attention Deficit Disorder in adults**: research, diagnosis, and treatment. New York: Brunner/Mazel, 1995.

ROBIN, A. L.; PAYSON, E. The Impact of ADHD on Marriage. **The ADHD Report**, v. 10, n. 3, p. 9-14, 2002.

SERGEANT, J. A. Modeling attention-deficit/hyperactivity disorder: a critical appraisal of the cognitive-energetic model. **Biol Psychiatry**, v. 57, n. 11, p. 1248-55, 2005.

SILVA, V. A. Psicodinâmica. In: LOUZÃ, M. R. e col. **TDAH ao longo da vida**. Porto Alegre: Artmed. Cap 3.6, p. 126-143, 2010.

VINOCUR, E. **O TDAH e as relações conjugais**. Publicado por ABDA, 2013. Disponível em https://tdah.org.br/o-tdah-e-as-relacoes-conjugais/ Acessado em 22/01/2020.

WENDER, P. H. **Attention-Deficit Hyperactivity Disorder in Adults**. New York: Oxford University Press., 1995.

WYMBS, B. ET AL. Risk of intimate partner violence among young adult males with childhood ADHD. **J Atten Disord**, v. 6, n. 5, p. 373-383, 2012.

Módulo V

ABORDAGENS TERAPÊUTICAS E PSICOSSOCIAIS

Capítulo 21

TRATAMENTO MEDICAMENTOSO DO TRANSTORNO DE DÉFICIT DE ATENÇÃO/HIPERATIVIDADE (TDAH)

Paula Maria Preto Mimura
Renata Cristina Franzon Bonatti
Silvyo David Araujo Giffoni
Lisiane Seguti Ferreira

INTRODUÇÃO

O tratamento do TDAH depende da gravidade e das comorbidades, com enfoque multidisciplinar, ou seja, uma combinação de medicamentos com terapias adjuvantes (psicologia, terapia ocupacional, fonoaudiologia e psicopedagogia), mudanças ambientais e, ao mesmo tempo, suporte psicoterápico aos familiares (Moura-Ribeiro, 2000; Smith, Pelham, Gnagy et al., 1998).

Os princípios básicos consistem no reconhecimento do TDAH como condição crônica, delineamento de objetivos com a família, a escola e/ou trabalho, adesão ao tratamento indicado, a constante revisão do diagnóstico, do tipo de tratamento, da ocorrência de comorbidades, além do acompanhamento sistemático por profissional habilitado (American Academy of Pediatrics, 2001).

O tratamento farmacológico deve levar em consideração (CADDRA, 2011):

1) Idade do paciente: escolha do fármaco ideal de acordo com a idade de início do tratamento, permitir uso de apresentações que possam ser dissolvidas ou microgrânulos em pacientes que não consigam ingerir cápsulas e/ou comprimidos.
2) Necessidade de duração do efeito medicamentoso: fazer um diário das atividades escolares/trabalho, atividades esportivas e sociais e escolher o medicamento adequado. O tempo de ação do efeito medicamentoso é variável de um paciente para outro e a necessidade da duração pode variar entre os dias da semana de acordo com as atividades programadas. As pausas nos finais de semana não devem ser regra, pois o TDAH é uma

condição crônica que não compromete apenas as atividades escolares e laborais, mas o contexto de vida global do paciente.

3) Tempo de ação do medicamento: considerar tempo de início e fim do medicamento de acordo com as necessidades diárias de cada paciente. Muitos pacientes se sentem constrangidos em usar medicamentos em lugares públicos e, para melhor adesão ao ansiolítico, deve-se pensar nas formulações com dose única diária e de liberação prolongada. A lisdexanfetamina é um pró-fármaco e seu início de ação ocorre após duas horas da ingesta fazendo com que os pacientes que necessitam do seu efeito já nas primeiras horas do dia o substituam pelo metilfenidato (MTF).
4) Comorbidades clínicas: para pacientes com doenças cardiovasculares e com história de familiar com morte súbita ou arritmia ventricular, é necessário solicitar avaliação cardiológica, monitorização da frequência cardíaca (FC), pressão arterial (PA) e exames complementares, como eletrocardiograma (ECG) e ecocardiograma (ECO).
5) Comorbidades psiquiátricas: iniciar o tratamento pela patologia que esteja proporcionando maior comprometimento funcional ou social no momento, verificar se há restrições para uso dos psicoestimulantes, retornos mensais, deixar um contato telefônico principalmente nos primeiros meses de tratamento. Nos pacientes com distúrbio de ansiedade, sugere iniciar com tratamento, pois os psicoestimulantes exacerbam os sintomas ansiosos e tiques associados.
6) Interações medicamentosas: o médico deverá avaliar qual o tratamento ideal para cada caso e alertar aos pacientes em caso de efeitos colaterais, mesmo que sejam transitórios.
7) Associação com outros psicoestimulantes: risco de potencialização de efeitos adversos.
8) Uso recreativo e história de drogadição: nesses casos, deve-se considerar o uso de formulações de longa ação, particularmente metilfenidato-OROS e o dimesilato de lisdexanfetamina, ambas apresentam baixo risco para uso recreativo e abusivo quando comparado com as formulações de liberação imediata (Cassidy et al., 2015; Crunelle et al., 2018). Os psicoestimulantes não propiciam o início do uso de substâncias ilícitas em adultos com ou sem história de drogadição (Torgersen et al. 2013).
9) Efeitos adversos já apresentados com outro psicoestimulante: considerar substituição por outro psicoestimulante, realizar titulação lenta e gradual e, se necessário, substituição por fármaco não psicoestimulante. Nas tabelas 1A e 1B apresentaremos as equivalências de dosagens dentre as formulações existentes no Brasil.

10) Condições financeiras para aquisição do medicamento: deverá ser conversado com o paciente e familiares sobre o custo de tratamento que consequentemente afetará na escolha do medicamento. Alguns municípios no Brasil fornecem gratuitamente o MTF de curta ação, sem a necessidade de judicialização para o seu fornecimento.

PSICOESTIMULANTES

Os psicoestimulantes são considerados o tratamento de primeira linha no TDAH, por apresentarem melhor resposta terapêutica em relação aos não psicoestimulantes. Dentre os aprovados para uso e com estudos comprovando sua eficácia e tolerabilidade temos dois grupos: MTF e anfetaminas (lisdexanfetamina e dexanfetaminas). Dentre os não psicoestimulantes aprovados para uso no TDAH temos a clonidina, guanfacina e atomoxetina que dependendo do diagnóstico podem ser considerados como primeira escolha, como por exemplo em regiões onde os psicoestimulantes não são aprovados devido ao risco de uso abusivo (CADDRA, 2011; ROHDE, BUITELAAR, GERLACH, FARAONE, 2019).

O tratamento farmacológico, especialmente com fármacos estimulantes, dependerá dos sintomas essenciais e de sua gravidade (COHEN, P. COHEN, J. KASEN, 1993; CYPEL, 2000; MOURA-RIBEIRO, 2000). A ação desses fármacos está associada ao aumento dos níveis de catecolaminas no sistema nervoso central (SNC). O tratamento deve iniciar na infância e permanecer enquanto se mantiverem os sintomas, sejam eles nas fases da adolescência ou na vida adulta. O tratamento ótimo deve ser individualizado, com base nas apresentações e nas comorbidades associadas, tanto quanto nas preferências da criança e de sua família, como nos adultos e idosos (COHEN, P. COHEN, J. KASEN, 1993).

USO DE PSICOESTIMULANTES EM ADULTOS

Em pacientes adultos as comorbidades são extremamente frequentes, praticamente a regra, bem como as interações medicamentosas e efeitos adversos das medicações. Em geral, nesses pacientes é necessário ajuste lento e doses menores. Os psicoestimulantes apresentam efeitos adversos cardiovasculares dose-dependentes, em geral aumentam a frequência cardíaca (FC) 4-10 bpm e a pressão arterial (PA) em 1-5 mmHg. Apesar de serem efeitos sutis é necessário acompanhamento médico durante o tratamento.

Os adultos acima de 50 anos apresentam risco aumentado para doenças cardiovasculares, as quais podem ser agravadas com uso de psicoestimulante. Apesar de não termos estudos a longo prazo das mudanças cardiovasculares que os psicoestimulantes possam causar, já foi observado um tênue aumento do intervalo QT no ECG em adultos. Quando os efeitos adversos são prejudiciais ao paciente, deve-se considerar o ajuste da dose. Se mesmo assim os sintomas persistirem e a melhora do TDAH for significativa, pode-se adicionar betabloqueadores em baixa dosagem nos casos de aumento da FC e anti-hipertensivos nos casos de elevação da PA (Kooij et al., 2019; Westover, Halm, 2012).

MEDICAMENTOS PSICOESTIMULANTES

A introdução dos psicoestimulantes deverá ser gradual e com ajustes progressivos, conforme será explanado na tabela 2.

Nos pacientes com TDAH associado ao transtorno do espectro do autismo (TEA) o início e ajustes deverão ser com doses menores aos habituais, a fim de minimizar os efeitos colaterais.

As tabelas 3 a 6 apresentam as medicações para uso pediátrico e regimes terapêuticos mais utilizados em TDAH aprovados e não aprovados pelo FDA, segundo a Academia Americana de Pediatria (Moura-Ribeiro, 2000).

MECANISMO DE AÇÃO, CONTRAINDICAÇÕES E EFEITOS ADVERSOS DOS PRINCIPAIS FÁRMACOS PARA O TRATAMENTO DO TDAH

1. Metilfenidato

É um fármaco simpaticomimético de ação indireta, o qual inibe da recaptação de dopamina e noradrenalina na fenda sináptica. Seu efeito clínico é a redução da gravidade dos sintomas do TDAH: desatenção, impulsividade, hiperatividade e instabilidade de humor.

Em crianças, existem inúmeros estudos comprovando a eficácia e segurança do uso MTF de curta e longa ação. Ainda temos poucos que comprovem a eficácia e segurança do uso de MTF em idosos com TDAH. Um estudo piloto em Israel com 11 pacientes com TDAH, com idade entre 56- 70 anos, relatou melhora imediata em 9 de 11 pacientes, após o uso de MTF nas doses entre 50-108 mg/dia (Manor, Rozen, Zemishlani et al., 2011) Entretanto, existem estudos com uso do MTF em idosos com diagnóstico de demência e depressão (Dolder, Davir, McKinsey, 2010).

<u>Contraindicações relativas:</u> epilepsia, arritmia cardíaca, glaucoma, hipertireoidismo, hipertensão arterial leve, pacientes com histórico de uso abusivo de drogas, ansiedade, mania, tiques e síndrome de Tourette.

Contraindicações absolutas: hipersensibilidade conhecida ou reação de idiossincrasia a aminas simpatomiméticas, durante ou dentro do prazo de 14 dias após a administração IMAO, doença cardiovascular sintomática, arteriosclerose avançada e hipertensão moderada a grave. Nos casos de psicose associada ao TDAH, considerar o tratamento de primeira linha com atomoxetina ou bupropiona.

Efeitos adversos comuns: boca seca, redução do apetite, problemas gastrointestinais (náusea, vômito, epigastralgia), redução do apetite, perda de peso, atraso estatural, vertigem, cefaleia, tremores, labilidade emocional, insônia, ansiedade, tiques, exacerbação da Síndrome Tourette, elevação FC e PA (monitorar esses efeitos antes e durante o tratamento).

1.1 Metilfenidato de curta ação: Ritalina® 10 mg e Cloridato de metilfenidato 10 mg

Prós: é o mais antigo, foi sintetizado em 1953. Portanto, com maior número de estudos, podendo ser usado intermitente ou continuadamente, mastigado ou triturado, maior flexibilidade nas doses, uso de acordo com a exigência da situação e baixo custo.

Contras: curta ação, controle dos sintomas por até quatro horas, pico de ação com efeitos indesejáveis, necessidade de várias doses diárias e consequentemente redução da adesão ao tratamento e risco aumentando de abuso em relação às outras formulações.

1.2 MTF de longa ação: Ritalina® LA 10, 20, 30, 40 mg

Prós: dose única diária, controle dos sintomas por até 8 horas, possibilitando melhor adesão ao tratamento, não constranger o paciente em usar na escola/ trabalho, o pico de ação é menos evidente, a cápsula pode ser aberta e os micrograñulos não devem ser triturados e pode ser ingerido com água.

Contras: alto custo.

1.3 MTF de longa ação: Concerta® 18, 36, 54 mg

Prós: dose única diária, início em 30 minutos após ingesta, liberação lenta, controle dos sintomas por até 12 horas reduzindo efeitos colaterais, possibilitando melhor adesão ao tratamento.

Contras: alto custo, deve ser ingerido inteiro, não pode ser triturado ou mastigado.

Tabela 2 – Cronograma para titulação inicial do metilfenidato

	RITALINA 10 mg Duração 4 horas	RITALINA LA 10mg Duração 6-8 horas	CONCERTA 18 mg Duração 12 horas
1ª semana	**Ritalina 10 mg** 0,5 comp 2 x/ dia	**Ritalina LA 10 mg** 1 **cáp** 1x/dia	**Concerta 18 mg** 1 cáp 1 x/ dia
2ª semana	**Ritalina 10 mg** 1 comp 2 x/ dia	**Ritalina LA 10 mg** 2 cáp 1x/dia	**Concerta 18 mg** 2 cáp 1 x/ dia
3ª semana	**Ritalina 10 mg** 1,5 comp 2 x/ dia	**Ritalina LA 10 mg** 3 cáp 1x/dia	**Concerta 18 mg** 3 **cáp** 1 x/ dia
4ª semana	**Ritalina 10 mg** 2 comp 2 x/ dia	**Ritalina LA 10 mg** 4 cáp 1x/dia	**Concerta 18 mg** 3 **cáp** 1 x/ dia

Tabela 1A – Conversão da Ritalina de curta ação para Ritalina LA de longa ação

RITALINA CURTA AÇÃO DURAÇÃO 4 HORAS	RITALINA LA DURAÇÃO 6-8 HORAS
Ritalina 10 mg ½ comp 2x/dia	**Ritalina LA 10 mg** 1 cáp 1x/dia
Ritalina 10 mg 1 comp 2x/dia	**Ritalina LA 20 mg** 1 cáp 1x/dia
Ritalina 10 mg 1,5 comp 2x/dia	**Ritalina LA 30 mg** 1 cáp 1x/dia
Ritalina 10 mg 2 comp 2x/dia	**Ritalina LA 40 mg** 1 cáp 1x/dia

Tabela 1B – Conversão da Ritalina de longa ação para Concerta

RITALINA LA DURAÇÃO 6-8 HORAS	CONCERTA DURAÇÃO 12 HORAS
Ritalina LA 10 mg 1 cáp 1x/dia	**Concerta 18 mg** 1 cáp 1 x/ dia
Ritalina LA 20 mg 1 cáp 1x/dia	**Concerta 36 mg** 1 cáp 1 x/ dia
Ritalina LA 30 mg 1 cáp 1x/dia	**Concerta 54 mg** 1 **cáp** 1x/ dia
Ritalina LA 40 mg 1 cáp 1x/dia	**Concerta 54 mg** 1 **cáp** 1x/ dia

2. *Dimesilato de lisdexanfetamina: Venvanse® 30, 50, 70 mg*

O dimesilato de lisdexanfetamina (L-lisina-D-anfetamina) é um pró-fármaco anfetamínico, o qual através da hidrólise libera gradualmente seu componente ativo, a dextroanfetamina (D-anfetamina) do aminoaciado L-lisina. A dextroanfetamina atua facilitando a liberação das catecolaminas, particularmente noradrenalina e dopamina na fenda sináptica no SNC e inibe sua captação no sistema mesolímbico, resultando em alterações comportamentais como euforia, excitação, redução do apetite e redução da gravidade dos sintomas do TDAH (Goodman, 2010).

Contraindicações: arteriosclerose avançada, doença cardiovascular sintomática, hipertensão moderada a grave, hipertireoidismo sintomático, hipersensibilidade conhecida ou reação de idiossincrasia a aminas simpatomiméticas, glaucoma, estados de agitação, pacientes com histórico de abuso de drogas, durante ou dentro do prazo de 14 dias após a administração de inibidores da monoamina oxidase (podem ocorrer crises hipertensivas).

Efeitos adversos comuns: redução do apetite, perda de peso, insônia, sonolência, cefaleia, dor abdominal, irritabilidade, náusea, vômito, boca seca, tosse, congestão nasal, gripe, nasofaringite, infecção de vias aéreas superiores.

Posologia: a dose deve ser individualizada de acordo com a necessidade terapêutica e a resposta do paciente e ser administrado na menor dose eficaz.

Para todos os pacientes que estão iniciando o tratamento pela primeira vez ou substituindo a medicação em uso, a dose recomendada é de 30 mg, uma vez por dia pela manhã. Os ajustes devem ser 20 mg por semana e não ultrapassar 70 mg ao dia. Na prática clínica pode ser diluído e guardado na geladeira e administrado em dois ou três dias, nas manhãs seguintes, pois é um pró-fármaco e provavelmente não altere sua eficácia.

Prós: dose única diária, pode ser ingerido inteiro ou diluído em água, liberação lenta, reduzindo efeitos colaterais, controle dos sintomas por 12 horas, possibilitando melhor adesão ao tratamento.

Contra: alto custo e controle dos sintomas somente após de uma a duas horas da sua ingesta.

FÁRMACOS NÃO ESTIMULANTES: FÁRMACOS DE SEGUNDA LINHA PARA TRATAMENTO TDAH

1. *ATOMOXETINA: Strattera®*

É um inibidor seletivo da recaptação da noradrenalina.

Prós: dose única diária, horário de tomada flexível, boa opção para o tratamento do TDAH em pacientes que apresentam ansiedade e os que tiveram piora do sono com os psicoestimulantes, pode ser associado com os mesmos.

Contras: não disponível no Brasil, seu início de ação é lento, ocorrendo após seis a oito semanas, deve ser ingerido inteiro sem mastigar ou triturar, o seu conteúdo é irritante ocular.

Efeitos Adversos:

Comuns: boca seca, perda de apetite, perda de peso, dispepsia, náuseas, vômitos, epigastralgia, constipação, desconforto abdominal, distúrbio sono (sonolência, insônia, pesadelos), fadiga, vertigem, disfunção erétil, taquicardia, hipertensão arterial, dermatite prurido, distúrbio menstrual, alterações do de humor, depressão, irritabilidade, cefaleia sinusal (Rohde, Buitelaar, Gerlach, Faraone, 2019).

Raros: distúrbios de condução cardiovascular semelhantes aos psicoestimulantes, foram reportados casos de alteração hepática no início do tratamento, as quais foram reversíveis, raros casos de ideação suicida e um caso suicídio com *overdose* (Miller, 2005; Wooltorton, 2005). Evitar o uso em pacientes com enurese noturna (Kendall, Kautz, Russo, Killgore, 2006).

2. GUANFACINA: Liberação estendida: Intuniv® XR e Guanfacine XR

É um agonista seletivo do receptor adrenérgico alfa-2A.

Seu início de ação é lento, a titulação deve ser lenta e gradual de acordo com o peso corporal. Não deve ser ingerido com refeições com alto teor de gordura e não é recomendado com sucos cítricos.

Está indicado para os casos que responderam bem, porém não suficientemente ou que apresentaram efeitos colaterais com os psicoestimulantes, podendo ser usado em associação aos psicoestimulantes ou em monoterapia.

Pode ser usado como primeira linha nos casos de TDAH com as comorbidades: TEA, tiques, ansiedade, TOD.

Efeitos adversos

Frequentes: no início do tratamento pode ocorrer sonolência, sedação, tontura, boca seca, desconforto abdominal, constipação, náuseas, cefaleia, ganho de peso, irritabilidade, redução da frequência cardíaca e pressão arterial. Não pode ser suspenso abruptamente devido aumento súbito da frequência cardíaca e pressão arterial. Se há sonolência é recomendado o uso noturno.

Raros: tontura grave, bradicardia grave, sintomas psiquiátricos ou alteração do humor graves (ideação suicida, depressão ou alucinações) (Rohde, Buitelaar, Gerlach, Faraone, 2019).

Deve ser usado com precaução quando usado em associação com fármacos indutores do CYP3A4, fármacos que prolongam o intervalo QT no ECG e com betabloqueadores.

Prós: dose única diária, podendo ser ingerido pela manhã ou à noite, duração de 24 horas.

Contras: deve ser ingerido inteiro, não pode ser triturado ou dissolvido

Tabela 3 – Fármacos para tratamento do TDAH aprovados pelo FDA disponíveis no brasil

FÁRMACOS SUGERIDOS PARA TRATAMENTO DO TDAH **Aprovados pelo FDA e disponíveis no Brasil**		
PRIMEIRA ESCOLHA TERAPÊUTICA: ESTIMULANTES		
Princípio ativo	**Nome comercial**	**Modo de administração**
Lisdexanfetamina Longa ação: 12 horas	Venvanse® 30, 50, 70 mg	Dose: 10-70 mg/dia pela manhã. Iniciar: 10-30 mg/ dia, com ajustes semanais 10-20 mg. A dose é individual e depende da resposta terapêutica
Metilfenidato Curta ação: 4-5 horas	Ritalina® 10 mg	Dose: 0,3- 2 mg/kg/dia, média 0,5- 1,2 mg/ kg/ dia, em 2 ou 3 tomadas. Início do tratamento: Iniciar: 5-10 mg/dose em 2-3 doses. Ajuste: 5-10 mg/dose/semana.
Metilfenidato Ação intermediária: 8 horas	Ritalina LA® 10, 20, 30, 40 mg	Dose: 0,3 a 2 mg/ kg/ dia, média 0,5- 1,2 mg/ kg/ dia. Início do tratamento: Iniciar: 10 mg/dose, pela manhã ou início da tarde, preferencialmente em dose única diária. Ajuste: 10 mg/dose/semana. Dose máxima 60 mg/ dia.
Metilfenidato OROS Longa ação: 12 horas	Concerta®18, 36, 54 mg	Dose: 0,3 a 2 mg/ kg/ dia pela manhã, média 0,5-1,2 mg/ kg/ dia. Iniciar: 18 mg/ dia, com ajustes semanais 18 mg. Dose máxima 72 mg.

Fonte: Elaborada pelo autor

Tabela 4 – Fármacos psicoestimulantes para tratamento do TDAH aprovados pelo FDA não disponíveis no brasil

FÁRMACOS SUGERIDOS PARA TRATAMENTO DO TDAH Aprovados pelo FDA e não disponíveis no Brasil		
PRIMEIRA ESCOLHA TERAPÊUTICA: ESTIMULANTES		
Princípio ativo	**Nome comercial**	**Modo de administração**
Sais mistos de anfetamina Curta ação: 6 horas	AdderalL® 5; 7,5; 10; 12,5; 15; 20; 30 mg	Ajuste 2,5-10 mg/semana. Dose 3-5 anos: 2,5 mg / dia. Dose acima 6 anos: 5-40 mg/dia em 2-3 doses. Dose de 6-12 anos: 5-30mg/ dia, 2-3 doses.
Sais mistos de anfetamina Longa ação: 12 horas	Adderall-XR® 5,10,15,20,25,30 mg	Uso acima 6 anos: 10-30 mg/dia. Ajuste: 5-10 mg/semana

Fonte: Elaborada pelo autor

Tabela 5 – Fármacos não psicoestimulantes para tratamento do TDAH aprovados pelo FDA não disponíveis no brasil

FÁRMACOS SUGERIDOS PARA TRATAMENTO DO TDAH Aprovados pelo FDA e não disponíveis no Brasil		
SEGUNDA ESCOLHA TERAPÊUTICA: NÃO ESTIMULANTES		
Princípio ativo	**Nome comercial**	**Modo administração**
Atomoxetina Requer autorização da Anvisa para importação Longa ação: 24 horas	Strattera® 10, 18, 25, 40, 60 mg	Dose 6 a 12 anos. Na Europa e Canadá:0,5-1,4 mg/Kg/dia e até 1,8 mg/kg/ dia em pacientes com TOD. Nos EUA: até 2,2 mg/kg/ dia Uso em adultos *off-label*: 10-20 mg 1 x/ dia. Dose máxima: 100 mg/dia.
TERCEIRA ESCOLHA TERAPÊUTICA: NÃO ESTIMULANTES		
Guanfacina Longa ação: 24 horas	Intuniv® 1,2,3,4 mg Guanfacine XR 1,2,3,4 mg	Uso acima 6 anos. Dose crianças: 0,05-0,12mg/kg Uso em adultos: 1-7 mg/dia Início e redução gradativos devido risco de alteração do ritmo e frequência cardíaca.

Fonte: Elaborada pelo autor

Tabela 6 – Fármacos não psicoestimulantes para tratamento do TDAH não aprovados pelo FDA

FÁRMACOS SUGERIDOS PARA TRATAMENTO DO TDAH Não aprovados pelo FDA				
Princípio ativo	**Nome comercial**	**Modo administração**	**Contraindicações**	**Efeitos colaterais**
QUARTA ESCOLHA TERAPÊUTICA: ANTI-HIPERTENSIVOS				
Clonidina (alfa agonista)	Atensina® 0,100; 0,150; 0,200 mg	Uso acima 6 anos Dose: 0,05 mg ao deitar-se, máximo 2 x/ dia.	Bradiarritmia grave secundária à disfunção do nódulo sinusal ou bloqueio AV de 2o ou 3o grau, intolerância à galactose	Hipotensão, bradicardia, vertigem, fadiga, sonolência
QUINTA ESCOLHA TERAPÊUTICA: ANTIDEPRESSIVOS TRICÍCLICOS				
Desipramina Não disponível no Brasil	Desipramina 25, 50 mg	Uso acima dos 12 anos Tempo de ação: 12-24 h Dose: 2,5-5mg/kg/dia, 3 doses, máxima 200mg/dia	Distúrbios cardiovasculares e hipertireoidismo	Sonolência, náuseas, boca seca, ganho de peso, arritmias
Imipramina	Tofranil® 10, 25 mg	Uso acima dos 5 anos Tempo de ação: 24 h Acima de 5 anos: 2,5-5 mg/ dia, em 2 doses		
Nortriptilina	Pamelor® 10,25,50,75 mg	Uso acima dos 18 anos Tempo de ação: 24 h 1-2,5 mg/kg/ dia, em 2-4 doses		

FÁRMACOS SUGERIDOS PARA TRATAMENTO DO TDAH Não aprovados pelo FDA				
Princípio ativo	Nome comercial	Modo administração	Contraindicações	Efeitos colaterais
SEXTA ESCOLHA TERAPÊUTICA: OUTROS ANTIDEPRESSIVOS				
Bupropiona	Wellbutrin® 150, 300 mg	Uso acima dos 18 anos Tempo de ação: 12-24 h Dose: 150- 300 mg/dia	Distúrbios cardiovasculares e hipertireoidismo	Sonolência, hipotensão, náuseas, boca seca, ganho de peso, arritmias

Fonte: Elaborada pelo autor

MANEJO DOS EFEITOS ADVERSOS DO TRATAMENTO MEDICAMENTOSO

Distúrbios do sono: os distúrbios do sono são muito comuns nos pacientes em todas as idades com o TDAH e será abordado no capítulo específico ao tema.

Alteração alimentar: no TDAH é comum os pacientes apresentarem restrição alimentar. Os psicoestimulantes reduzem o apetite e consequentemente perda de peso, gerando ansiedade nos pais. Nesse momento é importante o médico estar orientando que estará monitorando o desenvolvimento pondêro-estatural da criança.

A pausa do medicamento nos finais de semana, apesar de não ser indicada de rotina, é uma estratégia para casos de baixa estatura familiar e de perda do apetite.

Devemos realizar orientações nutricionais e evitar *fast- foods*. Se necessário poderá ser orientado suporte nutricional com fórmulas hipercalóricas.

Cefaleia: a cefaleia pode ocorrer como efeito colateral em 3% ou mais dos pacientes que usam medicamentos para TDAH e geralmente ocorre nas primeiras duas a três semanas do início medicamentoso e tendem a diminuir com o uso. Pode ser acompanhada por náuseas ou gastrite. Muitas vezes ocorre devido a perda do apetite e os pacientes precisam ser orientados em relação a regularização sua alimentação. Pode ser tratada com analgésicos não hormonais, como o ibuprofeno.

Existem estudos que sugerem que no TDAH a incidência de paciente com migrânea é mais frequente que na população geral e necessitamos de estudos que comprovem a mesma origem para as duas patologias (Arruda, M., Arruda, R., Guidetti, Bigal, 2017; Hansen et al., 2018; Kendal, Taylor, Perez, 2008).

Prognóstico: o prognóstico está diretamente relacionado com a pronta identificação do TDAH, das características de cada paciente (potencial intelectual, intensidade dos sintomas, presença ou não de comorbidades psiquiátricas), das características da família (nível socioeconômico, ajuste familiar, distúrbio psiquiátrico nos pais e caráter familiar do TDAH) e, especialmente, do tratamento precoce, da sua duração e aderência (Moura-Ribeiro, 2000).

REFERÊNCIAS

AMERICAN ACADEMY OF PEDIATRICS. Subcommittee on Attention Deficit/Hiperactivity Disorder and Committee on Quality Improvement. Clinical Practice Guideline: treatment of school aged-child with attention-deficit/hyperactivity disorder. **Pediatrics**, 2001; 108(4):1033-44.

ARRUDA, M., ARRUDA, R., GUIDETTI, V., BIGAL, M. E. ADHD is comorbid to migraine in childhood: a population-based study. **J Atten Disord.** 2017:1087054717710767.

CADDRA. Canadian ADHD Practice Guidelines. 3rd ed. Toronto (ON): Canadian Attention Deficit Hyperactivity Disorder Resource Alliance; 2011.

CASSIDY, T. A., VARUGHESE, S., RUSSO, L., BUDMAN, S. H., EATON, T. A., BUTLER, S. F. Nonmedical use and diversion of ADHD stimulants among U.S. Adults ages 18–49: a National internet survey. **J Atten Disord.** 2015;19:630–640.

COHEN, P., COHEN, J., KASEN, S., et al. An epidemiological study of disorders in late childhood and adolescence. I. Age and gender specific prevalence. **J Child Psychol Psychiatry** 1993; 34:851-67.

CRUNELLE, C. L., VAN DEN BRINK, W., MOGGI, F., KONSTENIUS, M., FRANCK, J., LEVIN, F. R., VAN DE GLIND, G., DEMETROVICS, Z., COETZEE, C., LUDERER, M., SCHELLEKENS, A.; ICASA consensus group; Matthys F. International Consensus Statement on Screening, Diagnosis and Treatment of Substance Use Disorder Patients with Comorbid Attention Deficit/Hyperactivity Disorder. **Eur Addict Res.** 2018; 24(1):43-51.

CYPEL, S. A criança com déficit de atenção e hiperatividade. São Paulo: Lemos, 2000. p. 69-98.

DOLDER, C. R., DAVIS, L. N., MCKINSEY, J. Use of psychostimulants in patients with dementia. **Ann Pharmacother.** 2010; 44(10):1624–1632.

GOODMAN, D. W. Lisdexamfetamine Dimesylate (Vyvanse), A Prodrug Stimulant for Attention-Deficit/Hyperactivity Disorder. Goodman DW. Lisdexamfetamine dimesylate (Vyvanse), a prodrug stimulant for attention-deficit/hyperactivity disorder. **Pharmacy and Therapeutics.** 2010;35(5):273–287.

HANSEN, T. F., HOEFFDING, L. K., KOGELMAN, L., HASPANG, T. M., ULLUM, H., SORENSEN, E., BURGDORF, K. Comorbidity of migraine with ADHD in adults. 2018; **BMC Neurology**, 18(1).

KENDALL, A. P., KAUTZ, M. A., RUSSO, M. B., KILLGORE, W. D. S. Effects of sleep deprivation on lateral visual attention. Journal International **Journal of Neuroscience.** Volume 116, 2006 - 10, p. 1125-1138.

KENDALL, T., TAYLOR, E., PEREZ, A., et al. Diagnosis and management of attention-deficit/hyperactivity disorder in children, young people, and adults: summary of Nice guidance. **Bmj**. 2008; 337: a1239.

KOOIJ, J. J. S., BIJLENGA, D., SALERNO, L., JAESCHKE, R., BITTER, I., BALÁZS, J. et al. Updated European Consensus Statement on diagnosis and treatment of adult ADHD. **Eur Psychiatry**. 2019; 56:14-34.

MANOR, I., ROZEN, S., ZEMISHLANI, Z., et al. When does it end? Attention- deficit/hyperactivity disorder in the middle aged and older populations. **Clin Neuropharmacol**. 2011;34(4):148–154.

MILLER, M.C., What is the significance of the new warnings about suicide risk with Strattera? **Harv Ment Health Lett**, 2005; 22(6): p. 8.

MOURA-RIBEIRO, M. V. L. Síndrome do déficit de atenção. In: Melo-Souza SE. Tratamento das doenças neurológicas. Rio de Janeiro: Guanabara-Koogan, 2000. p. 726-28, Cap. 238.

ROHDE, L. A., BUITELAAR, J. K., GERLACH, M., FARAONE, S. V. Guia para compreensão e manejo do TDAH da World Federation of ADHD. Porto Alegre: Artmed, 2019. p. 88-116, Cap.5.

SMITH, B. H., PELHAM, W. E., GNAGY, E. et al. Equivalent effects of stimulant treatment for attention-deficit hyperactivity disorder during childhood and adolescence. **J Am Acad Child Adolesc Psychiatry**, 1998; 37:315.

TORGERSEN, T., GJERVAN, B., RASMUSSEN, K., VAALER, A., NORDAHL, H. M. Prevalence of comorbid substance use disorder during long-term central stimulant treatment in adult ADHD. **Atten Defic Hyperact Disord.** 2013; 5:59–67.

WESTOVER, A. N., HALM, E. A. Do prescription stimulants increase the risk of adverse cardiovascular events? A systematic review. **BMC Cardiovasc Disord.** 2012;12:41.

WOOLTORTON, E., Suicidal ideation among children taking atomoxetine (Strattera). **CMAJ**, 2005; 173(12): p. 1447. Lisiane Seguti Ferreira

Capítulo 22

O TRANSTORNO DE DÉFICIT DE ATENÇÃO/HIPERATIVIDADE (TDAH) E TERAPIA COGNITIVO COMPORTAMENTAL

Graziella Ceregatti Leal

Nielky Kalliellanya Bezerra da Nóbrega

Neste capítulo pretendemos contemplar como a Terapia Cognitivo Comportamental (TCC) tem contribuído para o tratamento de pacientes com TDAH. Embora nosso enfoque seja a prática da TCC, temos clareza de que para um tratamento efetivo, devem ser utilizadas uma variedade de intervenções multimodais. O psicólogo que se propõe trabalhar na intervenção do TDAH precisa estar disposto a combinar práticas, trabalhar em parceria com pediatras, neurologistas, psiquiatras, fonoaudiólogos, terapeutas ocupacionais, psicopedagogos e demais profissionais da área de saúde mental, acompanhar o paciente, a família, a escola, demonstrar o conhecimento científico atual e usar uma linguagem acessível.

TRANSTORNO DO DÉFICIT DE ATENÇÃO E HIPERATIVIDADE (TDAH)

Antes de compreender a importância que a TCC ocupa no tratamento do TDAH, é relevante retomar uma breve definição do transtorno, com a pretensão de descrever o sujeito que visamos atender através das técnicas apresentadas nesse capítulo.

O Transtorno do Déficit de Atenção e Hiperatividade (TDAH) é um transtorno de desenvolvimento do autocontrole que consiste em problemas com os períodos de atenção, com o controle do impulso e com o nível de ansiedade. A característica essencial é um padrão persistente de desatenção e/ou hiperatividade-impulsividade que interfere no funcionamento ou no desenvolvimento. Na pré-escola, a principal manifestação é a hiperatividade sendo que a desatenção fica mais proeminente nos anos do ensino fundamental. Na adolescência, os sinais de hiperatividade são menos comuns, observa-se com maior frequência o comportamento irrequieto ou sensação interna de nervosismo, inquietação ou impaciência. Na fase adulta, além da desatenção e inquietude, a impulsividade pode permanecer problemática (American Psychiatric Association, 2014).

O quadro de TDAH implica déficits importantes no processo de aprendizagem, estando relacionado não apenas a dificuldades atencionais, assim como comprometimento de funções executivas (capacidade organizacional e planejamento). Além disso, pode interferir indiretamente no desempenho acadêmico por meio da interação deficitária com pares, professores e aumento dos níveis de estresse no ambiente doméstico (Malloy-Diniz, Fuentes, Mattos, Abreu & organizadores, 2018).

No Brasil, a qualidade de vida de crianças com TDAH ainda é pouco estudada, mas sabe-se que essas crianças, embora com saúde física comparável à das crianças normais, apresentam déficits importantes como: limitações nos papéis sociais, problemas emocionais e de conduta, problemas de saúde mental, autoestima e impacto importante na saúde emocional dos pais, interferindo na rotina e relacionamento familiar (Valdés, Bezerra & Melo, 2010).

TRATAMENTO PARA O TDAH

Primariamente o tratamento é medicamentoso, no entanto, já é consenso que o tratamento combinado entre farmacoterapia e terapias psicossociais apresenta respostas favoráveis para o TDAH (Brown & Kennedy, 2019). A aproximação entre essas alternativas terapêuticas através de um tratamento combinado tem o objetivo potencializar os efeitos conquistados, assegurar a manutenção e generalização dos resultados alcançados, reduzirem tempo, efeitos secundários e consequências não desejadas (Servera, Bornas & Moreno, 2014).

A maioria dos clínicos entende que o tratamento farmacológico é especialmente útil na primeira fase do tratamento, em períodos agudos do transtorno ou quando não é possível outro tipo de terapia, mas normalmente precisa ser complementada com uma intervenção cognitivo comportamental (Barkley, 2008). Essa combinação pode considerar quatro pilares básicos: intervenção farmacológica, intervenção cognitivo comportamental, intervenção no contexto escolar e intervenção no contexto familiar (Orjales, 2007).

A necessidade de tratamentos psicológicos é justificada por várias razões: quando o paciente com TDAH não responde aos medicamentos, mantém sintomas importantes não controlados por estes, apresenta efeitos colaterais graves, passa por alterações do desenvolvimento que exigem novas estratégias, quando há objeção por parte da família à medicação, quando pode melhorar resultados do tratamento através da mudança no comportamento e percepção do paciente e familiar (Conners, 2009).

TERAPIA COGNITIVO COMPORTAMENTAL (TCC)

A Terapia Cognitivo-Comportamental (TCC) corresponde a um termo utilizado para designar uma série de abordagens psicoterapêuticas que pressupõem que a atividade cognitiva influencia o comportamento; que esta pode ser alterada e monitorada; e que o comportamento pode ser mudado se houver mudanças na cognição (Knapp, 2004).

A Terapia Cognitiva (TC) foi originalmente formulada por Aaron Beck na década de 60, a partir do tratamento de pessoas com depressão maior. Trata-se de uma abordagem estruturada, diretiva, colaborativa, focada no aqui-agora, com forte componente educacional, de prazo limitado e que vem sendo comprovada como uma alternativa eficaz para vários transtornos psiquiátricos (Pereira & Rangé, 2011).

A TC se baseia no modelo cognitivo, reconhecendo que cada indivíduo desenvolve uma maneira de interpretar e se comportar baseada na interação de suas características inatas e os modelos/aprendizagens diversos que teve não só durante a infância, mas também ao longo de sua vida. Esse modo de ser é chamado de esquema cognitivo e se constitui como um filtro através do qual a pessoa avalia suas experiências e, consequentemente, comporta-se. Assim, quando o indivíduo passa por experiências de vida negativas e as interpreta de forma absolutista, sem considerar outros vieses da realidade, pode começar a desenvolver esquemas cognitivos não adaptativos, chamados de crenças e pensamentos disfuncionais. Essas crenças, embora correspondam a uma avaliação parcial e distorcida dos fatos, são vivenciadas pela pessoa como verdades absolutas e costumam mediar intensos afetos negativos (Beck, 2013).

Os primeiros livros e estudos utilizando a TCC em TDAH começaram a ser publicados no final da década de 1980 e início da década de 1990 (Louzã, 2010). Entre as possibilidades de intervenções não medicamentosas, a TCC dispõe de estratégias que promovem melhores resultados para o controle dos sintomas do TDAH e quando estão presentes comorbidades (transtornos de ansiedade, depressão, transtorno opositivo desafiador, transtorno do comportamento, transtorno específico de aprendizagem, transtorno do espectro autista, e outros) (Benczik, 2000). A TCC auxilia no manejo dos sintomas comportamentais associados ao TDAH, como a oposição e para problemas funcionais, como procrastinação, dificuldade de manejo de tempo e organização (Mesquita, Ribeiro, Rangé & Ventura, 2009).

O TDAH implica em prejuízos na atenção e no controle do comportamento impulsivo, esses sintomas não estão na base de crenças disfuncionais, mas afetam a noção de competência social e de controle e podem levar a pensamentos automáticos que prejudicam o funcionamento adaptativo da pessoa com TDAH (Malloy-Diniz, Alvarenga, Abreu, Fuentes & Leite, 2011).

O principal objetivo da TCC é o de gerar mudanças nos pensamentos e nas crenças (ideias e conceitos mais fortificados e essenciais acerca de si mesmo, das pessoas e do mundo) disfuncionais dos pacientes, evocando uma transformação emocional e comportamental duradouras, e não apenas um alívio momentâneo dos sintomas (Pettersen & Wainer, 2011).

A TCC trabalha com a conceituação de que toda situação gera pensamentos (chamados automáticos), que acionam sentimentos, comportamentos e reações fisiológicas. A pessoa com TDAH apresenta crenças e esquemas mentais, que são um conjunto de ideias e autoconceitos moldados ao longo do seu desenvolvimento, entendidos como algo próprio, como um traço de caráter, mas que surgiram na presença do transtorno. Os componentes cognitivos (pensamentos automáticos e crenças nucleares) e comportamentais (condutas e atos) podem piorar os sintomas do TDAH, funcionando como reforçadores negativos dos sintomas (Louzã, 2010). Assim, constantes fracassos geram evitações, o que acarreta novos fracassos e desmotivação para enfrentar situações que foram anteriormente opressivas (Pereira & Mattos, 2011). Perante o exposto, o objetivo da TCC é interromper este ciclo vicioso e ensinar aos pacientes maneiras efetivas de compensar os prejuízos e manejar as evitações (Barkley, 2010).

O tratamento psicoterápico do TDAH envolve: psicoeducação, manejo de problemas emocionais, treino de habilidades sociais (THS) e estratégias de enfrentamento. Com crianças e adolescentes, a participação dos pais é muito importante para aumentar a chance de generalização dos resultados (Knapp, Lyskowski, Johannpeter, Caim & Rohde, 2003). Os propósitos da terapia são: educar paciente e sua família sobre o TDAH e seus efeitos; identificar e manejar os déficits das funções executivas, como manejo do tempo; melhorar autoestima; manejar evitações e pensamentos negativos; fortalecer estratégias de enfrentamento e técnicas comportamentais para melhorar o funcionamento do indivíduo em áreas comprometidas de sua vida (Barkley, 2010).

É importante ressaltar que simplesmente oferecer as técnicas e estratégias de enfrentamento não funcionará caso o paciente não as coloque em prática, por pessimismo ou devido à comorbidades. Assim, o papel motivador e instaurador de esperança por parte do terapeuta é fundamental (Tuckman, 2007).

A PRÁTICA CLÍNICA DA TCC NO TRATAMENTO DO TDAH

A aplicabilidade da TCC depende de uma boa avaliação cognitivo-comportamental e da elaboração de uma lista de problemas. O terapeuta cognitivo comportamental necessita desenvolver e aprimorar continuamente suas habilidades diagnósticas e de conceitualização de caso para desenvolver a estrutura do tratamento e intervenções. Considerando que o diagnóstico do TDAH é estabelecido clinicamente, é essencial que o terapeuta esteja em permanente atualização sobre o transtorno, conhecendo os critérios operacionais e os instrumentos que apoiam o diagnóstico, diagnóstico diferencial e comorbidades.

A seguir, trataremos sobre como se dá a prática da TCC apresentando técnicas fundamentais dessa abordagem e as intervenções mais indicadas na literatura para o manejo do TDAH. No entanto, é importante reconhecer que o sucesso de cada técnica está em sua coerência com as metas determinadas na conceitualização de caso, e que acima de tudo está a relação terapêutica, o principal preditor do sucesso no tratamento psicológico.

A prática da TCC na clínica tem seu início com técnicas de avaliação, conceitualização de caso e psicoeducação. Ao longo do tratamento, o terapeuta pode retornar a elas sempre que necessário, enquanto segue com outras técnicas como identificação e associação de emoções e pensamentos; reestruturação cognitiva; automonitoramento; treino de habilidades sociais; autoinstrução; resolução de problemas; sistema de fichas e outras, sempre usadas de forma estruturada, fundamentada e adaptada conforme a conceitualização de caso.

A avaliação é essencial para uma condução responsável e eficiente do tratamento na TCC. Na avaliação de quadros de TDAH é importante conhecer, além dos sintomas, os prejuízos e em que contextos os sintomas ocorrem e como ocorrem. Em casos de crianças e adolescentes os pais podem fornecer informações relevantes sobre o neurodesenvolvimento, embora tenham dificuldades para admitirem os problemas dos filhos, enquanto os professores podem ter informações úteis na identificação de comportamentos adequados ou não à faixa etária da criança e de dificuldades na aprendizagem (Moryana, Cho, Verin, Fuentes & Polanczyk, 2012). Nos adultos, a avaliação é realizada através de autorrelato e outros informantes como pais ou cônjuge (Louzã, 2010). Essa etapa pode ser mais breve se o paciente que chega ao consultório já passou por uma avaliação anterior, ou mais demorada se o psicólogo for o primeiro profissional a ser contactado.

Quando o paciente chega ao consultório encaminhado por um colega psiquiatra, neurologista ou já passou por uma avaliação neuropsicológica interdisciplinar e traz o diagnóstico, essa etapa se torna mais breve. Pois, o terapeuta fará o caminho de entender a avaliação prévia, verificar a compreensão e a concordância que paciente e família têm do diagnóstico, reunir toda a documentação de exames e relatórios, entrar em contato com os profissionais que realizaram a avaliação e buscar informação complementares que possam contribuir para diagnóstico e conceitualização. A escola, muitas vezes, ainda não deu a sua contribuição para a avaliação até esse momento e, considerando o critério de pervasividade, onde os sintomas devem estar presentes em pelo menos dois ambientes diferentes, é importante ouvir o que a mesma tem a dizer.

Quando paciente e família busca inicialmente a psicoterapia, sem um encaminhamento formal, com queixas de dificuldades no convívio diário, queixa de "não escutar", não seguir regras e normas, não conseguir atender solicitações simples, com reações agressivas, não tolerar frustração, excesso de atividade motora, não conseguir esperar a sua vez, problemas de relacionamento com pares ou dificuldades em atender as demandas da escola ou de aprendizagem, o psicólogo fará o caminho de orientá-los na busca de uma avaliação interdisciplinar que irá direcionar o manejo na TCC e terapias complementares que se mostrem necessárias.

O uso de escalas é muito útil para avaliação, conceitualização, psicoeducação e direcionamento da intervenção. Há materiais para pais, crianças, adolescentes/adultos e professores. A escala de TDAH com versão para professores, no momento, encontra-se desfavorável, mas em estudos e elaboração das novas normas. (Dica de material 1)

Dica de material 1

Escala do Transtorno de Déficit de Atenção/Hiperatividade – Versão Adolescentes e Adultos. Benczik, E.B.P (2013). Editora Vetor. São Paulo. *(Avalia cinco fatores:1) Desatenção, 2) Impulsividade, 3) Aspectos Emocionais, 4) Autorregulação da Atenção, da Motivação e da Ação e 5) Hiperatividade).*

Escala de Autoavaliação do TDAH – Versão para Crianças e Adolescentes (ETDAH-CriAd) Benczik, E.B.P (2018). *(Traz o entendimento da própria criança e do adolescente (com idades entre 06 e 15 anos) a respeito dos possíveis prejuízos de atenção, hiperatividade/impulsividade, bem como a intensidade do prejuízo – moderado ou grave).*

Escala de Avaliação de Comportamentos Infantojuvenis no Transtorno de Déficit de Atenção / Hiperatividade em Ambiente Familiar – Versão para Pais (ETDAH-PAIS) Benczik, E.B.P (2018). *(Avalia os comportamentos infanto-juvenis, em crianças e adolescentes com idades entre 02 e 17 anos) em ambiente familiar, tendo os pais como fonte de informação, no entendimento dos possíveis prejuízos de atenção, hiperatividade e impulsividade, dificuldades emocionais e comportamentais, bem como a intensidade do prejuízo existente – moderado e grave).*

MTA-SNAP-IV *(Questionário para avaliação dos sintomas do critério A do DSM-IV para TDAH e dos sintomas de transtorno opositor desafiante -TOD. Essa é uma versão adaptada de Swanson, Nolanand Pelhan Questionnaire (SNAP) utilizada no Multimodal Treatment Assessment Study (MTA) (SWANSON, SCHUCK, PORTER, CARLSON, HARTMAN, SERGHANT & WIGAL, 2012). Está disponível gratuitamente, já foi validado em uma série de idiomas).*

No desenvolvimento da terapia, a reavaliação, avaliação direcionada e técnicas de automonitoramento são úteis para fornecer dados sobre a evolução do tratamento e direcionar os passos seguintes do mesmo. Dependendo do que os dados conseguidos através desses instrumentos indicarem, é possível decidir qual a técnica mais indicada a seguir, podendo ser necessário trabalhar com reestruturação cognitiva ou uma intervenção comportamental (Friedberg, McClure & Garcia, 2011). A avaliação acompanha todo o processo da terapia.

A avaliação contribui e conduz para a conceitualização. A conceitualização de caso é definida como um processo no qual terapeuta e cliente participam visando inicialmente descrever e, em seguida, explicar as dificuldades apresentadas pelo cliente. Sua função principal é orientar a terapia para suavizar o sofrimento e desenvolver a resiliência do cliente. Além disso, a conceitualização de caso é uma proposta de adesão do cliente à terapia, uma vez que após a concretização dela, observa-se um aumento da motivação e da compreensão de todo o processo psicoterápico por parte do cliente e do terapeuta (Kuyken, Padesky & Dudley, 2010). Mediante investigação e reconhecimento de pensamentos, regras, valores e crenças do cliente e de sua relação com o modo como ele se sente e se comporta nas situações é possível construir uma conceitualização cognitiva própria.

Na TCC a conceitualização de caso conduz a intervenção. Para ser efetiva ela deve ser impulsionada por uma visão imparcial e abrangente (Friedberg & McClure, 2004). É nesse momento que se busca toda a informação possível sobre a criança/adolescente, nos diferentes contextos onde ela está inserida e também a sua própria percepção. Essa informação pode ser obtida através de anamnese detalhada, escalas, avaliação neuropsicológica, fonoaudiológica, da integração sensorial, com neuropsiquiatra infantil, testes psicológicos, entrevistas com todos os envolvidos e observação no contexto clínico, escolar e familiar. Esse último, muitas vezes, é apresentado ao terapeuta através de vídeos trazidos pelos pais.

A conceituação deve acontecer de forma contínua e dinâmica, contemplando de que modo o transtorno interfere os diferentes aspectos da vida da criança: história e desenvolvimento, contexto cultural, cognição, humor, comportamentos, relações interpessoais e sintomas fisiológicos (Bellé, Pelisoli & Bosa, 2007). Conceitualizar detalhadamente permitirá o desenvolvimento de um programa terapêutico adaptado especificamente para as necessidades de cada cliente e será determinante para o sucesso do tratamento.

A conceitualização de caso no TDAH consiste na identificação do quadro e determinará a extensão em que as dificuldades de atenção e hiperatividade estão interferindo nas habilidades acadêmicas, afetivas e sociais, possibilitando o estabelecimento de uma proposta de prevenção de problemas, antes do seu agravamento, evitando, assim, a exacerbação dos sintomas e agravamento do nível de prejuízos e sofrimento (Benczik, 2011).

Insistimos na importância da conceitualização de caso, pois disso depende grande parte da eficiência das técnicas que seguirão. As técnicas não são igualmente indicadas para uma criança com TDAH apresentando especificador predominantemente desatento e com transtorno específico de aprendizagem comórbido ou para um adolescente com TDAH apresentando especificador predominantemente hiperativa/impulsiva e com transtorno de conduta. O trabalho paralelo com a família e com a escola é altamente indicado no tratamento do TDAH. Ressaltamos também que não é padronizado e deve ser planejado considerando a conceitualização.

Para introduzir a psicoeducação é indicado perguntar ao paciente e/ou a seus pais o que entendem a respeito do TDAH, pois irá permitir o reconhecimento e a discussão de mitos que são parte da cultura e dos valores do paciente. Isso irá proporcionar conformidade com qualquer plano de manejo e cuidar da adesão ao tratamento (Rohde, Omigbodum, Gerlach & Zheng, 2019). Com essa aliança, inicia-se um trabalho conjunto, onde se valoriza a participação ativa do terapeuta, dos pais e do paciente, um princípio básico da TCC.

Psicoeducação é uma técnica que relaciona os instrumentos psicológicos e pedagógicos com o objetivo de ensinar o paciente e cuidadores sobre a sua condição de adoecimento, seja ela física ou mental, bem como sobre seu tratamento (Lemes & Neto, 2017). O paciente é educado sobre o modelo cognitivo-comportamental e sobre o funcionamento da TCC (Louzã, 2010) permitindo que paciente, família e terapeuta tenham um entendimento compartilhado do processo de terapia (Friedberg, McClure & Garcia, 2011).

A socialização de conhecimentos teóricos do modelo cognitivo, além de permitir que o paciente compreenda os princípios da técnica, favorece o reconhecimento de pensamentos e comportamentos disfuncionais e, assim, tende a suavizar as emoções desagradáveis. Independentemente da faixa etária e demandas do paciente, a psicoeducação sobre o modelo cognitivo é sempre utilizada em TCC, visto que um dos objetivos basilares da abordagem é que o paciente desenvolva a metacognição e seja o seu próprio terapeuta. Já a orientação educativa com os pais deve proporcionar a compreensão do problema para que sejam empáticos com o filho, fazendo-o se sentir seguro e apoiado.

Para a psicoeducação, diversos materiais podem ser utilizados ou recomendados, tais como: capítulos de livros, guias, panfletos, vídeos, metáforas, filmes, pequenas exposições de profissionais de saúde, baralhos, jogos educativos com material técnico, aplicativos de celular entre outras. (Dica de material 2)

Dica de material 2

Filme: DivertidaMente *(Inside Out filme de animação de 2015 produzido pela Pixar Animation Studios e lançado pela Walt Disney Pictures).*

Livro infantil: A DISPUTA DOS PENSAMENTOS. Zanonato A, Prado L. Ed. Arte em Livros, 2015 *(é uma história criada para ser um instrumento útil no combate aos pensamentos distorcidos e preocupantes que atrapalham as crianças. O Círculo da Disputa dos Pensamentos, instrumento que acompanha esse livro, constitui-se num rico instrumento para consolidar e fixar a identificação dos diversos tipos de distorções cognitivas).*

Livro infantil: Cora & Pê: aprendendo o modelo cognitivo com psicoeducação ilustrada. Cartaxo, V. Ed. Sinopsys, 2016 *(uma história em quadrinhos que através dos personagens "Cora & Pê" acontece explicação sobre funcionamento, relação entre emoção e pensamento, associação com sua própria problemática e construção do processo terapêutico).*

Ainda dentro da psicoeducação, quando falamos da intervenção em TDAH, é importante educar quanto ao problema, ou seja, além de falar sobre o modelo cognitivo, é responsabilidade do psicólogo trazer informação claras e atualizadas sobre o transtorno, sintomas, causas e tratamento. Criança, família e professores precisam compreender o problema para se desfazerem de muitos rótulos que direcionam a forma com que lidam com o TDAH. Nessa abordagem, os pais aprendem a lidar com uma incapacidade crônica no lugar de se sentirem culpados pelo comportamento da criança (Conners, 2009). Para as crianças, é possível psicoeducar através de livros infantis, filmes e personagens característicos, jogos, o preenchimento de escalas e baralhos etc. Pais e professores podem contar com artigos, livros dirigidos para eles, capítulos de livros selecionados cuidadosamente pelo psicólogo de acordo com o nível de interesse e instrução. (Dica de material 3) O feedback dos resultados das escalas (Dica de material 1) preenchidas por paciente, pais e professores pode ser útil para o reconhecimento e educação do transtorno também.

Dicas de material 3

Baralho de TDAH – Identificando, Dimensionando e Intervindo (Crianças e Adolescentes) Edyleine Bellini Peroni Benczik, Ed. ESPACO PSI, 2019.

Baralho de TDAH -Identificando, Dimensionando e Intervindo (Adulto) Edyleine Bellini Peroni Benczik, Ed. ESPACO PSI, 2019.

Baralho do TDAH: transtorno do déficit de atenção/hiperatividade. Luciana Tisser. Ed. Sinopsys. 2016.

Livro: Como Conviver Com O Transtorno De Déficit De Atenção/Hiperatividade Na Família E Na Escola – TDAH. Benczik E B P. Ed. (2019) *(A história é contada pela perspectiva de duas crianças com TDAH, um menino e uma menina, é uma ferramenta que auxilia crianças, pais, familiares e professores).*

Livro: Por que eu tenho dificuldade de atenção? Crianças entendendo o transtorno de déficit de atenção/hiperatividade – TDAH. Tisser L. Ed. Sinopsys 2018. *(Este livro é uma ferramenta para psicoeducar crianças, adolescentes e pais sobre as características do TDAH. Apresenta uma lista de exercícios de automonitoramento dos sintomas e um local para fazer anotações sobre suas principais dificuldades).*

A psicoeducação a respeito dos métodos da TCC, do TDAH e de outras condições de saúde acontece ao longo de todo processo psicoterápico e não apenas no momento inicial do tratamento. Durante o processo surgem boas oportunidades para exemplificar e explicar conceitos (Carvalho, Malagagris & Rangé, 2019).

A identificação e associação de emoções e pensamentos é uma tarefa de automonitoração fundamental na TCC. Como pré-requisito para trabalhar qualquer questão específica do TDAH a criança deve antes ser capaz de perceber que diferentes emoções são desencadeadas por diferentes pensamentos.

A identificação de sentimentos é o primeiro passo, começando por um sistema de classificação simples das emoções, reconhecer que elas podem se apresentar em intensidades diferentes e depois entender diferenças sutis entre os sentimentos, seguido do reconhecimento em si. Nesse momento, é importante dar modelos de como lidar com cada uma das emoções, especialmente as desagradáveis de sentir, como a raiva e a frustração muito comuns no TDAH.

O reconhecimento das emoções em si deve ser acompanhado da validação, esclarecendo o direito de senti-las e da orientação sobre como regular a intensidade, conte-las e redirecioná-las através de um comportamento adequado e aceitável. Para isso usamos baralhos, livros ilustrados, tabela de monitoramento que a criança deve preencher em casa, figura de revista, personagens de filmes, jogos específicos. (Dica de material 4)

A identificação dos pensamentos é a etapa seguinte e se dá através de um Registro de Pensamentos abordando a situação problema, os pensamentos e os sentimentos desencadeados. Depois que o paciente consegue realizar esses três primeiros passos podemos incluir outros dois: respostas alternativas e o resultado emocional diante da resposta alternativa promovendo a reestruturação cognitiva. Essa técnica é usada em sessão e como tarefa de casa em um "Diário de Pensamentos" permitindo que o paciente passe a usá-la para compreender as situações vivenciadas no seu dia a dia. Ela acompanha todo o processo de intervenção e se torna mais espontânea com a prática.

Para exemplificar essa tarefa de automonitoração, através do registro de emoções e pensamentos, podemos considerar um paciente com TDAH que traz a seguinte queixa para sessão: "Hoje foi o fim! A professora me mudou de lugar no meio da aula. Todos ficaram me olhando! Odeio a escola, minha professora pega no meu pé, meus amigos me acham um idiota, não aguento mais!', e então o terapeuta conduz para que ele possa completar o quadro e visualizar a relação entre evento-pensamento-emoção (1-2-3) seguido de respostas alternativas e o resultado emocional diante da resposta alternativa (4-5). Nessa ordem. 1) Situação problema: a professora me mudou de lugar; 2) Emoção desencadeada: vergonha e frustração; (podemos aqui também verificar a intensidade de cada emoção podendo usar uma escala de 1-10, ele relata vergonha 8 e frustração 10)); 3) Pensamentos disfuncionais: a professora me acha um mau aluno, meus colegas me acharão burro, eu nunca consigo ficar atento durante as aulas, ela só faz isso comigo; 4) De que outra forma poderia pensar: eu preciso da ajuda da professora para me concentrar e isso não significa que sou burro, mudar de lugar pode ser bom para mim, a professora se preocupa comigo, ser desatento não é mesmo que ser burro; 5) Resultado emocional diante da resposta alternativa: me sentiria mais tranquilo sobre a reação dos meus colegas, apoiado pela professora e também mais motivado para prestar atenção na aula (a intensidade da emoção diante da resposta alternativa passaria a ser: vergonha 2 e frustração 5).

A psicoeducação promove o conhecimento sobre o TDAH, sendo importante para que o paciente tenha repertório na busca de outras formas de pensar sobre suas dificuldades, nomear e reconhecer as emoções e a intensidade como elas podem se apresentar, capacidade de diferenciar sentimento de pensamento, além de aceitar as emoções negativas também, reconhecendo que uma emoção, embora não seja agradável, é importante e nos dá pistas para buscarmos outras formas de interpretar e resolver as situações. Dessa forma, seu esforço não será em transformar uma emoção negativa em positiva, mas regular a intensidade dessa emoção. Após essa intervenção, o paciente pode continuar sentindo frustração, porém com uma intensidade menor, o que permitirá ações mais controladas e menos explosivas. Imagine o valor dessa técnica em mentes impulsivas! Esse é um treino valioso para quem tem TDAH.

Dica de material 4

BARALHOS DO PROTOCOLO TRI – TERAPIA DE REGULAÇÃO INFANTIL: Baralho da Regulação e Proficiência Emocional, Baralho dos Pensamentos, Baralho dos Comportamentos, Baralho ABCDE de Educação Parental e Meu Caderno de Terapia. Caminha e Caminha, Ed. Sinopsys.

Livro: Lucas, Aprendendo a lidar com o não: uma proposta de intervenção para autorregulação emocional. Benczik, E.B.P. Ed. Sinopsys, 2017.

LIVRO DE ATIVIDADES: DIÁRIO DAS EMOÇÕES – PSICOEDUCAÇÃO DAS EMOÇÕES: UMA AVENTURA EM BUSCA DA AUTORREGULAÇÃO EMOCIONAL E COGNITIVA EM CRIANÇAS. Benczik, E.B.P. Edição do Autor. 2019. *(É um recurso terapêutico e tem por objetivo, complementar a prática dos profissionais da saúde e da educação, bem como instrumentalizar os pais. Visa o desenvolvimento da autorregulação emocional e cognitiva, aborda intervenções sobre o autoconhecimento, relacionamentos familiares, interpessoais, emoções, pensamentos, comportamentos, habilidades sociais, resolução de problemas, questões escolares, organização, planejamento, autocontrole, autoestima e etc).*

Resolução ou solução de problemas envolve utilizar recursos para: identificar o problema, discutir as possíveis opções e alternativas, avaliar as consequências positivas e negativas a curto e longo prazo de cada opção, experimentar uma delas e recompensar-se por resoluções produtivas (Barkley, 2002). A habilidade de resolver problemas está diretamente relacionada à cognição (Malloy-Diniz et al., 2011). Ao pensar nas possibilidades de solução para o problema, duas características que constantemente se apresentam em crianças com TDAH podem ser trabalhadas, impulsividade (pensar antes de agir) e a inflexibilidade cognitiva (considerar as diversas possibilidades disponíveis) permitindo o desenvolvimento de estratégias de enfrentamento, aumentando a flexibilidade na escolha de alternativas pela análise de custo e benefício, aumentando as habilidades de autogerenciamento e autorregulação (Malloy-Diniz, Alvarenga, Abreu, Fuentes & Leite, 2011).

Com crianças e adolescentes, por vezes os problemas se tornam maiores do que realmente são principalmente pelo pouco repertório cognitivo ou comportamental diante de novas situações da vida cotidiana. Na realização de atendimentos com crianças, é indicado que o terapeuta inclua cenas da vida real do paciente no consultório, objetivando ensinar novas estratégias de enfrentamento. Provocar sentimentos negativos nos pacientes é útil para desenvolver habilidades, ensinando-os a identificar as emoções e auxiliando-os a resolver o conflito (Rosa, Menegon & Fava, 2019). Assim como é significativo ensinar aos pais sobre a resolução de problemas familiares e gestão do comportamento. (Dica de material 5)

Dica de material 5

70 DE NOVO: JOGO TERAPÊUTICO PARA TREINO DE RESOLUÇÃO DE PROBLEMAS. Cyntia B. de Moura. Terapia Criativa. *(Para treino de resolução de problemas e análise de consequências por meio de uma brincadeira de "sobe e desce". Cada carta propõe uma situação a ser analisada ou a ser resolvida, e as respostas da criança a levarão para frente ou para trás, para cima ou para baixo no jogo. Proporciona também a aprendizagem do lidar com frustrações e o exercício do pensar em alternativas mais apropriadas).*

Jogo "60 segundos" da Grow (*pode potencializar habilidades de planejamento, tempo, estratégias e capacidade de aceitar e suportar a frustração para promover resoluções produtivas).*

Uma habilidade importante para enfrentar conflitos é PARAR E PENSAR antes de atuar. A intervenção "O semáforo dos problemas" pode ser utilizada. É sugerido que imagine um semáforo: *Luz vermelha* (pare um instante e respire duas vezes), *Luz amarela* (pense três formas diferentes de solucionar o conflito, quer sejam boas ou más) e *Luz verde* (escolher a alternativa mais adequada) (Bunge, Gomar & Mandil, 2012).

No trabalho com crianças e adolescentes é importante considerar o uso de recursos concretos para motivar e dirigir o uso da técnica do semáforo. Imagine uma criança com TDAH com apresentação predominantemente hiperativa/impulsiva. O terapeuta inicia brincando de forma lúdica com carrinhos, constrói uma pista ou cidade com semáforos, trabalha regras de trânsito e ajuda a criança a prever consequências caso um carro não pare quando o sinal estiver vermelho, podendo machucar a si e a outras pessoas. Depois pode dramatizar situações onde a própria criança e o terapeuta são os carros circulando, em seguida evolui abstraindo um pouco mais, onde passa a considerar e dramatizar situações onde a criança estaria interagindo com seus pares, na fila da escola, na disputa por um brinquedo ou em um jogo de regras.

O semáforo acompanha nessas dramatizações e o terapeuta orienta na utilização do mesmo para o controle do comportamento, na luz vermelha parar e avaliar a situação, na luz amarela considerar diferentes formas de agir na situação, orientando a criança a considerar que todos os envolvidos na situação devem sair satisfeitos e não apenas um, e, finalmente, na luz verde agir de acordo com a alternativa elegida. Em seguida, pode-se confeccionar com a criança um ou vários semáforos para ela levar consigo (pode colar na geladeira da casa, guardar na bolsa da mãe, ter como chaveiro na mochila da escola ou ainda presentear a professora). O terapeuta orienta a criança ensinar família e professores a usar o instrumento criado, mas tendo o cuidado de enviar as regras de uso na forma impressa e se colocar à disposição para esclarecimentos sobre a técnica.

Esse é um recurso muito útil na terapia com crianças impulsivas, e embora seja uma técnica específica onde se ensina a criança sobre Resolução de Problemas, usa-se repetidas vezes nas sessões como apoio para na solução de diferentes situações trazidas pela criança. Seu uso vai se tornado espontâneo e muitas vezes até sugerido pela mesma para solução de problemas que surgem durante a própria sessão. No início, o semáforo é usado como recurso concreto, mas com o tempo a criança internaliza a técnica e já é capaz de parar, pensar e resolver problemas sem estar diante do semáforo. Essa habilidade é generalizada para outros contextos.

<u>Treinamento de autoinstrução</u> é bastante utilizada no tratamento psicológico do TDAH. É constituído por várias técnicas diferentes, incluindo automonitoramento, autorreforço e custo de resposta. O automonitoramento consiste na capacidade de monitorar seus pensamentos, emoções e comportamentos, com finalidade de aperfeiçoar a relação existente entre eles; o autorreforço consiste em ensinar a se reforçar com elogios ao emitir um comportamento adequado, como por exemplo, dizer a si mesmo: "Eu fiz bem", e o custo de resposta, auxiliar no entendimento e prevê as consequências por emitir comportamentos inadequados. Assim, favorece o desenvolvimento de uma maneira mais planejada de pensar e se comportar, adotando uma abordagem mais reflexiva, sistemática e direcionada aos objetivos de tarefas e solução de problemas. A técnica de custo de resposta normalmente é realizada em conjunto com outras técnicas de regulação emocional, distorções cognitivas e de resolução de problemas (National Institute for Health and Clinical, 2009).

O foco é substituir pensamentos desadaptativos por adaptativos, para isso a criança é instruída a desenvolver novas orientações para seu comportamento que irão ajudá-la a passar por situações estressantes, criando novos padrões de fala interior que estimulam comportamentos mais adaptativos (Friedberg & McClure, 2019). (Dica de material 6)

No trabalho com crianças que têm TDAH, apesar de pouco refinada tal técnica é muito útil, pois é comum que essas crianças precisem de ajuda para persistirem em tarefas pouco motivadoras, ou consigam controlar seus impulsos em eventos estressantes cotidianos. Imagine que uma criança com TDAH com apresentação combinada e um déficit evidente nas funções executivas como planejamento, organização e sustentação do esforço, onde a queixa dela e da família é de que estão cansados de tantas brigas e punições, pois ela evita fazer as lições de casa e passa a tarde jogando vídeo game e no final do dia, quando os pais chegam do trabalho ainda está tudo por fazer e não conseguem ter um momento tranquilo em família.

Em sessão, dentro de um contexto onde outras habilidades da criança já foram trabalhadas, o terapeuta valida à dificuldade da criança diante de uma situação aflitiva e elabora com ela a primeira parte da autoinstrução que deve ser uma declaração tranquilizadora e estratégica: *"sei que será difícil, mas pratiquei um jeito de resolver isso rápido. Eu estou no controle!"* o foco deve estar na tarefa que a criança se propõe a cumprir, no caso dessa criança tirar o foco do quanto o jogo é legal ou os amigos que estão on-line.

Na segunda parte, a criança irá desenvolver monólogos consigo mesma: *"Eu sabia que teria essa vontade de jogar, mas tenho um plano e vou seguir. Farei a lição na escrivaninha com a porta fechada. Primeiro abro os livros, confiro as páginas e aponto meu lápis. Deixarei o celular na sala. Quanto mais rápido fizer, mais tempo terei!"*. Esse plano que ela coloca em prática deve ter sido exaustivamente elaborado em sessão, considerando todas as adversidades e não pode ser mais difícil do que ela consegue realizar, o cuidado em regular as exigências das tarefas é importante para motivar a criança, pode ser necessário compartilhar com os pais para que cuidem do ambiente.

Na terceira e última parte a criança é ensinada a se dar créditos: *"Eu me dediquei, me controlei e mereço me autorrecompensar!"* podendo então ir jogar. Na sessão seguinte é muito válido realizar o registro de pensamentos e emoções referente à realização dessa atividade, e verificar que provavelmente a emoção de culpa e ansiedade não o incomodaram durante o jogo, pois já havia realizado seu dever. É indicado que a criança leve consigo, em forma de cartões de enfrentamento, as instruções preparadas para superar a situação.

Os efeitos positivos dessa técnica se multiplicam paralelamente se os pais estiverem sendo treinado para adequarem suas expectativas de forma realista, fornecer atenção positiva a comportamentos apropriados, estabelecerem consequências, fazer pedidos simples e criar um sistema de recompensas.

Dica de material 6

COLEÇÃO "MONSTRINHOS QUE ENSINAM" Lopez, R. T. Psicoteca, 2019. *(Uma série de histórias que ajudam as crianças a refletir e lidar com emoções e comportamentos que fazem parte do seu dia a dia, como a manha, a birra, a preocupação, a calma, o medo, a coragem. Cada historinha vem acompanhada do boneco Monstrinho, para tornar essa reflexão lúdica).*

Treino de habilidades sociais (THS) é o ensino de habilidades sociais que acompanha um processo cognitivo-comportamental característico (Friedberg & McClure, 2019). Ele deve ser acompanhado pela reestruturação cognitiva, para que seja possível uma compreensão e ressignificação da situação. As habilidades sociais são descritas como comportamentos e habilidades necessários para iniciar e manter relações sociais construtivas. O objetivo do THS é ensinar essas habilidades de interação social (National Institute for Health and Clinical, 2009).

Entre as habilidades ensinadas aos pacientes com TDAH, encontram-se: capacidade de autocontrole e expressividade emocional, civilidade, empatia, treino de assertividade e a capacidade de fazer e manter amizades (Rosa, Menegon & Fava, 2019).

Crianças e adolescentes com TDAH, devido à impulsividade, geralmente não pensam no impacto de suas ações sobre os outros e então podem ser malvistas e evitadas por seus pares (Malloy-Diniz, Alvarenga, Abreu, Fuentes & Leite, 2011). Em muitos momentos, pacientes com TDAH sentem emoções intensas como é o caso da raiva, e como apresenta dificuldade para se regular adequadamente, acabam utilizando estratégias agressivas. Por isso, é imprescindível que o processo terapêutico envolva a temática de regulação emocional, possibilitando entendimento e reconhecimento das emoções e seus impactos (Rosa, Menegon & Fava, 2019).

O trabalho com as habilidades sociais requer os seguintes passos: instrução acerca da habilidade a ser adquirida, modelagem, role-play, reforço positivo e feedback (Lindern & Lisboa, 2018). Material psicoeducativo de empatia como filmes, jogos específicos e livros ilustrados normalmente é a forma inicial de tratar esse tema. Em seguida, a modelagem do comportamento acontece através de dramatizações seguidas de feedback para corrigir as falhas. Finalmente, a criança está pronta para experimentar no mundo real. Nesse treinamento a criança com TDAH, pode aprender a fazer amigos, lidar com provocações, dar e receber cumprimentos, fazer pedidos de ajuda, esperar sua vez para falar. (Dica de material 7)

O treinamento da assertividade é um importante componente na construção da habilidade social, a criança aprende a diferenciar o comportamento passivo, agressivo e assertivo, compreendendo as vantagens de um posicionamento assertivo. Essa aprendizagem pode ser através de livros e jogos que tratam do tema, seguida de dramatizações. (Dica de material 7)

> Dica de material 7
>
> **Jogo Tenha Modos.** Camilla, V., Broering, e Ana Paula, G. Dellagiustina. Terapia Criativa *(Foi elaborado considerando a importância das habilidades sociais no desenvolvimento infantil, tanto no contexto familiar quanto escolar. As tarefas do jogo proporcionam o treino de habilidades sociais em crianças, principalmente comportamento educado, assertivo, colaborador e empático nas relações com pais, avós, professores e com pares. O cumprimento das tarefas produz recompensas, brinquedos e/ou amigos).*

Jogo Socialize-se: Um jogo para aprender a se relacionar *(Jogo terapêutico com objetivo de abordar pensamentos e emoções típicas de crianças diante de cenas e contextos sociais específicos, bem como educar sobre o comportamento assertivo nessas situações. Através do jogo, a criança é convidada a pensar sobre qual comportamento deverá realizar frente à situação apresentada através de um cartão ilustrado).*

Livro: Os 7 segredos para se ter amigos Bellé, A. H. e Schuh, E. Ed Sinopsys. 2019. *(História contam os sete segredos mais importantes para construir e preservar as amizades na infância. Inspirado na literatura sobre habilidades sociais, é um excelente recurso para trabalhar com as crianças esse tema tão importante na prevenção de problemas psicológicos e acadêmicos).*

Livro: Assertividade na adolescência, expressando desagrado e recusando pedidos. Simeão, S. e Rodrigues, L. Ed. Sinopsys, 2016.

Sistema de fichas ou economia de fichas provém do condicionamento operante e visa reforçar positivamente os comportamentos desejados. Evidencia-se a importância dessa técnica para o perfil de crianças com TDAH, que, na maioria das vezes, possuem um comprometimento na motivação intrínseca para emitir alguns comportamentos, exigindo que o estímulo seja externo, para que possam se empenhar e se engajar em mais condutas saudáveis. A utilização do sistema de pontos pode variar conforme a idade e o indivíduo, como fichas coloridas, notas falsas, cartões com números entre outros. À medida que o paciente for juntando pontos, ele pode trocar por recompensas. Além das premiações, a família deve investir esforços para que as crianças percebam que o bom comportamento gera recompensas e reforçadores sociais imediatos, facilitando a manutenção dos ganhos com a técnica após o seu fim (Fava &Melo, 2014). É um método relevante para trabalhar os comportamentos inadequados com os familiares e as crianças.

Embora as técnicas mais indicadas segundo a literatura para o TDAH tenham sido relatadas, é natural que o terapeuta cognitivo comportamental contextualize essas intervenções dentro de outras mais fundamentais que acompanham sua prática clínica, utilizando-se de materiais prontos, construídos junto com o paciente, ou adaptando jogos e brinquedos comerciais de acordo com a conceitualização de caso de cada paciente. Atividades com crianças e adolescentes requerem habilidade, criatividade e compreensão por parte do terapeuta para relacionar ciência e arte (Pettersen & Wainer, 2011).

Na infância, percebe-se que a TCC é de grande relevância, principalmente se associada ao tratamento de familiares. As práticas parentais estão envolvidas na promoção das habilidades sociais dos filhos (Vila, Silveira & Gongora, 2003). Assim, percebe-se a necessidade de incluir pais e familiares na terapia, pois eles são em grande parte, responsáveis pelo desenvolvimento global da criança e constituem modelos de interação. O reconhecimento da importância da família justifica um capítulo à parte nesta mesma obra.

O tratamento do TDAH é multifacetado e exige uma participação ativa do terapeuta. O trabalho em parceria com as escolas e professores se faz necessário uma vez que as orientações para intervenções comportamentais de crianças com TDAH em sala de aula podem melhorar o desempenho em atividades acadêmicas (Barkley, 2002). É relevante considerar a modificação do ambiente conforme a necessidade de cada caso e diversas estratégias podem ser utilizadas, entre outras: agenda, aplicativos em dispositivos eletrônicos, lembretes como post-its e recados na palma da mão (Rosa, Menegon & Fava, 2019).

As metas da TCC no TDAH objetivam o entendimento do transtorno, seus sinais e sintomas e características do seu desenvolvimento desde a infância até a idade adulta. Na fase adulta, mantém-se a estrutura das sessões, no entanto os estágios de tratamento são: psicoeducação, organização e planejamento, lidar com distração e procrastinação e pensamento adaptativo (Louzã, 2010).

No Brasil, o Programa de Transtorno de Déficit de Atenção Hiperatividade (PRODAH) desenvolveu o aplicativo FOCUS TDAH (www.focustdah.com.br) de suporte ao manejo de TDAH em adultos, crianças e adolescentes, auxiliando na avaliação, monitoramento e psicoeducação.

CONSIDERAÇÕES FINAIS

Apesar de muita propagação em sites, blogs e conteúdos leigos, o TDAH é, sem dúvida um transtorno heterogêneo e complexo, que exige atenção clínica, desde avaliação até a aplicação do plano de tratamento. Considerando essas características, é fundamental que o psicoterapeuta compreenda profundamente o desenvolvimento do TDAH, avaliação e psicoeducação.

Como referido neste capítulo, os pressupostos da TCC e suas intervenções, fazem com que essa abordagem psicoterápica seja adequada para intervir junto a quadros de TDAH. Reforça-se a importância da psicoeducação, diminuindo seu desconhecimento e crenças distorcidas a respeito do mesmo. Da mesma forma, enfatiza-se a importância de uma intervenção multidisciplinar, que envolva psicólogo, escola e família (pais).

Faz-se de suma importância, os profissionais de saúde, especialmente aqueles que lidam com a saúde mental de crianças e adolescentes, desenvolverem pesquisas e estratégias de políticas educacionais e de saúde pública que possam atuar e melhorar a qualidade de vida desse público.

REFERÊNCIAS

AMERICAN PSYCHIATRIC ASSOCIATION – APA. **DSM-5: Manual Diagnóstico e Estatístico de Transtornos Mentais.** 5. ed. Porto Alegre: Artmed, 2014.

BARKLEY, R. A. **Attention déficit hyperactivity disorder in adultts: the latest assessment and strategies.** Massachusetts: Jones and Bartlett Publishers, 2010.

BARKLEY, R. A.; MURPHY KR. **Transtorno de deficit de atenção/ hiperatividade: exercícios clínicos.** Porto Alegre: Artmed, 2008.

BARKLEY, R. A. **Transtorno de déficit de atenção/hiperatividade: TDAH guia completo para pais, professores e profissionais de saúde.** Porto Alegre: Artmed, 2002.

BECK, J. S. **Terapia cognitivo-comportamental: teoria e prática.** 2. ed. Porto Alegre: Artmed, 2013.

BELLÉ, A. H.; PELISOLI, C.; BOSA, C. A. Transtorno de déficit de atenção e hiperatividade na infância: caracterização, diagnóstico e tratamento. In: CAMINHA, M. G.; CAMINHA, R. M. **A prática cognitiva na infância.** São Paulo: Rocca, p. 200-220, 2007.

BENCZIK E.B.P. **Transtorno de déficit de atenção/ hiperatividade: características, avaliação, diagnóstico e tratamento: um guia de orientação para profissionais.** São Paulo: Casa do Psicólogo, 2000.

BENCZIK, E. B. P. Transtorno do Déficit de Atenção / Hiperatividade e as implicações educacionais. **Revista Direcional Educador**, v.7, n.81, p. 18-23, 2011.

BROWN, T. E.; KENNEDY, R. J. Estabelecendo um plano psicossocial para controle do TDAH. In: ROHDE, L. A.; BUITELLAR, J. K.; GERLACH, M.; FARAONE, S. V. (Orgs.). **Guia para compreensão e manejo do TDAH da World Federation of ADHD.** Porto Alegre: Artmed, p. 67-87, 2019.

BUNGE, E.; GOMAR, M.; MANDIL, J. **Terapia cognitiva com crianças e adolescentes: aportes técnicos.** São Paulo: Casa do Psicólogo, 2012.

CARVALHO, M. R.; MALAGAGRIS, L. E. N. & RANGÉ, B. P. **Psicoeducação em Terapia Cognitivo-Comportamental.** Novo Hamburgo: Sinopsys, 2019.

CONNERS, C. K. **Transtorno de déficit de atenção/ hiperatividade. As mais recentes estratégias de avaliação e tratamento.** Porto Alegre: Artmed, 2009.

FAVA, D. C.; MELO, W. V. A terapia cognitiva para crianças de 0 a 6 anos. In: MELO, W. V. **Estratégias psicoterápicas e a terceira onda em terapia cognitiva.** Porto Alegre: Sinopsys, 2014.

FRIEDBERG, R. D.; McCLURE, J. M. **A prática clínica de terapia cognitiva com crianças e adolescentes.** 2 ed. Porto Alegre: Artmed, 2019.

FRIEDBERG, R. D.; McCLURE, J. M; GARCIA JH, **Técnicas de terapia cognitiva para crianças e adolescente. Ferramentas para aprimorar a prática.** Porto Alegre: Artmed, 2011.

FRIEDBERG, R. D; McCLURE, J. M. **A prática clínica de terapia cognitiva com crianças e adolescentes.** Porto Alegre: Artmed, 2004.

KNAPP, P.; LYSZKOWSKI, L.; JOHANNPETER, J.; CARIM, D.; ROHDE, L. A. Terapia cognitivo-comportamental no TDAH. In: ROHDE, L. A.; MATTOS, P. (Orgs.). **Princípios e práticas em TDAH**. Porto Alegre: Artmed; p. 183-197, 2003.

KNAPP, P. Princípios fundamentais da terapia cognitiva. In: Knapp P et al. **Terapia cognitivo-comportamental na prática psiquiátrica**. Porto Alegre: Artmed, p. 19-41, 2004.

KUYKEN, W.; PADESKY, C. A.; DUDLEY, R. **Conceitualização de casos colaborativa: O trabalho em equipe com clientes em terapia cognitivo-comportamental** (S. M. M. da Rosa, Trad.). Porto Alegre: Artmed, 2010. (Obra original publicada em 2009).

LEMES, C. B.; NETO, J. O. Aplicações da psicoeducação no contexto da saúde. **Trends in Psychology – Temas em Psicologia**, v.25, n.1, p.17-28, 2017.

LINDERN, D.; LISBOA, C. S. Manejo do bullying na prática clínica da terapia cognitivo-comportamental. In: Sociedade Brasileira de Psicologia; et al. **PROPSICO Programa de Atualização em Psicologia Clínica e da Saúde.** 2 ed. Porto Alegre: Artmed Panamericana, 2018, p. 67-119.

LOUZÃ, M. R. et al. **TDAH ao longo da vida: transtorno de déficit de atenção/hiperatividade.** Porto Alegre: Artmed, 2010.

MALLOY-DINIZ, L. F. & Organizadores. **Avaliação neuropsicológica. 2.** ed. Porto Alegre: Artmed, 2018.

MALLOY-DINIZ, L. F.; ALVARENGA, M. A. S.; ABREU, N.; FUENTES, D.; LEITE, W. B. Transtorno de déficit de atenção/ hiperatividade: tratamento farmacológico e não farmacológico. In: PETERSSEN, C. S.; WAINER, R. **Terapias cognitivo-comportamentais para crianças e adolescentes: ciência e arte.** Porto Alegre: Artmed, p. 136-151, 2011.

MESQUITA, C. M. P.; RIBEIRO, P.; RANGÉ, B. P.; VENTURA, P. R. Terapia cognitivo-comportamental e o TDAH subtipo desatento: uma área inexplorada. **Revista Brasileira de Terapias Cognitivas**, v.5, n.1, p. 35-45, 2009.

MORIYAMA, T. S.; CHO, A. J. M.; VERIN, R. E.; FUENTES, J.; POLANCZYK, G. V. **Attention-deficit/hyperactivity disorder.** In J. M. Rey (Ed.), IACAPAP e-textbook of child and adolescent mental health. Geneva: International Association for Child and Adolescent Psychiatry and Allied Professions, 2012.

National Institute for Health and Clinical Excellence. (2009). **Attention deficit hyperactivity disorder: the NICE guideline on diagnosis and management of ADHD in children young people and adults.** London: The British Psychological Society and the Royal College of Psychiatrists.

ORJALES, I. Déficit de atenção/ hiperatividade: diagnóstico e intervenção. González E e colaboradores. **Necessidades educacionais específicas: intervenção psicoeducacional.** Porto Alegre: Artmed, 2007. p. 295-320.

PEREIRA, M.; RANGÉ, B. P. Terapia Cognitiva. In: RANGÉ, B. P. (Orgs). **Psicoterapias cognitivo-comportamentais: um diálogo com a psiquiatria.** 2 ed. Porto Alegre: Artmed, p. 20-32, 2011.

PETTERSEN, S. C.; WAINER, R. **Terapias Cognitivo-Comportamentais para crianças e adolescentes: ciência e arte.** São Paulo: Artmed, 2011.

PEREIRA, A.; MATTOS, P. Tratamento do transtorno de déficit de atenção e hiperatividade (TDAH). In: RANGÉ B, Organizador. **Psicoterapias cognitivo-comportamentais: um diálogo com a psiquiatria.** 2. ed. Porto Alegre: Artmed, p. 493-507, 2011.

ROHDE, L. A.; OMIGBODUM, O. O.; GERLACH, M.; ZHENG, Y. Conversando sobre TDAH com pacientes e suas famílias. In: ROHDE, L. A.; BUITELLAR, J. K.; GERLACH, M.; FARAONE, S. V. (Orgs.). **Guia para compreensão e manejo do TDAH da World Federation of ADHD.** Porto Alegre: Artmed, p. 117-132, 2019.

ROSA, M.; MENEGON, G. L.; FAVA, D. C. Transtorno de déficit de atenção e hiperatividade em crianças e adolescentes: aspectos clínicos. In: Sociedade Brasileira de Psicologia; et al. **PROPSICO Programa de Atualização em Psicologia Clínica e da Saúde.**3 ed. Porto Alegre: ArtmedPanamericana, p. 73-116, 2019.

SERVERA, M.; BORNAS, X.; MORENO, I. Hiperatividade infantil: conceitualização, avaliação e tratamento. Caballo VE, Simón MA, Organizador. **Manual de psicologia clínica infantil e do adolescente: transtornos gerais.** São Paulo: Santos, p. 401-433, 2014.

TUCKMAN, A. **Integrative treatment for adult ADHD.** Oakland: New Harbinger Publications, 2007.

VALDÉS, M. T. M.; BEZERRA, M. H. O.; MELO, E. L. A. Qualidade de vida e TDAH. In: ASSUMPÇÃO, F. B.; KUCZYNSKI, E. (Cols.). **Qualidade de vida na infância e na adolescência: orientações para pediatras e profissionais da saúde mental.** Porto Alegre: Artmed, p. 315-335, 2010.

VILA, E. M.; SILVEIRA, J. M.; GONGORA, M. A. N. Ensinando repertório alternativo para clientes que apresenta padrões comportamentais passivo e hostil. In: ALMEIDA, C. G. (Org.). **Intervenções em grupo: estratégias psicológicas para a melhoria da qualidade de vida.** Campinas: Papirus, p. 59-81, 2003.

Capítulo 23

TRANSTORNO DE DÉFICIT DE ATENÇÃO/ HIPERATIVIDADE (TDAH) E O CONTEXTO FAMILIAR: POSSIBILIDADES E INTERVENÇÕES

Edyleine Bellini Peroni Benczik

Maria Cristina Barrionuevo Bromberg

O Transtorno de Déficit de Atenção/Hiperatividade (TDAH) tem influência em todas as áreas da vida de um portador. Estudos demonstram que a prevalência do transtorno é semelhante em diferentes regiões do mundo (Remschmidt, 2005; Polanczyk et al., 2007), indicando que o TDAH não é o resultado de fatores culturais, como o modo de educar dos pais, embora possam ter algum tipo de relevância no seu desenvolvimento. No entanto, as evidências sugerem que a família sofre com a presença do TDAH, desde muito cedo, havendo repercussões na vida conjugal dos pais e nas relações entre eles e os filhos (Johnston; Mash, 2001), além de interferência nas atividades da família e na coesão familiar (Klassen; Miller, 2004). Também é motivo para isolamento social, em razão de parentes, vizinhos, conhecidos e amigos evitarem o contato (Barkley, 1995).

A interação familiar tem especial importância no processo de formação de qualquer indivíduo (Weber; Stasiack; Brandenburg, 2003). A literatura traz frequentes referências quanto à relação pais-filho como um dos fatores que contribuem para o desenvolvimento de transtornos comportamentais na infância (Bradley; Jadaa; Brody et al., 2003). Por outro lado, foi demonstrado que há um efeito bidirecional de prejuízo na interação de pais com filhos com TDAH e, em algumas ocasiões, essas crianças são mais fortes em modelar o comportamento dos pais do que vice-versa (Rey; Walter; Plapp; Denshire, 2000). Estudo de Escobar et al. (2005) aponta que o TDAH tem uma influência mais significativa do que a asma na vida diária das crianças, de seus pais e das famílias como um todo. Essa influência aparece, principalmente, no funcionamento psicossocial, embora esteja claro que o funcionamento físico também pode ficar comprometido. O atraso no diagnóstico e tratamento do TDAH pode afetar de maneira negativa a Qualidade de Vida (QV) dessas crianças (Bromberg; Valiati, 2011). O contexto familiar pode modificar o curso do transtorno, tanto de forma positiva como negativa.

Famílias de crianças com TDAH enfrentam um maior número de problemas relacionados a desenvolvimento, comportamento e aprendizagem do que as outras famílias. As dificuldades costumam aparecer de maneira mais significativa no período da Educação Infantil, persistem durante o Ensino Fundamental e se agravam na adolescência. A necessária demanda de tempo, logística e energia para lidar com esses problemas é uma fonte de grande tensão. Acrescente-se a isso o impacto do custo dos tratamentos, tanto para o portador como para as outras pessoas envolvidas, e da perda da produtividade dos cuidadores por necessidade de faltas ao trabalho, adequação de tempo de serviço, mudança de hábitos. Calcula-se que os gastos com saúde, diretos e indiretos, sejam duas vezes maiores do que para uma família sem a presença do transtorno (Swensen; Birnbaum; Secnik et al., 2003). As frequentes dificuldades na vida escolar do portador levam a custos adicionais, como professor particular, psicopedagoga ou tutor pedagógico. Esses alunos também perdem pertences ou objetos escolares que demandam reposição, os jovens têm maior índice de acidentes de carro, que resultam em despesas com mecânico, multas e aumento de seguro e, algumas famílias, ainda carregam o peso econômico da delinquência, com amparo legal e compensações (Xin Zhao, 2019).

Educar filhos é uma tarefa gratificante, mas também pode ser bastante estressante. Se isso é verdade em relação a todas as crianças, a experiência é ainda mais penosa para pais de filhos com TDAH, em razão dos múltiplos desafios que a condição acarreta. De modo geral, as dificuldades são maiores em relação ao comportamento opositivo e desafiador da criança do que aos sintomas do TDAH em si, embora desorganização e desatenção sejam fatores de estresse significativo para as mães. Isso porque são elas, na maioria dos casos, que lidam com situações rotineiras em que as habilidades de atenção e organização têm papel importante, como lembrar das tarefas da escola, completar os trabalhos acadêmicos, manter o quarto em ordem, lembrar das regras e obrigações da família. Esses conflitos tendem a ser minimizados por pais, que não costumam estar diretamente envolvidos nas atividades rotineiras da vida da família. Cansaço e falta de tempo são constantes na vida das mães.

Crianças e adolescentes com TDAH frequentemente não prestam atenção a instruções e orientações, de modo que requerem acompanhamento para verificar se têm o material que precisam, sabem onde devem ir ou estão fazendo o que devem. Tempo extra é dedicado a reuniões na escola para discutir problemas pedagógicos ou de comportamento, além da tensão e preocupação causadas pela possibilidade do fracasso escolar. A variedade de profissionais necessários para um tratamento multidisciplinar, como neurologista, psiquiatra, psicólogo, psicopedagoga e outros, requerem tempo e planejamento logístico.

Os pais se deparam com outra questão: a frequente rotina de evitação, postergação e esquecimento das tarefas cotidianas. Eles descrevem uma rotina familiar estressante, pois as tarefas mais simples podem se tornar uma missão quase impossível de o filho com TDAH realizar como, por exemplo, tomar banho, escovar os dentes, sentar para as refeições, se preparar para dormir, pegar no sono e fazer as tarefas de casa (Benczik; Casella, 2015).

Estudos mostram que mães de crianças com TDAH, apesar do prazer e satisfação que a maternidade lhes traz, sentem maior tensão e, frequentemente, maior incompetência na lida com os filhos do que as outras mães (Poloski; Nigg, 2001).

Breaux e Harvey (2019) acompanharam um grupo de crianças de três a seis anos durante três anos e analisaram, precisamente, o efeito bidirecional do TDAH. Os resultados mostraram que estilo parental materno excessivamente reativo, acompanhado de estresse, suscitava mais sintomas do TDAH infantil e, quanto mais graves os sintomas de TDAH da criança, mais estresse materno, depressão, menos calor no trato, controle sobre a oposição desafiadora da criança e sobre os sintomas do TDAH da própria mãe. Sintomas aguçados dos filhos ficaram evidentes no estresse e depressão de pais. Há relatos de dificuldade em manter atividades sociais prazerosas, além de abuso de substâncias e problemas com álcool (Xin Zhao, 2019).

Os prejuízos causados pelo transtorno podem, ainda, atingir o funcionamento e o relacionamento conjugal dos pais de portadores de TDAH (Harpin, 2005). Estudos realizados em diversos países demonstram maior prevalência de insatisfação e conflito entre o casal, presença de sintomas psíquicos (como ansiedade, depressão e o próprio TDAH), que aumentam o risco de separação, sobretudo na ocorrência comórbida de Transtorno de Oposição Desafiadora (TOD) ou Transtorno de Conduta (TC) (Guilherme; Mattos; Serra-Pinheiro; Regalla, 2007). Pesquisa longitudinal realizado na Dinamarca, com 12.916 crianças, confirma esses achados (Kousgaard; Boldsen; Mohr-Jensen; Lauritsen, 2018). Ter um filho com TDAH aumenta significativamente o risco de separação do casal em comparação com famílias não afetadas.

Conflitos entre o casal podem reduzir a sensação de segurança que os filhos recebem de um ambiente familiar com menos disputas, perturbam a relação pais-filhos, contribuem para práticas disciplinares inconsistentes, diminuem a possibilidade de monitoramento do comportamento infantil e adolescente, e modelam interações sociais agressivas (Cunningham, 2007). Todos esses fatores têm a possibilidade de agravar a sensibilidade da criança com TDAH, afetando suas próprias interações sociais – amigos, colegas, professores –, gerando um peso adicional para as relações familiares, aumentando o círculo vicioso de dificuldades.

Os conflitos interacionais em famílias de crianças com TDAH não se limitam às interações entre pais e filhos e entre o casal, mas o relacionamento de crianças com TDAH com seus irmãos e irmãs também parece diferir daquele observado em outras famílias (Benczik; Casella, 2015).

No entanto, pouca atenção é dada à influência do TDAH na qualidade de vida dos irmãos de portadores, embora se saiba que são mais susceptíveis a problemas emocionais e de comportamento como resultado do contato com os sintomas do transtorno. Crianças com TDAH argumentam mais, divertem-se mais disruptivamente, gritam mais com seus irmãos e são mais suscetíveis a encorajarem-se por um comportamento inapropriado ou danoso; portanto, não é surpresa que o conflito seja maior que o normal (MASH; JOHNSTON, 1982; TAYLOR, 1991).

Irmãos e irmãs tendem a crescerem cansados e exasperados, por viverem com a força disruptiva e instável do irmão, relatam serem vítimas de agressividade, tanto verbal quanto física, do irmão portador, e cobrados pelos pais para cuidarem e protegerem-no frente às dificuldades que esse possa enfrentar por sua imaturidade desenvolvimental. Sentem ansiedade, preocupação e tristeza (HARPIN, 2005). Além de que, certamente, o maior tempo e atenção que o filho acometido pelo transtorno recebe dos pais é frequentemente fonte de inveja, especialmente quando os irmãos sem TDAH são mais novos (BARKLEY, 2000).

Pais e/ou cuidadores de crianças e adolescentes com TDAH costumam interagir de maneira mais controladora e menos positiva ao que consideram serem características inatas de desatenção e excessiva atividade da criança, bem como ao comportamento opositivo. Estudos sugerem que isso seria, de certa forma, provocado pelo próprio comportamento mal adaptativo desses filhos, uma forma de compensar a falta de controle inibitório deles. Em atividades ou jogos com os pais, filhos com TDAH tendem a dedicar pouca atenção e são menos cooperativos e obedientes em relação às demandas ou orientação dos pais (CUNNINGHAM, 2007). Quanto mais os pais têm a sensação de falta de controle sobre o comportamento da criança ou do adolescente, mais coercitivos eles são em resposta.

Todos os dados apontados levam à mais importante decisão que pais com filhos com TDAH precisam tomar, ou seja, conseguir ajuda o mais cedo possível, de modo a evitar os prejuízos da condição na vida presente e prevenir questões mais sérias no futuro.

INTERVENÇÃO

O Estudo sobre Tratamento Multidisciplinar para Crianças com TDAH (MTA COOPERATIVE GROUP,1999), realizado pelo Instituto Nacional de Saúde Mental (NIMH), EUA, foi uma pesquisa levada a termo para avaliar a eficácia dos tratamentos utilizados na época, que incluíam medicamentos, terapia comportamental e a combinação de ambos. Outros estudos se seguiram, a partir dos dados primários, e seus resultados continuam a ser publicados. As conclusões da pesquisa original e das muitas outras realizadas ao longo dos anos têm grande potencial para influenciar a forma com que profissionais lidam com o TDAH no seu dia a dia.

Um tratamento adequado e eficaz para o TDAH demanda planejamento de intervenção a longo prazo, tendo em vista ser ele uma condição para a qual não existe cura. O objetivo desse tratamento é minimizar os efeitos negativos dos sintomas sobre o portador e diminuir o impacto sobre sua vida e a daqueles que convivem com ele (Antoniuk; Bromberg, 2011).

De acordo com o Grupo Cooperativo do MTA (1999), o medicamento sozinho e o medicamento combinado com tratamento psicossocial comportamental intenso, que inclui o treinamento dos pais, são superiores tanto ao tratamento psicossocial comportamental sozinho como ao tratamento em ambulatórios médicos e postos de saúde, no sentido de provocar uma redução aos sintomas primários do TDAH. No entanto, diminuir apenas os sintomas de desatenção, hiperatividade e impulsividade não constitui o único objetivo terapêutico. As múltiplas dificuldades comportamentais, emocionais, sociais, familiares e de aprendizagem exigem acompanhamento. Pensando nisso, o Grupo Cooperativo MTA observou que o atendimento combinado era superior a todos os outros ao trazer melhoras significativas em muitas das áreas secundárias do funcionamento psicológico. O tratamento combinado também se mostrou superior ao medicamento sozinho em análises da melhoria geral (Conners et al., 2001).

Assim, os resultados do MTA apoiam a utilização do treino de pais como um tratamento para o TDAH – não por si só, mas no contexto de uma intervenção multidisciplinar que inclui um componente medicamentoso (Anastopoulos, 1993).

Em revisão de 2009, é importante observar a afirmação de que apenas um tipo de tratamento não deve ser considerado o melhor para todas as crianças com TDAH (NIMH). As famílias são instadas a consultar o médico da criança e, junto com ele, considerar todas as condições que podem afetar seu comportamento – situação socioeconômica, ambiente familiar, expectativa da escola, efeitos adversos de medicamentos, estado geral de saúde, ansiedade –, antes de decidir qual o tratamento mais adequado a ser adotado.

A diminuição dos sintomas centrais do transtorno em resposta a tratamento é extremamente importante para reduzir a tensão dos pais e aumentar seus sentimentos de adequação e competência. No entanto, para aumentar a funcionalidade e o bem-estar de toda a família, é necessário mais do que isso.

As diretrizes do CADDRA (2018) definem que a psicoeducação é tarefa essencial ao tratamento do TDAH; têm o objetivo de educar e capacitar famílias e pacientes, fornecendo informações sobre o transtorno e o impacto dos sintomas no funcionamento diário, bem como oferecem estratégias para otimizar o funcionamento e opções de tratamento. Essas diretrizes estão disponíveis para *download* em Canadian ADHD Resource Alliance. É preciso, então, começar pela certificação de que pais, cuidadores, filhos e o próprio portador têm o conhecimento correto sobre o Transtorno de Déficit de Atenção/Hiperatividade – etiologia, causas, efeitos, mitos criados a respeito, fatores de proteção e de agravamento, bem como prognóstico. É importante observar que a própria criança ou o adolescente compreendam as questões que os envolvem, de modo que possam ser parte ativa em seu próprio tratamento.

De acordo com Levine (1993), citado por Boyles e Contadino (1999), é necessário desmitificar, "remover o mistério", para que a preocupação seja substituída pela ação e seja possível iniciar o controle do transtorno. Pais que estão bem instruídos sobre o TDAH demonstram maior adesão ao tratamento, tanto farmacológico como psicossocial. São mais capazes de resistirem a informações incorretas e inadequadas sobre como tratar seus filhos, e mais sensíveis a incorporarem novas informações e estratégias sobre o assunto. Também sentem que têm maior controle sobre o comportamento deles (Cunningham, 2007).

Outras conclusões do MTA justificam ainda mais a importância clínica e teórica do treinamento de pais. Em seu exame cuidadoso das famílias que receberam a abordagem combinada durante a pesquisa, Hinshaw et al. (2000) observaram que a redução das práticas parentais negativas/ineficazes significava uma redução de comportamentos disruptivos na escola. Há uma ampliação de resultados positivos para outras áreas da vida das crianças/adolescentes.

Assim, o próximo passo no treinamento de pais é capacitá-los para criar intervenções positivas para controle de comportamento e desenvolver estratégias de fortalecimento das relações familiares. O padrão parental caracterizado por punição excessiva e indiscriminada, ou de recompensa aos comportamentos inadequados ao invés dos adequados, influencia a maneira como a criança se comporta em relação a seus pais, aumentando, assim, a frequência de comportamentos de rebeldia e oposição, que, por sua vez, levam à manutenção das práticas educativas negativas (Pinheiro et al., 2006). Pais de crianças com TDAH precisam de assessoria para o desenvolvimento de habilidades pessoais consideradas essenciais para a interação social, tanto no âmbito familiar como extrafamiliar, e de habilidades sociais específicas para proverem o desenvolvimento dos filhos (Rocha, 2009). Entre as habilidades pessoais que os pais deveriam adquirir para melhor lidar com seus filhos, citam-se as de comunicação, as de civilidade e as assertivas (Del Prette; Del Prette, 2001). Para todas essas ações, devem ser identificados e ensinados, concomitantemente, os componentes não-verbais como gestos, expressões faciais e corporais e também os paralinguísticos, tais como: tom e forma da fala, clareza, fluência e ênfase, que são essenciais para uma interação eficaz com os filhos (Del Prette; Del Prette, 2009).

O uso constante e consistente de estratégias adequadas terá uma influência de curto prazo no comportamento da criança/adolescente com TDAH. Também será um importante fator de equilíbrio entre os sintomas do TDAH e a adaptação das respostas. Administrar tarefas da vida diária, conflito entre irmãos, dificuldades escolares e solucionar problemas mais complexos requerem habilidades eficientes da parte dos pais.

Estratégias de terapia cognitiva podem facilitar a compreensão dos pais e a aceitação do filho com TDAH, o que, por sua vez, pode reduzir sua angústia em relação à questão. O uso sistemático de estratégias cognitivas também pode servir para ajudar os pais a experimentar ou persistir na utilização das estratégias recomendadas.

"Reenquadramento positivo" é uma estratégia cognitiva de enfretamento em que se redefine uma experiência negativa ou estressante de modo a torná-la mais suportável. Por exemplo, ao invés da mãe se irritar todas as noites por ter que lembrar a criança de preparar seu material de escola para a manhã seguinte, ela cria situações de aprendizagem e prática para a habilidade que vai levar ao comportamento desejado.

Estudo de Pololski e Nigg (2001) analisou se a prática de reenquadramento positivo poderia ser um fator positivo na diminuição da insatisfação e do estresse parentais. Os resultados mostraram que pais que habitualmente se utilizam dessa forma de lidar com situações provocadores de conflito demonstram maior satisfação no trato parental do que pais que não a utilizam. O nível de reclamação em relação a problemas de comportamento dos filhos também é mais baixo do que o dos outros pais. Aprender a redefinir eventos estressantes em termos mais realistas e positivos, sem esquecer de tomar os passos adequados para melhorar as situações, é um importante processo para maior satisfação na prática parental e para a diminuição do estresse.

Outras questões a serem abordados no treinamento para pais são as relações pais-filhos, adequação parental, interações conjugais, relações familiares de modo geral e a adaptabilidade da criança/adolescente. A rotina diária exige o enfrentamento de muitas transições (preparar para a escola, interromper o lazer para cumprir obrigações na família), realizações de tarefas (fazer lição de casa, tomar banho) e interações sociais (irmãos, amigos, parentes). Todas são questões destinadas a melhorar a funcionalidade da criança com TDAH e a família como um todo, com estratégias de resolução de problemas e manejo de conflitos.

Pais que atribuem a desobediência de seus filhos com TDAH à falta de vontade e mau humor são fator de risco para insucesso no tratamento. Pais que assumem responsabilidade na resolução dos problemas de seus filhos são mais confiáveis para terminar o programa de treinamento (Hoza et al., 2000). Apesar da falta de confiança em suas próprias habilidades parentais para lidar com os comportamentos decorrentes do TDAH de seus filhos, esses pais têm sua competência fortalecida.

Pais que participaram de um programa de treinamento (9 sessões) mostraram ganho significativo tanto da parte da criança quanto da dos pais, visível até dois meses após o término. Houve importante redução no estresse parental e aumento da autoestima, com o relato de melhora dos sintomas do transtorno nos filhos (Cunningham, 2007). Outros programas também mostraram um aumento na sensação de competência e satisfação dos pais, bem como um aumento no prazer que pais e filhos sentem uns pelos outros, além do impacto positivo que pode haver nas relações com as outras crianças da família, assim como entre os próprios irmãos.

Potencialmente, o treinamento de pais ainda seria uma prevenção para o desenvolvimento da agressão e de outras condições antissociais resultantes de estilo parental não adequado. Havendo mudanças na maneira de educar, por exemplo, menos severa, punitiva, inconsistente, pode haver diminuição no risco desse futuro tipo de comportamento.

Uma melhora na habilidade parental é, frequentemente, responsável pela redução da desatenção, hiperatividade, impulsividade, desobediência, agressão e administração de problemas. Em relação à propensão para acidentes e atividade de risco, em virtude da dificuldade de autorregulação, a monitoração dos pais é essencial. Isso é ainda mais importante na fase da adolescência. A monitoração será mais viável e eficiente se a relação pais-adolescente for calorosa, com evidente interesse dos pais pelas atividades do filho, atitudes de incentivo e apoio frente aos desafios da idade.

Apesar dos dados positivos em relação ao treinamento de pais, prontidão para mudanças é fator decisivo no prognóstico do tratamento de crianças/adolescentes com TDAH. Pode afetar a decisão entre um tratamento baseado em evidências científicas e outro com medidas paliativas e tentativas de solução a curto prazo. Adesão e fidelidade ao programa de treinamento é difícil no longo prazo. Embora acreditem que as habilidades na administração da criança contribuam para a melhora do comportamento, as atividades escolares e extracurriculares, dificuldades como transporte, disponibilidade de tempo ou custos são barreiras reais, principalmente para pais economicamente comprometidos, com educação limitada, socialmente isolados e depressivos.

Ser responsável por uma criança ou adolescente com TDAH pode levar os pais a um estado de exaustão que os deixa esgotados, desmoralizados e desesperados (Barkley, 1995). E isso não é bom nem para eles nem para aqueles que dependem deles. Alguns cuidados se fazem necessários para prevenir eventos estressantes, minimizar os inevitáveis e possibilitar uma melhor qualidade de vida para todos os envolvidos.

Ainda segundo Barkley (1995), a ação parental está centralizada em três etapas: parar antes de reagir frente à conduta inadequada da criança ou adolescente, usar a pausa para refletir sobre os princípios já aprendidos sobre como lidar com filhos com TDAH, escolher a forma de responder de maneira consistente e adequada segundo esses princípios. Talvez isso não seja tão fácil de conseguir na corrida do dia a dia, ou no calor de um momento conflituoso, de modo que vale a pena pais/cuidadores registrarem os principais e mais eficazes conceitos para poder tê-los sempre presentes, em lugar de fácil visualização (espelho do banheiro, porta da geladeira, aba de sol do carro), e agir de acordo quando necessário.

Tendo como base a experiência clínica dos profissionais mencionados neste capítulo e inúmeros estudos científicos que constantemente atualizam o conhecimento sobre o Transtorno de Déficit de Atenção/Hiperatividade, é possível assinalar algumas estratégias que tornem mais fáceis e prazerosas as relações de uma família com um ou mais membro portador do transtorno:

- reforço positivo, assim, como consequências por comportamento inadequado, são mais eficientes quando oferecidos imediatamente após a ação;
- *feedback* do comportamento deve ser frequente, de modo a deixar claro o que se espera e incentivar o esforço despendido em corresponder ao que se espera;
- usar mais incentivos do que punições – crianças e adolescentes com TDAH têm um índice alto de interações negativas com adultos em função de suas características; isso pode e deve mudar;
- ser consistente na forma de educar, evitando mudar de atitude de acordo com as circunstâncias; pai, mãe, e os cuidadores de uma família devem manter o mesmo padrão de estratégias e administração;
- agir mais e falar menos, visto que a dificuldades básicas que interferem no comportamento não são resultado de falta de inteligência; tentar argumentar não leva a nada, podendo aumentar o problema inicial;
- reconhecer quais os gatilhos que provocam situações de conflito e planejar com antecedência para enfrentar essas situações;
- manter perspectiva da dificuldade, lembrando do que está por trás do comportamento desatento ou disruptivo (TDAH);
- não tornar a dificuldade da criança ou do adolescente uma questão pessoal, pois não há vencedor ou perdedor para esse embate;
- praticar o perdão: para os atos do filho, para comentários e comportamento crítico de observadores, para si próprio se forem cometidos erros e excessos na lida.

Goldstein e Goldstein (1990) propõem um modelo de intervenção com os pais que começa entendendo as causas do TDAH e as necessidades do filho, o que ajuda a diminuir o estresse. É importante ter uma postura compreensiva, evitando encarar o filho como desinteressado, preguiçoso ou teimoso e reconhecer os problemas sociais e escolares que o filho enfrenta.

1) Fazer distinção entre desobediência e incompetência. A maior parte dos comportamentos dos filhos com TDAH resulta mais de suas dificuldades do que de teimosia, de modo que se torna mais eficaz reduzir punições inadequadas e orientar o filho para o desenvolvimento de comportamentos desejáveis.
2) Dar orientações positivas. Agir preventivamente, para que o filho saiba antecipadamente o que é esperado em determinadas situações. Os pais devem orientar, explicando com instruções diretas e claras, uma de cada vez, em nível adequado de compreensão da criança de forma que ela possa corresponder.

3) Pais devem funcionar como guia para os filhos, norteando sua conduta. No início, dando orientações e dirigindo (controle), até que possam desenvolver sozinhos suas próprias orientações e direções.
4) Interagir com sucesso. Pais devem fornecer estrutura que possa promover mudanças positivas, passando mensagens claras, e estabelecer consequências se o filho não aderir a regras e combinados. Advertir construtivamente o comportamento inadequado, esclarecendo o que seria mais apropriado e esperado no momento, é atitude enfatizada por Benczik (2019).

A técnica sanduíche é bastante eficaz para o manejo positivo do comportamento. Em vez de "bronca", que pode piorar ainda mais uma situação conflituosa, e estender o conflito para toda a família, a crítica é colocada entre duas observações construtivas e positivas, tornando a "bronca" muito mais aceitável. Acompanhada de elogio, incentivo e agradecimento, aumenta a autoestima dos filhos e fortalecendo a relação de confiança com os pais. Essa técnica consiste em 3 passos:

Passo 1: Elogiar. "Filho, percebo que você tem feito coisas legais e tem se esforçado para melhorar".

Passo 2: Fazer a crítica construtiva e positiva. "Mas, brigar com os seus irmãos e tratá-los dessa forma, não é correto; eu e seu pai não aceitamos esse comportamento, é importante controlar as emoções no momento de raiva, respirar, contar até 3, correr...".

Passo 3: Incentivar. "Sabemos que isso não irá se repetir, confiamos em você e sabemos que irá se esforçar para que isso não aconteça mais; conte conosco!". Obrigada por ter nos contado a verdade".

Benczik (2000-2010) salienta, ainda, as seguintes orientações aos pais:

1) Reforçar os pontos fortes e as habilidades do filho, evitando o inverso, isto é, reforçar as inabilidades e dificuldades.
2) Evitar comparações. Cada filho apresenta comportamento diferenciado diante da mesma situação.
3) Procurar saber, sempre, como o filho está se sentindo.
4) Ensiná-lo a não interromper suas atividades, na tentativa de finalizar tudo aquilo que começou.
5) Priorizar e focar no que é mais importante para as diferentes situações.
6) Manter limites claros e consistentes, relembrando-os frequentemente.
7) Preparar o filho para qualquer mudança que altere a rotina, como festas, mudanças de escola ou residência, programas já combinados.

8) Escolher cuidadosamente a escola e os professores, para que possa haver sucesso no processo ensino-aprendizagem.
9) Não sobrecarregar o filho com excesso de atividades extracurriculares.
10) Estimular a independência e a autonomia, não exigindo mais do que o filho pode dar; considerar a faixa etária.
11) Ensinar à criança estratégias para lidar com as situações de conflito (pensar, raciocinar, chamar um adulto para intervir, esperar por sua vez).
12) Não esperar "perfeição".
13) Incentivar a filho a exercer uma atividade física regular.
14) Incentivar as brincadeiras com jogos de regras; além de ajudar no desenvolvimento da atenção, propiciam a organização por meio de regras e limites em contexto lúdico e desenvolvem a tolerância à frustração mediante os resultados (ganhando, perdendo ou, mesmo, empatando).
15) Estimular o filho a fazer e a manter amizades.

As diretrizes do CADDRA (2018) sugerem estratégias para os pais com o objetivo de diminuir os conflitos familiares e potencializar o funcionamento diário dos filhos com TDAH:

a) Em função da desatenção para seguir instruções em várias etapas, a comunicação deve ser clara e direta, procurando o contato visual e ou físico, de forma gentil, para passar as instruções, fazendo o filho repetir antes de continuar.
b) Com relação à desregulação emocional e evitar maiores conflitos familiares, evitar gritar e discutir, usando abordagem positiva e tom de voz calmo; incentivar as técnicas que reduzem conflitos, como ensinar o "Pare e Pense"; ajudar a pisar no freio respirando fundo; definir metas alcançáveis e vincular a ganhos de alguns privilégios (passeios, tempo maior de computador); ensinar a relação entre causa e consequência ("Quando você faz a lição de casa, você pode...Se brigar com seu irmão, vai...; ser empático "Eu entendo, no entanto...").
c) Os pais devem autorregular suas próprias emoções e incentivar um estilo de vida equilibrado (refeições, exercícios, sono, hobbies), ter mais tempo para a família, oferecer opções limitadas em no máximo três opções.
d) O uso dos suportes ambientais em casa auxilia na rotina e na realização das tarefas: para implementar rotinas, os pais devem ser firmes, consistentes e justos ao manter as regras acordadas, ajudar os filhos a priorizar ao invés de procrastinar, postar lembretes visuais e coloridos e em locais de destaque; usar cronômetro, aplicativos para prazos (rotinas, tarefas de casa), pastas coloridas e rotuladas; deixar locais de destaque para chaves, celular e

eletrônicos; dividir tarefas em blocos, estipulando prazos específicos para cada etapa e permitindo pausas planejadas, se forem muito longas; permitir um ruído ou música de fundo durante a lição de casa ou na hora de dormir.

Além desses aspectos, deve-se dar atenção ao ambiente da casa: adaptações e mudanças no ambiente favorecem o foco atencional, o desenvolvimento da organização e a evitação de conflitos. Exemplos: manter o ambiente doméstico o mais harmônico e organizado possível, reservando espaço arejado e bem iluminado para a realização da lição de casa; definir um sistema de código ou sinal que seja entendido por todos os membros da família. A rotina diária deve ser clara e consistente (hora de almoço, jantar, banho e dever de casa, por exemplo). Organizar e arrumar o ambiente como um meio de otimizar as chances para o sucesso.

A maioria dos pais, se questionados sobre o que desejam para seus filhos, dirão que é sucesso na escola e no futuro trabalho, bons amigos, satisfação com a vida, felicidade. Também sabem que eles precisarão batalhar para conseguir esses objetivos, para enfrentar os desafios e superar obstáculos. Essa capacidade para lidar competentemente com a adversidade e não quebrar é chamada de *resiliência* (Brooks; Goldstein, 2001). Crianças e adolescentes com TDAH, mais do que os outros, têm necessidade dessa qualidade em sua trajetória. O foco dos pais, ao propiciar o desenvolvimento da resiliência em seus filhos, deve estar em gastar menos tempo consertando déficits e mais energia construindo habilidades.

REFERÊNCIAS

ANASTOPOULOS, A. D.; SHELTON, T. L.; DUPAUL, G. J.; GUEVREMONT, D. C. Parent training for attention-deficit hyperactivity disorder: its impact on parent functioning. **Journal of Abnormal Child Psychology**, v. 21, n. 5, p. 581-96, nov. 1993.

ANTONIUK, S. A.; BROMBERG, M. C. Transtorno de Déficit de Atenção/Hiperatividade: tratamento e farmacoterapia. In: VALIATI, M. R. M. S.; BROMBERG, M. C.; ANTONIUK, S. A.; RIECHI, T. I. J. de S. **Desenvolvimento da criança e do adolescente**: avaliação e intervenção. Curitiba: Íthala, 2011.

BABINSKI, D. The Medical Minute: Making ADHD less stressful on the Family. **Penn State News**. Out 2019. Disponível https://news.psu.edu/story/591127/2019/10/02/medical-minute-making-adhd-less-stressful-family. Acessado em 05/01/2020.

BARKLEY, R. A. **Taking charge of ADHD**: the complete authoritative guide for parents. New York: The Guilford Press, 1995-2000.

BASTIAANSEN, D.; KOOT H. M.; FERDINAND, R. F.; VERHULST, F. C. Quality of life in children with psychiatric disorders: self-, parent, and clinician report. **J Am Acad Child Adolesc Psychiatry**, v. 43, n. 2, p. 221-30, fev. 2004.

BENCZIK, E. B. P. Curso de capacitação em **Transtorno de Déficit de Atenção/ Hiperatividade. Intervenções clínicas, escolares e familiares.** Hotel Mercure – Goiânia, GO. 4 e 5 de maio, 2019.

BENCZIK, B. P. B; CASELLA, E. B. Compreendendo o impacto do TDAH na dinâmica familiar e as possibilidades de intervenção. **Rev. psicopedag.**, São Paulo, v. 32, n. 97, p. 93-103, 2015.Disponívelem <http://pepsic.bvsalud.org/scielo.php?script=sci_arttext&pid=S0103-84862015000100010&lng=pt&nrm=iso>. acessos em 11 jan. 2020.

BENCZIK, E. B. P. **Transtorno de Déficit de Atenção/Hiperatividade:** atualização diagnóstica e terapêutica. São Paulo: Casapsi Livraria, 110 p. 2000, 2010.

BOYLES, N; CONTADINO, D. **Parenting a child with Attention Deficit/ Hyperacitivity Disorder.** 2 ed. Los Angeles: Lowell House, 1999.

BRADLEY, S. J. ET AL. Brief Psychoeducational Parenting Program: an evaluation and 1-year follow-up. **J Am Acad Child Adolesc Psychiatry**, v. 42, n. 10, p. 1171-1178, 2003.

BROOKS, R; GOLDSTEIN, S. **Raising resilient children: fostering strength, hope, and optimism in your child.** New York: Contemporary Books, 2001.

BREAUX, R. P.; HARVEY, E. A. A Longitudinal Study of the Relation Between Family Functioning and Preschool ADHD Symptoms. **J Clin Child Adolesc Psychol.** v. 48, n. 5, p.749-764, 2019.

BROMBERG, M. C.; VALIATI, M. R. M. S. Qualidade de vida das famílias de crianças com transtorno de déficit de atenção/hiperatividade. In: VALIATI, M.R.M.S.; BROMBERG, M. C.; ANTONIUK. S. A.; RIECHI, T. I. J. de S. **Desenvolvimento da criança e do adolescente: avaliação e intervenção.** Curitiba: Íthala, 2011.

BROOKS, R.; GOLDSTEIN, S. **Raising resilient children: fostering strength, hope, and optimism in your child.** New York: Contemporary Books, 2001.

BUSSING, R.; GARRY, F. A.; MASON, D. M.; LEON, C. E.; SINHA, K.; GARVAN, C. W. Child temperament, ADHD and caregiver strain: exploring relationships in an epidemiological sample. **J Am Acad Child Adolesc Psychiatry**, v. 42, p.184-192, 2003.

CANADIAN ADHD RESOURCE ALLIANCE (Internet). Canadian ADHD practice guidelines. 4th ed. Toronto. CADDRA, 2018. (capturado em 11 jan.2020). Disponível em: https://www.caddra.ca/wp-content/uploads/CADDRA-Guidelines-4th-Edition_-Feb2018.pdf

CONNERS, K. Multimodal Treatment of ADHD in the MTA: an alternative outcome analysis. **J Am Acad Child Adolesc Psychiatry**, v. 40, n. 2, p. 159–167, 2001.

CORKUM, P.; RIMER, P.; SCHACHAR, R. Parental knowledge of ADHD and opinions of treatment options: impact on enrolment and adherence to a 12-month treatment trial. **Canadian Journal of Psychiatry**, v. 44, p. 1043-1048, 1999.

CUNNINGHAM, C. E. Family-Centered Approach to Planning and Measuring the Outcome of Interventions for Children with Attention-Deficit/Hyperactivity Disorder. **Pediatr Psychol**. v. 32, n. 6, p. 676-694. Oxford University Press, 2007.

DEL PRETTE, A.; DEL PRETTE, Z. A. P. **Psicologia das relações interpessoais:** vivências para o trabalho em grupo. Petrópolis: Vozes; 2001.

DEL PRETTE, A.; DEL PRETTE, Z. A. P. Adolescência e fatores de risco: a importância das habilidades sociais educativas. In: Haase VG, Penna FJ, orgs. **Aspectos biopsicossociais da saúde na infância e adolescência**. Belo Horizonte: Coopmed; 2009. p. 503-22.

DOS REIS, S.; MYERS, M. A. Parental attitudes and involvement in psychopharmacological treatment for ADHD: a conceptual model. **Int Rev Psychiatry**, 20, p.135-41, abr 2008.

ESCOBAR, R. et al. Worse quality of life for children with newly diagnosed attention-deficit/hyperactivity disorder, compared with asthmatic and healthy children. **Pediatric,** v. 116, n. 6, p. 364-369, 2003.

GLASGOW, K. L.; DORNBUSCH, S. M.; TROYER, L.; STEINBERG, L.; RITTER, P. L. Parenting styles, adolescent's attributions and educational outcomes in nine heterogeneous high schools. **Child Development,** 68, p. 507-529, 1997.

GOLDESTEIN, S.; GOLSTEIN, M. **Managing Attention Disorders in children. A guide for practitioners.** A Wiley – Interscience Publication. 1990.

GOMIDE, P. I. C. Coordenadora. **Inventário de Estilos Parentais – IEP: modelo teórico, manual de aplicação, apuração e interpretação.** Petrópolis: Vozes, 2006.

GUILHERME, P. R.; MATTOS, P.; SERRA-PINHEIRO, M. A.; REGALLA, M. A. Conflitos conjugais e familiares e presença de transtorno de déficit de atenção e hiperatividade (TDAH) na prole: revisão sistemática. **J. bras. psiquiatr.**, v. 56, n. 3. Rio de Janeiro, 2007.

HARPIN, V. A. The effect of ADHD on the life of an individual, their family, and community from preschool to adult life. **Arch Dis Child**, 90, p. i2-i7, 2005.

HINSHAW, S; OWENS, E. B. Family Processes and Treatment Outcome in the MTA: Negative/Ineffective Parenting Practices in Relation to Multimodal Treatment. **Journal of Abnormal Child Psychology**. v. 28, n. 6, p. 555-568, 2000. Disponível em https://www.researchgate.net/publication/225960526_

Family_Processes_and_Treatment_Outcome_in_the_MTA_NegativeIneffective_Parenting_Practices_in_Relation_to_Multimodal_Treatment. Acessado em 08/01/2020.

HOZA, B.; OWENS, J. S.; PELHAM, W. E. et al. Parent cognitions as predictors of child treatment response in attention-deficit/hyperactivity disorder. **J Abnorm Child Psychol,** 28, p. 569–583, 2000.

JOHNSTON, C.; MASH, E. Families of Children with Attention-Deficit/Hyperactivity Disorder: review and recommendations for future research. **Clinical Child and Family Psychology Review**, v. 4, n. 3, p. 183-207, 2001.

KLASSEN, A. F.; MILLER, A.; FINE, S. Health-Related Quality of Life in children and adolescents who have a diagnosis of Attention-Deficit/Hyperactivity Disorder. **Pediatrics,** v. 114, n. 5, p. e541-e547, 2004.

KOUSGAARD, S. J.; BOLDSEN, S. K.; MOHR-JENSEN, C.; LAURITSEN, M. B. The effect of having a child with ADHD or ASD on family separation. **Social Psychiatry and Psychiatric Epidemiology.** 53, p. 1391-1399, 2018.

LANDGRAD, J. M.; RICH, M.; RAPPAPORT, L. Measuring Quality of Life in children with Attention-deficit/Hyperactivity Disorder and their families: development and evaluation of a new tool. **Arch Pediatr Adolesc Med,** 156, p. 384-391, 2002.

LEVINE, M. **All kinds of minds**. Cambridge: Educator´s Publishing Service, 1993.

MASH, E. J.; JOHNSTON, C. A comparison of the mother-child interactions of younger and older hyperactive and normal children. **Child Dev.** v. 53, n. 5, p. 1371-81, 1982.

NATIONAL INSTITUTE OF MENTAL HEALTH (NIMH). **The Multimodal Treatment of Attention Deficit/Hyperactivity Disorder** Study (MTA). Disponível em https://www.nimh.nih.gov/funding/clinical-research/ practical/mta/multimodal-treatment-of-attention-deficit-hyperactivity-disorder-mta-study.shtml Acessado em 05/01/2020.

NATIONAL INSTITUTE OF MENTAL HEALTH (NIMH). **The Multimodal Treatment of Attention Deficit/Hyperactivity Disorder Study (MTA):** Questions and Answers. Revised November 2009. Disponível em: https://www.nimh.nih.gov/funding/clinical-research/ practical/mta/multimodal-treatment-of-attention-deficit-hyperactivity-disorder-mta-study.shtml. Acessado em 05/01/2020.

PINHEIRO, M. et al. Treinamento de habilidades sociais educativas para pais de crianças com problemas de comportamento. **Psicol Reflex Crit.**, v. 9, n. 3, p. 407-14. 2006.

POLANCZYK, G. et al. The Worldwide Prevalence of ADHD: A Systematic Review and Metaregression Analysis. **Am J Psychiatry,** 164, p. 942-948, 2007.

POLOLSKI, C. L.; NIGG, J. T. Parent stress and coping in relation to child ADHD severity of associated child disruptive behavior problems. **Journal of Clinical Child Psychology**, 30, p. 503-513, 2001.

REMSCHMIDT, H. Global consensus on ADHD/HKD. **European Child & Adolescent Psychiatry**, v. 14, n. 3, p. 127-137, 2005.

REY, J. M.; WALTER, G.; PLAPP, J.; DENSHIRE, E. Family environment in ADHD, oppositional defiant and conduct disorders. **Australia and New Zealand Journal of Psychiatry**, v. 3, p. 453-457, 2000.

ROCHA, M. M. **Programa de habilidades sociais educativas com pais: efeitos sobre o desempenho social e acadêmico de filhos com TDAH.** [Tese de Doutorado]. São Paulo: Universidade Federal de São Carlos, 2009.

SWENSEN, A. R.; BIRNBAUM, H. G.; SECNIK, K. et al. Attention-deficit/hyperactivity disorder: increased costs for patients and their families. **J Am Acad Child Adolesc Psychiatry**. 42, p. 1415-23, 2003.

TAYLOR, E. A. **El niño hiperactivo**. Barcelona: Editorial Martinez Roca; 1991

THE MTA COOPERATIVE GROUP: A 14-Month randomized clinical trial of treatment strategies for attention-deficit/hyperactivity disorder (ADHD). **Arch Gen Psychiatry**, v. 56, p.1073-1086, 1999.

WEBER, L. N. D.; STASIACK, G. R.; BRANDENBURG, O. J. **Percepção da Interação Familiar e Auto-estima de Adolescentes.** Aletheia, 17/18, p. 95-105, 2003.

XIN ZHAO et al. Family Burden of Raising a Child with ADHD. **Journal of Abnormal Child Psychology**. v. 7, n. 8, p. 1327-1338, 2019.

Capítulo 24

TRANSTORNO DE DÉFICIT DE ATENÇÃO/ HIPERATIVIDADE (TDAH): IMPLICAÇÕES EDUCACIONAIS E INTERVENÇÕES NA ESCOLA

Edyleine Bellini Peroni Benczik
Maria Cristina Barrionuevo Bromberg
Mariana Abuhamad

As dificuldades de atenção, para muitos autores, constituem-se em um dos sintomas mais identificados do TDAH. A estabilidade e a persistência dos problemas de atenção proporcionam um valor primário discriminativo ante os outros, como a atividade motora excessiva. Segundo VEJA (1988), para melhor compreensão dos distúrbios de atenção vinculados à hiperatividade, pode ser útil a referência ao desenvolvimento normal do controle da atenção, distinguindo em várias etapas:

- até os 2 anos de idade, a atenção é controlada e dirigida por determinadas configurações de estímulos, não existindo controle voluntário por parte da criança;
- entre os 2 e 5 anos, surge o controle voluntário da atenção; a criança já consegue concentrar-se de forma seletiva em alguns aspectos da estimulação externa, mas sua atenção ainda é dominada pelas características mais centrais e salientes dos estímulos. É por isso que, de certa forma, continua sendo dirigida para o exterior;
- a partir dos 6 anos, ocorre mudança notável nesse aspecto – o controle da atenção passa a ser interno; a criança já é capaz de desenvolver estratégias para atender, seletivamente, aos estímulos que considera relevantes para a solução de determinados problemas, sejam eles, ou não, os aspectos mais centrais de estimulação externa.

O TDAH tem um poderoso impacto no ajustamento educacional. Estudos indicam que as crianças com TDAH, em ensino regular, mostram risco de fracasso escolar duas a três vezes maiores do que outra criança sem dificuldades escolares, mas com inteligência equivalente (Gordon, 1991). A desatenção e a falta de autocontrole colocam a criança em grande risco para dificuldades escolares em termos do desempenho acadêmico e interações com adultos e pessoas. Cerca de 20% a 30% dessas crianças apresentam dificuldades específicas, que interferem na sua capacidade de aprender (Goldstein; Goldstein, 1990). Podem mostrar pouca motivação ou dificuldades em termos de conteúdo teórico (Barkley, 1990).

Os alunos com sintomas de desatenção geralmente não prestam atenção a detalhes, não copiam uma frase completa da lousa, não acentuam palavras corretamente, não pingam o i, não cortam o t. Ao fazerem contas de somar, fazem de subtrair, não porque não saibam, mas porque não prestaram atenção ao sinal. Podem apresentar trabalho escolar confuso e desorganizado, realizado sem meticulosidade e sem a devida consideração. Escrevem no caderno do final para o começo, pulam folhas, passam o conteúdo de História no caderno de Português e, frequentemente, suas apostilas e cadernos não têm capas e as folhas possuem "orelhas". Os materiais para a realização da tarefa, em geral, ficam espalhados, manuseados com descuido, ou são danificados e perdidos. Os pais não sabem quantos lápis, borrachas, óculos, blusas etc. já compraram e foram deixados em algum lugar pelo filho. Sua mochila escolar, assim como seu guarda-roupa, estão sempre uma "bagunça" e, geralmente, não encontram o que procuram (Benczik, 2000-2010).

Alguns problemas na aprendizagem, para Ross (1979), podem ser encarados como resultado de um desenvolvimento lento na capacidade de empregar e manter a atenção seletiva. Isso porque a realização de tarefas exige uma distribuição cuidadosa dos recursos de processamento mental, memória, emprego de estratégias ordenadas e hierarquizadas, que implicam em ajuste progressivo de certos procedimentos para outros, como no procedimento de somar, contar e recodificar na memória operacional. Os alunos que apresentam problemas de atenção costumam encontrar dificuldades para organizar estruturas hierárquicas de atividades em processos mentais, o que traz consequências especialmente negativas às atividades de matemática.

Geralmente, estudantes com TDAH têm autoconceito pobre ou baixa autoestima e, se persuadidos a tentar novamente, fecham-se e dizem que não conseguem fazer o que se pede, apresentando uma tendência ao fracasso.

O professor observa, com frequência, uma discrepância entre o potencial intelectual e a realização acadêmica da criança, o que pode levar ao índice de insucesso escolar. O desempenho escolar e o trabalho em sala de aula ficam comprometidos mesmo em crianças com inteligência superior.

Não há como negar a importância da atenção no processo de aprendizagem; aprender a "prestar atenção" a detalhes de forma e de posição é fundamental para a aprendizagem da alfabetização.

Frequentemente, o aluno com TDAH esquece instruções, orientações, lições e designações. De modo geral, a retenção de informações é difícil, especialmente aquelas que não têm pistas visuais; trabalha melhor em nível concreto. Já está comprovado que 98% do aprendizado é feito por meio dos olhos e ouvidos

(Downs Jr., 1971). É relevante desenvolver tanto a atenção visual como a auditiva. Considerando que a forma de comunicação mais frequente é a oral, e que 45% do tempo é consumido na atividade de ouvir, parece primordial cuidar da aprendizagem da atenção auditiva, especialmente porque a atenção a estímulos verbais pode suscitar outras formas de atenção.

As dificuldades de atenção e a falta de autocontrole intensificam-se em situações de grupo, dificultando, ainda mais, a percepção seletiva dos estímulos relevantes, a estruturação e a execução adequada das tarefas (Benczik, 2000-2010).

O DESEMPENHO ESCOLAR

Como vimos, uma das áreas afetadas pelo TDAH é o desempenho acadêmico de alunos com TDAH, estejam eles na Educação Infantil ou cursando o Ensino Superior. De acordo com Guardiola (2006), o transtorno é caracterizado por alterações dos sistemas motores, perceptivos, cognitivos e do comportamento, comprometendo a aprendizagem de crianças com potencial intelectual adequado.

Segundo Rotta (2006), 20% das crianças com TDAH podem enfrentar problemas de aprendizagem já no primeiro ano de vida escolar. Na Educação Infantil, o sintoma que se manifesta de maneira mais acentuada é a excessiva atividade motora, com a criança sempre em movimento e mudando de uma atividade para outra. É necessária grande adaptação nesse início de descobrimento do mundo, e a família já não é mais seu escudo (Goldstein; Goldstein, 2002).

Nos próximos seis anos do Ensino Fundamental, o número das crianças com dificuldades pode passar para 30-50%. Um bom desempenho escolar depende muito da capacidade do aluno prestar atenção, concentrar-se durante tempo prolongado, seguir instruções, ficar sentado quieto fazendo tarefas, esperar sua vez ou esperar demais para receber *feedback* para seus esforços. Frequentemente, não completam tarefas e são pouco cuidadosos em suas atividades escolares (USA, 2004).

Adolescentes com TDAH tendem a ser mais retraídos e menos comunicativos. Mas também podem ser impulsivos, agindo espontaneamente sem planejamento prévio, tanto em relação à atividade acadêmcia como ao comportamento social (USA, 2004). Adolescentes que apresentam notas baixas têm maior probabilidade de absentismo e fracasso escolar, assim como de passarem por repetências, suspensões e expulsões (Hechtman; Weiss, 1983; Molina et al., 2009). Em estudo comparativo, Barkley et al. (1990) observaram que 158 estudantes com TDAH tinham três vezes mais chance de repetirem de ano ou serem suspensos, e oito vezes mais de serem expulsos da escola, que 81 crianças sem o transtorno. No Brasil, em estudo conduzido em Porto Alegre por Rohde et al. (1999), 87% dos alunos com TDAH já tinham passado por mais de uma repetência comparados a 30% dos colegas sem TDAH.

Em 1993, Manuzza et al. apresentaram os resultados de pesquisa que acompanhou estudantes durante 16 anos. Ao final do estudo, alunos com TDAH tinham 2,5 anos de estudo a menos quando comparados a jovens da mesma idade sem o transtorno. Além disso, 23% dos alunos com TDAH não completaram seus estudos em comparação a 2% do grupo controle. Quanto à formação universitária, somente 12% conseguiram o diploma de nível superior ante 50% dos controles.

A consequência da pouca ou fraca escolarização leva a dificuldades profissionais na vida adulta, com desemprego em jovens adultos ou empregos de pouca qualificação profissional (Barkley e cols., 2008). Em compensação, empregados com mais anos de estudos acadêmicos e menos sintomas de Transtorno de Oposição Desafiadora (TOD) têm menos probabilidade de serem despedidos (Hechtman, 1983).

O mau desempenho escolar pode ser justificado sob dois aspectos: como um derivado dos sintomas do próprio transtorno e pela alta comorbidade com os Transtornos da Aprendizagem. As consequências desse desempenho na vida de um estudante com TDAH, como baixa autoestima, estranhamento com colegas, dificuldade no relacionamento com professores, necessidade de reforço e atendimento especial, resultam em sofrimento pessoal e familiar. Os efeitos desse sofrimento podem, também, ser levados para a vida adulta (Pastura, Mattos, Araújo, 2005). Urge, portanto, diagnóstico e tratamento precoces. Como já diziam Rohde e Benczik, em 1999, a intervenção precoce pode ser um fator importante na diminuição do prejuízo que esse transtorno traz para a vida tanto do portador como das pessoas que lidam com ele.

Em 14% dos estudantes com TDAH, pode-se observar dificuldades de Linguagem em função da atenção (Riesgo, 2006). Na verdade, atenção é fator importante em qualquer tipo de aprendizagem, por ser responsável pela aquisição e consolidação das memórias. O déficit perceptual e atencional crônico pode fornecer ao cérebro informações sensoriais distorcidas, gerando representações que produzem comportamentos mal adaptativos (Farias; Bromberg; Cordeiro, 2019). Pesquisa com alunos do Ensino Fundamental II e seus respectivos professores mostrou alguns exemplos da interferência que esse sintoma do TDAH pode ter no processo de ensino-aprendizagem: erros por distração no uso de sinais gráficos, reprodução de cópia do quadro e de números em problemas matemáticos; esquecimento de material escolar, data de prova ou, até mesmo, conteúdo estudado no dia anterior; dificuldade com relação a horários (Maia; Confortin, 2005).

Alguns estudantes, embora possam ter bom vocabulário, apresentam leitura deficiente, tendo dificuldade para associar compreensão fonética aos sons das letras do alfabeto. Tal dificuldade de compreensão e das habilidades relacionadas pode ser observada em exercícios de interpretação de textos.

O aluno com TDAH pode demonstrar falha importante na produção escrita devido a déficit visual e motor, que causa dificuldade de coordenação visomotora e, consequentemente, problemas nas tarefas de cópia, quando é necessário, além de escrever o conteúdo, desenhar, traçar e copiar. Herbert (1978) pontua que podem surgir dificuldades na motricidade grossa (como dificuldade de coordenação visomanual), com interferência na realização de determinadas tarefas e, ocasionalmente, perseverando em uma mesma atividade por considerável tempo, mostrando lentidão.

Muitas das dificuldades para fazer contas com as operações básicas de adição, subtração, multiplicação e divisão estão associadas, geralmente, à dificuldade para prestar e manter a atenção, bem como organizar informações verbais, possibilitando a retenção de informações específicas; a velocidade para realizar cálculos pode ser baixa. Essas dificuldades também estão relacionadas com a memória operacional.

As pesquisas mostraram que alunos com TDAH do tipo desatento com QIs mais altos do que os de seus pares do tipo hiperativo apresentaram pior desempenho acadêmico, principalmente em aritmética (Carlson et al., 1986). E, ainda, o aluno com TDAH do tipo desatento, com Q.I. equivalente ao aluno com TDAH do tipo hiperativo, apresentou pior desempenho acadêmico do que o tipo hiperativo em matemática. Alguns autores consideram que há maior risco de mau desempenho escolar nos portadores do tipo desatento (Epstein et al., 1991; Marshall e cols., 1997).

Outro fator que dificulta a aquisição mais eficiente de informação, bem como o manejo adequado dessa informação, está relacionado às Funções Executivas (FE). Consideram-se Funções Executivas as capacidades cognitivas, localizadas no córtex pré-frontal do cérebro, responsáveis por planejamento, inibição, sequenciamento e monitoramento de comportamentos complexos (Wagner; Rohde; Trentini, 2016). O funcionamento deficiente tanto das FE metacognitivas – resolução de problemas, memória operacional, planejamento, controle da atenção –, como das FE emocionais/motivacionais – coordenação entre cognição e emoção/motivação –, está relacionado com características comportamentais consistentes com o perfil do TDAH (Ardila, 2008). Estudos que utilizaram medidas de FE em grupos com e sem TDAH encontraram dificuldade para controle inibitório e vigilância, medidas de planejamento, tarefas de memória operacional verbal e não-verbal (Wagner; Rohde; Trentini, 2016). Especificamente em relação à memória operacional, Willcutt et al. (2005) identificaram déficits tanto na memória operacional verbal quanto na espacial, embora os efeitos maiores estivessem relacionados à memória operacional não verbal.

A excessiva atividade motora – hiperatividade – pode ser um empecilho importante para um bom ajuste no ambiente escolar de estudantes com TDAH. A estrutura da escola ainda exige um grande controle do movimento durante as aulas, são muitas as regras e as restrições para atividades mais livres, e a duração dos períodos de atenção concentrada e tarefas menos interessantes costuma ser mais prolongada do que eles podem suportar. Adolescentes hiperativos continuam a mostrar inquietação, dificuldade de controlar a agitação e em se concentrar, exemplos de imaturidade do comportamento. Os resultados são, frequentemente, conflitos com colegas, professores e, até mesmo, com outros profissionais do ambiente acadêmico. Em muitos desses adolescentes, os sentimentos de autoconfiança e autoestima estão bem diminuídos. Cerca de 25% acabam se envolvendo em atos de comportamento antissocial (Hechtman et al., 1983). Outro estudo de Hechtman e colegas (1984) mostrou que o sintoma de hiperatividade na infância estava presente em boa percentagem de jovens entre 17 e 24 anos que sofreram demissão em seus empregos.

A impulsividade de crianças e jovens com TDAH pode se mostrar tanto na atividade acadêmica como no comportamento. Perguntas são respondidas rapidamente, sem muito pensar; tarefas são realizadas mais com o objetivo de término do que de aprendizagem; enunciados de problemas matemáticos não são lidos até o fim, levando a erros de resolução. Quanto ao modo de interagir na sala de aula, esses alunos não esperam a vez, interrompem os colegas e a professora, agem antes de pensar.

Os problemas comportamentais com base no duo hiperatividade/impulsividade são os maiores responsáveis pelas suspensões, expulsões e sérios problemas de funcionamento social.

Quando dois ou mais transtornos ocorrem simultaneamente, diz-se que é comorbidade (Riesgo, 2006). Embora o TDAH não seja um transtorno de aprendizagem, há alta ocorrência com o Transtorno Específico da Aprendizagem (62,3%) com queixa de dificuldade escolar (87%) (Vera; Conde; Wajnsztejn; Nemr, 2006). Segundo o Manual Diagnóstico e Estatístico de Transtornos Mentais – DSM-5 (2014), considera-se Transtorno Específico da Aprendizagem (TEA) a dificuldade na aprendizagem e no uso das habilidades acadêmicas de leitura, escrita e matemática que são a base para todas as outras aprendizagens.

Dislexia é um termo alternativo usado para se referir a padrão de dificuldades caracterizado por problemas no reconhecimento preciso ou fluente de palavras, problemas de decodificação e dificuldades de ortografia. Discalculia é um termo alternativo usado para se referir a padrão de dificuldades no processamento de informações numéricas, aprendizagem de fatos aritméticos e realização de cálculos precisos ou fluentes (DSM-5, 2014). Disgrafia, palavra derivada dos conceitos "dis" (desvio) + "grafia" (escrita), é "uma perturbação de tipo funcional que afeta a qualidade da escrita do sujeito, no que se refere ao seu traçado ou à grafia." (Torres; Fernández, 2001). A criança com Disgrafia apresenta escrita desviante em relação à norma/padrão, isto é, uma "caligrafia deficiente, com letras pouco diferenciadas, mal elaboradas e mal proporcionadas" (A.P.P.D.A.E., 2011), a chamada "letra feia". Essas crianças são desajeitadas do ponto de vista motor, geralmente possuem idade motora inferior à idade cronológica, e apresentam escrita irregular ao nível da pressão, velocidade e traçado, bem como dificuldades de organização perceptivo-motora, estruturação/orientação espacial e interiorização do esquema corporal (Coelho, 2017).

A comorbidade de Transtorno Específico da Aprendizagem com o TDAH é bastante significativa. Em 2007, nos Estados Unidos, com dados de 61.779 crianças de 6 a 17 anos, incluindo 5.028 com TDAH, levantados pela Pesquisa Nacional sobre Saúde Infantil daquele ano, Larsen et al. reportaram que 46% das crianças com TDAH também tinham TEA. Outras pesquisas mostram prevalência de transtornos de aprendizado entre 20% e 80%; a grande variação é resultado de diferenças metodológicas. 80% dos alunos diagnosticados com Trasntorno do espectro Autista (TEA) têm problemas de leitura – alguns apresentam transtornos de aprendizado não verbal, com forma e conteúdo da linguagem falada preservados, mas aritmética deficiente. Frequentemente, as dificuldades estão relacionadas com as aptidões espaciais, de organização e sociais. Problemas em matemática são comuns, mas a Discalculia é rara, já que os déficits observados são devidos, basicamente, à desatenção (Pereira; Araújo; Mattos, 2005).

Crianças diagnosticadas com Transtorno Específico da Aprendizagem devem, também, ser avaliadas para TDAH, visto que a incidência do transtorno para esse grupo varia entre 9% a 92%, dependendo da amostra (Pereira; Araújo; Mattos, 2005).

Em relação ao prejuízo para alunos com TDAH, essa comorbidade pode ser justificada pelo processo de atenção ser essencial e de primordial importância para a adequada aprendizagem na fase de aquisição e desenvolvimento da linguagem. Dessa forma, crianças com limitações prematuras para se comunicarem enfrentam problemas de relacionamentos interpessoais e poderão apresentar risco para os transtornos específicos de aprendizagem de leitura e escrita. O TDAH foi indicado como motivo de piora do prognóstico escolar para crianças portadoras de TEA, mais do que a comorbidade com transtornos internalizantes, como a depressão. O prejuízo causado pelas dificuldades em escrita é duas vezes mais presente (65%) do que em leitura ou matemática (Mayes; Calhoun; Crowell, 2006).

O desempenho de estudantes com TDAH sempre parece inferior ao esperado para sua capacidade. Estão fadados ao fracasso escolar, problemas linguísticos, emocionais e sociais, mesmo com potencial intelectual adequado, se não forem acompanhados em suas dificuldades.

INTERVENÇÃO

A Escola

Uma das perguntas mais frequentes dos pais, referente à escolarização dos filhos com TDAH é: "Qual a escola ideal para o meu filho?" Não existe uma escola especializada para alunos com TDAH. O TDAH não é resultado de falta de habilidade ou conhecimento. É uma dificuldade em manter a atenção, o esforço e a motivação, e inibir o comportamento ao longo do tempo, especialmente se as consequências não forem imediatas. Assim, o aluno com TDAH não difere dos outros alunos no seu funcionamento, o transtorno não afeta suas capacidades cognitivas gerais. O TDAH representa um déficit de desempenho (Barkley, 2002). Como grupo, o potencial de aprendizagem que apresentam é o mesmo que para outras crianças (Goldstein; Goldstein, 2002). Visto que suas dificuldades não estão relacionadas à inteligência, com as devidas adequações em estrutura, currículo e estratégias de manejo na sala de aula, podem e devem frequentar escola regular (Benczik; Bromberg, 2003).

A escolha de uma escola apropriada é a escolha do parceiro para o projeto educativo da família. Deve estar, sobretudo, o mais próxima possível dos valores que a família professa (Bromberg, 2002), de modo a evitar conflito entre os propósitos das duas partes. Apropriada não é a escola que apenas aceita o aluno, mas aquela que tem condições de assumir um compromisso; que oferece e mobiliza recursos de auxílio a alunos com dificuldades; que estabelece uma parceria efetiva com pais e profissionais responsáveis pelo acompanhamento desses alunos; que investe na formação de seu próprio corpo docente. Apropriada é a forma como a escola trabalha com o conhecimento, que é capaz de avaliar um aluno pelos progressos que alcança e não por aquele que se espera na comparação com o progresso da classe. Se a escola ideal existe? Existe sim! É onde o aluno aprende (Figueral, 2011).

Essa escola valoriza o desenvolvimento global, reconhece e respeita as diferenças individuais, promove as adaptações e estratégias de ensino para atender às necessidades educacionais do aluno (Bromberg, 2002).

Um dos passos fundamentais para ajudar o aluno com TDAH no seu ajustamento educacional é a postura da escola. A literatura sobre o transtorno aponta alguns aspectos a serem considerados: averiguar o conhecimento da equipe escolar sobre o TDAH; identificar a posição da escola sobre o tratamento, incluindo uso de medicação (independente se acredita ou não); verificar se a escola e os professores estão disponíveis para implementar as estratégias escolares necessárias ao aluno; reconhecer o padrão da escola – rígido e inflexível ou acolhedor; se apresenta política para ações disciplinares e/ou emprega esforços para auxiliar o aluno a não cometer erros; que tipo de comunicação estabelece com a família (comunicados diários no caderno, na agenda, por plataforma digital ou pessoalmente).

Um plano de intervenção escolar para gerenciar as dificuldades enfrentadas pelo aluno com TDAH é fundamental para a adaptação no contexto social e da aprendizagem. A equipe revisa a natureza da dificuldade, determina como a dificuldade afeta a aprendizagem do estudante, decide sobre os tipos de intervenções escolares que serão implementadas e as revisa periodicamente para adotar novos procedimentos, caso seja necessário (Brioso; Sarrià, 1995).

Estudos sobre a influência do contexto escolar sobre os sintomas do TDAH sugerem que as exigências de inibição de movimento e silêncio, a necessidade de seguir muitas regras e a demanda de constante atenção e concentração podem ser gatilhos para a manifestação do transtorno. Consequentemente, os sintomas poderiam ser exacerbados pelas reações provocadas entre colegas e professores, numa perpetuação invisível de rotulação e estigma (Gwernan-Jones et al., 2016).

Quando um aluno com TDAH não corresponde às expectativas em sua sala de aula, torna-se necessário fazer intervenções para que possa obter desempenho escolar satisfatório. Intervenções escolares significam incluir materiais didáticos, frequentes *feedbacks* positivos e corretivos, motivação para o trabalho acadêmico, aumento das oportunidades para aprender, a prática de habilidades adquiridas recentemente, o uso de computadores e de outros recursos tecnológicos para administrar as intervenções em sala de aula. Como as intervenções escolares envolvem uma gama variada de atitudes e tarefas, torna-se importante que os professores recebam auxílio sistemático e apoio constantes para o planejamento, implementação e avaliação das intervenções em sala de aula. Grande parte desse trabalho se concentra em intervenções acadêmicas e no uso de uma análise funcional, visando o planejamento das intervenções, a fim de atender as necessidades educativas individuais do estudante (Benczik, 2011).

O foco das intervenções escolares, inicialmente, deve estar na modificação do ambiente da sala de aula, no atendimento às necessidades dos estudantes e na promoção de objetivos de curto prazo. Mais tarde, no estabelecimento dos objetivos de longo prazo. A fim de manter a motivação tanto do estudante quanto dos membros da equipe, deve-se concentrar nos pequenos ganhos, ao invés de se objetivar resultados permanentes em curto período.

A adequação do sistema escolar às necessidades do aluno com TDAH é fator que possibilita a realização de novas aprendizagens e o desenvolvimento psicossocial (Benczik, 2000-2010).

O Professor

Dentro do contexto da aprendizagem, o professor desempenha papel crítico na experiência escolar do aluno com TDAH (Benczik, 2000-2010). Barkley (1995) é ainda mais enfático ao afirmar que o ingrediente mais importante para o sucesso de um aluno com TDAH é seu professor. Dois fatores são os mais relevantes: que ele tenha conhecimento e atitude. É pequeno, ainda, o número de professores que possuem conhecimento suficiente e adequado sobre o TDAH. Em muitos casos, têm uma percepção errada sobre natureza, causas, manifestações de sintomas do transtorno e o que eles próprios devem fazer a respeito dentro da sala de aula. Esse conhecimento é o passo inicial para ajudar o aluno em seu processo educacional. Quanto mais informado o professor estiver a respeito do transtorno, suas implicações e formas de manejo, maior é a chance de o aluno obter um bom desempenho escolar (Benczik, 2000-2010).

As relações aluno-professor são um importante componente no desenvolvimento da habilidade de comunicação interpessoal e de adaptabilidade social. Empatia, apoio, confiança e afeto estão associados de maneira bastante significativa ao desempenho positivo de alunos. Em contraposição, conflito, antipatia e raiva são indicadores negativos para esse desempenho (Roorda et al. 2011).

De modo geral, alunos com TDAH sentem menos proximidade com seus professores, assim com os professores sentem menos ligação afetiva com esses alunos. Há menos colaboração e mais conflitos nessa relação do que com os outros estudantes. A rejeição dos professores aos alunos com TDAH representa um fator de risco não apenas para o fracasso acadêmico como também para a rejeição dos próprios colegas, aumentando os sentimentos de baixa autoestima e solidão (Ewe, 2019).

Professores afetam a eternidade. É impossível determinar onde termina sua influência (Rief, 1986). Pesquisa na área da psicologia educacional e do desenvolvimento registra a importância de interações significativas entre os adultos do processo educacional e as crianças, de modo que seja possível promover o aprendizado tanto acadêmico como emocional e social (Rimm-Kaufman, 2003).

Os professores, no entanto, encontram dificuldade para implementar as intervenções escolares da maneira que se espera e recomenda. Muitas vezes, encontram-se sozinhos para realizar todo o trabalho. Também têm que enfrentar obstáculos como salas de aulas lotadas, que dificultam administrar uma variedade de registros, monitorar a criança de perto, lidar com as gratificações (reforço) e com as consequências negativas (retirada de privilégios) além de, muitas vezes, não concordarem com as intervenções comportamentais, considerando o sistema mecânico e cansativo (Du Paul; Stoner, 2007).

Não se pode esquecer que esse estudante não é apenas de seu professor, ele é de toda escola. Sendo assim, o professor deve receber suporte, apoio e parceria da coordenação pedagógica, da direção escolar, dos professores mais experientes, do professor do ano anterior, dos especialistas que acompanham o aluno fora da escola para, somente assim, desenvolver seu trabalho adequadamente (Benczik, 2019).

A diferença entre déficit de habilidades acadêmicas e déficit no desempenho é que, no primeiro, o aluno não tem a capacidade esperada para aprender determinada matéria e, no segundo, o aluno possui capacidade, mas não demonstra esse conhecimento de modo constante. É importante ficar claro para a equipe escolar que estudantes com TDAH apresentam mais dificuldade para realizar o mesmo trabalho de seus colegas em termos de quantidade e velocidade e de apresentar o mesmo comportamento social esperados dos outros estudantes. Precisam de mais estrutura, reforços positivos mais frequentes, consequências negativas e adaptações em suas tarefas (Barkley, 2002). Ter esse conhecimento é essencial, de modo que toda a equipe escolar deveria receber treinamento e capacitação constantes para estar previamente preparada a lidar com alunos com TDAH. O objetivo do trabalho é concentrar-se nas competências desses alunos, mais do que em seus déficits, ajudando-os a desenvolver atitudes positivas diante do contexto escolar e a diminuir os riscos secundários à falta de atenção e concentração.

Há, então, a necessidade de desenvolvimento de programas de treinamento e de recursos adequados aos professores, para que possam administrar melhor o TDAH dos seus alunos e, também, oferecer os serviços possíveis e disponíveis para esses alunos. A falta de treinamento dos professores implica em grande barreira contra a programação efetiva para estudantes com TDAH (Arcia et al., 2000). E professores que resistem à implementação de estratégias diferenciadas refletem pouco conhecimento sobre a natureza do TDAH e as necessidades reais desses alunos.

É responsabilidade da escola se organizar como equipe de modo a poder participar do processo de avaliação precoce do transtorno e propiciar intervenções efetivas o mais cedo possível, de modo a prevenir o ciclo de frustração e fracasso (Rief, 1993). A escola que reconhece o TDAH como uma condição que requer adaptações ou intervenções especializadas e que proporciona treinamento e recursos necessários para atender as necessidades educacionais dos estudantes poderia almejar, além de bom desempenho escolar, mais sucesso comportamental e social desses alunos (Benczik (2011).

Um dos treinamentos mais efetivos para professores é o modelo de orientação colaborativa, onde um consultor (profissional da escola) trabalha junto aos professores de maneira sistemática, realizando, inicialmente, uma avaliação funcional do estudante (observação em sala de aula, reuniões com o professor do aluno, considerando todos os aspectos que possam estar relacionados com as dificuldades que ele apresenta). Assim que a intervenção é planejada e implementada, o consultor se reúne diariamente ou semanalmente com o professor para revisar o progresso. Os programas comportamentais exigem modificações ao longo do tempo, portanto, essa avaliação e consultoria são constantes (Du Paul; Stoner, 2007).

Programa proposto pela Lehig University para atender estudantes dos últimos anos do Ensino Fundamental (Shapiro et al., 1996) contou com duas etapas. Na primeira, houve treinamento básico durante dois dias (TDAH, avaliação e intervenções escolares) e consultoria intensiva de duas horas diárias, durante 60 dias, com atividades de desenvolvimento. Na segunda etapa, realizou-se a implementação de programas individuais para os estudantes com dificuldades, estabelecendo métodos para a identificação e monitoramento de alunos com TDAH, comunicação e interação com médicos e profissionais. O treinamento avançado envolveu um aumento da base de conhecimento e de serviços para esses estudantes e representou uma abordagem promissora para sistematizar as iniciativas de treinamento em escolas.

Du Paul e Stoner (2007) explicam que, para maximizar a mudança de comportamento, as intervenções devem incluir estratégias proativas, direcionadas para antecipar e reduzir a probabilidade do aluno com TDAH se envolver em comportamentos desafiadores (por exemplo, fornecendo dicas visuais e avisos) e reativas (implementando as consequências, como reforço positivo após a ocorrência de um comportamento esperado).

Na tentativa de auxiliar professores e estudantes com TDAH dentro da sala de aula, a CADDRA (2018) elaborou diretrizes que focam intervenções instrucionais, comportamentais, ambientais, acadêmicas e de funções executivas, visando melhorar o desempenho destes alunos, e em cada área de intervenção proposta pelo CADDRA, as autoras complementaram com outras possibilidades interventivas (Benczik e Bromberg, 2003; Benczik, 2000-2010). Os alunos universitários foram incluídos nessas orientações.

INTERVENÇÕES INSTRUCIONAIS

Alunos com TDAH geralmente têm dificuldade com a Linguagem, como seguir instruções (principalmente se forem dadas em várias etapas) ou na interpretação pragmática da linguagem. Assim, recomenda-se:

- Dar instruções claras e precisas.
- Usar de intensidade na voz; professores que falam muito baixo não prendem a atenção.
- Verificar que o aluno esteja prestando atenção antes de dar as instruções.
- Verificar a compreensão, fazendo com que o aluno repita as instruções, e fornecer os esclarecimentos necessários.
- Usar solicitações diretas: "quando e depois".
- Usar pistas visuais na sala de aula ou na mesa para as transições de temas.
- Usar avisos/imagens visuais ou listas para iniciar, executar e concluir a atividade.
- Dividir as etapas para iniciar tarefas.

INTERVENÇÕES COMPORTAMENTAIS

Alunos com TDAH são mais sensíveis a reforço consistente e imediato. Em trabalho com modificação de comportamento, pais, professores e crianças aprendem técnicas específicas que ajudam a melhorar o comportamento do aluno.

Técnicas que desenvolvem o autocontrole ajudam a não depender de outros para manter a atenção. Essencialmente, o aluno aprende a regular seu comportamento de forma eficaz, diante de uma tarefa, por meio de autoinstruções (pensamentos que ajudem a se organizar). No início, as instruções são fornecidas pelo adulto, em forma de verbalizações, e essa ajuda será diminuída de forma progressiva e ordenada, para dar lugar a um maior envolvimento e iniciativa por parte do próprio aluno. Os princípios básicos sobre os quais esse programa está baseado são os de aprendizagem da modificação de comportamento.

As abordagens devem identificar os objetivos e direcionar comportamentos para serem modificados; enfatizar consistência e rotina; aumentar a autoestima através de reconhecimento e recompensas tangíveis; e identificar incentivos adequados ao desenvolvimento. É fundamental que os objetivos sejam desenvolvidos através de colaboração com o aluno e sua família; os incentivos precisam ser significativos para o aluno. Recomedações:

- Fornecer *feedback* imediato e frequente.
- Oferecer aos alunos *feedback* e incentivo positivos com mais frequência do que *feedback* negativo.
- Fornecer aos alunos *feedback* específico – "obrigado por ter levantado a mão para fazer a pergunta".
- Reduzir a quantidade de trabalho necessária para mostrar conhecimento, ou seja, em vez de exigir do aluno 10 perguntas adicionais, pode-se pedir que ele faça 5.
- Dosar a sequência do grau de dificuldade das atividades, de modo a evitar a frustração e a possibilidade de fracasso.
- Fornecer expectativas e estrutura claras na sala de aula.
- Permitir oportunidades aceitáveis de movimento: "caminhar passa".

INTERVENÇÃO AMBIENTAL

Alunos com TDAH, geralmente, exigem mudanças no ambiente físico, que irão diminuir a probabilidade de distratores e permitir mais oportunidades para monitoramento e interação da parte de professores.

- Diminuir os estímulos do ambiente (muitos cartazes, muitos escritos permanentes no quadro, muitos objetos de decoração).
- Criar uma rotina de trabalho.
- Assentos preferenciais longe de distrações.
- Proximidade com o professor.
- Local silencioso na sala de aula para se acalmar ou trabalhar.
- Estar sentado ao lado de um amigo "mais atento" (par tutor).

INTERVENÇÃO ACADÊMICA

Alunos com TDAH podem ter comorbidades e necessidades de aprendizagem (por exemplo, dificuldades motoras finas, velocidade de processamento mais lenta, trabalho mais fraco de memória) além de problemas com distração, que requerem específicas acomodações na sala de aula.

- Envolver ativamente o aluno, fornecendo trabalho no nível acadêmico apropriado; explorar novidades e a criatividade.
- Permitir tempo prolongado (1,5 x) para completar tarefas e testes.
- Considerar intervalos entre uma atividade escrita e outra, de acordo com a dificuldade da tarefa escrita.
- Permitir que o aluno faça testes e exames em outra sala.
- Permitir fones de ouvido para ajudar a reduzir ruídos externos durante testes e exames.
- Fornecer um anotador ou acesso à assistência tecnológica.
- Incorporar atividade física ao processo de aprendizagem.
- Atribuir tarefas de casa conforme necessário, mas monitorando a quantidade para não extralopar o limite do aluno.

INTERVENÇÕES DE FUNÇÕES EXECUTIVAS

O aumento das demandas em sala de aula é, frequentemente, acompanhado por maiores conflitos em relação a organização, gerenciamento de tempo, priorização e conclusão de tarefas. Déficits da função executiva podem ter um impacto significativo e negativo sobre o progresso acadêmico e a produtividade do aluno. À medida que o aluno passa para as séries posteriores, os serviços fornecidos mais comuns são as acomodações acadêmicas (por exemplo, provas em lugares preferenciais, cópias de notas de aula etc.), que não são projetadas para desenvolver ou melhorar habilidades, mas sim para permitir ao aluno uma melhor oportunidade de avanço.

- Possibilitar um tutor ou treinador acadêmico.
- Organizar uma sala de aula estruturada.
- Estabelecer uma rotina.
- Manter um caderno de tarefas.
- Desenvolver um caderno de organização.
- Organizar o que precisa ser levado para a escola na noite anterior.
- Monitorar e solicitar o início das tarefas.
- Ensinar noção e gerenciamento de tempo.
- Usar organizadores gráficos para projetos de longo prazo.
- Empregar o máximo possível de atendimento individualizado.

INTERVENÇÕES EM FACULDADES E UNIVERSIDADES

Alunos com TDAH em faculdades e universidades são, muitas vezes, bastante desafiados pelos déficits na função executiva e outras comorbidades, como ansiedade e depressão, exigindo capacidade de manter ritmo consistente e eficiente. Os alunos são facilmente sobrecarregados quando os apoios não estão disponíveis, o que inicia um ciclo de frustração e fracasso. Atitudes e ações que podem ajudar na diminuição desse fracasso:

- Incentivar os alunos a entrar em contato com o Centro de Acessibilidade da Universidade.
- Permitir tempo prolongado para tarefas, especialmente se as atribuições acontecerem todas ao mesmo tempo.
- Permitir tempo prolongado em testes/exames.
- Favorecer o uso de aplicativos organizacionais para fazer anotações, listas, ideias (por exemplo, Evernote e Simplenote, Mind Manager).
- Suporte tecnológico para organizar melhor o pensamento, anotando e escrevendo (por exemplo, Livescribe, AudioNote, Uma nota, SoundNote, Audiotorium e Screen Record).
- O mapeamento de conceitos pode ser realizado no computador usando organizadores gráficos (por exemplo, Inspiração, Companheiro de escritor, Rascunho Construtor).
- Acesso a cadeiras preferenciais em palestras (perto do palestrante, longe das distrações visuais ou auditivas).
- Acesso a um escriba ou anotador para fazer anotações durante os momentos em que se faz necessário focar na palestra, ao invés de garantir anotações adequadas e minuciosas o suficiente para revisar e estudar para testes /exames.
- O aluno deve obter cópias antecipadas das notas, apostilas ou slides, para que possa se concentrar na aula/palestra em vez de ter que ler o que está no quadro, fazer anotações e ouvir tudo ao mesmo tempo.
- Usar aulas/palestras de vídeo, se houver permissão, e revisar depois para reforçar o trabalho de classe.
- Permitir o uso de dispositivos como *tablet* e aplicativos que ajudam na escrita para planejamento (por exemplo, Inspiração); desenho (por exemplo, Dragon Ditado, iPad); e anotações (por exemplo, Notabilidade).
- Trabalhar com a equipe de acessibilidade/deficiência para revisar tarefas, verificar detalhes, ajudar no gerenciamento do tempo e datas de trabalho, bem como revisão do progresso.
- Acesso a folhas de "prompt"/auxiliares de memória com descrição das etapas, fórmulas etc.

- Treinamento para identificar pontos fortes, negociar problemas e trabalhar em objetivos específicos.

GUIA PARA DESENHAR INTERVENÇÕES EM FUNÇÕES EXECUTIVAS PARA ESTUDANTES COM TDAH

Estudantes com TDAH apresentam atenção mais curta que seus colegas e estão mais suscetíveis às distrações que os tiram das tarefas justamente porque são menos aptos a inibirem seus impulsos – significando que é muito mais difícil para eles deixarem de lado coisas mais divertidas para focarem em coisas mais importantes (Dawson; Guare, 2018).

Iremos focar em 4 classes de estratégias para estudantes com disfunção executiva: modificações ambientais, treino de estratégias, uso de motivadores e incentivos.

1) **Modificações Ambientais:** o primeiro passo é pesquisar o ambiente físico e social para determinar se há impedimentos para o funcionamento executivo ou se algo precisa ser introduzido. Ex.: criança com pobre controle atencional terá mais dificuldades se estiver sentada perto de janelas e portas ou perto de grupo mais falantes, é melhor sentar perto do professor e mais distante de distrações; uma criança impulsiva, com dificuldades de regular afeto, terá menos prejuízos em salas com um número menor de alunos para interagir e uma supervisão de adulto aumentada. No contexto de sala de aula, a criança com TDAH poderá se beneficiar das seguintes modificações:
   - Assento preferencial: uma abordagem recomendada é o formato em U, com o professor no topo do U, movendo para cima ou para baixo os espaços vazios conforme necessário para responder a cada estudante individualmente. Dessa forma, o professor poderá monitorar a classe de maneira mais fácil e próxima, e o aluno com TDAH estará mais próximo de outros alunos que podem oferecer uma pista visual do trabalho a ser realizado.
   - Diminuição da desordem e das distrações visuais: uma classe colorida e atraente. Porém, para um estudante com TDAH, cujo cérebro procura por novidade mais do que cérebros típicos, isto pode levar à sobrecarga sensorial. Reduzir a estimulação visual, mesmo que seja em uma seção da sala de aula, pode ajudá-los.
   - Incentivar a escolha e construir através da escolha, bem como enfatizar a prática e o aprendizado experimental.
   - Remover a poluição sonora durante os trabalhos em silêncio.

- Realizar tarefas breves ou construí-las com intervalos mais frequentes. Poderá ser estipulado com o aluno um intervalo no qual ele deverá entregar a tarefa ao professor para que este possa conferi-la e fazer os apontamentos necessários.
- Oferecer intervalos em que a criança possa se movimentar e exercitar: estudos recentes apontam que a atividade física em crianças com TDAH pode ter um impacto positivo no funcionamento executivo. Começando ou terminando o dia escolar com 30 minutos de exercício pode ser uma maneira de fazer isso. Ou, esses intervalos podem ocorrer entre as mudanças de disciplina. Uma sugestão é o website GoNoodle, que oferece uma grande quantidade de vídeos para inserir essa rotina de maneira divertida no ambiente de sala de aula.
- Providenciar mais supervisão durante os momentos não estruturados. Crianças com TDAH são impulsivas, sua impulsividade provavelmente provocará problemas quando estiverem em situações em que a estrutura foi perdida.
- Criar rotinas e cronogramas; proporcionar dicas ao invés de esperar que estudantes se lembrem espontaneamente, apontando o item apropriado na agenda. Dicas visuais são preferíveis às dicas verbais.
- Fazer uso de elogios específicos. Elogio é um recurso subutilizado e pode ser escrito para evitar constrangimentos com adolescentes.

2) Ensinando Estratégias:

- Estudantes com TDAH necessitam de mais dicas e comandos por períodos mais longos antes de aprenderem uma habilidade ou rotina. Reclamação frequente de seus pais e professores é: "Ele já deveria estar fazendo isso sozinho" ou "Eu não deveria ter que lembrá-lo sobre isso!". Infelizmente, quando adultos acreditam nisso, sua frustração se torna aparente para a criança. Providenciar lembretes é parte do trabalho dos pais e professores, é parte do trabalho auxiliá-los a perceber o que pode ajudá-los a lembrar do que precisa ser feito.
- Dar um pequeno passo de cada vez. Comunicar a uma criança com TDAH que você espera grandes mudanças em seu comportamento e que isso seja feito rapidamente, provavelmente, será aterrorizante para quem já sabe que, eventualmente, desaponta seus pais e professos diariamente. Quando trabalhamos com crianças com TDAH, devemos focar em pequenos objetivos diários e semanais ao invés de grandes objetivos de longo prazo. Obviamente, os objetivos de longo prazo devem ser discutidos e apresentados às crianças, para que possam contextualizar seu comportamento. No entanto, logo são retomados

os objetivos de curto prazo e focamos nos pequenos objetivos que podem ser alcançados em um curto tempo.

- Uma forma de trabalhar esse aspecto é desafiar estudantes com TDAH a focarem em suas melhoras pessoais, que são objetivos autodirigidos, específicos, desafiantes e competitivos, com finalidade de conseguir seu próprio progresso ao invés do progresso dos outros estudantes. Envolve fazer um pouco mais ou um pouco melhor do que o esforço anterior.
- Ensinar a fazer planos "Se-Então". Essa estratégia pode ser particularmente efetiva em auxiliar estudantes com TDAH a evitarem tentações inesperadas ou esperadas que podem afastá-los das tarefas de casa. Na maioria das vezes, eles têm a melhor das intenções em relação às tarefas de casa, mas um estímulo repentino e maior aparece e eles logo as deixam de lado. Pedir para que os estudantes identifiquem suas distrações, monitorem seu desempenho durante as tarefas de casa, e na sequência, façam o plano "Se-Então". Exemplo: "Se eu planejar estudar história hoje às 15:00 horas e meu amigo me mandar uma mensagem de texto pelo aplicativo, convidando para jogar videogame nessa mesma hora, então, eu irei dizer a ele que não posso e vou sugerir um novo horário. O plano "Se-Então" é efetivo, em parte, porque ativa uma representação mental crítica e cria um forte link entre a crítica e o objetivo desejado. Em outras palavras, essa abordagem permite aos estudantes visualizarem a si mesmos em situações críticas e providencia um ensaio mental sobre como eles irão lidar com a situação, se ela acontecer (Gawrilow; Gollwitzer; Oettingen, 2011).

3) **Motivando estudantes com TDAH a usar e praticar suas habilidades executivas:** Barkley (2015) descreve o processo mental subjacente ao TDAH como uma desordem biologicamente baseada no déficit motivacional, devido ao déficit de dopamina. Esse neurotransmissor tem papel significativo no funcionamento do lobo frontal através da ativação do centro de recompensa, e permite trabalhar com entusiasmo.

   O uso de incentivos e motivadores podem ser divididos em duas categorias: simples e complexos (Dawson; Guare, 2018). Os incentivos simples são:

   - Oferecer ao estudante algo que o possa deixar ansioso para fazer assim que a tarefa que exige esforço for finalizada.
   - Alternar atividades prazerosas e não prazerosas.
   - Construir frequentes e pequenos intervalos.
   - Dividir as tarefas em passos e usar um *checklist* para controle da tarefa, aumentando a motivação quando parte dela for sendo completada.

- Usar elogios específicos para reforçar o uso de funções executivas.
- Incentivos mais complexos são mais difíceis de implementar e são úteis para quando se está construindo uma rotina ou novo hábito.
- Uso de marcadores diários ou semanais que registrarão o progresso do estudante de modo que ele possa ver se está se aproximando da recompensa.
- Dar pontos para comportamentos discretos e mensuráveis.
- A recompensa deve ser algo muito valioso para o estudante.
- O adulto responsável por manter o sistema ativo é confiável e consistente em monitorar os comportamentos do estudante.

CONSIDERAÇÕES FINAIS

Du Paul e Stoner (2007) consideram que, apesar do desenvolvimento na identificação e no tratamento do TDAH, as dificuldades dos estudantes com TDAH no final do Ensino Fundamental e no Ensino Médio têm recebido pouca atenção. É esperado, desses alunos, independência e autonomia para a faixa etária. No entanto, há necessidade de programações específicas que visem melhorar seu desempenho acadêmico, e mais pesquisas para se determinar formas práticas e eficientes de gerenciar suas dificuldades de comportamento e competências escolares e sociais, tornando-os mais bem-sucedidos e produtivos.

Não podemos fechar os olhos para o fato de que o aluno com TDAH apresenta necessidades educacionais específicas que precisam ser atendidas e que o atual sistema educacional permanece homogêneo e inflexível, concentrando seus objetivos no âmbito cognitivo, tendo o aluno padrão como referência; os objetivos são iguais para todos, com atividades e provas padronizadas, que devem ser feitas ao mesmo tempo por todos. Infelizmente, ainda há escolas que desconsideram as diferenças individuais, estando pouco abertas às diversidades, sendo incapazes de adequar recursos e metodologias aos alunos que deles necessitam (Benczik, 2011).

O rendimento escolar constitui-se em uma experiência de vida com poderoso impacto sobre o estudante e sua família. Assim, as intervenções escolares podem ter um impacto positivo, reduzindo a gravidade dos sintomas do TDAH e das condições comórbidas, minimizando os riscos secundários, como reprovação, suspensão e, em última instância, evasão escolar, sendo essa uma das consequências mais perniciosas para a vida do estudante e de sua família. O sistema escolar deveria, então, flexibilizar suas exigências, minimizando o risco de fracasso, rejeição e de exclusão ao longo do tempo, cujos efeitos negativos na personalidade podem ser de magnitude nem sempre avaliada e prevista por aqueles que definem e aplicam as normas escolares (Barkley, 2002).

De maneira geral, o bom desempenho escolar do estudante com TDAH vai depender de múltiplos esforços e da participação efetiva por parte de todos os envolvidos, incluindo o próprio aluno, pais, professores e a equipe pedagógica, onde os temperos utilizados deveriam ser, principalmente, o conhecimento sobre o TDAH, a criatividade, a flexibilidade e a disponibilidade de todos (Benczik, 2011).

REFERÊNCIAS

AMERICAN PSYCHIATRIC ASSOCIATION. **Manual diagnóstico e estatístico de transtornos mentais: DSM-5.** 5. ed. Porto Alegre: Artmed, 2014.

ARCIA, E.; FRANK, R.; SANCHEZ-LACAY, A.; FERNAÍNDEZ, M. Teacher understanding of ADHD as reflected in attributions and classroom strategies - **Journal of Attention Disorders**, v. 2, v. p. 91-101, 2000.

ARDILA, A. On the evolutionary origin of executive functions. **Brain and Connection**, v. 6, p. 92-99, 2008.

ASSOCIAÇÃO PORTUGUESA DE PESSOAS COM DIFICULDADES DE APRENDIZAGEM ESPECÍFICAS. **Disgrafia.** http://www.appdae.net/disgrafia.html. 2011.

BARKLEY, R. A. **Attention-deficit hyperactivity disorder:** a handbook of diagnosis and treatment. New York: The Guilford Press. 2015

BARKLEY, R. A. **Taking charge of ADHD:** the complete authoritative guide for parents. New York: The Guilford Press, 1995.

BARKLEY, R. A **Transtorno de Déficit de Atenção/Hiperatividade**: guia completo para pais, professores e profissionais da saúde. Porto Alegre: Artmed, 2002.

BARKLEY, R. A.; DUPAUL, G. J.; MCMURRAY, M. B. – Comprehensive evaluation of attention deficit disorder with and without hyperactivity as defined by research criteria. **J Consul Clin Psychol,** v. 58, p. 775-98, 1990.

BARKLEY, R. A.; MURPHY, K. R.; FISCHER, M. **ADHD in adults:** what the science says. New York: Guilford, 2008.

BENCZIK, E. B. P. Curso de Capacitação em Transtorno de Déficit de Atenção/Hiperatividade. **Intervenções clínicas, escolares e familiares.** Centro de Estudos em Saúde. Hotel Jangadeiro, Recife/PE. 28/set e 27/out, 2019.

BENCZIK, E. B. P. O Transtorno de Déficit de Atenção/Hiperatividade e as suas implicações educacionais. **Revista Direcional Educador – Neuroaprendizagem.** Ano 7, n. 81, out/2011.

BENCZIK, E. B. P. **Transtorno de Déficit de Atenção/Hiperatividade – Atualização diagnóstica e terapêutica:** um guia de orientação para profissionais. São Paulo: Casa do Psicólogo, 2000-2010.

BENCZIK, E. B. P.; BROMBERG, M. C. Intervenções na escola. In: ROHDE, L. A.; MATTOS, P. et al. **Princípios e práticas em TDAH.** Porto Alegre: Artmed, 2003.

BRIOSO, A.; SARRIÁ, E. Distúrbios de Comportamento. In: COLL, C.; PALACIOS, J.;MARCHESI, A. **Desenvolvimento Psicológico e Educação – Necessidades Educativas Especiais e Aprendizagem Escolar.** 3, 157-168. Porto Alegre: Artes Médicas.

BROMBERG, M. C. Aspectos relevantes do Transtorno de Déficit de Atenção/ Hiperatividade. **Jornal Paranaense de Pediatria**, ano 3, n.1, edição especial, 2002.

BROOKS, R.; GOLDSTEIN, S. **Raising resilient children:** fostering strength, hope, and optimism in your child. New York: Contemporary Books, 2001. CANADIAN ADHD RESOURCE ALLIANCE (Internet). **Canadian ADHD practice guidelines.** 4th ed. Toronto: CADDRA, 2018. (capturado em 11 jan.2020). Disponível em: https://www.caddra.ca/wp-content/uploads/CADDRA-Guidelines-4th-Edition_-Feb2018.pdf

COELHO, D. T. **Dislexia, disgrafia, disortografia e discalculia.** http://www.ciec-uminho. org/documentos/ebooks/2307/pdfs/8% 20Inf% C3% A2ncia% 20e% 20Inclus% C3% A3o/Dislexia. pdf. Acessado em 10.03 (2012): 2017.

CARLSON, C. L.; LAHEY, B. B.; NEEPER, R. Direct assessment of the cognitive correlates of attention deficit disorders with and without hyperactivity. **Journal of Psychopathology and Behavioral Assessment**, v. 8, p. 69-86, 1991.

CRUZ, V. **Dificuldades de Aprendizagem Específicas.** Lisboa: LIDEL, 2009.

DAWSON, P.; GUARE, R. **Executive Skills in Children and Adolescents:** a pratical guide to assessment and intervention. New York: Guilford Press, 3ª Edição. ISBN: 978-14-625-3531-6, 2018.

DOWNS, J. R., S. B. Can increased listening Power increase learning? **Educational Technology**, n. 11 (1), p. 59-60, 1971.

DU PAUL, G. J; STONER, G. **TDAH nas escolas:** estratégias de avaliação e intervenção. São Paulo: M. Books, 2007.EPSTEIN, M. A.; SHAYWITZ, S. E.; SHAYWITZ, B. A.; WOOLSTON, J. L. The boundaries of attention deficit disorder. **J Learn Disabil,** n. 22 p.3-13, 1991.

EWE, L. P. ADHD symptoms and the teacher–student relationship: a systematic literature review. **Emotional and Behavioural Difficulties,** v. 24, n. 2, 2019.

FARIAS, A. C.; BROMBERG, M. C. B.; CORDEIRO, M. L. **Transtorno de Déficit de Atenção/Hiperatividade (TDAH):** como entender e ajudar seu filho! São Paulo: Fontenele, 2019.

FIGUEIRAL, A. S. **Notas baixas! O que fazer?** São Paulo: República Literária, 2010.

GAWRILOW, C.; GOLLWITZER, P. M.; OETTINGEN, G. If-Then plans benefit executive functions in children with ADHD. **Journal of Social and Clinical Psychology,** v. 30(6), p. 616-646, 2011.

GOLDSTEIN, S.; GOLDSTEIN, M. **Managing attention disorder in children:** a guide for practitioners. New York: A. Wiley – Interscience Publication. 1990.

GORDON, M. **ADHD/hyperactivity:** a consumer's guide. New York: GST Publications, 1991.

GUARDIOLA, A. Transtorno de atenção: aspectos neurobiológicos. In: ROTTA, N. T.; OHLWEILER, L.; RIESGO, R. dos S. **Transtornos da Aprendizagem:** abordagem neurobiológica e multidisciplinar. Porto Alegre: Artmed, 2006.

GWERNAN-JONES, R. et al. A systematic review and synthesis of qualitative research: the influence of school context on symptoms of attention deficit hyperactivity disorder. **Emotional and Behavioral Difficulties**, v. 21, n. 1, p. 83-100, 2016.

HECHTMAN, M. **Hiperatividade:** como desenvolver a capacidade de atenção da criança. 8. ed. Campinas: Papirus, 2002.

HECHTMAN, L.; WEISS, G. Long-term outcome of hyperactive children. **American Journal of Orthopsychiatry**, v. 53, n. 3, p. 532-541, 1983.

HECHTMAN, L. et al. Young adult outcome of hyperactive children who received long-term stimulant treatment. **J Am Acad of Child Psychiatry,** v. 23, n. 3, p. 261-269, 1984.

HERBERT, M. **Conduct disorder of childbood and adolescense:** a behavior approach assessment and treatment. N.Y. Willey. 1978.

LARSON, K. et al. Patterns of comorbidity, functioning, and service use for US children with ADHD. **Pediatrics March**, v. 127, n. 3, p. 462-470, 2011.

LEI, H. et al. Affective teacher-student relationships and students' externalizing behavior problems: a meta-analysis. **Frontiers in Psychology,** v. 7, p. 1311, 2016.

MANNUZZA et al. Adult outcome of hyperactive boys: educational achievement, occupational rank, and psychiatric status. **Archives of General Psychiatry**, v. 50, n. 7, p. 565–576, 1993.

MAYES, S.D.; CALHOUN, S. L., CROWELL, E. W. Learning disabilities and ADHD: overlapping spectrum disorders., v. 33, n. 5, p. 417-24, 2000.

MARSHALL, R.M.; HYND, G.W.; HANDWERK, M.J. et al. – Academic underachievement in ADHD subtypes. **J Learn Disabil.** 30:635-42, 1997.

MOLINA, B. et al. Cooperative Group. The MTA at 8 years: Prospective follow-up of children treated for combined-type ADHD in a multisite study. **J Am Acad of Child & Adolescent Psychiatry**, v. 48, n. 5, p. 484–500, 2009.

PASTURA, G. M. C.; MATTOS, P.; ARAÚJO, A. P. Q. C. Desempenho escolar e transtorno do déficit de atenção e hiperatividade. **Rev. Psiq. Clín**, v. 32, n. 6, p. 324-329, 2005.

PEREIRA, H.; ARAÚJO, A. P. Q. C.; MATTOS, P. Transtorno do déficit de atenção e hiperatividade (TDAH): aspectos relacionados à comorbidade com distúrbios da atividade motora. **Rev. Bras. Saúde Mater. Infant.**, v. 5, n. 4, 2005.

PERLMAN, M. S.; MAIA, M. I. R.; CONFORTIN, H. TDAH e aprendizagem: um desafio para a educação. **Perspectiva, Erechim,** v. 39, n. 148, p. 73-84, dez 2015.

RIEF, S. **How to Reach and Teach ADD/ADHD Children**: practical techniques, strategies,and interventions for helping children with attention problems andhyperactivity. West Nyack:The Center for Applied Research in Education, 1993.

RIESGO, R. dos S. Transtornos da atenção: co-morbidades. In: ROTTA, N. T.; OHLWEILER, L.; RIESGO, R. dos S. **Transtornos da Aprendizagem:** abordagem neurobiológica e multidisciplinar. Porto Alegre: Artmed, 2006.

RIMM-KAUFMAN, S. E. et al. Improving the sensitivity and responsivity of preservice teachers toward young children with disabilities. **Topics in Early Childhood Special Education**, v. 23, n. 3, p. 151-163, 2003.

ROHDE, L. A. P.; BENCZIK, E. B. P. **Transtorno de Déficit de Atenção/ Hiperatividade:** O que é? Como ajudar? Porto Alegre: Artes Médicas, 1999.

ROHDE, L. A. R.; BUITELAAR, J. K.; GERLACH, M.; FARAONE, S. V. **Guia de Compreensão e manejo do TDAH da World Federation of ADHD.** Porto Alegre: Artmed, 2019.

ROORDA, L. et al. The influence of affective teacher–student relationships on students' school engagement and achievement: a meta-analytic approach. **Review of Educational Rcscarch,** v. 81, n. 4, p. 493–529, 2011.

ROSS, A. O. (1979). **Aspectos Psicológicos dos Distúrbios da Aprendizagem e Dificuldades na Leitura.** São Paulo: Mac Graw – Hill do Brasil.

ROTTA, N. T. Dificuldades para a aprendizagem. In: ROTTA, N. T.; OHLWEILER, L.; RIESGO, R. dos S. **Transtornos da Aprendizagem:** abordagem neurobiológica e multidisciplinar. Porto Alegre: Artmed, 2006.

SHAPIRO, E. S., DUPAUL, G. J., BRADLEY, K. L.; BAILEY, L. T. A school-based consultation program for service delivery to middle school students with attention-deficit/hyperactivity disorder. **Journal of Emotional and Behavioral Disorders**, v., n. 22, p. 73–81.1996. https://doi.org/10.1177/106342669600400202

TORRES, R.; FERNÁNDEZ, P. **Dislexia, Disortografia e Disgrafia**. Amadora: McGrawHill, 2001.

UNITED STATES OF AMERICA, DEPARTMENT OF EDUCATION. **Teaching Children with Attention Deficit Hyperactivity Disorder:** Instructional Strategies and Practices. 2004.

VERA, C. F. D.; CONDE, G. E. S.; WAJNSZTEJN, R.; NEMR, K. Transtornos de aprendizagem e presença de respiração oral em indivíduos com diagnóstico de transtorno de déficit de atenção /hiperatividade (TDAH). **Rev. CEFAC**, v. 8, n. 4, 2006.

VEJA, J.L. (1988). **Desarollo de la attencion y transtornos por defict de attencion**. Salamanca: Universidad de Salamanca.

WAGNER, F.; ROHDE, L. A.; TRENTINI, C. M. Neuropsicologia do Transtorno de Déficit de Atenção/Hiperatividade: Modelos Neuropsicológicos e Resultados de Estudos Empíricos. **Psico-USF, Bragança Paulista**, v. 21, n. 3, p. 573-582, set./dez, 2016.

WILLCUTT, E. G. et al. Validity of the executive function theory of attention--deficit/hyperactivity disorder. A meta-analytic review. **Biological Psychiatry**, v. 57, p. 1336-1346, 2005.

Capítulo 25

TRANSTORNO DE DÉFICIT DE ATENÇÃO/ HIPERATIVIDADE (TDAH) E NEUROFEEDBACK

Marcia Gabriel da Silva Rego
Rosmeiri Magário

Neurofeedback é um termo genérico que trata de um método informatizado de observação e treinamento cerebral, que teve a década de 60 como um marco em seu desenvolvimento. Dados de história apontam para a importância das descobertas de Johann Stoyva e Joe Kamiya (1968) sobre o uso de procedimentos de feedback para controle de resposta fisiológica e estado mental associado, assim como, dos experimentos realizados com gatos de M. Barry Sterman, W. Wyrwicka e S. Roth (1969) sobre o aumento do ritmo sensório motor (SMR), que foram solicitados pela NASA.

Sterman e Friar, em 1972, aplicaram pela primeira vez sua descoberta, em uma mulher epiléptica de 23 anos, a fim de controlar suas crises. O treinamento do ritmo sensório motor por meio de *Biofeedback* EEG, neste caso, resultou em supressão acentuada das convulsões, atividade diferenciada do ritmo Alpha, além de terem sido observadas mudanças nos padrões do sono e da personalidade.

Vale salientar ainda, neste brevíssimo apanhado histórico: Hans Berger em 1924, pai da eletroencefalografia, Hershel Toomin (Sievier, 2008), desenvolvedor da hemoencefalografia, Joel F. Lubar (1991) que contribuiu com pesquisas sobre análise eletroencefalográfica quantitativa em TDAH e Peter Van Deusen (Ribas et al., 2016) criador da técnica TLC – Curva de Aprendizagam em *Neurofeedback* e idealizador do método TQ7 – Quantitative Electroencephalography, utilizado por nós (Ribas et al., 2017).

Como campo de pesquisa da neurociência, o *Neurofeedback* é uma técnica multidisciplinar que envolve a interface entre várias áreas das ciências, entre as quais, psicologia, medicina, fisioterapia, matemática, física, engenharia, entre outras.

Técnica não invasiva, o *Neurofeedback* potencializa efeitos eletrofisiológicos através de condicionamento operante (Nascimento Filho, 2017), constituindo-se como um tipo de treino de *biofeedback,* que mede a atividade neural e que possibilita a modulação cerebral autorregulatória. Em síntese, o principal objetivo deste método é registrar e analisar a atividade neuronal de uma dada pessoa, a fim de possibilitar a autorregulação imediata. O *Neurofeedback* permite uma visualização em tempo real do que acontece no cérebro, como se fosse o "reflexo de um espelho", possibilitando, caso necessário, ajustes neste funcionamento.

Há várias metodologias de Neuromodulação Autorregulatória para obtenção de informações da atividade cerebral de uma pessoa, cujas funções básicas são semelhantes, mas com diferentes ambientes gráficos, design e níveis de treinamento e desempenho. Todos os sistemas recebem sinais neuronais emitidos a um software, que podem ser captados por Eletroencefalograma (EEG), Espectografia Funcional de Infravermelho Próximo (fNIRs) ou Imagem por Ressonância Magnética Funcional (fMRI).

Neste capítulo, nosso enfoque será os processos de autorregulação de EEG em tempo real.

MAS, COMO SE DÁ A MODULAÇÃO AUTORREGULATÓRIA?

Durante toda a nossa vida temos muitos momentos de realizações automáticas e algumas conscientes. Diariamente vivemos rotinas que, quando automatizadas, embora muito parecidas, não são exatamente iguais. O fato de não percebermos as sutis diferenças não significa que elas não ocorram, dado que, estas regulações cotidianas têm uma amplitude de variação limitada, asseguradas por alguns núcleos do Tronco Cerebral, a fim de salvaguardar nossas funções vitais.

Todavia, também vivemos situações que, por serem novas, nos obrigam a sair do modo automático e criar estratégias para reequilibrar nosso sistema. É o caso, por exemplo, das experiências de aprendizagem, que pelo menos, enquanto não assimiladas e automatizadas, necessitam de ações conscientes. De modo semelhante, algumas vivências afetivas, como, a ansiedade sentida às vésperas de uma viagem muito desejada, nos obrigam a parar, respirar profundamente, voltar o processo de pensamento para outro foco, como algumas das possíveis estratégias utilizadas para garantir que a espera não traga um desequilíbrio incontrolável ao nosso organismo e consequências a nossa identidade ou a nossa sobrevivência. A adaptação conquistada por meio dessas estratégias é decorrente do que se chama *autorregulação.*

Do ponto de vista psicológico, todos os dias realizamos adequações imediatas utilizando diversas estratégias, sejam elas emocionais e/ou cognitivas e/ou comportamentais, a fim de garantir nosso equilíbrio psíquico. É, portanto, intrínseco associar o bem-estar físico e psíquico ao processo *autorregulatório,* contudo, a eficácia deste processo depende de automonitorização em tempo real.

Reflitam sobre a seguinte situação: lição de casa realizada por uma criança que está em processo de aquisição de leitura e escrita. Qual a importância dela? Por que a correção imediata é mais eficaz? Para reter uma nova aprendizagem, é fundamental que a criança faça a tarefa, identifique os possíveis erros, corrija-os e repita o exercício, a fim de garantir sua fixação e compreensão. O professor neste processo tem um papel fundamental, é ele que, na maioria das vezes, dá a criança a informação sobre seus acertos, erros, necessidade de correções e orienta a respeito das melhores estratégias que deve utilizar para a aprendizagem. Contudo, é a criança que deve fazer a correção. Se as pontuações realizadas pelo professor à criança forem dadas muito tempo depois da ocorrência da tarefa ou não forem utilizadas, a chance de uma boa aprendizagem diminui sensivelmente. Por isto, a identificação e correção do erro o mais rápido possível é fundamental. Ter uma nova tarefa sem ter um bom *feedback* é sinônimo de prejuízo na eficácia do processo. Agora, vamos imaginar que a estratégia ensinada não tenha sido bem apreendida, que a criança tenha dificuldade para assimilá-la. Neste caso, será necessário lançar mão de uma nova estratégia. As pessoas ao longo de sua vida lançam mão de diferentes estratégias o que exige delas flexibilidade.

Voltando ao nosso tema, semelhante a ilustração de aprendizagem, a eficácia dos processos autorregulatórios depende da capacidade de automonitorização em tempo real, diferentemente dos processos automatizados. A autorregulação, que tem como objetivo "capacitar o indivíduo para o desenvolvimento de um repertório flexível de respostas, torna explícito o comportamento a ser modificado.

Segundo Gonçalves e Boggio (2016), a autorregulação pode ser emocional, cognitiva, comportamental e fisiológica. No caso dos portadores de Transtorno do Déficit de Atenção e Hiperatividade – TDAH, não é incomum encontrarmos desequilíbrio em muitos destes processos de autorregulação.

A autorregulação emocional deve ser considerada uma das mais importantes, tendo em vista, a relevância desta estabilidade para os indivíduos, o impacto em suas vidas e nos demais processos autorregulatórios. Imaginemos uma pessoa com medo excessivo de cães. Os momentos que antecedem sua saída de casa a pé são extremamente angustiantes. Há um aumento significativo da ansiedade, possivelmente, alterações fisiológicas como taquicardia, sudorese, além de consequentes desregulações comportamentais e cognitivas. Neste caso, a anulação do medo dará mais tranquilidade e, supressão dos sintomas cognitivos, comportamentais e fisiológicos decorrentes. Igualmente, uma criança com TDAH, desatenta e hiperativa, que está com desempenho escolar deficitário e alterações emocionais decorrentes, como, baixa autoestima, terá melhora em sua produção, comportamentos e relacionamentos mais adaptados, no momento em que este sentimento for suprimido. O processo autorregulatório, que em parte é cognitivo, permite uma maior flexibilização do sistema emocional dando ao indivíduo a possibilidade de adaptação.

As emoções são indispensáveis na expressão dos comportamentos. São mecanismos psicológicos adaptativos que, de acordo com Damásio (1996), podem ser controladas ou expressas por meio das estruturas do Sistema Límbico, as quais, Giro do Cíngulo Anterior e Amígdala.

Aproveitando o exemplo anterior da criança com TDAH, a autorregulação cognitiva da função atencional, dependerá da capacidade do indivíduo inibir respostas automáticas desreguladas, utilizar estratégias alternativas (emocionais e cognitivas) e contar com uma boa memória do trabalho que garantirá a focalização da atenção e a representação mental dos objetivos traçados por ela (Gonçalves e Boggio, 2016).

A regulação da atenção envolve três sistemas, ou seja, o estado de alerta, que sinaliza a necessidade de automonitorização, a orientação que possibilita alternar o foco da atenção e o controle executivo que busca neste caso, a resolução de problemas atencionais. Tendo em vista que tratamos neste capítulo do método *Neurofeedback* é relevante, neste momento, apontarmos para as Bases Neurais da Atenção destes sistemas.

O estado de alerta, para que seja eficiente em sua função de assegurar uma boa capacidade de vigilância para a automonitorização, necessita de um bom tônus cortical a fim de receber os estímulos que chegam através dos órgãos sensoriais. É a Formação Reticular que regula o estado de alerta exercendo uma função mediadora entre os estímulos externos e o mundo interno da pessoa, pois regula a atenção, os estados de alerta e o sono. A Formação Reticular, também denominada, Sistema Ativador Reticular Ascendente – SARA, consiste em um "agregado de neurônios separados por fibras nervosas que não correspondem exatamente às substâncias branca ou cinzenta e ocupa a parte central do tronco encefálico" (Machado; Haertel, 2014, p. 143).

O Tálamo, também participa do processo atencional. É ele que filtra os sinais enviados pelo Sistema Ativador Reticular Ascendente – SARA, selecionando quais destes seguem em direção ao Córtex Cerebral. (Brandão, 2012. p. 3-4). Os Lobos Parietais Posteriores, especialmente o direito, o Colículo Superior e o Núcleo Pulvinar do Tálamo, são regiões participantes no sistema de orientação atencional. Por último, a se destacar, o Giro Cíngulo Anterior, que participa do controle executivo da atenção (Lima, 2005).

Para não se estender, vale salientar apenas que, a flexibilidade cognitiva que permite circular entre diversas estratégias de resolução de problemas é fundamental para uma autorregulação cognitiva eficiente.

O *biofeedback* (indicador de respostas neurovegetativas) e o *Neurofeedback* (indicador de atividade do Sistema Nervoso Central) são métodos de avaliação que permitem a interferência direta na regulação dos sistemas fisiológicos e que favorecem a Neuromodulação Autorregulatória, propriamente dita. Portanto, a autorregulação fisiológica se refere à capacidade de um determinado indivíduo ativar redes neuronais e as funções mecânicas, físicas e bioquímicas de seu organismo.

Luria (1981), um personagem importante da Neuropsicologia, mostra que as funções superiores se organizam em sistemas funcionais complexos que estão associados a distintos processos mentais, além de destacar a plasticidade neuronal. Existem, também, estudos que apontam para várias redes de conectividade funcional combinadas com diferentes respostas psicológicas, (BUCKHOLTZ; MEYER-LINDENBERG, 2012) todos estes relevantes para a compreensão da Neuromodulação Autorregulatória, em especial, nos casos de TDAH. Com relação as redes cerebrais para o controle atencional, a frontoparietal merece destaque.

Como destacado no início deste capítulo, o desenvolvimento do eletroenfalograma (EEG) e os estudos dele decorrentes são importantes, pois permitiram a construção do método informatizado de observação e treinamento denominado *Neurofeedback*, auxiliar dos sujeitos no controle consciente de suas ondas cerebrais. O eletroencefalograma no *Neurofeedback* registra diversos componentes que alimentam os *feedbacks* fornecidos ao sujeito sob a forma de áudio e ou vídeo

O funcionamento dos neurônios cerebrais traz informações ricas a respeito da atividade neuronal. Quando ativados os neurônios produzem pulsos elétricos, que podem ser captados por eletrodos e gravados. Este registro é gerado por um tipo específico de atividade sincrônica dos neurônios piramidais, cuja saída elétrica é refletida nas áreas do couro cabeludo onde os eletrodos são colocados.

O sinal captado deriva de um processo de adição de potenciais sinápticos que têm sua origem na comunicação entre as células nervosas e tecidos musculares. Como se dá um potencial de ação de um neurônio? Os neurônios quando em repouso estão em torno de -65mV/µV (potencial de Repouso da Membrana), mas quando estimulados aumentam para -aproximadamente 50mV/µV e os canais proteicos de Sódio se abrem. De cada canal saem 3 Sódios (Na^+) e entram 2 Potássios (K^+) até chegar em +30mV/µV, momento em que a informação elétrica é passada. Uma vez passada a informação, o neurônio vai repolarizar, ou seja, o Sódio que saiu vai entrar e o Potássio que entrou vai sair, voltando ao seu estado inicial.

Tecnicamente, diz-se que os potenciais sinápticos têm sua origem durante a comunicação entre as células nervosas. Os neurônios são compostos por corpo celular, axônios e dendritos. Os axônios transmitem sinais elétricos para outros neurônios e os dendritos recebem os sinais vindo de outros neurônios. Uma camada de gordura, chamada bainha de mielina, envolve alguns axônios, ajudando na aceleração dos impulsos. O impulso neuronal pode viajar a uma velocidade que varia 3 a 300 quilômetros por hora, quando as fibras axônicas são muito mielinizadas. A comunicação entre eles se dá por meio de sinais eletroquímicos, de modo que, o impulso nervoso quando chega ao terminal sináptico suscita a eliminação de neurotransmissores que estimula o neurônio seguinte.

Tal substância química tanto pode excitar (despolarizar) quanto inibir (hiperpolarizar) a membrana neuronal. Uma célula em repouso é muito permeável aos íons potássio (K^+) e pouco aos íons sódio (Na^+) e cloreto (Cl^-). Em repouso, o fluido interno de um axônio, na maior parte, é constituído por íons de carga negativa e o externo por íons de carga positiva. Quando estimulado os canais de sódio e cloreto se abrem e inundam a célula (despolarização). Esta despolarização, tira a célula da situação de repouso, propagando-se até o terminal sináptico que acaba por liberar os neurotransmissores.

Diferentes padrões de atividade elétrica, denominados como ondas cerebrais, podem ser reconhecidas por suas amplitudes e frequências (Evans, 2007). A frequência indica a velocidade com que as ondas oscilam, medidas em Hertz (número de ondas por segundo) e a amplitude, a potência destas ondas, que são medidas em microvolt (μV).

Os ritmos do EEG oscilam entre extremos, frequências baixas e amplitudes elevadas, associadas a um estado de maior relaxamento e, frequências elevadas e amplitudes baixas, a um estado de maior concentração. Assim, as ondas Delta são as de banda de EEG de baixa frequência e alta amplitude, ao contrário das ondas Gamma, que são de alta frequência e baixa amplitude.

Ondas Delta *(δ)* são as de frequência mais lenta (0,5 a 4Hz). Seu ritmo é inibitório e em indivíduos normais está associado ao sono profundo, falta de consciência e a processos básicos de sobrevivência, quais sejam, motivacionais e de defesa. Os motivacionais se destacam os processos alimentar e sexual e os de defesa o processo de pânico e de dor. Predominante nos dois primeiros anos de vida, tem sua origem no tronco cerebral.

Os ritmos oscilatórios Theta *(θ)* são ondas de 4 a 8Hz de frequência e também estão relacionadas ao sono, porém, durante seu estado inicial. Em vigília, em crianças e adultos mais velhos, estes ritmos podem ser associados à sonolência e à meditação e quando obtidos por sensores fronto-mediais retratam processos de atenção focalizada. As ondas Theta são observadas, normalmente em crianças pequenas. Estudos têm sugerido que ela pode ser um marcador de mudança do foco atencional de um estímulo externo para um interno (Braboszcz; Delorne, 2011). Tem sua origem no Tálamo (4 a 6Hz) e no Hipocampo (6 a 8Hz).

Numa banda de EEG de 8 a 12Hz de frequência encontramos as ondas Alpha *(α)* que podem ser medidas a partir da região occipital e da região parietal, em um indivíduo acordado, mas com olhos fechados. Encontrada predominantemente no adulto é uma onda que está associada ao estado de vigília relaxada, meditação, prontidão, criatividade e que tem sua provável origem relacionada a processos reverberativos de colunas verticais adjacentes e projeções talâmico-corticais. Há evidências de que também podem ser encontradas na atividade oscilatória entre neurônios corticais da região occipital (Gonçalves; Bogio, 2016).

As ondas Beta *(β)* têm uma frequência que vai de 12 a 38Hz e que pode ser subdividida em Beta Baixa (12 a 15Hz), Beta (15 a 23Hz) e Beta alta ou High Beta (23 a 38Hz).

Beta baixa frequentemente denominada como ritmo Sensório-Motor (SMR), uma transição entre Alpha e Beta, é gerada na região somatosensorial. Beta média, gerada no Córtex Cingulado Anterior, e Beta alta, originada no Córtex, estão mais relacionadas a estados de maior concentração atencional, portanto, quanto mais atenção focalizada, mais Beta. O reconhecimento destas variações de Beta tem propiciado o uso de estratégias de Neuromodulação Autorregulatória no treino da atenção com portadores de TDAH.

A frequência mais elevada de todos os ritmos é a Gamma *(γ)*. Elas se encontram na escala acima de 38Hz (38 a 42Hz), originada no Córtex, estão associados a elevados níveis de atenção, memória e integração perceptual. Trata-se de um indicativo de forte atividade cerebral que vai diminuindo à medida em que se vai envelhecendo. O aumento de Gamma pode estar associado ao déficit de atenção e hiperatividade.

Tão relevante quanto conhecer o processamento das informações eletroencefalográficas para a realização de uma boa avaliação e tratamento de *Neurofeedback*, é conhecer seus aspectos metodológicos e técnicos relativos ao registro, processamento e devolução do sinal. Este conhecimento é fundamental para o manejo do método.

Considerando que o sinal elétrico que é registrado no couro cabeludo tem uma amplitude muito diminuída, para a captação do sinal é necessário colocar na cabeça do sujeito eletrodos, fixados com pasta condutora, para os sinais, de terra, de referência e ativo. Os sensores devem ser posicionados na cabeça do indivíduo de acordo com o sistema internacional 10-20 de Herbert (1958). Uma vez posicionado o sinal proveniente dos diferentes sensores é amplificado, registrado, processado e devolvido sob a forma de representação simbólica.

O Sistema de Avaliação utilizado por nós é Chamado de Curva de Aprendizado (TLC7) uma técnica de treinamento cerebral, com base no estudo de Peter M. Van Deusen (Ribas et al., 2016), que possibilita obter uma análise detalhada das relações que ocorrem dentro do cérebro e que utiliza para tanto, o software Bioexplorer. O processo de avaliação tem duração aproximada de 60 minutos. O sujeito submetido a esta avaliação realiza três tarefas obrigatórias e duas opcionais a critério do avaliador. Cada uma destas é realizada estando o indivíduo com olhos abertos, olhos fechados e fazendo uma tarefa mental. Após terminada a avaliação e processado o programa, o sistema fornece uma análise dos dados obtidos em forma de gráficos e imagens, além de um plano de treinamento. Este treinamento é constituído por tarefas que se repetem a cada 5 sessões, inicialmente, em um plano de treinamento constituído por 40 sessões.

Com relação ao *Neurofeedback* em portadores de TDAH, o histórico do diagnóstico é muito longo e complexo, pois este distúrbio é um dos mais intrigantes e invasivos da infância (Lubar, 1991). Pelo menos 20% das crianças com TDAH mantém o transtorno na vida adulta, o que significa que de 5% a 15% da população é afetada por esta psicopatologia. Todavia, vale ressaltar que o adulto com diagnóstico de TDAH pode, ao longo de sua vida e em geral com muito sofrimento, aprender a controlar alguns dos sintomas tão marcantes na infância.

Holtmann et al. (2014) refere que até 30% das crianças tratadas com estimulantes ou não mostram uma melhora ou sofrem efeitos colaterais adversos, incluindo diminuição do apetite, insônia e irritabilidade.

O uso do *Neurofeedback* como coadjuvante na terapia primaria surgiu da percepção de que drogas estimulantes, como a Ritalina (metilfenidato) aumentam a amplitude relativa de EEG pré-frontal, diminuindo os sintomas típicos apresentados pelos indivíduos portadores de TDAH (Dias, 2010; Friel, 2007). Estes achados foram acompanhados de medidas diretas dos padrões eletroencefalográficos dos portadores de TDAH, caracterizados por aumento da proporção de ondas de baixa ativação, em relação às ondas de alta ativação no Córtex pré-frontal (Monastra et al., 2008).

É comum encontrarmos nos protocolos de avaliação de crianças portadoras deste diagnóstico um aumento das ondas Theta, especialmente na região frontal, e uma diminuição das ondas Beta, caracteristicamente as de baixa frequência. Por isto, o treinamento por meio do *Neurofeedback* deverá enfatizar o aumento das ondas Beta e a diminuição das ondas Theta. É claro que, para o treinamento, não basta olhar para esta razão, pois muitas destas crianças apresentam comorbidades que também poderão ser alvo de treino.

Em nossa experiência, temos encontrado resultados interessantes com o uso deste método em sujeitos portadores de TDAH. O *Neurofeedback*, como um tratamento adicional, é baseado nas alterações neurofisiológicas características de crianças com este diagnóstico. Ressaltamos que, a execução do plano de treinamento as tem ajudando muito, uma vez que resulta na diminuição de vários sintomas primários e secundários, como os denominados problemas de aprendizagem, dos quais, atraso no desenvolvimento da leitura e da escrita, além de controle da ansiedade e redução dos sintomas depressivos, que podem vir como comorbidades.

Holtmann & Stadler (2014), relataram melhoria significativa no comportamento, na atenção e no quociente intelectual de crianças com TDAH, observados após um treino com *Neurofeedback*. Todas as mudanças foram estáveis ou mesmo melhoradas em seis meses e dois anos de acompanhamento.

Como os estudos têm mostrado, o treino com *Neurofeedback* tem sido muito eficaz no tratamento de crianças que sofrem com este diagnóstico.

Heinrich et al., em 2007, também diante de dados de um estudo em crianças com TDAH, comparando *Neurofeedback* com um treinamento cognitivo computadorizado, o autor encontrou uma vantagem no uso do *Neurofeedback*, especialmente no que se refere aos parâmetros comportamentais e neurofisiológicos que tiveram resultados melhores em relação ao segundo.

Neste caso, é possível pensar que a vantagem do *Neurofeedback* é decorrente de uma Neuromodulação Autorregulatória que ocorre em tempo real. Ou seja, o sujeito submetido a este treino que está sendo monitorado enquanto realiza a sessão, tem um *feedback* imediato, diferentemente do que acontece no treinamento cognitivo computadorizado.

Lévesque et al. (2006), também demonstraram a capacidade de *Neurofeedback* normalizar os principais substratos neurais de atenção seletiva no TDAH. Além disso, foi demonstrado que o *Neurofeedback* pode levar a mudanças microestruturais na matéria branca e cinzenta.

Lubar e Bahler (1976), desenvolveram protocolos de *biofeedback* do EEG para inibir a desaceleração cortical e recompensar frequências mais altas, com o objetivo de normalizar a atividade do EEG em regiões consideradas responsáveis pela atenção e controle comportamental. Nesta pesquisa, utilizaram noventa e uma crianças e adolescentes, que foram randomizados por idade, sexo, inteligência e distribuição de sintomas centrais do TDAH. Após o período de treinamento, os pais responderam o questionário de Barkley e relataram efeitos significativos dos tratamentos. De acordo com eles, o *Neurofeedback* foi tão eficaz quanto o metilfenidato, no tratamento dos sintomas atencionais e de hiperatividade do TDAH. Segundo os autores, as crianças que receberam treinamento de *Neurofeedback*, cujo protocolo era aumentar Beta e diminuir Theta, apresentaram melhoras significativas na média de suas notas escolares, em comparação com as crianças do grupo controle.

Monastra et al. (2005), também reuniram um grupo de 100 pacientes, com idade entre 6 e 19 anos, que foram divididos em dois grupos, um recebeu metilfenidato e o outro recebeu metilfenidato e *Neurofeedback*. Os dois grupos, o que usou metilfenidato e que usou metilfenidato e *Neurofeedback* (43 sessões de treino, aproximadamente), ambos apresentaram melhora dos sintomas atencionais e comportamentais, todavia, somente o segundo, a melhora se sustentou na ausência da medicação. Os autores também concluíram que os filhos de pais que seguiram as estratégias ensinadas em um programa de orientação simultâneo destinado a estes, apresentaram menos sintomas em casa, independentemente do tratamento recebido.

Fuchs et al. (2003), compararam o *Neurofeedback* com medicação estimulante em 34 crianças, com idade entre 8 e 12 anos, com TDAH. A atribuição de tratamento foi baseada na preferência dos pais, e os dois grupos tiveram resultados semelhantes nas medidas de inteligência e "gravidade" do TDAH em fase pré-treino. O grupo de *Neurofeedback* recebeu 36 sessões ao longo de 12 semanas. De acordo com suas análises, houve melhora significativa nos dois grupos, observados nos resultados dos testes psicométricos e comportamentais pós-treino e nos relatos de pais e professores. Contudo, em adição, os autores concluíram que o *Neurofeedback* foi eficiente na melhoria de alguns aspectos comportamentais do TDAH, em crianças cujos pais favoreceram o tratamento não farmacológico.

Um artigo de Lévesque et al. (2006), refere o impacto do *Neurofeedback* na função cerebral em TDAH, usando ressonância magnética funcional cerebral em conjunto com testes psicométricos. Após o treino de *Neurofeedback*, crianças com TDAH apresentaram melhor desempenho atencional, bem como ativação do Córtex Cingulado Anterior Direito na Ressonância Magnética Funcional, que não foram observadas em participantes controles não tratados.

Em 2017, Lee examinou o potencial efetivo do Neurofeedback em crianças diagnosticadas com TDAH, iniciando com teste de medicação primeiro. Trinta e seis crianças (6-12 anos) com diagnóstico de TDAH, pelo DSM-IV-TR foram randomicamente designadas para Neurofeedback com medicação e outro sem neurofeedback, mas com medicação. As crianças do grupo NF participaram de 20 sessões, sendo duas vezes por semana. As medidas do resultado incluíram pontuações individuais de desempenho cognitivo, pontuações de classificação de TDAH, de acordo com os pais e índices de ondas cerebrais nos hemisférios esquerdo e direito, antes e após o tratamento com Neurofeedback. Os pesquisadores encontraram um efeito significativo do tratamento aditivo em qualquer uma das variáveis dos sintomas. Além disto, houve uma redução das ondas Theta nos hemisférios direito e esquerdo registrada nos participantes da condição NF. Entretanto, neste estudo randomizado e controlado, os pesquisadores não conseguiram demonstrar efeitos superiores do Neurofeedback combinado, em comparação ao tratamento só medicamentoso. Porém, esta pesquisa sugeriu evidências de possíveis efeitos positivos no tratamento com Neurofeedback nas ondas cerebrais e na sintomatologia do TDAH.

Schönenberg et. al (2017) realizaram estudo sobre os efeitos do *Neurofeedback,* dada as divergências observadas na literatura. Nesta pesquisa, utilizaram como método três grupos de trabalho com participantes adultos diagnosticados com TDAH, segundo DSM-IV-TR dos quais, um grupo realizou 30 sessões de treinamento só com *Neurofeedback* real, outro grupo fez 15 sessões de falso *Neurofeedback*, ou seja, como placebo (treinamento não realizado de fato), além de 15 sessões de *Neurofeedback* real e, um terceiro, cujas pessoas foram submetidas à 12 sessões de Terapia Cognitivo-Comportamental (TCC) em grupo.

A população do estudo que começou em fevereiro de 2013 e terminou em dezembro de 2015, tinha entre 18 e 60 anos e eram participantes do centro de pesquisa da Universidade de Tübingen, Alemanha. Os únicos a conhecerem seu real tratamento foram os integrantes do grupo de TCC. Os demais, embora tivessem conhecimento prévio de todos os procedimentos adotados, não tinham ciência sobre qual era o seu. De modo semelhante, os avaliadores clínicos e a equipe de pesquisa desconheciam a que grupo de *Neurofeedback* pertencia cada participante, a não ser os do grupo de TCC. Ainda, durante os 2 meses anteriores ao início da pesquisa, alguns dos integrantes da investigação faziam uso de medicamento enquanto outros não.

A primeira etapa da análise ocorreu com a pontuação dos sintomas na escala Conner's para adultos em quatro momentos, antes do início da pesquisa, com 8 semanas de tratamento, passadas 16 semanas e 6 meses depois de encerrado o tratamento.

As conclusões apontaram que os sintomas de TDAH autorreferidos diminuíram significativamente em todos os grupos de tratamento (B = -2,58 [IC95% -3,48 a -1,68]; p <0,0001) entre o pré-tratamento e o final dos 6 meses de acompanhamento, independente da condição de tratamento (*Neurofeedback* real vs *Neurofeedback* falso, B = -0 · 89 [IC95% -2 · 14 a 0 · 37], p = 0 · 168; *Neurofeedback* real vs Terapia metacognitiva -0 · 30 [-1 · 55 a 0, 95], p = 0, 639). Não foram relatados eventos adversos graves relacionados ao tratamento ou ao estudo.

Os resultados sugerem que o treinamento de *Neurofeedback* não é superior a nenhuma das outras duas condições. Todos os três tratamentos foram eficazes na redução dos sintomas de TDAH.

Cabe aqui uma crítica. A publicação do estudo não revelou o mapeamento cerebral de cada participante, importante para a análise fidedigna dos resultados, dado que os protocolos de treinamento de *Neurofeedback* são baseados no resultado do mapeamento cerebral do participante e não nos sintomas por eles apresentados. A pesquisa não indicou estes resultados, apenas que todos os participantes tinham diagnóstico de TDAH. Outro ponto relevante a se tratar se refere ao uso de questionário como método de avaliação da eficácia dos tratamentos realizados.

Sabe-se que, as escalas de avaliação trazem vieses de respostas que podem alterar os resultados. O desconhecimento da região cerebral onde fora realizado o treinamento dificulta o reconhecimento da eficácia do mesmo. Além disto, o uso de uma escala como método de avaliação das informações obtidas no estudo é impreciso e pode mascarar os resultados. Nos parece que a análise de resultados de métodos de pesquisas pouco precisos, independente da crítica, necessitam ser avaliados com um pouco mais de cautela.

Neste momento, vale salientar o que foi dito anteriormente, embora o Sistema de Treinamento Cognitivo utilizado, o *Neurofeedback*, seja uma modalidade nova, para a clínica tem sido de grande auxílio na redução dos sintomas de crianças com TDAH.

Um estudo recente, que apresentou uma descrição do método utilizado de forma mais acurada foi o de Shereena et. al, realizado com crianças do Departamento de Psiquiatria da Infância e Adolescência, do *Institute of Mental Health and a Neuroscience*, publicado em 2019. Os pesquisadores procuraram examinar a eficácia do *Neurofeedback* em crianças com TDAH, uma vez que foram identificadas diferenças no padrão do EEG desta população quando comparadas a crianças não TDAH. Grande parte das crianças portadoras deste diagnóstico, apresentam alta potência de ondas Theta, Alpha reduzida, relação Alpha/Theta e Beta/Theta elevadas. Os autores adotaram como método um desenho longitudinal experimental com comparação pré e pós treinamento, por meio de testes neuropsicológicos e medidas comportamentais. A pesquisa foi realizada com 30 crianças, entre 6 e 12 anos, todas com diagnóstico de TDAH.

Estes participantes foram subdivididos em dois grupos, um que recebeu 40 sessões de treinamento de *Neurofeedback,* além de tratamento clínico (medicação, terapia comportamental e treinamento de pais) e, outro, que só recebeu o tratamento clínico. Os autores selecionaram para treinamento o protocolo Beta-Theta que visa melhorar a atenção, o controle do impulso e reduzir os sintomas de hiperatividade e impulsividade. O treinamento foi monopolar na posição (C3) de acordo com o sistema 10-20 de colocação de eletrodos. As primeiras 20 sessões tiveram duração de 20 minutos, em razão da dificuldade de manter a atenção das crianças, enquanto as sessões restantes tiveram o tempo aumentado para 40 minutos. Os resultados mostraram que o treinamento por Neurofeedback melhora os sintomas do TDAH a longo prazo e sugerem ser este um método eficaz para ao tratamento de TDAH

Como a pesquisa de Shereena et al. (2019), uma série de estudos têm mostrado que o *Neurofeedback* é um tratamento adicional e/ou alternativo eficaz para crianças com TDAH, levando, por exemplo, a uma melhora significativa e estável no comportamento, atenção e desempenho intelectual. Efeitos significativos do tratamento do *Neurofeedback* também foram verificados em meta-análises. A maioria dos estudos, no entanto, tem recebido críticas em razão de dificuldades metodológicas, particularmente, por falta de grupos controles adequados e número de participantes reduzidos. Todavia, apresentamos aqui, alguns estudos com um número significativo de sujeitos e com bons grupos controles que demonstram ser o *Neurofeedback* um recurso indicativo de bons resultados no tratamento de portadores de TDAH.

Ainda com relação a eficácia dos protocolos utilizados, Lubar et al. (1991) afirmam que são necessárias muito mais sessões para trabalhar nesse contexto do que a maioria dos aplicativos de *biofeedback* propõe. Diferentemente do tratamento típico de 10 a 20 sessões para dores de cabeça por contração muscular, o tratamento para distúrbios de déficit de atenção pode levar entre 40 e 80 sessões. Aqui, é necessário fazer um adendo, para o fato de que o registro de Lubar sobre o número de sessões é datado de 1991. Hoje, aceita-se como 40 o número de sessões a serem trabalhadas inicialmente, com avaliação posterior, a fim de identificar a necessidade ou não de nova série de treinos.

Constatamos também que muitas crianças com TDAH apresentam persistência de Alpha durante tarefas acadêmicas, em oposição ao bloqueio normal de Alpha. À medida que envelhecemos, a proporção relativa de atividade Beta aumenta e o Theta diminui. Estudos de base muito excelentes, mostrando as mudanças na atividade do EEG em diferentes faixas de frequência em função da idade, foram realizados anteriormente por Gasser et al. (1988).

Marcadores muito clássicos para o TDAH estão relacionados a lentificação da região frontal e a um baixo ritmo sensório motor com lentificação da área motora, assim como, algumas dificuldades para filtrar e processar informações.

Pessoas com excesso de ondas lentas na região de Fz, F3 e F7, denotam sintomas parecidos com os apresentados por portadores de TDAH. Isto pode ser um indicador deste quadro diagnóstico, dado que sujeito com este TDAH, frequentemente, apresentam este perfil de lentificação frontal. No entanto, ainda não podemos considerá-lo um marcador, tendo em vista que também pode estar presente em pessoas sem este diagnóstico.

Com relação ao componente comportamental hiperativo do TDAH, pessoas agitadas, que não param quietas, podem denotar lentificação na região C3 ou também, um excesso de High Beta, em algumas áreas especificas do cérebro. Estes indivíduos, frequentemente, apresentam, em adição, um ritmo sensório motor (SMR) lento em C3, C4 e Cz (abaixo de 10%), mostrando baixo controle do corpo, com tendência a ficar mais agitado. Normalmente quando o percentual de SMR está baixo o cérebro está mais lento na região do Córtex sensório motor, de modo que, tem menos consciência corporal.

A razão Theta/Beta, como já citado anteriormente, é um marcador muito importante no caso do TDAH. Theta é uma onda que tem muito a ver com estados internos. Um aumento de Theta faz com que a pessoa pense muito, imaginando coisas, ou seja, perdendo-se em seus pensamentos. Se falta Beta para equilibrar, este indivíduo vai divagar em seus próprios pensamentos, desconectando-se com o que está em volta, ficando preso, somente, no que sua mente está produzindo, o que gera falta de concentração. Desta forma, é possível afirmar que excesso de Theta em relação a Beta nas áreas frontais indica, dificuldade na memória de trabalho, falta de concentração, falta de disciplina, em síntese, sintomas do TDAH. O contrário, aumento de Beta e diminuição de Theta, faz com que a sujeito fique o tempo todo ligado no ambiente e por isto, tudo o que acontece em sua volta o cérebro assimila como se não tivesse uma barreira filtrando os estímulos ambientais. Desta forma, a pessoa está tentando se concentrar e qualquer estímulos externo, por mais insignificante que seja, faz com que ela perca o foco da atenção. Isto mostra um sintoma de TDAH, um cérebro que não se desliga, que está o tempo todo conectado ao que está acontecendo e processando informações do ambiente.

Como é possível compreender, em qualquer uma das duas condições relatadas sobre a relação Theta/Beta, quais sejam, Theta alta e Beta baixa ou Theta Baixa e Beta alta, são sinônimos de desequilíbrio que interferem no bom desempenho atencional. Há um nível de equilíbrio entre elas que pode ser considerado saudável. O que gera sintomas são desbalanceamentos em relação a este equilíbrio.

Assim como Heinrich et al. (2007), nós também entendemos que tanto Theta quanto Beta são relevantes para o comportamento atencional ideal, razão pela qual, o treinamento Theta/Beta é pensado para abordar diferentes aspectos da regulação cortical.

As diretrizes da liga canadense (CADDRA, 2018), relatou que as leituras de EEG mostram atividade cerebral correlacionada com foco, atenção e solução de problemas. Vale lembrar que as ondas cerebrais Theta e Beta, são medidas no Córtex Pré-Frontal direito. A primeira está associada ao pensamento, a atenção, ao foco e a sustentação atencional, enquanto as ondas Theta estão ligadas à distração. Portanto, de acordo com a CADDRA, os pesquisadores do assunto, embora divirjam em algumas crenças, acreditam que o TDAH, é causado por uma disfunção no lado direito do córtex pré-frontal. Em complemento a estas observações, supõe-se que a redução da razão Theta-Beta nessa região, seja um meio de aumentar o foco. Então, é possível caracterizar como decorrência das compreensões até aqui colocadas que o Potencial Cortical Lento (SCP) e a relação Theta-Beta (TBR) são os treinamentos mais frequentes utilizados nos protocolos de treinamento.

Algumas das conclusões sobre os treinamentos, segundo a CADDRA, indicam que os estudos iniciais, não randomizados, controlados por placebo, denotam que os resultados positivos do *Neurofeedback* são mais específicos para desatenção e impulsividade, do que para hiperatividade.

Como pode-se observar, as pesquisas sobre a eficácia do *Neurofeedback* como uma possibilidade de abordagem para tratamento coadjuvante nos casos de TDAH, têm recebido esforços de estudiosos de forma crescente e promissora, na tentativa de esclarecer seu papel para auxiliar pacientes com TDAH, na melhora dos sintomas e no funcionamento cognitivo e emocional.

Embora as diretrizes da CADDRA (2018) apontem que à luz dos dados disponíveis, até o presente momento, ainda não há dados suficientes para recomendar o treinamento *Neurofeedback* como tratamento padrão para o TDAH, a clínica tem mostrado resultados muito satisfatórios. No entanto, concordamos que para o desenvolvimento de pesquisa científica são necessárias investigações adicionais conduzidas com desenhos mais rigorosos e com uma amostra representativa de sujeitos.

Salientamos, para finalizar que, a importância do treinamento *Neurofeedback* ou *Biofeedback* EEG é uma porta que se abre para o tratamento do Transtorno de Déficit de Atenção e Hiperatividade, a qual poderá auxiliar na diminuição da gravidade dos sintomas, propiciando às crianças e adultos um funcionamento melhor que poderá resultar, como consequência, em bem estar psicossocial.

REFERÊNCIAS

BRABOSZCZ, C.; DELORNE, A. Lost in thoughts: Neural markes of low alertness during mind wandering. **NeuroImage**, v. 54, p. 3040-3047, 2011.

BRANDÃO, M.L. Psicofisiologia. 3.ed. São Paulo: Atheneu, 2012.

BUCKHOLTZ, J.; MEYER-LINDENBERG, A. Psychopathology and the Human Connectone: Toward a Transdiagnostic Model of Risk for Mental Illness. Neuron., v. 74, p. 990-1004, 2012.

CANADIAN ADHD RESOURCE ALLIANCE (Internet). Canadian ADHD practice guidelines. 4th ed. Toronto: **CADDRA**, 2018. (capturado em 11 jan.2020). Disponível em: https://www.caddra.ca/wp-content/uploads/CADDRA-Guidelines-4th-Edition_-Feb2018.pdf

DAMASIO, A. R., O Erro de Descartes: Emoção, Razão e o Cérebro Humano. São Paulo, SP: Companhia das Letras, 1996.

DIAS, A. M. Tendências em Neurofeedback em Psicologia: Revisão Sistemática. Psicologia em Estudo. v. 15, n. 4, p. 811-820, 2010.

DÖPFNER, M., HAUTMANN, C., DOSE, C., BANASCHEWSKI, T., BECKER, K., BRANDEIS, D., HOLTMANN, M., JANS, T., JENKNER, C., MILLENET, S., RENNER, T., ROMANOS, M., VON WIRTH, E. ESCAschool study: trial protocol of an adaptive treatment approach for school-age children with ADHD including two randomised trials. *BMC Psychiatry.* 2017 Jul 24;17(1):269. doi: 10.1186/s12888-017-1433-9.

EVANS, J. R, Handbook of Neuofeedback: Dynamics anda Clinical Applications. New York, EUA: **The Haworth Medical Press – HPM**. 2007.

FRIEL, P. N., EEG biofeedback in the treatment of attention deficit hyperactivity disorder. **Alternative Medicine Review.** v.12, n.2, 2007.

FUCHS, T..; BIRBAUMER, N.; LUTZENBERGER, W.; et al., Neurofeedback treatment for attention-deficit/ hyperactivity disorder in children: a comparison with methylphenidate, **Applied Psychophysiol Biofeedback**, v.28, n.1, p. 1-12, 2003.

GASSER, T.; JENNEN-STEINMETZ, C.; SROKA, L.; VERLEGER, R.; MOCKS, J.; Development of the EEG of school-age children and adolescents II. **Electroencephalography and Clinical Neurophysiology.** v. 69; p. 100-109, 1988.

GONÇALVES, O. F.; BOGGIO, P. S., Neuromodulação Autorregulatória: princípios e prática. São Paulo, SP: Pearson, 2016.

HERBERT, J. H. Report of the committee on methods of clinical examination in electroencephalography: 1957. **Electroencephalography and Clinical Neurophysiology** v.10, p.370-375, 1958.

HEINRICH, H.; GEVENSLEBEN, H.; STREHL, U.; Annotation: neurofeedback – train your brain to train behavior. **J Child Psychol Psychiatry,** p.3-16, 2007.

HOLTMAN, M.; PNIEWSKI, B.; WACHTLIN, D.; WORZ, S.; STREHL, U.; Neurofeedback in children with attention-deficit/hyperactivity disorder (ADHD) – a controlled multivendor study of a non-pharmacological treatment approach. **BMC Pediatrics**, v.14, p.202-2013. 2014.

LEE, E. J.; JUNG, C. H.; Additive Effects of Neurofeedback on the treatment of ADHD: a randomized controlled study. **Asian Journal of Psychiatry**, v. 25, p. 16-21. February 2017.

LÉVESQUE, J.; BEAUREGARD, M.; MENSOUR, B.; Effect of neurofeedback training on the neural substrates of selective attention in children with attention deficit/hyperactivity disorder: a functional magnetic resonance imaging study, **Neuroscience Letters.** v.394, p.216-221, 2006.

LIMA, R. F. Compreendendo os Mecanismos Atencionais. **Ciênc. cogn.**, v. 6, n. 1, p. 113-122, 2005.

LUBAR J. F.; & BAHLER, W. W.; Behavioral management of epileptic seizures following EEG biofeedback training of the sensorimotor rhythm. **Biofeedback & Self-Regulation**, 1, 77–104, 1976

LUBAR J. F.; Discourse on the Development of EEG Diagnostics and Biofeedback for Attention Deficit/Hyperactivity Disorders. **University of Tennessee**, v.16, n. 3, 1991.

LURIA, A.R. Fundamentos de neuropsicologia. São Paulo: LTC/Unesp. 1981

MACHADO, A.B.M.; HAERTEL, L. Neuroanatomia funcional. 3.ed. São Paulo: Atheneu, 2014.

MONASTRA V.J.; LYNN S; LINDEN M.; et al. Electroencephalographic biofeedback in the treatment of attention-deficit/hyperactivity disorder. Applied Psychophysiol Biofeedback. v.30, n.2, p. 95-l 14, 2005.

NASCIMENTO FILHO, P. C.; DUARTE, F. T., FORTES; J. P. A.; SANTOS JR, J. P. A. Alterações no comportamento elétrico cerebral de uma criança com Paralisia Cerebral após atendimento com neurofeedback. **Fisioterapia Brasil**. v.18, n.3, p. 369-373, 2017.

RIBAS, V. R.; RIBAS, R. M. G.; MARTINS, H. A. L. The Learning Curve in neurofeedback of Peter Van Deusen: A review article. **Dementia & Neuropsychologia**, n.10, v. 2, p. 98-103, 2016.

RIBAS, V. R., SOUZA, M.V.; TULIO, V. W.; PAVAN, M.S.; CASTAGINI, G. A RIBAS, R. M.R.; OLIVEIRA, D. C. L.; NÓBREGA, J. A.; MARTINS, H. A. L. Treatment of Depression with Quantitative Electroencephalography (QEEG) of the TQ-7 Neuro-feedback System Increases the Level of Attention of Patients. **Journal of Neurological Disorders**, n. 5, p. 1-4, 2017.

SCHÖNENBERG, M., WIEDEMANN, E., SCHNEIDT, A., SCHEEFF, J., LOGEMANN, A., KEUNE, P. M., HAUTZINGER, M. Neurofeedback, sham neurofeedback, and cognitive-behavioural group therapy in adults with attention-deficit hyperactivity disorder: a triple-blind, randomised, controlled trial. **Lancet Psychiatry.** 2017 Sep;4(9):673-684. doi: 10.1016/S2215-0366(17)30291-2. Epub 2017 Aug 9.

SIEVER, D. History of biofeedback and neurofeedback: the Hershel Toomim story. **Biofeedback**, n. 36, v. 2, p. 74–81, 2008.

SHEREENA, E. A., GUPTA, R. K., BENNETT, C. N., SAGAR, K. J. V., RAJESWARAN, J. E. E. G. Neurofeedback Training in Children With Attention Deficit/Hyperactivity Disorder: A Cognitive and Behavioral Outcome Study. **Clin EEG Neurosci**. 2019 Jul;50(4):242-255. doi: 10.1177/1550059418813034. Epub 2018 Nov 20.

STERMAN, M. B.; WYRWICKA, W.; ROTH, S. Electrophysiological correlates and neural substrates of alimentary behavior in the cat. Annals of the New York Academy of Sciences. v. 157, n. 2, p. 723-739, 1969.

STERMAN, M. B.; FRIAR, L. Suppression of seizures in an epileptic following sensorimotor EEG feedback training Suppression des crises chez un epileptique après apprentissage feedback EEG sensori-moteur. Electroencephalography and Clinical Neurophysiology. v.33, n. 1, p. 89-95, 1972.

STOYVA, J., & KAMIYA, J. Electrophysiological studies of dreaming as the prototype of a new strategy in the study of consciousness. **Psychological Review**, v. 75, n. 3, p. 192–205, 1968.

Módulo VI

POSSIBILIDADES E DIREITOS

Capítulo 26

OS DIREITOS LEGAIS DE CRIANÇAS E JOVENS COM TRANSTORNO DE DÉFICIT DE ATENÇÃO/ HIPERATIVIDADE: CONQUISTAS E DESAFIOS PARA O SUCESSO DA ESCOLARIZAÇÃO

Iane Kestelman

Ana Luiza Navas

INTRODUÇÃO

O Transtorno de Déficit de Atenção e Hiperatividade (TDAH) é um Transtorno do Neurodesenvolvimento que acarreta em prejuízos na atenção e memória (Bental, & Tirosh, 2007). Trata-se de um transtorno persistente, sendo que os primeiros sinais aparecem dentro do ambiente escolar e, mais tarde, podem impactar também a vida acadêmica e profissional do indivíduo (Alves, Casella, & Ferraro, 2016). A prevalência de TDAH no mundo é estimada em 5,29% da população (Polanczyk et al., 2014) e, no Brasil, foram identificadas com TDAH 5,1% crianças de 5 a 13 anos, do ensino fundamental de escolas públicas (Polanczyk et al., 2015).

A literatura atual tem apontado para prejuízos no desenvolvimento de linguagem (Albuquerque et al. 2012; Sciberras et al., 2014; Barini, & Hage, 2015). Alguns estudos também apontam para dificuldades no desenvolvimento de habilidades essenciais para o aprendizado da leitura como a consciência fonológica (Capellini et al., 2007; Cunha et al. 2013). Sendo assim, as evidências de falhas no processo de aprendizagem são decorrentes de comprometimentos em funções cognitivas e de linguagem (e metalinguagem) imprescindíveis para o aprendizado da leitura e da escrita, para alcançar níveis de fluência de leitura adequados, bem como, para compreender a leitura e elaborar textos escritos com qualidade (Gooch Snowling, Hulme, 2011; Martinussen, Mackenzie, 2015).

O padrão ouro para o acompanhamento nestes casos envolve o tratamento medicamentoso, cuidadosamente indicado por um profissional médico (neurologista ou psiquiatra), aliado à psicoterapia Cognitivo Comportamental para minimizar os sintomas atencionais e de hiperatividade. No entanto, o apoio pedagógico é essencial para que o aluno alcance o seu potencial de aprendizagem e, em última instância, minimize as consequências emocionais e sociais (Bouguen, 2016).

LEGISLAÇÃO EDUCACIONAL INCLUSIVA NO MUNDO

No mundo há inúmeros exemplos de como o poder público enfrenta o desafio de incluir escolares com necessidades especiais, sejam as deficiências propriamente ditas (Surdez, Cegueira, Deficiência Intelectual, Deficiência Física), como os transtornos do neurodesenvolvimento que podem impactar, sobremaneira, o desempenho escolar desde os primeiros anos da educação formal.

Nos Estados Unidos, antes de 1991, crianças com TDAH não eram elegíveis para o apoio da educação especial, a menos que houvesse uma comorbidade, como o Transtorno Específico de Aprendizagem. Atualmente, crianças com TDAH podem ser elegíveis para serviços especiais de acordo com a Lei de Educação de Pessoas com Deficiência (IDEA, 2006). Isso se aplica quando o TDAH é considerado um "problema de saúde crônico ou agudo que afeta substancialmente o desempenho escolar". Nestes casos, a escola deve desenvolver um Plano de Educação Individual (IEP) projetado para atender necessidades educacionais únicas da criança.

Há, também, a garantia de oportunidades de aprendizagem de acordo com a Seção 504, uma lei de direitos civis que proíbe a discriminação de indivíduos com deficiências. Assim como a IDEA, a Seção 504 exige que as escolas forneçam às crianças com deficiências uma educação pública gratuita e apropriada. Os governos estaduais são responsáveis por garantir que a legislação do IDEA e da Seção 504 sejam respeitadas nas escolas.

Infelizmente, mesmo com as garantias da legislação o apoio ainda não é universal, já que há problemas com a formação especializada dos professores para o acompanhamento de crianças com TDAH ao longo de sua escolaridade (Wawkins, Martin, Blanchard, & Brady, 1991).

Com relação ao Ensino Superior, citamos aqui, a título de exemplo, o programa de apoio para jovens estudantes em nível universitário com Transtorno de Aprendizagem ou TDAH, da Harvard University. O Escritório de Aconselhamento de Estudos (EAE) (*Bureau of Study Counsil*) descreve detalhadamente o apoio oferecido aos seus estudantes com Distúrbios de Aprendizagem (DA), Transtorno de Déficit de Atenção e Hiperatividade (TDAH), e outras dificuldades neurológicas. Entre outras ações estão descritas a oferta de oficinas e apostilas relacionadas aos DA e TDAH; aconselhamento individual; oficinas sobre temas relacionados com a vida de estudante; monitoria acadêmica individual (Harvard University – www.harvard.edu).

No Chile, a *Ley General de Educación* que estabelece a política de educação inclusiva atual considera a necessidade de apoio temporário e permanente de acordo com o quadro (Chile, 2009). O sistema educacional reconhece que o TDAH requer Necessidades Educativas Especiais. No caso de crianças com TDAH, a legislação permite incluí-las como alunos com necessidades especiais temporárias, considerando que se o apoio educacional for garantido nos primeiros anos de escolaridade, as habilidades básicas de leitura e escrita, bem como desenvolvimento de estratégias de estudo, garantiriam a autonomia do estudante para seguir com seus estudos. Há, também, a preocupação com a prevenção e promoção em saúde, em consonância com os estabelecimentos educacionais.

A LEGISLAÇÃO EXISTENTE NO BRASIL

A partir da promulgação da Constituição de 1988 (Brasil, 1988), deveria ser desnecessária a descrição de políticas inclusivas específicas, já que pelo menos no artº 6º da Constituição, são garantidos os direitos à Saúde e Educação de qualquer cidadão brasileiro.

> A saber: "Artº 6º – São direitos sociais a educação, a saúde, o trabalho, a moradia, o lazer, a segurança, a previdência social, a proteção à maternidade e infância, a assistência aos desamparados, na forma desta Constituição." (Brasil, 1988)

Adicionalmente, o Brasil é signatário da Declaração de Salamanca (1994) e, portanto, deve assumir o compromisso de fornecer o apoio necessário aos alunos com dificuldades escolares. Durante a "Conferência Mundial sobre Necessidades Educativas Especiais" foi reafirmado o Direito universal à Educação. A conferência recomenda, ainda, que as escolas devem: considerar totalmente as diferenças individuais (Artigo 21º.); adaptar-se às necessidades educacionais das crianças (Artigo 28º.); fornecer assistência adicional e apoio para crianças que necessitem (Artigo 29º.); identificar as dificuldades e auxiliar que essas crianças as superem (Artigo 31º.) e garantir a formação de professores apropriada (Artigo 42º.).

Desde então, no Brasil, houve avanços nas políticas públicas de educação inclusiva como a Resolução CNE/CEB nº 2/2001 (Brasil, MEC, 2001) e Resolução CNE/CEB nº 4/2009 (Brasil, MEC, 2009). No entanto, a política educacional que apoia os processos de inclusão no Brasil, excluiu dois quadros relevantes e frequentes classificados como Transtornos do Neurodesenvolvimento, a saber: o TDAH e a Dislexia, atribuindo a esses dois Transtornos o nome de "transtornos específicos de aprendizagem". De acordo com a Política Nacional de Educação Especial na Perspectiva da Educação Inclusiva (Brasil MEC, 2007):

> Na perspectiva da educação inclusiva, a educação especial passa a constituir a proposta pedagógica da escola, definindo como seu público-alvo

> os alunos **com deficiência, transtornos globais de desenvolvimento e altas habilidades/superdotação.** (Brasil MEC, 2007)
>
> Nestes casos e **outros, que implicam em transtornos funcionais específicos**, a educação especial atua de forma articulada com o ensino comum, orientando para o atendimento às necessidades educacionais especiais desses alunos. (Brasil, MEC, 2007)

Sendo assim, não está previsto o apoio educacional às crianças com Transtorno Específico de Aprendizagem (com comprometimento na leitura, escrita ou matemática) e ou com Transtorno do Déficit de Atenção e Hiperatividade, denominados como transtornos funcionais específicos no contexto da política publicada em 2007, pelo MEC.

Considerando este cenário, em 2010, foi proposto um Projeto de Lei (PL 7081/2010) que, no momento, encontra-se em tramitação no Senado Federal com nova numeração (PL 3517/2019).

Este PL 3517/2019, já nas últimas etapas para posterior sanção da Presidência da República, visa instituir no âmbito da educação básica a obrigatoriedade da manutenção de programa de diagnóstico e tratamento do TDAH e da Dislexia. O projeto foi aprovado em todas as Comissões – no Senado e na Câmara dos Deputados, mas teve que retornar à casa proponente (Senado), porque algumas modificações foram necessárias ao longo da tramitação (para mais detalhes ver Projeto de Lei do Senado nº 3517, de 2019 – Substitutivo da Câmara dos Deputados ao Projeto de Lei do Senado nº 402, de 2008).

O teor do projeto estabelece que as escolas devem assegurar aos alunos com TDAH e Dislexia acesso aos recursos didáticos adequados ao desenvolvimento de sua aprendizagem, e que os sistemas de ensino garantam aos professores formação própria sobre a identificação e abordagem pedagógica. A aprovação deste projeto de lei simplificaria muito todo o processo de garantia de apoio para crianças com necessidades educacionais especiais no Brasil.

Como parte de novas discussões a respeito da inclusão, foi elaborado o Estatuto da Pessoa com Deficiência que incorpora uma mudança essencial no conceito de deficiência, não mais como um quadro específico, mas sim como uma condição permanente ou temporária. Sendo assim, cada caso é avaliado para estabelecer os limites de sua funcionalidade, e capacidade nos moldes do que é proposto pela Organização Mundial de Saúde – OMS Classificação Internacional de Funcionalidade, Incapacidade e Saúde (CIF) (OMS, 2003). Isso significa que as metodologias, espaços e materiais devem ser capazes de atender a todos, e não serem elaborados separadamente para as pessoas com deficiência.

A Lei Brasileira de Inclusão da Pessoa com Deficiência (Brasil , LBI – Lei nº 13.146, de 6 de julho de 2015) aponta em seu Artigo 5º as diretrizes que podem beneficiar as crianças e adolescentes com TDAH.

O processo mencionado no art. 14º. desta Lei baseia-se em avaliação multidisciplinar das necessidades, habilidades e potencialidades de cada pessoa, observadas as seguintes diretrizes:

I – diagnóstico e intervenção precoces;

II – adoção de medidas para compensar perda ou limitação funcional, buscando o desenvolvimento de aptidões;

III – atuação permanente, integrada e articulada de políticas públicas que possibilitem a plena participação social da pessoa com deficiência;

IV – oferta de rede de serviços articulados, com atuação intersetorial, nos diferentes níveis de complexidade, para atender às necessidades específicas da pessoa com deficiência;

V – prestação de serviços próximo ao domicílio da pessoa com deficiência, inclusive na zona rural, respeitadas a organização das Redes de Atenção à Saúde (RAS) nos territórios locais e as normas do Sistema Único de Saúde (SUS).

Mesmo com a publicação da Lei em 2015, ainda existem muitas discussões, desafios e controvérsias sobre a sua implementação, de como os diferentes responsáveis, sejam as instituições de educação ou saúde devem colocar em prática os preceitos que a lei estabelece, em um país de dimensões continentais como o Brasil.

O trabalho de Schipper et al. (2015) estabeleceu os parâmetros para a classificação da funcionalidade em casos de crianças e jovens com TDAH e poderiam ser utilizados para a regulamentação da LBI (Lei Brasileira de Inclusão), mas, até o momento, estas discussões práticas não foram estabelecidas.

Enquanto não há garantias a nível Federal, alguns Estados e Municípios já possuem legislação aprovada. Vale lembrar que, mesmo quando uma lei é aprovada, não significa que ela seja automaticamente regulamentada ou que haja, concomitantemente, um programa ou Política Pública que garanta o cumprimento da lei. De qualquer forma, é um passo importante para fazer valer os direitos destas crianças e jovens por uma educação integral.

A seguir estão descritas as leis estaduais ou municipais já aprovadas e que têm como foco a identificação, diagnóstico, intervenção especializada ou apoio escolar a crianças ou jovens com TDAH:

No Acre

A Lei Estadual nº 3112/2015 (AC) dispõe sobre a identificação, o diagnóstico, acompanhamento integral e atendimento educacional escolar para estudantes da educação básica com TDAH e foi aprovada em 29 de dezembro de 2015. Além disso, a Lei Estadual nº 2954/2014 (AC) foi responsável por instituir a Semana de Informação e Conscientização sobre o TDAH, aprovada em 14 de janeiro de 2014.

No Amazonas

A Lei nº. 4.790/2019 (AM) dispõe sobre as medidas a serem adotadas para identificar, acompanhar e auxiliar o aluno com TDAH e/ou dislexia nas redes pública e privada de ensino do Estado do Amazonas e dá outras providências. Esta lei foi aprovada em 27 de fevereiro de 2019. Na cidade de Manaus, a Lei Municipal nº 2260/2017 (Manaus – AM) dispõe sobre as medidas a serem adotadas para identificar, acompanhar e auxiliar o aluno com TDAH e/ou Dislexia nas redes pública e privada de ensino do Município de Manaus e foi aprovada em 04 de dezembro de 2017.

No Espírito Santo

A Lei nº 11076/2019 (ES) estabelece que as unidades escolares públicas e privadas, no âmbito do Estado do Espírito Santo, ficam obrigadas a disponibilizar em suas salas de aula assentos na primeira fila aos alunos com TDAH, assegurando seu posicionamento afastado de janelas, cartazes e outros elementos possíveis potenciais de distração. Aprovada em 25 de novembro de 2019.

No Distrito Federal

A Lei Estadual nº 5310/2014 (DF) Dispõe sobre a educação especial e o atendimento e acompanhamento integral aos estudantes que apresentem necessidades especiais inclusive TDAH aprovada em 19 de fevereiro de 2014.

Em Goiás

Lei Municipal nº 712/2012 (Pirenopolis-GO) dispõe sobre as medidas para a identificação e tratamento da Dislexia e do TDAH nas redes pública e privada do município e aprovada em 09 de julho de 2012.

Em Minas Gerais

A Lei Municipal Nº 10133/2011 (BH-MG) cria o Programa de Promoção da Aprendizagem – PROAP, abrangendo os Distúrbios de Aprendizagem, inclusive TDAH, e foi aprovada em 18 de março de 2011.

No Pará

A Lei Municipal nº 4612/2018 (Bragança-PA), aprovada em 19 de julho de 2018, dispõe sobre as medidas a serem adotadas para identificar, acompanhar e auxiliar o aluno com Dislexia e/ou TDAH, nas redes pública e privada de ensino do município de Bragança.

No Paraná

A Lei Estadual 20019/2019, aprovada em 13 de novembro de 2019 estabelece o Dia Estadual e a Semana Estadual de Conscientização sobre o Transtorno de Déficit de Atenção e Hiperatividade (TDAH), a ser realizado no dia 19 de setembro. Apesar da lei não tratar de apoio educacional ao TDAH diretamente, o seu objetivo é de informar a população sobre a necessidade do diagnóstico precoce do TDAH, bem como sobre as estratégias e possibilidades de tratamento.

A Lei Municipal nº 12398/2016 – Londrina, institui a Semana Municipal de Informação e Conscientização sobre o TDAH e outros transtornos psiquiátricos, na primeira semana de agosto de cada ano.

No Rio de Janeiro

A Lei Estadual nº 6308/2012 (RJ) institui a Semana Estadual de Informação e Conscientização sobre o TDAH que foi incluída no Calendário Oficial de Eventos do Estado do Rio de Janeiro. A Lei Estadual nº 7354/2016 (RJ) institui o programa e diagnóstico e tratamento do TDAH, no estado do RJ, aprovada em 15 de julho de 2016. Enquanto que a Lei Estadual nº 8192/2018 (RJ), aprovada em 04 de dezembro de 2018, dispõe sobre a obrigatoriedade das escolas públicas e privadas, no âmbito do Estado do Rio de Janeiro, a disponibilizarem cadeiras em locais determinados aos alunos com TDAH.

No Rio Grande do Sul

A Lei Municipal nº 4165/2013 (Viamão – RS), aprovada em 06 de dezembro de 2016, dispõe sobre as diretrizes adotadas pelo município para orientação a pais e professores sobre as características do TDAH e encaminhamento pela diretoria da escola para o SUS para diagnóstico. E a Lei Estadual nº 15212/2018 (RS) institui a campanha estadual de informação sobre o TDAH e a Dislexia na educação básica e dá outras providências. Aprovada em 25 de julho de 2018.

Em Roraima

A Lei Municipal nº 1.847/2018 aprovada em 09 de março de 2018 no município de Boa Vista assegura que as escolas públicas e privadas promovam medidas para auxiliar professores, coordenadores e diretores para identificar, acompanhar e auxiliar o aluno com TDAH.

Em Santa Catarina

Lei Estadual nº 15113/2010 (SC) trata da implantação do Programa de identificação e tratamento do TDAH no Estado de Santa Catarina, aprovada em 19 de janeiro de 2010.

Neste sentido, fica nítido que, todas essas leis Estaduais e Municipais foram aprovadas a partir do ano de 2010 e tiveram como motivação a falha da Política Nacional de Educação Inclusiva que, como já foi exposto, não contemplou os Direitos dos alunos com TDAH e Dislexia no Brasil. Dos 24 estados brasileiros, somente 12 possuem uma legislação que contemple o apoio escolar e promoção da identificação precoce de escolares com TDAH.

Ainda há muito a ser feito, sobretudo para garantir que o apoio a essas crianças e jovens chegue a todos. Enquanto o Brasil não estiver entre os inúmeros países que reconhecem a necessidade de identificação precoce e tratamento adequado para os Transtornos de Neurodesenvolvimento, como, por exemplo, o TDAH, ainda haverá muita luta daqueles envolvidos na causa das pessoas com TDAH e Dislexia no Brasil, em especial, as Associações de pacientes e Sociedade Civil organizada. Até a presente data, ainda será necessário, não apenas atender às determinações das Políticas Públicas, como também minimizar as falhas da formação inicial nos programas de formação continuada para profissionais de Saúde e Educação, com vistas a dar consistência, embasamento e conhecimento aprofundado sobre os Transtornos do Neurodesenvolvimento, mais especificamente do TDAH.

CONSIDERAÇÕES FINAIS

Para finalizar esta discussão sobre os desafios e conquistas para as famílias com crianças e jovens com TDAH, reforçamos a necessidade de desenvolvimento de programas de Governo, seja a nível Federal, Estadual ou Municipal para que o apoio integral a estas crianças e jovens seja alcançado.

Programas de formação dos professores para que possam conhecer quais os sinais de TDAH e/ou Dislexia, e assim, encaminhar o mais cedo possível para uma avaliação com especialistas da área de Saúde para um diagnóstico;

Desenvolvimento de guias de orientação sobre o apoio educacional em sala de aula regular para crianças e jovens com TDAH e/ou Transtornos Específicos de Aprendizagem, com sugestões de recursos pedagógicos e adaptações curriculares quando necessário;

Programas para capacitação de equipes multidisciplinares com conhecimento científico específico para diferenciar as dificuldades de aprendizagem decorrentes do TDAH ou da Transtornos Específicos de Aprendizagem;

Programa de capacitação de profissionais da Saúde que fazem parte da equipe multiprofissional para o acompanhamento especializado terapêutico em casos com o diagnóstico de TDAH e/ou Transtornos Específicos de Aprendizagem.

REFERÊNCIAS

ALBUQUERQUE, G. et al. (2012). Processamento da linguagem no Transtorno do Déficit de Atenção e Hiperatividade (TDAH). **DELTA** [online]. 2012, 28:2, 245-280.

ALVES, D., CASELLA, E. B., & FERRARO, A. A. (2016). Desempenho ortográfico de escolares com dislexia do desenvolvimento e com dislexia do desenvolvimento associado ao transtorno do déficit de atenção e hiperatividade. **CoDAS,** *28*(2), 123-131.

BOUGUEN, A. (2016) Adjusting content to individual student needs: Further evidence from an in-service teacher training program. **Economics of Education Review**, 50 90–112.

BARINI, N. S., & HAGE, S. R. V. (2015). Vocabulário e compreensão verbal de escolares com Transtorno do Déficit de Atenção e Hiperatividade. **CoDAS,** *27*(5), 446-451.

BENTAL, B. & TIROSH, E. (2007). The relationship between attention, executive functions and reading domain abilities in attention deficit hyperactivity disorder and reading disorder: a comparative study. **Journal of Child Psychology and Psychiatry,** 48:5, 455-463.

BUSCH, B. (1993). Attention deficits: Current concepts, controversies, management, and approaches to classroom instruction. **Annals of Dyslexia,** 43: 5-25.

CAPELLINI, S. A., FERREIRA, T. L., SALGADO, C. A., CIASCA, S. M. Desempenho de escolares bons leitores, com déficit de atenção e hiperatividade em nomeação automática rápida. **Rev Soc Bras Fonoaudiol.** 2007;12(2):114-9.

CUNHA, V. L. O., SILVA, C., LOURENCETTI, M. D., PADULA, N. A. M. R., CAPELLINI, S. A. Performance of students with attention deficit disorder and hyperactivity in metalinguistic and reading tasks. **Rev. CEFAC.** 2013;15(1):40-50.

GOOCH, D., SNOWLING, M., HULME, C. Time perception, phonological skills and executive function in children with dyslexia and/or ADHD symptoms. **J Child Psychol Psychiatry.** 2011;52(2):195-203.

HAWKINS, J., MARTIN, S., BLANCHARD, K., & BRADY, M. (1991). Teacher perceptions, beliefs, and interventions regarding children with attention deficit disorders. **Action in Teacher Education,** 13(2): 52-59.

MARTINUSSEN, R.; MACKENZIE, G. (2015). Reading comprehension in adolescents with ADHD: Exploring the poor comprehender profile and individual differences in vocabulary and executive functions, **Research in Developmental Disabilities,** 38, 329-337.

SCIBERRAS, E., MUELLER, K. L., EFRON, D., BISSET, M., ANDERSON, V., SCHILPZAND, E. J., et al. Language problems in children with ADHD: a community-based study. **Pediatrics.** 2014;133(5):793-800.

OMS: Organização Mundial da Saúde. Organização Panamericana da Saúde. Classificação internacional de funcionalidade, incapacidade e saúde (CIF). São Paulo: EdUSP; 2003.

POLANCZYK, G. V., WILLCUT, E. G., SALUM, G. A, KIELING, C., & ROHDE, L. A. (2014). ADHD prevalence estimates across three decades: an updated systematic review and meta-regression analysis. **International Journal of Epidemiology,** 43(2), 434-442. doi: 10.1093/ije/dyt261

POLANCZYK, G. V., ARRUDA, M. A., QUERIDO, C. N., & BIGAL, M. E. (2015). ADHD and mental health status in Brazilian school-age children. **Journal of Attention Disorders**, 19(1), 11-7.

Legislação consultada

ACRE. Assembleia Legislativa do Estado do Acre. Lei Estadual nº 2954/2014 (AC) foi responsável por instituir a Semana de Informação e Conscientização sobre o TDAH. Aprovada em 14 de janeiro de 2014. Disponível em: www.legisweb.com.br/legislacao

ACRE. Assembleia Legislativa do Estado do Acre. Lei Estadual nº 3112/2015 (AC) dispõe sobre a identificação, o diagnóstico, acompanhamento integral e atendimento educacional escolar para estudantes da educação básica com TDAH. Aprovada em 29 de dezembro de 2015. Disponível em: https://www.legisweb.com.br/legislacao/?id=314619

AMAZONAS. Lei nº. 4.790/2019 (AM) dispõe sobre as medidas a serem adotadas para identificar, acompanhar e auxiliar o aluno com TDAH e/ou dislexia nas redes pública e privada de ensino do Estado do Amazonas e dá outras providências. Aprovada em 27 de fevereiro de 2019. Disponível em: https://sapl.al.am.leg.br/norma/10370

BELO HORIZONTE. Lei Municipal Nº 10133/2011 (BH-MG) cria o Programa de Promoção da Aprendizagem – PROAP, abrangendo os Distúrbios de Aprendizagem, inclusive TDAH. Aprovada em 18 de março de 2011.

BRASIL, Constituição da República Federativa do Brasil. Brasilia: Imprensa Oficial, 1988. Disponível em: http://www.planalto.gov.br/ccivil_03/constituicao/constituicao.htm

BRASIL. Declaração de Salamanca e linha de ação sobre necessidades educativas especiais. Brasília: UNESCO, 1994. Disponível em: https://unesdoc.unesco.org/ark:/48223/pf0000139394

BRASIL. Conselho Nacional de Educação. Resolução CNE/CEB nº 2, de 11 de fevereiro de 2001b.

Disponível em: < http://portal.mec.gov.br/seesp/arquivos/pdf/resolucaocne.pdf>.

BRASIL. Secretaria de Educação Especial. Política Nacional de Educação Especial na Perspectiva da Educação Inclusiva. Brasília, DF, jan. 2008a. [Documento elaborado pelo Grupo de Trabalho nomeado pela portaria n. 555/2007, prorrogada pela portaria n. 948/2007, entregue ao ministro da Educação em 7 de janeiro de 2008]. Disponível em: <http:// portal.mec.gov.br/arquivos/pdf/politicaeducespecial.pdf>.

BRASIL. Resolução CNE/CEB Nº 4, de 02 de outubro de 2009, Institui Diretrizes Operacionais para o Atendimento Educacional Especializado na Educação Básica, modalidade Educação Especial. Disponível em: http://portal.mec.gov.br/dmdocuments/rceb004_09.pdf

BRASIL, Lei nº 13.146, de 06 de julho de 2015. Institui a Lei Brasileira de Inclusão da Pessoa com Deficiência (Estatuto da Pessoa com Deficiência). Disponível em: < http://www.planalto.gov.br/ccivil_03/_Ato2015-2018/2015/Lei/L13146.htm>.

BRASIL. Senado Federal. Projeto de Lei nº 3517, de 2019 – Substitutivo da Câmara dos Deputados ao Projeto de Lei do Senado nº 402, de 2008. Disponível em: https://legis.senado.leg.br/sdleg-getter/documento?dm=7965830&ts=1576161674390&disposition=inline

CHILE. *Biblioteca del Congreso Nacional de Chile. Ley General de Educacion.* Aprovada em 12 de setembro de 2009. Disponível em: https://www.leychile.cl/Navegar?idLey=20370

DISTRITO FEDERAL. Camara Legislativa. LEI Nº 5.310, DE 18 DE FEVEREIRO DE 2014, dispõe sobre a educação especial e o atendimento e acompanhamento integral aos estudantes que apresentem necessidades especiais nos diferentes níveis, etapas e modalidades de educação. Aprovada em 19 de fevereiro de 2014. Disponível em: https://www.sinprodf.org.br/wp-content/uploads/2014/03/lei-n%C2%BA-5.310_do-dia-18.02.14.pdf

ESPÍRITO SANTO. Camara Legislativa. Lei nº 11076/2019 (ES) estabelece que as unidades escolares públicas e privadas, no âmbito do Estado do Espírito Santo, ficam obrigadas a disponibilizar em suas salas de aula assentos na primeira fila aos alunos com TDAH, assegurando seu posicionamento afastado de janelas, cartazes e outros elementos possíveis potenciais de distração. Aprovada em 25 de novembro de 2019. Disponível em: https://www.legisweb.com.br/legislacao/?id=385569

MANAUS. Lei Municipal nº 2260/2017 (Manaus – AM) dispõe sobre as medidas a serem adotadas para identificar, acompanhar e auxiliar o aluno com TDAH e/ou

Dislexia nas redes pública e privada de ensino do Município de Manaus. Aprovada em 04 de dezembro de 2017. Disponível em: https://leismunicipais.com.br/a/am/m/manaus/lei-ordinaria/2017/226/2260/lei-ordinaria-n-2260-2017-dispoe-sobre-as-medidas-a-serem-adotadas-para-identificar-acompanhar-e-auxiliar-o-aluno-portador-de-tdah-e-ou-dislexia-nas-redes-publica-e-privada-de-ensino-do-municipio-de-manaus-e-da-outras-providencias

PARANÁ. Lei Estadual 20019/2019 estabelece o Dia Estadual e a Semana Estadual de Conscientização sobre o Transtorno de Déficit de Atenção e Hiperatividade (TDAH), a ser realizado no dia 19 de setembro. Disponível em: http://www.assembleia.pr.leg.br/comunicacao/noticias/sancionada-a-lei-que-cria-o-dia-e-a-semana-de-conscientizacao-sobre-o-transtorno-de

PIRENOPOLIS. Lei Municipal nº 712/2012 (Pirenopolis-GO) dispõe sobre as medidas para a identificação e tratamento da Dislexia e do TDAH nas redes pública e privada do município. Aprovada em 09 de julho de 2012. Disponível em: https://leismunicipais.com.br/a/go/p/pirenopolis/lei-ordinaria/2012/71/712/lei-ordinaria-n-712-2012-dispoe-sobre-medidas-para-a-identificacao-e-tratamento-da-dislexia-e-transtorno-do-deficit-de-atencao-hiperatividade-tdah-na-rede-municipal-e-privada-de-educacao-e-da-outras-providencias

RIO DE JANEIRO. Lei Estadual nº 6308/2012 (RJ) institui a Semana Estadual de Informação e Conscientização sobre o TDAH. Disponível em: https://gov-rj.jusbrasil.com.br/legislacao/1032876/lei-6308-12

RIO DE JANEIRO. Lei Estadual nº 7354/2016 (RJ) institui o programa e diagnóstico e tratamento do TDAH, no estado do RJ. Aprovada em 15 de julho de 2016. Disponível em: https://www.legisweb.com.br/legislacao/?id=326275

RIO DE JANEIRO. Lei Estadual nº 8192/2018 (RJ) dispõe sobre a obrigatoriedade das escolas públicas e privadas, no âmbito do Estado do Rio de Janeiro, a disponibilizarem cadeiras em locais determinados aos alunos com TDAH. Aprovada em 04 de dezembro de 2018. Disponível em: https://gov-rj.jusbrasil.com.br/legislacao/655398170/lei-8192-18-rio-de-janeiro-rj

RIO GRANDE DO SUL. Lei Estadual nº 15212/2018 (RS) institui a campanha estadual de informação sobre o TDAH e a dislexia na educação básica e dá outras providências. Aprovada em 25 de julho de 2018. Disponível em: http://leisestaduais.com.br/rs/lei-ordinaria-n-15212-2018-rio-grande-do-sul-institui-a-campanha-estadual-de-informacao-sobre-o-transtorno-do-deficit-de-atencao-com-hiperatividade-e-a-dislexia-na-educacao-basica-e-da-outras-providencias

RORAIMA. Lei Municipal n° 1.847/2018 aprovada no município de Boa Vista assegura que as escolas públicas e privadas promovam medidas para auxiliar professores, coordenadores e diretores para identificar, acompanhar e auxiliar o aluno com TDAH. Disponível em: https://www.boavista.rr.leg.br/leis/legislacao-municipal

SANTA CATARINA. Lei Estadual nº 15113/2010 (SC) trata da implantação do Programa de identificação e tratamento do TDAH no Estado de Santa Catarina, aprovada em 19 de janeiro de 2010. Disponível em: http://www.leisestaduais.com.br/sc/lei-ordinaria-n-15113-2010-santa-catarina-dispoe-sobre-a-implantacao-do-programa-de-identificacao-e-tratamento-do-transtorno-do-deficit-de-atencao-e-hiperatividade-na-rede-estadual-de-ensino-e-adota-outras-providencias

U.S. Department of Education Office of Special Education Programs. 2006. IDEA regulations: Identification of specific learning disabilities. Disponível em: http://idea.ed.gov

VIAMÃO. Lei Municipal nº 4165/2013 (Viamão – RS) dispõe sobre as diretrizes adotadas pelo município para orientação a pais e professores sobre as características do TDAH e encaminhamento pela diretoria da escola para o SUS para diagnóstico. Aprovada em 06 de dezembro de 2016. Disponível em: https://leismunicipais.com.br/a1/rs/v/viamao/lei-ordinaria/2013/416/4165/lei-ordinaria-n-4165-2013-dispoe-sobre-as-diretrizes-adotadas-pelo-municipio-para-a-orientacao-a-pais-e-professores-sobre-as-caracteristicas-do-transtorno-do-deficit-de-atencao-tda-e-da-outras-providencias?r=p

Capítulo 27

A INCLUSÃO DE ALUNOS COM TRANSTORNO DE DÉFICIT DE ATENÇÃO/HIPERATIVIDADE (TDAH) NO ENSINO SUPERIOR

Francimar Mangabeira Maciel de Britto
Lilian de Fátima Zanoni Nogueira

INTRODUÇÃO

O capítulo está dividido em tópicos que inicialmente contextualiza teoricamente o acesso e permanência no Ensino Superior e em seguida relata o contexto em uma Instituição de Ensino Superior (IES) em relação à rotina acadêmica para inclusão do Público Alvo da Educação Especial (PAEE). Os relatos partem de duas profissionais atuantes na área, especificamente em cursos de Graduação, que pretendem contribuir com profissionais e estudantes com Transtorno do Déficit de Atenção com Hiperatividade (TDAH) entendo estratégias que podem conduzir para adaptação acadêmica, permitindo que os estudantes possam efetivamente ser inclusos e seguir na carreira acadêmica.

A terminologia PAEE será utilizada durante o texto, entendendo que esta inclui todos os estudantes que podem precisar de suportes durante o percurso acadêmico. Porém, não excluímos a terminologia Pessoas com deficiência, de forma a identificar também os estudantes com TDAH como participantes das políticas educacionais de ensino superior em vigor no Brasil.

ACESSO E PERMANÊNCIA NO ENSINO SUPERIOR – INTRODUÇÃO TEÓRICA

Os estudos sobre acesso e permanência do PAEE no ensino superior indicam peculiaridades cotidianas que podem diferenciar significativamente a vida acadêmica.

A participação em experiências de ensino se atrela à complexidade dos contextos sociais, considerando-se o exercício de direitos, o usufruto de bens materiais e culturais e, principalmente, a compreensão da sociedade sobre o fenômeno da deficiência em sua complexidade. Todos esses fatores se refletem nas oportunidades de participação social das pessoas com deficiência inclusive no ensino superior.

Os aspectos ressaltados por Santos (2007) evidenciam a necessidade de repensar as práticas e combater qualquer ação que conduza exclusivamente a destacar e atuar nas fragilidades da pessoa com deficiência ou o Público Alvo da Educação Especial (PAEE), em detrimento da compreensão do contexto ampliado necessário na realidade que envolve o cotidiano.

Gesser e Nuenberg (2017) discutem o princípio da equidade e a garantia de que as pessoas em condições de desvantagem tenham acesso a condições voltadas à garantia da igualdade legal, mas consideram que,

> no entanto, ainda há grandes desafios para a consolidação deste direito, uma vez que a garantia de condições diferentes para pessoas que delas necessitam para exercer direitos exige um olhar atento à singularidade de cada sujeito e suas necessidades (Gesser, Nuenberg, 2017, p. 163).

Nesse contexto, é necessário considerar a importância do oferecimento de suportes para o PAEE na escola, já que eles possibilitariam efetivar os processos inclusivos escolares, conforme defendido por Aranha (2003). Esses suportes, definidos pela autora como paradigma de suportes, pressupõe disponibilizar instrumentos que garantam à pessoa com necessidades educacionais especiais o acesso imediato a todo e qualquer recurso da comunidade. Entende-se a disponibilização de instrumentos como medida de equiparação, para que seja possível a participação do PAEE no ensino superior. Os suportes podem ser de diferentes tipos (social, econômico, físico e instrumental, político, legislativo) e neles estão previstas intervenções, não só no processo de desenvolvimento do sujeito, mas também no processo de readaptação da realidade vivenciada pelo PAEE, que inclui considerar seu território e comunidade de pertencimento.

Ainda sobre esse pressuposto dos suportes, deve ser considerado que, em algumas situações, há necessidade do suporte familiar, bem como das instituições escolares. Vivências que envolvem a não adaptação física, comunicacional e atitudinal das famílias e instituições escolares têm sido evidenciadas pelas pessoas com deficiência (Moreno, 2011).

Outro ponto de dificuldade a ser investigado nas instituições escolares envolve a avaliação dos profissionais da educação sobre as limitações e potencialidades do PAEE (Gable, 2014). Ressaltamos ainda que, para serem pensados e organizados os suportes, há necessidade de estudos mais aprofundados, sustentados nos discursos das pessoas com deficiência e de forma geral no PAEE, que se relacionem também com os recursos de comunicação digital, que facilitem a sua usabilidade (Goodley, 2012). As discussões sobre capacitismo podem corroborar para essa temática.

Gesser e Nuenberg (2017) indicam que um caminho para a inclusão no ensino superior efetiva estaria no

> Princípio da interdependência como transversal a todas as relações e a ampliação da capacidade de agência dos estudantes no que se refere a todo o processo educativo (...) Em relação à ética do cuidado, outra questão que colabora para pensarmos uma universidade inclusiva da variação corporal humana refere-se à necessidade de criticarmos os ideais meritocráticos, os quais negam as diferenças e defendem que todos os sujeitos devem ter as mesmas condições de se desenvolver (p. 162-163).

Deste modo, conforme propõem Gesser e Nuemberg (2017),

> Um dos grandes desafios para a inclusão de pessoas com deficiência no contexto universitário é o de se fornecer assistência quando necessário, sem as tornar dependentes, em algo a qual elas não são, uma vez que tal premissa pode corroborar a exclusão dessas pessoas à participação social, bem como diminuir suas possibilidades de desenvolvimento (...) No que se refere à questão do cuidado no ensino superior, esse se caracteriza como uma ferramenta para o exercício da autonomia, o que tem necessariamente relação com o acesso ao conhecimento e à participação em igualdade de condições aos alunos sem deficiência. Além disso, esse se sustenta pela importância de prover os recursos necessários para que o aluno exerça o seu direito de escolha (p. 164).

Pelo exposto, entendemos que as ações a serem propostas para apoiar a inclusão e permanência de jovens no ensino superior não podem ser pensadas sem que os envolvidos possam expor seus desejos e dificuldades e, nesse sentido, há possibilidades de que sejam mediadas por profissionais que também tenham a capacidade técnica de entender regras institucionais colocadas pelo sistema educacional brasileiro, conflitos que se apresentam nas relações humanas e a singularidade das pessoas.

A PRÁTICA NO ENSINO SUPERIOR E ESTUDANTES COM TDAH

A aproximação das autoras desse capítulo com estudantes com TDAH ocorre na intervenção prática em um programa situado em uma Universidade comunitária no interior do estado de São Paulo, Brasil. O programa realiza o acolhimento e acompanhamento do PAEE desde o ano de 2009.

O referido programa objetiva adequar o vestibular para atender às necessidades do aluno, mas também acompanhá-lo no percurso universitário, oferecendo adequações pedagógicas, tecnológicas, comunicacionais e de acesso físico e mobilidade. Atuam no programa uma terapeuta ocupacional Lilian Z. Nogueira, a intérprete de libras Francimar Mangabeira, outras duas funcionárias administrativas e alunas bolsistas da área de terapia ocupacional.

A equipe, da qual fazemos parte, realiza avaliação, orientação, encaminhamentos e acompanhamento dos estudantes que fazem parte do PAEE, bem como de outras adequações, a professores e funcionários da Universidade.

O programa acompanha pessoas com deficiência física, sensorial (visual e auditiva) e intelectual. Além desses casos, o programa atende também estudantes com Transtorno do Espectro Autista, além de outros estudantes com transtornos mentais (Síndrome do Pânico, Transtorno de Ansiedade) e outras necessidade que possam surgir, tais como pessoas que utilizam de Sonda Uretral.

De acordo com os dados quantitativos do programa, as dificuldades de aprendizagem caracterizam 39% dos estudantes que acompanhamos no ano de 2019 (42 de 108 estudantes). Entre estes, estão 40% (n= 17) com Transtorno de Déficit de Atenção, 21% (n=9) alunos com dislexia, e, outros 38% (n=16) são casos que se declaram com dificuldades de aprendizagem, sem caracterização

O início das ações do programa acontece ainda na primeira etapa de ingresso à universidade: o Edital do Vestibular, estendendo-se às informações sobre as condições oferecidas pela Instituição a partir da efetivação da matrícula. A recepção aos alunos ocorre no momento da inscrição no vestibular. A Figura 1 descreve as ações.

Figura 1 – Ações realizadas pelo Núcleo de Acessibilidade

Pré-Aluno: Edital Vestibular / Contato com aluno para informações sobre as condições oferecidas na instituição / acompanhamento e direcionamento das adaptações do processo seletivo quando necessário

(o candidato preenche o formulário de solicitação do atendimento no ato de inscrição para o vestibular. Nesta solicitação de atendimento, o aluno deve especificar o tipo de apoio que necessita, citando sua especificidade, para que seja avaliada e, posteriormente, se possível, atendida. Nesse momento, será acionado o Programa Unidiversidade que fará a avaliação das necessidades para o vestibular)

Recepção aluno, pós-matrícula: Sendo o aluno aprovado no processo seletivo o programa Unidiversidade irá orientá-lo e o encaminhará solicitação aos diferentes setores da Universidade que auxiliarão no fornecimento dos apoios necessários, biblioteca, centro de educação e tecnologia, laboratórios e equipe de professores, adaptação da acessibilidade arquitetônica (organização sala e acessos aos espaços comuns)

Contato com coordenadores e docentes sobre as especificidades das equiparações necessárias

Contato com aluno (e familiares quando necessário - no caso de o aluno solicitar)

Percurso acadêmico do aluno: Acompanhamento de avaliações formais e outras adequações durante as aulas e em espaços comuns, bem como mediações com docentes, funcionários , familiares

Fonte: Elaborado pelas autoras.

O programa de acompanhamento realiza as ações de Verificação das necessidades de acessibilidade, que acontecem em dois momentos básicos: no vestibular e no acompanhamento do aluno.

As medidas equiparativas são desenvolvidas de forma individualizada, respeitando solicitações dos próprios alunos. Observou-se que, em alguns casos, não há a autodeclaração do PAEE em relação à sua deficiência ou necessidade, porém a qualquer momento, por meio do coordenador do curso ou do Setor de Atendimento ao aluno é possível que o mesmo seja encaminhado ao programa.

Em seu funcionamento, o programa tem uma dinâmica de atendimento diário que ocorrem de forma sistemática por meio de contato eletrônico (e-mail, WhatsApp ou telefônico). A equipe atende presencialmente aos estudantes que fazem solicitação de tal auxílio. O acompanhamento ocorre no suporte à garantia das medidas equiparativas solicitadas junto ao docente ou coordenador de curso; nos estudos dirigidos com os alunos que solicitam acompanhamento, agendado previamente com um funcionário do programa para organizar essas atividades com o estudante, e nos processos avaliativos. Há preocupação para que na estruturação do programa haja contato com o estudante desde o ingresso ao processo seletivo, fato que poderia garantir a meta de desenvolver ações para viabilizar a entrada e a permanência desse aluno. Outro acompanhamento realizado pela equipe é em relação à família e profissionais de apoio do aluno, porém sempre há ênfase de que o aluno deve estar presente ao discutirem sobre sua realidade. Parece que o programa é um espaço de acolhimento daqueles que indicam a necessidade de atenção/suporte durante o percurso acadêmico.

Em relação ao Acesso arquitetônico à universidade, são realizadas constantemente mudanças estruturais. Por exemplo, o acesso nos tablados das salas de aula e nos palcos da Cidade Universitária, dando continuidade aos demais pontos detectados na análise estrutural, segundo orientações da norma NBR nº 9050/2004. Na Figura 2, elencamos alguns recursos de acessibilidade que praticamos na IES em que atuamos, nas esferas atitudinal, arquitetônica, metodológica, instrumental, digital, nos transportes e nas comunicações, os quais podem colaborar para o acesso e permanência de estudantes com TDAH, bem como de outros estudantes.

Figura 2 – Medidas equiparativas de acessibilidade realizadas

ACESSIBILIDADE ANTITUDINAL	- Acompanhamento i ndividual com a lunos p ara estudo d irigido, p roporcionando organização de cotidiano de estudos; - Acompanhamento de processo avaliativo (leitura da avaliação, sala individualizada com pouca interferência externa, pausas durante o processo avaliativo, adição de tempo de prova); - Suporte a professores em relação às adaptações didáticas necessárias, quando solicitado pelo docente e/ou coordenador do curso (envio de material antecepido); - Divulgação do Programa em sala de aula e para comunidade externa em visitas monitoradas; - Organização de treinamento de alunos voluntários - "Projeto Ledor Voluntário"; - Acompanhamento para alunos com incapacidade motora grave que necessitam de cuidado para Atividades de Vida Diária.
ACESSIBILIDADE ARQUITETÔNICA	- Reserva de v agas e m estacionamentos nas p roximidades das unidades de serviços; - Rampas, facilitando a circulação de cadeira de roda; - Adaptação de portas e banheiros com espaço suficiente para permitir o acesso de cadeira de rodas; - Colocação de barras de apoio nas paredes dos banheiros; instalação de lavabos, bebedouros, microondas e telefones públicos em altura acessível aos usuários de cadeira de rodas; - Sinal sonoro para emergências em banheiros; - Piso Podo Tátil; - Adaptação de salas de aula e laboratórios (aquisição e/ou adaptação de mesas, cadeiras, bancadas de apoio); - Sistema em braile de descrição de locais e mapa acessível em cada um dos blocos da Cidade Universitária.
ACESSIBILIDADE METODOLÓGICA	- Projeto de d ivulgação n o programa e m reuniões d e colegiado docente, com objetivo de discutir a temática com os professores; - Suporte direto à coordenadores e docentes sobre a especificidade das medidas equiparativas em cada caso e contribuição na adaptação didática.
ACESSIBILIDADE INSTRUMENTAL	- Acompanhante diária no caso de pessoas com deficiência física, que necessite de apoio para Atividades de Vida Diária; - Adequação e envio antecipado de material conforme a demanda do aluno; - Adequação de mobiliário; - Sistema em braile de descrição de locais e mapa acessível em cada um dos blocos da Cidade Universitária; - Adequação de avaliação.
ACESSIBILIDADE NOS TRANSPORTES	- Acompanhante, no caso de pessoas com deficiência física, cirante que necessite de apoio para transferência no transporte.

Fonte: Elaborado pelas autoras.

ATENDIMENTO ESPECÍFICO PARA ALUNOS COM TDAH – SUCESSOS E FRACASSOS

Apesar de mantermos atendimento e acompanhamento constantes dos alunos indicados desde o vestibular, indicado por algum professor ou que nos procura por livre iniciativa, iniciamos um atendimento mais direcionado com alguns alunos. A ideia inicial então foi a de prestar auxílio relativo ao aprender a aprender, por isso a andragogia nos pareceu uma ótima opção.

Os alunos participantes foram os que chamavam mais atenção quanto a notas e ausência às aulas. O Objetivo era verificar se um atendimento como este poderia ajudar no desenvolvimento acadêmico desses, com vista à deste trabalho para o ano de 2020 de forma mais ampla. Lembramos que o atendimento não foi disponibilizado somente aos alunos com TDAH, mas incluía alunos com outras questões de aprendizagem.

A opção pelos quesitos: baixo rendimento (notas) e faltas às aulas, teve a intenção de atender emergencialmente, embora alunos convidados para receber o apoio não tenham se interessado em participar. Como exemplo, podemos citar um aluno com surdez, oralizado[1] e fluente em Língua Brasileira de Sinais – Libras, que fechou o semestre com quatro reprovas, das seis disciplinas que cursava.

Concernente às faltas, foi interessante entender que muitas delas se referiam não somente à frequentes visitas a médicos e profissionais da saúde, mas observamos ausências mais constantes que podem ter significado fuga de mais um atendimento. Alguns alunos não conseguiam cumprir prazos ou se envolver na interação de grupos de trabalho para o desenvolvimento de seminários, por exemplo. Por isso, quando da reunião destes grupos, com os colegas, ou nos dias das apresentações, ausentavam-se.

Percebemos que alguns desses alunos apresentavam, na realidade, comprometimento na organização pessoal. Outros porém, lacunas próprias da síndrome, transtorno ou deficiência que apresentavam, tais como dificuldades de leitura e escrita; concentração; atenção; posicionamentos posturais que os cansava em sala e por isso se retiravam; atendimento/entendimento da fala do interlocutor ou do texto; posicionamento do caderno, que gerava constrangimento por causa do comentário de algum colega de sala; implicações na coordenação motora fina/grossa; alguma questão relativa a repetição de informações ou entendimento de comandas; dificuldade para reprodução, escrita ou falada, de pequenos trechos, mesmo com contexto presente; falta de compreensão de anunciados para desenvolvimento de

[1] Este termo é utilizado para se referir a pessoas que embora surdas/deficientes auditivas, têm desenvolvida a capacidade de fala, geralmente depois de um longo processo de treinamento em atendimentos fonoaudiológicos.

cálculos; incompatibilidade entre o aluno e sua carteira; disgrafia; inquietação em sala de aula pela presença de determinados sons/ruídos, entre outros.

Importante observar que, em realidade, muitas das questões apresentadas acima são facilmente contornadas, ou seja, uma vez expostas, poderiam ser encontradas soluções com poucos passos para o conforto do aluno, como a que se refere ao ruído em sala, ou a incompatibilidade quanto à carteira. Com relação ao ruído, pode ser apenas uma questão de mudança de sala, com relação à segunda, apenas a aquisição de uma carteira adaptada.

Retornando ao atendimento andragógico, o aluno comparece num horário no contraturno de seu curso, escolhido por ele mesmo, de acordo com seu desejo pessoal, preferências ou horário de condução, por exemplo. Geralmente no horário anterior ou posterior às suas aulas para facilitar sua programação no dia do atendimento, uma vez por semana, por uma hora.

No primeiro dia do acompanhamento andragógico é explicado ao aluno nosso objetivo com tal serviço e as questões pontuais que buscávamos atingir, como a organização, por exemplo. Nestes casos, preparamos (juntos) um quadro de horário semanal e outro das atividades a serem realizadas no semestre, contando com trabalhos digitados, visitas técnicas e apresentação de seminários, além das avaliações.

Estas agendas eram enviadas por e-mail ao aluno e retificadas no encontro posterior. Este deveria atualizá-la sempre que necessário e informar qualquer mudança, de preferência pessoalmente, no decorrer dos atendimentos.

É importante ressaltar que a franqueza é uma ferramenta excelente de trabalho, em nosso caso. Todo o tempo são apresentados ao aluno nossos objetivos, bem como seu desenvolvimento ou retrocesso em determinado ponto. A reclamação de um colega, ou professor, era apresentada honestamente ao aluno, porém, sem a identificação do autor da queixa, com exceção das ocasiões em que o autor autorizava. Isso para que ficasse claro para ele que o acompanhamento estava sendo realizado efetivamente.

Algumas vezes, depois de uma observação como esta o aluno muda de postura, relatando mais sobre suas atitudes e dedicação, ou a ausência delas. Isso enriquece a troca e gerava um ambiente de interação e confiança entre o Núcleo, o profissional e o aluno, o que, geralmente, refletia na melhora de sua interação com outros atores do cenário universitário.

Abaixo, apontamos algumas observações sobre o processo, que podem ser pistas para que a atuação e as atividades com os estudantes do PAEE possam ser repensadas e obtenham sucesso. Estas, podem ocorrer apenas com qualquer dos estudantes acompanhados, ou pode ser fator comum entre o grupo que apresenta TDAH e outros grupos de colegas.

1) Algumas vezes identificamos equívocos dos alunos quanto a datas, sala que frequenta, nome de professores ou do representante de sala, tipo de trabalho a ser preparado e modalidade de apresentação.

2) Alguns alunos apresentavam esquecimento na visualização de seus e-mails e algumas vezes não forneciam seu e-mail pessoal, mas de seus pais ou algum familiar, o que em alguns momentos gerou conflitos e atrasos relativos a prazos, por exemplo.

3) Um aluno disse já ter se organizado com o grupo com relação a sua colaboração numa atividade, mas o contato de uma das colegas de grupo reclamando da ausência e falta de compromisso do colega, apontou em direção oposta.

4) Algumas vezes foi necessário contatar professores para confirmar as informações referentes ao plano de ensino porque o aluno afirmou que os professores não enviavam o plano para a turma.

5) Percebemos que alguns alunos relatam constantemente que o grupo, a sala, os professores, são falhos quanto à transmissão de informações para eles especificamente.

6) Alguns se dizem injustiçado por não participar de discussões em sala ou que as discussões não eram tão "interessantes" a ponto de merecerem a atenção dele – importante salientar que tal comportamento prejudicava a nota final do aluno.

7) Alguns alunos parecem ignorar a realidade – quando apresentado um resultado de trabalho ou de avaliação ruim, eles permaneciam insistindo com a afirmação de que tudo estava indo bem e que eles estavam conseguindo acompanhar o andamento das disciplinas.

8) Alguns alunos pareciam tentar evitar o contato com os colaboradores do Núcleo de Acessibilidade, mesmo que estes nada tivessem de informação sobre o atendimento que recebiam, ou com o desenvolvimento acadêmico do aluno – o que podia ser observado de forma presencial ou por telefone/e-mail.

9) Algumas vezes, recebíamos reclamações dos estudantes atendidos referente ao curso escolhido. Ora porque seus pais gostariam que estivessem em outro curso, ora porque eles mesmos não se sentiam felizes com o curso que frequentavam.

10) Quanto a algumas discordâncias entre os colegas de sala, ouvíamos relatos de ausência de compreensão e *bullying*. Alguns, inclusive, relatavam ter mais interação e contato com alunos de outras salas e/ou de outros cursos.

11) Didaticamente, alguns alunos apresentavam queixas quanto ao andamento da matéria, em especial, quando esta demandava grande quantidade de termos técnicos e o professor disponibilizava grande quantidade de material em *slides*.

12) A maioria dos alunos não queria ser identificado para a turma. Solicitavam, já no preenchimento da ficha de requisição, que sua condição não fosse exposta aos colegas.

Um fator importante que julgamos interessante informar, diz respeito a este último tópico: nas vezes em que o aluno permitia, ou ele mesmo relatava, à sua turma sobre uma necessidade específica, muitos colegas eram receptivos e se disponibilizavam a ajudar de alguma forma. Quando a turma não se disponibilizava, muitas vezes por não compreender bem a situação, colegas que se localizavam mais próximos fisicamente, iniciavam maior aproximação relacional, para dar algum tipo de apoio ao colega.

A partir dos estudantes e dos apontamentos realizados pelos mesmos em relação à sua rotina acadêmica, nossa postura inicial se modificava. Alguns apontamentos acima se fazem presentes nos jovens de maneira geral, dizem respeito ao comportamento contemporâneo dos estudantes, não relacionados a um déficit de atenção ou outro transtorno relacionado à aprendizagem.

Temos acompanhado que os estudantes, ao ingressar no Ensino Superior podem apresentar dificuldades de adaptação, já que nesse nível de ensino o papel de estudante culmina em uma necessidade de autonomia e independência na aprendizagem. Há uma exigência de uma forma de aprendizagem que pressupõe estudos fora do horário de aula, sem prescrição exata de como esse deve ser realizado, fato que dificulta aos estudantes que precisam de direcionamento ao que efetivamente merece atenção em estudos para além da sala de aula.

Aos estudantes com TDAH, percebemos que o comportamento da rotina se torna essencial para o sucesso do percurso acadêmico, portanto, é necessário que haja um acompanhamento, como o citado acima, principalmente no período de adaptação do aluno, ou seja, nos anos inicias da graduação.

Outro ponto a termos atenção se refere aos processos avaliativos no Ensino Superior, os quais exigem raciocínio que nem sempre é desenvolvido em sala de aula. Raciocínio que pressupõe leitura, interpretação de textos e comparação com vivência prática, questões essas que em sua maioria oferecem longas e discursivas provocações nas questões. Para os estudantes com TDAH, esse tipo de questão – que tem sido o cobrado em Exames nacionais, por isso devem ser mantidas nas IES – necessitam ser apreendidas com planejamento, por isso os acompanhamentos individualizados, com ledores de avaliação, sala com menos estímulos podem favorecer o sucesso em processos avaliativos. Observamos que os alunos com TDAH fazem estudos prolongados, porém em determinados processos avaliativos tendem a fracassar, mesmo tendo conhecimento do conteúdo. Os gravadores de voz, bem como os computadores têm sido ainda aliados no processo, já que por esses meios a construção oral parece ter melhor eficácia.

As medidas equiparativas devem se constituir em ferramentas transitórias ou permanentes que possibilitem ao estudante com TDAH percorrer o mesmo percurso acadêmico de aprendizagem oferecido a todos, mas com estruturas didáticas que permitam a aproximação desse estudante ao conteúdo necessário para habilitação profissional. Os atendimentos numa metodologia andragógica podem favorecer tal aproximação.

AVANÇOS NECESSÁRIOS

Observa-se que há um repetido problema quando discutimos programas e propostas de inclusão no Ensino, o que inclui o ensino superior, problema que se refere à contínua indicação de ações a serem executadas sob o jovem. Pouco se observa em relação à compreensão dos aspectos da construção social da deficiência e suas repercussões na entrada e permanência do PAEE nas IES.

Dessa forma, entende-se que o foco deveria estar no acesso a todos e não apenas no atendimento às medidas equiparativas individuais, tornando a pessoa uma "depositária" e receptora de ações. As demandas se modificam conforme as pessoas, mas são ínfimas, e seriam conduzidas de forma amena se permeasse o sistema educacional de ensino superior o reconhecimento da necessidade de acesso a todos ao ensino superior (Nogueira, 2019, p. 184)

> A vida acadêmica está permeada por dimensões cotidianas que não são consideradas, assim como em outros contextos da vida. (...). Reconhecer o "oculto" do cotidiano é o primeiro desafio para que terapeutas ocupacionais possam concordar ou aplicar métodos avaliativos; o que pode explicar parte dos motivos que levam terapeutas ocupacionais a utilizarem métodos específicos e quantitativos, por vezes tão caros e ao mesmo tempo raramente utilizados em Terapia Ocupacional. Nesse sentido, é fundamental considerar que nem sempre é possível padronizar ou quantificar modos de vida que se constituem o oculto do cotidiano, que podem mais facilmente ser acessados por meio de narrativas em primeira pessoa como no caso da história oral e as reflexões por ela suscitadas.

Na prática da universidade, observamos que na relação do PAEE com professores e coordenadores, por exemplo, muitos destes nunca conviveram com pessoas que precisem de outras formas de aprendizagem, e indicam que necessitam reconhecer modelos de como se relacionar com esses estudantes. Podemos mediar junto aos participantes institucionais (colegas, professores, funcionários de apoio acadêmico, coordenadores) maneiras de como "estar" com o PAEE. Esse "estar" em relação deve partir também do estudantes que constituem o PAEE, por esse motivo, é importante que os profissionais técnicos envolvidos nos programas de inclusão possam ser propositores/mediadores da perspectiva, junto ao próprio estudante, do reconhecimento das limitações individuais impostas por impedimentos, por exemplo, de ordem corporal ou ainda social. Suprimir suas condições físicas ou psicológicas (ou não declarar-se), não colabora para que o "encontro com o outro" possa mudar a capacidade das pessoas de pensar e agir. Em certa medida, só é possível experimentar novas formas de relação se houver a oportunidade de senti-las também em si próprios.

Em nossa prática com a inclusão, ocorreram bons encontros quando houve oportunidades de reconhecimento das dificuldades enfrentadas por cada um dos que faziam parte do processo, seja o professor, do estudante ou da equipe que orienta as ações em núcleos de acessibilidade. A partir disso é possível reconstruir uma comunicação assertiva sobre o que se espera e como cada um desses atores pode contribuir para construir. Não há como pensar em autonomia sem a participação completa de todos os atores desse conjunto. As lutas para o direito de participação do PAEE, partem desde o fomento a simples ações cotidianas, que podem se configurar, por exemplo, numa obrigatoriedade de que ao falar sobre cada pessoa a mesma esteja presente, ou fomento às mais complexas, como aquelas que dizem respeito a modificações em normas institucionais ou legislações.

É necessário diminuir a invisibilidade do PAEE no espaço educacional, fato que demonstra a importância de mantermos a circulação e participação direta dessas pessoas nos processos decisórios no percurso acadêmico e nas instituições. Quando existe a possibilidade de conviver com as minorias a experiência do reaprender a conviver fica possível a todos.

Outro ponto a ser destacado como mudança necessária para evolução das ações inclusivas é que nas IES deve ser possível separar o espaço educacional de um espaço de clínica. A função da escola se desenha na contextualização dos direitos e no direcionamento das demandas dos estudantes a outros espaços que devem fazer esse papel, tais como políticas focais na área da saúde, por exemplo. O cuidado deve estar voltado para incorporar ao projeto educativo a necessidade da identificação e a superação do sofrimento dos indivíduos, prevendo o encontro, o convívio, a colaboração, o reconhecimento das singularidades e a potencialidade de cada pessoa, que devem objetivar a felicidade dos sujeitos e dos coletivos.

O processo da vivência de um transtorno ou deficiência é uma construção singular, que tem relação com o apoio que as pessoas receberam ao longo da vida e com a compreensão que têm sobre a deficiência. Os estudantes que tivemos contato durante o período de acompanhamento, por vezes, demonstraram entender a deficiência como processo individual, ao qual cada pessoa deve se adaptar ou, quando muito, receber apoio para conduzir sua vida. O entendimento da deficiência enquanto construção social não tem feito parte das construções da história dos estudantes que acompanhamos. Tal fato sobrecarrega o estudante com a necessidade de auto superação, que impede que as discussões de corresponsabilização social tomem o seu devido espaço na instituição de ensino e na vivência inclusiva dos estudantes com deficiência.

O reconhecimento da interdependência pode ser o caminho mais concreto para direcionar na prática as ações que ora se encontram focalizadas no PAEE. Na medida em que o debate sobre a interdependência começa a fazer parte do contexto acadêmico há reflexos para todos, bem como o reconhecimento do cuidado/respeito às ações singulares em relação ao outro ficam mais facilitadas. Porém, é pertinente pensar que a interdependência tem dois lados, tanto o PAEE deve se dispor a se colocar enquanto produtor de conhecimento (por isso as medidas equiparativas) quanto as Instituições de Ensino Superior deve desejar fomentar uma cultura mais coletiva e de fato inclusiva. A preocupação com o desempenho individual pode diminuir se houver integração de práticas mais colaborativas, nas quais de maneira geral, todos se beneficiam.

Finalizamos esse capítulo, elencando quatro palavras que podem contribuir para processos inclusivos mais eficazes no ensino superior, são elas: ENCONTRO, INTERDEPENDÊNCIA, LUTA e RESPEITO.

REFERÊNCIAS

ARANHA, M. S. F. **Trabalho e emprego**: instrumento de construção da identidade pessoal e social. Brasília: Presidência da República, Secretaria Especial dos Direitos Humanos, 2003.

GABLE, A. S. Disability the origin gandreal-world educational practice: a framework for understanding. **Disability & Society**, v. 29, n.1. p. 86-100, 2014. Disponível em: http://www.tandfonline.com/doi/full/10.1080/09687599.2013.776485. Acesso em: 05 mai. 2016.

GOODLEY, D. Disentangling critical disability studies, Disability & Society. v. 28, n.5. 2013. Disponível em: http://www.tandfonline.com/doi/citedby/10.1080/09687599.2012.717884/. Acesso em: 05 mai. 2016.

GAVERIO, M. A. Estranha ação: A criação de categorias científicas para explicar o desejo pela deficiência (Dissertação de Mestrado). Universidade Federal de São Carlos, Programa de Pós-Graduação em Sociologia, São Carlos, 2017.

GESSER, M.; NUERNBERG, A. H. A participação dos estudantes com deficiência física e visual no ensino superior: apontamentos e contribuições das teorias feministas da deficiência/The participation of students with physical and visual disabilities in higher education: notes and contributions of feministtheories of disability. **Educar em Revista**, p. 151-166, 2017.

MORENO, C. A. F. **Jóvens com discapacidades: Sujetos de Reconocimiento.** Doctorado em Ciencias Sociales. Nines Y Juventud Centro de Estudios Avanzados em Ninez y juventud. Manuzales, Universidad de Manizales, 2011.

NOGUEIRA, L. F. Z. Educação superior e inclusão: trajetórias de estudantes universitários com deficiência e a intervenção da terapia ocupacional. Tese (Doutorado em Terapia Ocupacional). Universidade Federal de São Carlos – PPGTO. 175p. 2019.

NOGUEIRA, L. F. Z., OLIVER, F. C. Accessibility centers in brazilian federal institutions and contributions of occupational therapists for the inclusion of persons with disabilities in higher education. **Cadernos Brasileiros de Terapia Ocupacional**, v. 26, n. 4, p. 859-882, 2018.

NOGUEIRA, L. F. Z.; NOGUEIRA, E. J. Inclusão de deficientes no ensino superior: o trabalho docente frente ao processo de inclusão. **Quaestio-Revista de Estudos em Educação**, v. 16, n. 2, p. 433-449, 2014.

NOGUEIRA, L. F. Z. A inclusão no ensino superior: desafios e perspectivas. **Inclusão educacional, do discurso à realidade: construções e potencialidades nos diferentes contextos educacionais. Uberlândia: EDUFU**, p. 91-110, 2012.

SANTOS, B. S. Para além do pensamento abissal: das linhas globais a uma ecologia de saberes. Novos estudos-CEBRAP, n. 79, p. 71-94, 2007.

OS AUTORES

ORGANIZADORA

Edyleine Bellini Peroni Benczik

Psicóloga e neuropsicóloga (CFP) e psicopedagoga. Doutora em Psicologia Escolar e do Desenvolvimento Humano (USP), Mestre em Psicologia Escolar (PUCCAMP). Ex- colaboradora do Ambulatório dos Transtornos de Aprendizagem e do Déficit de Atenção do Instituto da Criança da Faculdade de Medicina da Universidade de São Paulo (ICrFMUSP). Professora convidada do curso de Especialização em Neuropsicologia do Departamento de Neurologia da Faculdade de Medicina da Universidade de São Paulo – FMUSP. Tem Formação em TREC – Níveis Primary e Advanced pelo Albert Ellis Institute de Nova York, em Terapia Cognitiva Comportamental e em Terapia dos Esquemas pelo CETCC/SP. Dra. Edyleine, dedica-se à avaliação neuropsicológica e ao atendimento de crianças, adolescentes e adultos com TDAH e suas famílias, há mais de 20 anos. Autora de livros, capítulo de livros, escalas de TDAH, baralhos e jogos interventivos, na tentativa de auxiliar a identificação e minimizar o impacto do transtorno na vida da pessoa e de seus familiares. Supervisiona profissionais e ministra palestras e cursos de capacitação sobre o TDAH em todo o Brasil.

COLABORADORES

Alessandra Bernardes Caturani Wajnsztejn

Mestre e doutoranda pelo Centro Universitário Saúde ABC – FMABC. Coordenadora do NEA FMABC e Psicóloga Assistente na Residência em Neuropediatria do Centro Universitário Saúde ABC – FMABC. Especialização em Psicopedagogia pela Universidade Metodista de São Paulo. Especialista em Neurociências e Neuropsicologia pela FMABC. Coordenadora do Curso de Neuroaprendizagem da FMABC.

Ana Flávia Lima Teles Da Hora

Psicóloga. Doutora e Mestre em Teoria e Pesquisa do Comportamento pela Universidade Federal do Pará (UFPA) com período de Doutorado Sanduíche como bolsista CAPES na Universidad de Murcia e no Hospital Clínico Universitário Virgen de la Arrrixaca – Espanha (2014-2015). Desenvolve trabalhos relacionados às áreas de Psicologia do Desenvolvimento, Transtornos do Neurodesenvolvimento: Transtorno do Espectro Autista (TEA) e Transtorno de Déficit de Atenção/Hiperatividade (TDAH). Atualmente é professora e pesquisadora na Universidade Ceumae atua como psicóloga clínica.

Ana Luiza Navas

Professora adjunta do Curso de Fonoaudiologia da Faculdade de Ciências Médicas da Santa Casa de São Paulo. Mestrado e Doutorado em Psicologia Experimental, University of Connecticut. Coordenadora do Conselho Científico da ABDA.

Ana Paula Oliveira Da Silva Diatchuk

Psicóloga da Educação Especialista em Neuropsicopedagogia pelo CENSUPEG. Especialista em Transtorno do Espectro Autista – Desenvolve trabalhos relacionados às áreas de Equipe de Educação e Transtornos da Aprendizagem,-Transtorno do Espectro Autista (TEA) e Transtorno de Déficit de Atenção/Hiperatividade (TDAH, atuação junto a formação de professores e atendimento em Educação Especial Inclusiva. Atualmente é professora nos Programas de Pós Graduação nas áreas da Neuropsicopedagogia, Autismo e atua na Orientação de Artigos científicos.

Angelo R. T. Rezende

Neurologista infantil e consultor em neuroeducação. Ex-colaborador do Ambulatório de Transtornos de Aprendizagem do Instituto da Criança da Faculdade de Medicina da USP. Ex-colaborador do Ambulatório do Déficit de Atenção (AMBDA) do HC-UFMG. Doutor em Neurologia pela Universidade de São Paulo (USP).

Clay Brites

Neurologista infantil, co-fundador e colaborador do Instituto Neurosaber. Coordenador da ABENEPI-Londrina e vice-presidente da ABENEPI-PR. Médico graduado pela Universidade Estadual de Londrina (UEL). Residência médica e especialização em pediatria e neurologia infantil pela Santa Casa de

São Paulo (ISCMSP). Membro titular da Sociedade Brasileira de Pediatria (SBP). Doutor em Ciências Médicas/Neurologia pela Universidade de Campinas (UNICAMP).

Cristiana Bolfer

Psicóloga graduada pela Universidade Estadual de Maringá-Paraná (UEM). Neuropsicóloga, Mestre e Doutora em Ciências da Saúde (Neurologia), pela Faculdade de Medicina da USP. Atua na área clínica, com avaliação neuropsicológica em crianças e adolescentes, na área da Neuropsicologia aplicada aos Distúrbios do Aprendizado, do Transtorno do Déficit de Atenção/Hiperatividade (TDAH) e do Transtorno do Espectro Autista (TEA).

Daniel Segenreich

Mestre e Doutor em Psiquiatria pelo IPUB – UFRJ. Professor da Faculdade de Medicina de Petrópolis (FMP – FASE). Especialista em Psiquiatria pela Associação Brasileira de Psiquiatria (ABP). Vice Presidente da Associação Brasileira do Déficit de Atenção (ABDA).

Ênio Roberto de Andrade

Diretor do Serviço de Psiquiatria da Infância e Adolescência do Instituto de Psiquiatria do Hospital das Clínicas da Faculdade de Medicina da USP. Mestre em Medicina pelo Instituto de Psiquiatria do Hospital das Clínicas da Faculdade de Medicina da USP.

Francimar Mangabeira Maciel de Britto

Mestre em Comunicação e Cultura e Pedagoga, pela Universidade de Sorocaba – UNISO, pós-graduada em Libras, Educação Inclusiva, Atendimento Educacional Especializado, Tradução/Interpretação em Libras, Comunicação Alternativa e Tecnologia Assistiva. Intérprete educacional e professora em IES de Ensino Superior.

Graziella Ceregatti Leal

Psicóloga clínica. Mestre em Psicologia Escolar PUCCAMP. Especialista em Psicopedagogia Clínica e Institucional pela FSA – Fundação Santo André. Especialista em Neuropsicologia Aplicada à Neurologia Infantil pela EXTECAMP – Escola de extensão da UNICAMP. Formação em TREC – Níveis Primary e Advanced pelo Albert Ellis Institute.

Iane Kestelman

Psicanalista, Psicóloga Clínica, Neuropsicóloga, Presidente Voluntária da Associação Brasileira do Déficit de Atenção, ABDA.

Isabela Pires Metzner

Fonoaudióloga. Mestranda em Fonoaudiologia pela Universidade Estadual Paulista "Júlio de Mesquita Filho" – FFC/UNESP – Marília – SP. Bolsista CAPES. Membro do Laboratório de Investigação dos Desvios da Aprendizagem (LIDA) do Departamento de Fonoaudiologia – FFC/UNESP. Membro do Grupo de Pesquisa do CNPq "Linguagem, Aprendizagem, Escolaridade" da Faculdade de Filosofia e Ciências da Universidade Estadual Paulista – FFC/UNESP.

Juliana Barbosa Goulardins

Docente do curso de Graduação em Fisioterapia na Unicsul. Fisioterapeuta do Instituto Central – HC/FMUSP. Pós-Doutorado em Biofotônica na Unicsul. Doutorado em Ciências (Biodinâmica do Movimento Humano) na EEFE/USP. Mestrado em Ciências (Pediatria) na FMUSP. Especialização em Fisioterapia Neurofuncional na Santa Casa de Misericórdia de São Paulo.

Juliana Bilhar Marques

Coordenadora da Clínica Neurologic Reabilitação Neurofuncional. Doutora em Ciências (Estudos socioculturais e Comportamento humano) na EEFE/USP. Mestre em Ciências (Pediatria) FMUSP. Especialização em Fisioterapia Neurofuncional na Santa Casa de Misericórdia de São Paulo. Especialização em Doenças Neuromusculares na Unifesp.

Lilian de Fátima Zanoni Nogueira

Doutora em Terapia Ocupacional pela Universidade Federal de São Carlos, Mestre em Educação pela Uniso, pós-graduada em Ergonomia e Qualidade de vida no Trabalho, Terapeuta Ocupacional pela Universidade de Sorocaba. Professora e coordenadora do Núcleo da Acessibilidade em IES de Ensino Superior.

Marcia Gabriel da Silva Rego

Doutora e Mestre em Neurociências e Comportamento pelo Instituto de Psicologia da Universidade de São Paulo. Psicóloga Clínica. Responsável técnica pelo Instituto Espaço Residir. Coordenadora e Professora Titular da Universidade Paulista. Psicóloga do Instituto de Psiquiatria da Universidade de São Paulo até 2010.Certificação profissional para atuar como "Certified Brain-Trainer e realizar mapeamentos e treinamentos com a metodologia WHole Brain Training. Formação internacional em Biofeedback e Neurofeedback pela BioNeuro (Brasil), Brand Neurofeedback (Colômbia) e Instituto Neurofeedback (Brasil). Experiência em Psicologia e Neuropsicologia.

Maria Cristina Barrionuevo Bromberg

Pedagoga. Bacharel e Licenciada em Letras, Mestre em Distúrbios do Desenvolvimento pela Universidade Mackenzie. Fundadora do Grupo de Orientação sobre o TDAH (GOTAH), participou do laboratório de TDAH do Centro de Neuropediatria do Hospital de Clínicas da UFPR por 13 anos. Colaboradora do Instituto de Pesquisa Pelé Pequeno Príncipe, é diretora do Instituto Pamela Kvilekval. Experiência em docência em Línguas, Comportamento e Aprendizagem.

Maria Isabel Vicari

Pedagoga e Fonoaudióloga (CRFa 3701/SP). Mestre em Distúrbios do Desenvolvimento pela Universidade Presbiteriana Mackenzie. Autora do Livro: Melhorando a Atenção e Controlando a Agitação. Atuação em clínica particular há 34 anos.

Mariana Abuhamad

Graduada em psicologia pela Universidade Federal do Paraná. Mestre em Psicologia, na linha de avaliação e reabilitação neuropsicologia pela Universidade Federal do Paraná. Especialista em Neuropsicologia pelo Conselho Federal de Psicologia. Proprietária da Cognos Materiais de Estimulação Cognitiva.

Miguel Angelo Boarati

Médico psiquiatra da infância e adolescência, formado pela Faculdade de Medicina da USP- Ribeirão Preto e com especialização em psiquiatria da infância e adolescência pelo Instituto de Psiquiatria do Hospital das Clínicas da Faculdade de Medicina da USP. Supervisor de médicos residentes em Psiquiatria da Infância e Adolescência de 2006-2016 no Instituto de Psiquiatria do HCFMUSP.

Nielky Kalliellanya Bezerra da Nóbrega

Psicóloga Clínica. Terapeuta cognitiva certificada pela Federação Brasileira de Terapias Cognitivas (FBTC). Mestre em Psicologia da Saúde pela Faculdade Pernambucana de Saúde (FPS). Especialista em Terapia Cognitivo-Comportamental pela Faculdade Integrada Tiradentes (FITS). Formação em TREC – Níveis Primary, Advenced e Primary Children & Adolescent pelo Albert Ellis Institute.

Paula Maria Preto Mimura

Possui graduação em Medicina pela Pontifícia Universidade Católica de São Paulo – Campus Sorocaba- PUC Sorocaba, residência médica em Pediatria pela PUC SP, residência médica em neurologia infantil pela Universidade Estadual de Campinas – Unicamp, especialização em Neurofisiologia/ EEG. Mestre em Ciências Médicas pela Unicamp. Professora no departamento de Pediatria da Pontifícia Universidade Católica de São Paulo- Campus Sorocaba- PUC Sorocaba.

Renata Cristina Franzon Bonatti

Médica Neurologista pela Faculdade de Medicina do Triângulo Mineiro (FMTM). Especialização em Neurologista Infantil UNICAMP. Mestre e Doutora pela FCM – UNICAMP. Professora Associada da Disciplina de Neurologia da Universidade Federal do Triângulo Mineiro – UFTM.

Rita Márcia Pacheco Lins

Médica graduada pela Universidade Federal de Alagoas- UFAL. Residência Médica em Psiquiatria pela Universidade Federal da Bahia-UFBA. Residência Médica em Psiquiatria da Infância e Adolescência pela Universidade Federal de São Paulo-UNIFESP. Professora Auxiliar de Psiquiatria da Faculdade de Medicina da Universidade Federal de Alagoas-FAMED/UFAL.

Rita Thompson

Pedagoga (FND). Psicopedagoga (UCM). Psicomotricista (IBMR). Mestra em Educação (UERJ). Especialista em Psicomotricidade (GAE/ISRP/Paris). Docente Unisaúde e IBMR. Coordenadora do atendimento ao TEA, TDAH e DI no Instituto SUAV. Diretora da Diretoria Científica da Associação Brasileira de Psicomotricidade – ABP. Diretora da Associação Brasileira de Neuropediatria, Psiquiatria e Profissões Afins – ABENEPI. Membro consultora do Comitê de Saúde Escolar da Sociedade de Pediatria – SOPERJ.

Rosângela Ascenção Dias de Souza Figaro

Psicóloga e Pedagoga Mestre em Psicologia Clínica (PUC SP). Especialização em Abordagem Junguiana (Instituto Sedes Sapientiae). Especialização em Terapia Cognitivo Comportamental (CETCC/SP). Especialização em Terapia do Esquema (INSTITUTO WAINER DE PSICOLOGIA COGNITIVA – CURITIBA.Professora convidada do Instituto Freedom – SP. Professora do Curso de Pós-Graduação Latu Senso em Psicologia Analítica da Universidade Cruzeiro do Sul SP.

Rosmeiri Magario

Psicóloga Clínica, com Especialização em Neuropsicologia e Formação em Terapia Cognitivo Comportamental pelo AMBAN- Ambulatorio de Ansiedade do Instituto de Psiquiatria da Faculdade de Medicina da Universidade de São Paulo. Psicóloga do Instituto Espaço Residir. Certificação profissional para atuar como "Certified Brain-Trainer e realizar mapeamentos e treinamentos com a metodologia WHole Brain Training. Formação internacional em Biofeedback e Neurofeedback pela BioNeuro (Brasil), Brand Neurofeedback (Colômbia) e Instituto Neurofeedback (Brasil). Experiência em Psicologia e Neuropsicologia.

Rubens Wajnsztejn

Médico e Neurologista pela Universidade de São Paulo (USP). Mestre pela Universidade Federal de São Paulo (UNIFESP). Doutor pelo Centro Universitário Saúde ABC (FMABC). Professor Assistente do Departamento de Neurociências e Chefe da Disciplina de Neurologia Infantil do Centro Universitário Saúde ABC (FMABC).

Saulo Batinga Cardoso

Médico graduado pela Universidade Federal de Alagoas-UFAL. Residência Médica em Psiquiatria pela Universidade Federal de Alagoas-UFAL. Mestrando no Programa de Pós-Graduação em Psiquiatria e Ciências do Comportamento da Universidade Federal do Rio Grande do Sul-UFRGS

Silvyo David Araujo Giffoni

Possui graduação em Medicina pela Universidade Federal do Ceará. Especialista em Neuropediatria pela UNESP. Especialista em Genética pela Unicamp. Mestre e Doutor em Ciências Médicas pela Unicamp. Graduado em Administração pela Universidade Estadual do Ceará. Atualmente é Neuropediatra do Ambulatório de Distúrbios de aprendizagem (DISAPRE) da Unicamp, Neuropediatra do CIAPRE (Centro de Investigação da atenção e Aprendizagem) e do Sensi Saúde. Neuropediatra da Associação de Pais e Amigos dos Excepcionais de Nova Odessa e do CEIVI (Centro de Especialidades Integradas de Vinhedo).

Simone Aparecida Capellini

Fonoaudióloga. Livre Docente em Linguagem Escrita. Docente do Departamento de Fonoaudiologia e dos Programas de Pós-Graduação em Educação e em Fonoaudiologia da Faculdade de Filosofia e Ciências – FFC/UNESP – Marília-SP. Coordenadora do Laboratório de Investigação dos Desvios da Aprendizagem (LIDA) do Departamento de Fonoaudiologia – FFC/UNESP – Marília-SP. Bolsista de Produtividade em Pesquisa do Conselho Nacional de Desenvolvimento Científico e Tecnológico – CNPq.

Este livro foi composto com tipografia Bembo
e impresso em papel Lux Cream LD 70g.